中国显微外科系列

中国显微外科传承与创新论坛 2020

顾立强 谢振荣 主编

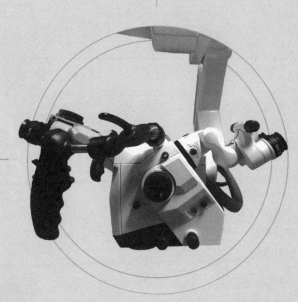

ZHONGGUO XIANWEI WAIKE
CHUANCHENG YU CHUANGXIN LUNTAN 2020

中山大学出版社
SUN YAT-SEN UNIVERSITY PRESS

·广州·

版权所有　翻印必究

图书在版编目（CIP）数据

中国显微外科传承与创新论坛. 2020/顾立强，谢振荣主编. —广州：中山大学出版社，2021.7

（中国显微外科系列）

ISBN 978-7-306-07206-1

Ⅰ.①中… Ⅱ.①顾…②谢… Ⅲ.①显微外科学—文集 Ⅳ.①R616.2-53

中国版本图书馆 CIP 数据核字（2021）第 080400 号

出 版 人：	王天琪
策划编辑：	钟永源
责任编辑：	钟永源
封面设计：	林绵华
责任校对：	杨文泉
责任技编：	何雅涛
出版发行：	中山大学出版社
电　　话：	编辑部 020 - 84110283，84113349，84111997，84110779，84110776
	发行部 020 - 84111998，84111981，84111160
地　　址：	广州市新港西路 135 号
邮　　编：	510275　传　真：020 - 84036565
网　　址：	http://www.zsup.com.cn　E-mail：zdcbs@mail.sysu.edu.cn
印 刷 者：	恒美印务（广州）有限公司
规　　格：	787mm×1092mm　1/16　34.75 印张　869 千字
版次印次：	2021 年 7 月第 1 版　2021 年 7 月第 1 次印刷
定　　价：	198.00 元

如发现本书因印装质量影响阅读，请与出版社发行部联系调换

本书编委会

主　　编：顾立强　谢振荣
编　　委：刘小林　徐永清　徐达传　张敬良　唐举玉
　　　　　谢庆平　石荣剑　侯建玺　崔树森　朱庆棠
　　　　　王保山　谢松林　张子清　蔡志刚　黄　东
　　　　　汪华侨　冷　柏
主编助理：封　静　侯雯惠
支　　持：《中华显微外科杂志》编辑部、中华医学会显微
　　　　　外科学分会、骨科在线、广东和迈集团

序 一

20世纪60年代，陈中伟等报道世界首例"断肢再植"手术成功实施，开创了中国乃至世界显微外科新纪元。50多年来，我国一代代显微外科工作者不畏艰辛、积极探索、勇于实践、敢于创新，在显微外科基础及临床应用方面做出了杰出贡献，取得了辉煌成就。继"断肢再植"手术成功后，中国学者首创的"第2足趾移植再造拇指"被国外同行尊称为"中国皮瓣"的前臂桡动脉皮瓣和"中国手"的单手5趾移植全手再造、健侧颈7移位治疗臂丛损伤等创新性手术，极大地推动了世界再植外科、再造外科、皮瓣外科及臂丛外科发展，中国年轻学者完成的"十指完全离断再植"、单手17节完全离断再植、新生儿小指末节离断再植等手术更使中国显微外科手术达到了登峰造极的高度和难度。

为了更好地继承和推动中国显微外科的发展，以顾立强为首的我国新生代显微外科专家，于2020年先后在我国多地举办了12期"中国显微外科传承与创新论坛"，并在此基础上，将参与论坛主讲的显微外科专家课件内容精华汇编成书。本书详细介绍了当前活跃在临床一线的几十位中青年显微外科专家丰富的临床实践和经验。论坛的举办和专著的出版，对促进显微外科学术交流和人才培养是一种有益的尝试和创新，必将有利于在新形势下推动中国显微外科事业的发展。

2021年1月18日

序　二

　　2019年年底，顾立强教授出任《中华显微外科杂志》总编辑。和大家一样始料未及的是2020年这场突如其来的新冠疫情风暴，迅速地改变了人们的思维与行为，学术交流与传播的轨迹也不可避免地须进行适应性设计与创新性运行。如何让《中华显微外科杂志》在承载中国显微外科发展的事业中继续前进，再创辉煌？顾立强教授聚焦中国显微外科事业最重要的核心担当，提出传承与创新、国际化的战略方针，分析近年来中国显微外科事业发展的实际状况，尤其是涌现出的有目共睹的、具有中国特色与世界水准的创新业绩，以及中国特色的市场经济条件下的民营医院的崛起，给显微外科事业带来的前所未有的建设性能量影响，也注意到在国际交流与走向世界过程中显现的自身的不足与存在的困难，尤其是急需打造一批具有学术业绩和影响力、能"文"（能说、能写、能交流）能"武"（能手术、能科研、能解决临床实际问题）和具有战略视野的新一代显微外科领军人才，这已成为当务之急和实践战略目标的必由之路。而《中华显微外科杂志》的浴火重生、凤凰涅槃也必然伴随于其中。为此，顾立强教授设计的以《中华显微外科杂志》为组织平台，在中华医学会显微外科学分会和"骨科在线"的支持下，依靠广东和迈医疗集团、广州和平骨科医院和科创医疗集团的有力支持，和全国优势显微外科单位的依托，以"传承与创新"为宗旨的专题论坛成功举办了。尽管疫情肆虐使之在时间顺序上有些适应性调整，但整体上按年度计划全面完成，尤其在广州举行的收官之作"青年医师病例报告总决赛"更是精彩纷呈。有关本年度论坛的总结，顾立强教授在多处已做了点睛之述，此处不再赘述。更为难得之处，为免论坛之昙花一现，也为未亲临论坛现场的专业人士能亲睹片鸿，顾立强教授又整理了这部论文集出版，保留成历史文献。本人作为过程的亲历者之一，也深深为这一幕幕所感动，并铭记之。

感谢顾立强教授的辛勤努力！

感谢《中华显微外科杂志》编辑部同仁的辛勤努力！

刘小林

2021 年 1 月

前 言 一

学术是根，团结是魂。为响应国家建设国际一流科技期刊的号召，《中华显微外科杂志》秉承"传承、创新、团结、合作、国际化"新使命，于2020年起增设系列新栏目，即《世界显微外科大师（中英文双语）》《中国显微外科先驱（中英文双语）》《显微外科大师访谈录》《中国显微外科技术临床应用进展（中英文双语）》，发挥活跃在临床一线编委的骨干作用，撰写述评、教程、综述等，编撰《中华显微外科杂志》历届编委画册（中英文双语），编撰《中国显微外科中英文文献目录索引》（中英文双语）。当然，最重要的是开设中国显微外科传承与创新论坛（因受疫情影响，论坛被迫延期至2020年7月后举行）。

1. 依托国内显微外科优势医院（编委单位）开展系列显微外科专题论坛，坚持传承、鼓励创新，搭建学术交流新平台，树立显微外科新品牌。2020年，《中华显微外科杂志》编辑部将联合中华医学会显微外科学分会、"骨科在线"、广东和迈集团，在全国各地各协办单位举办12场专题论坛（见附表），同时利用网络同步直播，年终出版《中国显微外科传承与创新论坛2020》（纸质版）。

2. 显微外科专题论坛将特邀资深专家作学术讲座，集中国内5～8家骨干单位专家就某一主题作中心发言；同一主题有5～8位青年医生撰写病例报告竞赛（事先网上全国征集，获优胜者进入年终总决赛），与会编委、专家们共同研讨，商定某位编委牵头起草该专题专家共识初稿，供下一次专家论坛研讨，进一步达成共识（定稿），直至杂志发表；组织1～2个协办单位展示显微外科优秀创新病例报告（非同一主题）；在专题论坛过程中，积极为《中华显微外科杂志》征集优秀稿件。

3. 围绕"解剖＋临床，从病例个案报告起步，到标准化随访评价、小宗病例回顾性报告，再到大宗病例临床研究、多中心前瞻性对照研究"主线，设立临床研究科技论文系列讲座，联合中华医学会显微外科学分会青年委员会启动《显微外科功能评价》编撰。

4. 推出《中华显微外科杂志》最新一期导读制度，实现编者、作者、读者三者面对面互动，发挥学术期刊的导向作用；利用自媒体及时、有效传播显微外科及其相关学科新理念、新技术、新方法。

5. 发挥编委们在国际学术组织兼职的优势，尝试1～2个专题与国外同行进行国际视频会议，探索研讨国际间显微外科技术及临床应用合作、交流的可能性；同时积极主动为《中华显微外科杂志》征集国际稿件；创造条件为杂志的国际化做人、财、物储备。

6. 2020年12月，在广州举行中国显微外科传承与创新论坛2020青年医生病例报告总决赛。总决赛一、二等奖病例报告将优先刊登于2021年《中华显微外科杂志》，获奖者优先纳入下一届杂志特约编委候选人。

总之，中国显微外科传承与创新论坛愿为切实提高国内外青年医生的显微外科理论与技术水平出力，以提升杂志的品牌影响力，发现新人、培育骨干、壮大队伍，为中国显微外科事业可持续发展奠定良好基础，造福人民。

顾立强

2020年6月10日于广州

2020 中国显微外科传承与创新论坛

次序	专题	时间	协办单位/地点	论坛主席	执行主席	联系人及电话
1	腹股沟皮瓣	7月4日	广东顺德和平外科医院/顺德	顾立强 谢振荣	张敬良	何明飞 15876103388
2	特殊类型穿支皮瓣	7月11日	中南大学湘雅医院/长沙	顾立强 唐举玉	吴攀峰	欧 原 18890399008
3	显微外科技术培训	8月1日	浙江省显微外科医师学会培训基地/舟山	顾立强 谢庆平	杨晓东	谢庆平 13805711376
4	骨不连、骨缺损治疗	8月8日	徐州仁慈医院/徐州	顾立强 宗亚力	石荣剑	郑大伟 13775981567
5	慢性创面的显微外科修复	8月15日	郑州仁济医院/郑州	顾立强 侯建玺	谢书强	谢书强 18037893336
6	周围神经卡压（胸廓出口综合征）的诊断及治疗	8月29日	吉林大学中日联谊医院/长春	顾立强 崔树森	孙鸿斌	孙鸿斌 13704360201
7	肢体严重创伤救治	9月5日	中山大学附一院/广州	顾立强 朱庆棠	戚 剑	杨建涛 18825136123
8	下肢复合组织缺损的修复	9月19日	西安凤城医院/西安	顾立强 王保山	郑晓菊	李海军 15319460292
9	保留足趾/趾甲美学手指再造	9月26日	南华大学南华医院/衡阳	顾立强 谢松林	黄雄杰	侯 彪 15200521340
10	趾-指动脉——手指再造	10月10日	深圳大学骨科医院（深圳龙岗骨科医院）/深圳	顾立强 张子清	杨延军	王克列 13424292024
11	颌面部显微重建	10月17日	北京大学口腔医院/北京	蔡志刚 韩 岩	彭 歆	张 雷 18511409290
12	2020中国显微外科传承与创新青年医生病例报告总决赛	12月26日	广州和平骨科医院/广州	顾立强 刘小林	汪华侨	封 静 18126779927

前 言 二

2020年发生在华夏大地上这场波澜壮阔的抗疫斗争，是在中共中央的坚强领导下，由全国人民众志成城、不畏艰险，医务人员成为最美"逆行者"，取得的全国抗疫斗争重大战略成果，充分彰显了中国特色社会主义制度的优越性。《中华显微外科杂志》编辑部同仁克服疫情带来的重重困难，一是在2020年第2期组织《新型冠状病毒肺炎防治》专栏，刊发《中华医学会显微外科学分会新型冠状病毒肺炎疫情期间开展显微外科手术专家共识（中英文双语）》，取得了很好的指导作用；二是在遵照中华医学会学术会议管理相关规定以及按国内新冠疫情的防控要求，联合中华医学会显微外科学分会、"骨科在线"、广东和迈集团和全国12家协办单位举办"2020中国显微外科传承与创新论坛"。

《中国显微外科传承与创新论坛2020》一书凝聚了"2020中国显微外科传承与创新论坛"前11场主题论坛的专家讲课精华，主要内容包括显微外科总论、再植再造、肢体严重创伤救治、皮瓣移植、慢性创面显微修复、骨显微外科、周围神经显微外科、显微外科科研与杂志导读等，全方位、多角度地对当下我国显微外科相关重点、热点专题进行了深入探讨和分析。文章作者聚集了中国当今多数活跃于显微外科临床、教学、科研一线的专家和学者，他们当中既有获得"中国显微外科终身成就奖"的侯春林教授，"中国显微外科杰出贡献奖"的程国良、徐达传、裴国献、刘小林等显微外科前辈，也有现任中华医学会显微外科学分会主委、候任主委，现任中国医师协会显微外科学分会会长，现任中华医学会手外科学分会主委，多位显微外科、手外科分会副主委、常委，多位《中华显微外科杂志》副总编辑，还有各专题领域优秀的中青年专家代表。另外，还特别邀请到了美国手外科协会（ASSH）前主席Neil F. Jones教授撰写了"Decision Making in the Salvage of the Mangled Hand"一文，系统阐述了严重上肢与手外伤救治过程的伤情评估、创面处理、组织缺损修复与重建以及术后功能康复与评价等问题。这真正体现了"传承、创新、团结、合作、国际化"的理念与思想。所有文章均紧贴临床应用，将理论与实践相结合，尤其是关注和提升青年显微外科医生的理论与技术水平，激发年青的一代显微外科人的创新性，为我国显微外科事业的进一步发展打下坚实的基础。

顾立强　谢振荣
2020 年 11 月 20 日于广州

目 录

第一章 显微外科总论

中国学者对世界显微外科发展的一些贡献 ………………………………… 侯春林（2）
创新赋能——蝶变：显微外科未来 ………………………………………… 裴国献（13）
传承 创新 团结 合作 国际化
　　——《中华显微外科杂志》2020年新使命 ……… 顾立强　汪华侨　封　静（20）
显微外科的技能培训 ……………………………………… 丁小珩　滕国栋（23）
显微外科技能培训：多层次、多模块显微外科培训体系的构建
　　……………………………………………………… 何雯婷　朱庆棠（29）
显微外科技能学习曲线 ………………………… 王　欣　杨科跃　戚建武（33）
显微外科技能培训的建议与思考 …………………………………… 杨晓东（40）
淋巴吻合技术培训的动物模型制备 ………………………… 卢鸿瑞　谢庆平（45）

第二章 再植再造

手指部分缺损的修饰性修复与再造 ………………………………… 程国良（54）
拇指及手指的全形再造 ……………………………………………… 王增涛（72）
保留足趾趾甲的手指修复再造 ………………………… 谢松林　侯　彪　肖湘君（86）
游离𧿹趾甲皮瓣嵌合第2趾骨复合组织瓣再造拇指的显微外科解剖 …… 刘鸣江（92）
吻合指-趾动脉的拇手指再造 ………………………… 巨积辉　柳志锦　刘胜哲（98）
吻合趾-指血管的足趾移植再造拇指和手指 ………………………… 朱俊华（115）
拇手指再造的一期外形修饰：现代医院经验 ………… 刘亚平　唐林俊　崔太安（123）
吻合趾-指血管的拇指与手指再造 ………………………… 王克列　张子清（131）
趾-指血管吻合再造拇指与手指的研究进展 ………………………… 王克列　张子清（139）

第三章　肢体严重创伤救治

Descision Making in the Salvage of the Mangled Hand ………… Neil F. Jones（148）
手部毁损伤的保肢决策——十个问题 ………………………… Neil F. Jones（157）
肢体严重开放性损伤的评估与早期救治 ……………… 邓佩军　朱庆棠　顾立强（163）
严重肢体创伤的评估与处理：截肢还是保肢 …………………… 钟　刚　项　舟（176）
伴有多发伤的严重肢体损伤的救治 …………………… 侯建玺　董其强　吴召森（186）
严重创伤肢体血管损伤的分型与修复
　　——血管修复和重建就是肢体损伤的 CPR ……… 邓佩军　戚　剑　朱庆棠（190）
严重肢体创伤的固定策略：文献回顾及上海交通大学附属第六人民医院经验 ………
……………………………………………………………………… 鲍丙波　郑宪友（194）
肢体严重开放损伤软组织覆盖重建的时限问题讨论 …………… 赵广跃　邹继伟（208）
严重损伤肢体的修复与重建 ……………………………………… 王　欣　潘佳栋（211）

第四章　皮瓣移植

特殊形式穿支皮瓣衍生术式命名专家共识（征求意见稿）
………………………………………………………… 唐举玉　徐达传　徐永清（220）
旋股外侧动脉降支 Flow-through 穿支皮瓣修复四肢软组织缺损
………………………………………………………… 战　杰　吴锦生　孙　鹏（226）
不同类型的游离穿支皮瓣修复下肢大面积软组织缺损
………………………………………………………… 谢振荣　江吉勇　晏桂明（233）
穿支皮瓣应用于口腔颌面头颈部修复重建的风险管控与对策 ……………… 蒋灿华（241）
联体双侧血管蒂腹壁下动脉穿支皮瓣行乳房重建 …… 宋达疆　李　赞　章一新（253）
特殊形式穿支皮瓣的临床应用进展 …………………… 卿黎明　吴攀峰　唐举玉（261）
努力追求创面修复的"泳裤供区"理念 …………………………………… 张敬良（275）
腹股沟皮瓣的形式及其临床应用 …………………………………………… 王海文（278）
基于"泳裤供区"理念的旋髂浅动脉穿支皮瓣的切取及临床应用
………………………………………………………… 高增阳　刘　超　佘立军（289）
髂腹股沟游离皮瓣切取技巧及临床应用 ……………… 古欣庆　周　洋　李孝根（297）
腹股沟皮瓣精准设计与切取 …………………………… 何　林　刘亚平　唐林俊（302）
腹股沟皮瓣的研究进展 ………………………………… 石恩献　顾立强　徐达传（309）

第五章　慢性创面显微修复

臀部不同部位压疮的治疗方法选择 …………………… 徐永清　何晓清　范新宇（318）
肢体创伤慢性感染性创面的修复 ……………………… 戚　剑　王洪刚　秦本刚（327）
优选组织瓣修复常见压疮 ………………………………………………… 苏卫国（330）
臀大肌肌皮瓣与穿支皮瓣的应用解剖 …………………………………… 徐达传（336）

第六章　骨显微外科

股骨颈骨折的显微外科治疗进展 …………………………… 赵德伟　马志杰（344）
四肢骨缺损、骨不连的显微骨移植治疗 …………………… 喻爱喜　李宗焕（353）
骨缺损治疗策略发展在徐州仁慈医院发展中的启示 …… 石荣剑　宗亚力　郑大伟（358）
外固定结合显微外科技术治疗肢体骨与软组织缺损感染 ……………… 谢书强（365）
创伤后节段性骨缺损的治疗选择 …………………… 王　鹏　周　明　芮永军（373）

第七章　周围神经显微外科

Ⅰ型神经纤维瘤病的诊断和神经纤维瘤的治疗 …………… 李斌　田文　赵俊会（394）
中国胸廓出口综合征研究进展 …………………………………………… 崔树森（409）
锁骨上入路切除斜角肌和第1肋治疗胸廓出口综合征 ………… 武竞衡　陈山林（420）
上肢周围神经沙漏样狭窄性疾病的临床研究及展望 …………… 王　阳　路来金（428）
胸廓上口肿瘤的治疗 …………………………………… 李文军　王树锋　陈山林（444）
内窥镜辅助下肘管综合征手术治疗 …………………………… 王　欣　丁文全（450）
肘管综合征术式选择与手术要点 ………………………………………… 丛　锐（464）

第八章　显微外科科研与杂志导读

临床医生在"医工结合研究课题"中对需求与边界的把控 …… 刘小林　闫立伟（470）

临床医生成功申报科学基金的几个要点 ················ 邹学农　陈　珺　邹立津（476）
关于医学论文摘要、关键词、量和单位及参考文献应用中存在的一些问题
　·· 汪华侨（486）
写好学术文章英文摘要 ·· 冷　柏（492）
《中华显微外科杂志》2020年第1期导读 ······················ 常湘珍（497）
《中华显微外科杂志》2020年第2期导读 ······················ 杨俐敏（501）
《中华显微外科杂志》2020年第3期导读 ······················ 常湘珍（503）
《中华显微外科杂志》2020年第4期导读 ······················ 杨俐敏（505）
《中华显微外科杂志》2020年第5期导读 ······················ 常湘珍（509）
《中华显微外科杂志》2020年第6期导读 ······················ 杨俐敏（512）

后记 ··· 顾立强（514）
12场论坛图片 ··（521）

第一章

显微外科总论

中国学者对世界显微外科发展的一些贡献

侯春林

中国人民解放军海军军医大学长征医院骨科

1963 年，陈中伟等[1]成功实施世界首例断肢再植，开创了显微外科的新纪元。1966 年，杨东岳实施世界首例第 2 足趾移植再造拇指[2]；1973 年，又首创腹股沟游离皮瓣（世界第 2 例），推动了中国再造外科和皮瓣外科的发展。1970 年，顾玉东等[3]首创膈神经移位术，推动了臂丛外科的发展。几十年来，一代代中国显微外科学者为世界显微外科的发展做出了一些杰出的创新性贡献，使中国显微外科一直处于世界的前列[4]。

一、再植外科领域

中国显微外科最早开创于骨科[5]。20 世纪 60 年代，上海长征医院屠开元等[6]、山东省立医院[7]王志先分别在世界上首次开展断肢再植动物实验。屠开元对 11 只犬进行断肢再植，5 只再植成功。当时采用套接法吻合血管和深筋膜切开治疗再植后肢体严重肿胀，后来在我国首例断肢再植中得到应用，他们是我国断肢再植研究的先驱者。1963 年 1 月，上海市第六人民医院的陈中伟、钱允庆、鲍约瑟用血管套接法成功实施世界首例断肢再植，并获得良好功能，1963 年 9 月在罗马召开的第 20 届国际外科会议上首次报告，得到世界医学界公认，陈中伟被国际同行誉为"断肢再植之父"，从而开创了世界显微外科新纪元。1962 年，上海中山医院的冯友贤等[8]与上海丝绸研究所合作研制小血管缝合线；1964 年 2 月，上海中山医院崔之义等[9]首次采用血管吻合技术成功完成 1 例上肢离断再植；同年 10 月，天津市人民医院成功实施肩胛带完全离断再植[10]；11 月，广州中山医学院附属第一医院 HUANG 等[11]成功进行首例断踝再植术；1964 年，王澍寰等[12]在兔耳再植研究基础上，首次成功实施了 2 例不全离断手指再植[13]；1966 年 1 月，上海市第六人民医院成功进行了我国首例完全离断断指再植[14]；河南周礼荣[15]最早在县级医院成功开展断指再植手术，标志着我国显微外科技术向广大县级以下医院普及。随着显微外科技术的普及和提高，断肢（指）再植领域不断取得新的成就。1973 年，上海市第六人民医院[16]成功采用肿瘤段切除远端肢体再植术，治疗肢体恶性肿瘤患者；1980 年，解放军第 89 医院王成琪等[17]成功完成了 2 岁小儿断指再植；针对撕脱性断指，1980 年，解放军第 401 医院程国良[18]采用血管、神经、肌腱移位方法进行再植；对于无再植条件的腕掌部离断伤，程国良[19]首次利用废弃手指开展断指异位再植，重建了对指功能；对于肢体严重毁损伤，1978年北京积水潭医院杨克非[20]首次实施肢体异位再植，将右手移位于左上肢重建了手功能，后来该患者利用仅有的移位再植手成为一名画家；1988年，辛畅泰等[21]截取已无再植条件的废弃小腿残段，异位移植嵌于再植上肢的远、近端，重建了上肢功能；对于下肢长度要显著缩短才能再植的患者，罗旭超等[22]通过再植后肢体延长术，使再植肢体延长17 cm，达到双下肢等长，扩大了下肢再植指征。1986年1月，西安西京医院的葛竞等[23]在国际上最早进行十指离断再植，至今全世界已报道成功实施十指离断再植36例，其中中国31例；1990年，郑州153医院的裴国献等[24]完成了世界首例四肢离断再植；十指和四肢离断再植，不仅需要高超的显微外科技术，也反映了中国显微外科的团队精神。1990年，济南军区总医院的蔡锦方等[25]完成的手掌组织块离断再植，解放军401医院（现解放军海军第971医院）开展的手部小组织块离断再植，反映了肢体再植从单平面向多平面离断再植发展[26]；2007年，郑州仁济创伤显微外科医院的谢昌平等[27]成功实施单手17段离断再植，全部成活，其离断平面之多、再植难度之大，堪称世界之最；对于全身条件不允许再植的患者，1992年，苗开喜等[28]首次开展残肢寄养再植。随着显微吻合血管技术的提高，解放军147医院的田万成等[29]在国内首次报道指尖再植，使断指再植提高到新的水平；2014年，广东顺德和平手外科医院的雷彦文等[30]为1例新生儿小指末节断指成功实施再植，这是世界上年龄最小的断指再植手术。在如何延长再植时限上，2002年，王增涛等[31]通过深低温保存，使离断伤后长达81 d的手指再植成功。

50年来，中国断肢（指）再植患者的年龄从新生儿到79岁老人，再植的部位从指尖到肩胛带，伤情从撕脱性离断到多节段再植，再植数量从单指再植到十指再植以及肢体异位再植、寄养再植等新技术的开展，显示中国断肢（指）再植一直处于世界领先水平。

在其他再植领域，中国学者开展了吻合血管的阴茎再植（1980年丁崇标等[32]）、全头皮撕脱再植（1991年曹谊林等[33]）、断耳再植（2003年梁勇等[34-35]）及无可供吻合静脉的耳、鼻、眉等头面部器官组织块离断患者进行再植（2016年毕卫伟等[36]）。2005年，ZHAO等[37]首次对股骨颈骨折通过吻合小血管重建股骨头血供，有效预防股骨颈骨折后股骨头无菌性坏死，同样展示了中国显微外科的高超技术。

二、再造外科领域

断肢再植的成功使吻合血管的组织移植成为可能[38]。1966年，上海华山医院杨东岳首创吻合足背动、静脉的第2足趾移植再造拇指，从而推动了我国再造外科的发展。1994年，程国良等[39]采用指-趾动脉吻合，进行拇、手指再造，既减少了供区创伤，又改善了再造指外形；对伴有软组织缺损的拇指再造，1979年，张涤生等[40]首创带足背皮瓣第2足趾移植进行拇指再造；对于全手丧失的患者，于仲嘉等[41]（1979年）将2个足趾移植于前臂残端，重建了手对指功能；1981年，于仲嘉等[42]又设计将5个足趾同时移植重建5个手指，被国外学者誉为"中国手"；1982年，陈中伟等[43]首创踇甲瓣及第2足趾移植，进一步改善了再造拇指的外形；1985年，顾玉东等[44]提出第2足趾第二套供血系统，扩大了手术指征，提高了成功率；对于严重毁损性断指，1984年，程国良等[45]在国内最早开展急诊拇指再造；2002年，他又提出修饰性拇指再造理念，通过多种整形小手术来改造再造指的外形[46]；王增涛[47]（2011年）提出的拇、手指全形再造理念，池征璘（2015年）提出的拇指美学再造，均采用多组骨、关节、皮瓣移植再造拇、手指，同时保留了供区足趾的完整，使拇、手指再造提高到新的高度[48-49]。

除了拇、手指再造，中国学者还开展了其他组织再造的探索，1989年，济南军区总医院蔡锦方等[50]首创腓骨皮瓣移植再造跟骨，使1例足跟严重缺损的患者恢复了行走功能；20世纪80年代初，上海长征医院的高学书等[51]和上海第九人民医院CHANG等[52]在国际上首次采用前臂皮瓣再造阴茎，推动了我国阴茎再造的临床研究；1986年，大连中山医院的赵德伟等[53]采用多个带血管骨瓣移植再造股骨头，为严重股骨头坏死的治疗提供了新的方法。在异体组织移植研究方面，1999年南方医院的裴国献等[54]施行的异体手移植和2006年西京医院的GUO等[55]实施的"换脸"手术，使我国在世界同种异体组织移植领域占有一席之地。

三、组织修复领域

吻合血管的游离组织移植，改变了组织修复的传统观念。在断肢再植获得成功后，中国学者开始游离皮瓣移植研究[56]。1973年3月，杨东岳等开展国内首例下腹部皮瓣游离移植（世界第2例）[57]；同年7月，陈中伟开展了国际首例吻合血管、神经的功能性肌肉移植[58]。1979年，北京积水潭医院沈祖尧等[59-60]在国际上首次提出了血管束预构皮瓣的概念，他将血管束植入皮下组织，成功构建了以该血管供血的轴型皮瓣。上述皮瓣均是国际上最早开展的皮瓣外科临床研究。

中国学者对世界皮瓣外科发展做出的重大贡献，主要体现在四肢主干动脉皮瓣、逆行岛状皮瓣和肌间隔穿支皮瓣3个方面[61]。1979年，沈阳军区总医院杨果凡等[62]发明了前臂桡动脉皮瓣，其成果的中文文献于1981年发表，英文文献由北京整形外科医院宋儒耀于1982年发表，引起国外学者的极大兴趣，被誉为"中国皮瓣"（Chinese flap）。桡动脉皮瓣的出现，将国际轴型皮瓣的研究热点转到了动脉干网状（动脉主干带肌间隙分支）的血供类型上（钟世镇等[63]，1982），导致了前臂尺动脉皮瓣（李柱田等[64]，1985）、骨间后动脉皮瓣（路来金[65]，1987）、小腿胫后动脉皮瓣（张善才等[66]，1983）、胫前动脉皮瓣（香港的WEE[67]，1986）以及腓动脉皮瓣（顾玉东等[68]，1983）的出现。1982年，鲁开化等[69]、王炜等[70]首次报道桡动脉逆行岛状皮瓣修复手部缺损的经验；1983年，第一军医大学孙博等[71]首次进行逆行岛状皮瓣静脉回流的研究，之后就有了尺动脉逆行岛状皮瓣、骨间后动脉逆行岛状皮瓣、胫后动脉逆行岛状皮瓣、胫前动脉逆行岛状皮瓣和腓动脉逆行岛状皮瓣等。之后，我国学者对前臂桡侧供区进行了深入的研究，为了减少桡动脉皮瓣对前臂供区的损害，不带皮肤的桡动脉逆行岛状筋膜瓣（金一涛等[72]，1984）、不带桡动脉的筋膜蒂皮瓣（张毓涛等[73]，1988）以及不带桡动脉及皮肤的茎突部穿支筋膜瓣（张世民等[74]，1990），亦由我国学者在国际上首先介绍。

在我国皮瓣外科的研究中，以钟世镇为代表的解剖学工作者，系统开展了显微解剖研究，极大地推动了我国显微外科，尤其是皮瓣外科的发展。钟世镇是我国显微解剖的创始人，最早提出"皮瓣供区血管类型"[75]，主编出版了我国显微外科解剖第一部专著——《显微外科解剖学基础》[76]。1981 年，他提出的肌间隔皮瓣[77]，实质是肌间隔穿支皮瓣，是穿支皮瓣的一种类型，早于日本的 KOSHIMA 等[78]在 1989 年提出的肌皮穿支皮瓣。以肌间隔穿支血管为蒂形成的远端蒂皮瓣已广泛应用于临床，修复肢体远端创面。1984 年，第一军医大学徐达传等[79]、罗力生等[80]在世界上最早报道股前外侧皮瓣，并提出了肌间隔血管皮瓣的概念，该皮瓣因为优点众多，如供区隐蔽、切取面积大、血管恒定等可带肌腱、神经等制成复合皮瓣，也可作成薄皮瓣、分叶、嵌合、血流桥接等，被称为"万能皮瓣"。1991 年，上海长征医院袁相斌等[81]报道采用吻合血管的带真皮下血管的超薄皮瓣移植，这是国内最早吻合穿支血管的游离皮瓣移植。

近年来，我国学者在筋膜皮瓣、超薄皮瓣、皮神经营养血管皮瓣、远端蒂皮瓣、穿支蒂皮瓣、穿支螺旋桨皮瓣等方面亦有不少深入研究并取得了显著成绩[82]。1994 年，张世民等[83-84]首次提出筋膜皮瓣链式血供理论，得到国际学术界的认可，并与侯春林教授共同主编出版了国内第一部筋膜皮瓣专著——《筋膜皮瓣与筋膜蒂组织瓣》(2000)[85]；1998 年，张心宽等[86]最早报道我国有关皮神经营养血管皮瓣的解剖研究论文；2001 年，柴益民等[87]在国内最早提出以穿支血管为蒂的皮神经营养血管皮瓣，不仅方便皮瓣转移，还扩大了皮瓣切取面积。唐茂林等[88]通过采用皮瓣血管的灌注和数字化技术，开展穿支皮瓣的基础研究，并与徐永清、张世民共同主编我国首部穿支皮瓣专著——《穿支皮瓣的应用解剖与临床》。在穿支皮瓣的临床应用上，中国学者做出了许多探索，2013 年，湖南湘雅医院唐举玉[89]在复杂创面修复中坚持个性化原则，创新性采用组合、削薄、联体、分叶、嵌合穿支皮瓣等，并提出"化宽度为长度"的方法，追求以最小供区损害，达到完美修复效果。

在我国皮瓣外科发展中，"点""线""面"（1985 年顾玉东[90]）、"弧"（1995 年侯春林[91]）的提出，已成为皮瓣选择和设计的指导原则。对于受区无血管吻合的患者，于仲嘉等[92]（1984 年）首创桥式交叉皮瓣移植方法；1992 年，裴国献等[93]又利用健侧血管的远、近端进行双交叉皮瓣移植，有效解决了伴有严重创伤的创面修复难题。2019 年，西京医院赵广跃[94]提出骨整形概念，对严重开放性骨与软组织损伤，提出"清创、固定、修复"同时进行，明显提高了疗效。

在骨瓣移植方面，1977 年，上海市第六人民医院陈中伟等[95-96]首创游离腓骨移植治疗骨缺损和先天性胫骨假关节，使传统骨移植进入活骨移植阶段；同年，上海华山医院杨东岳等[97]开展吻合血管的同种异体全膝关节移植，这是国内最早开展的同种异体复合组织移植；1982 年，蚌埠医学院黄恭康等[98]首次提出吻合旋髂深血管的髂骨（膜）瓣移植；1983 年，范遗恩等[99]报道了吻合臀上血管的髂骨瓣修复骨肿瘤切除后残留死腔；同年，长海医院郭恩覃等[100-101]在国内最早开展吻合血管跖趾关节移植；1981 年，安徽医科大学吴仁秀等[102]首次报道了带臀上动脉深上支的髂骨移植，并主编出版了《活骨移植外科解剖学》；同年，解放军 301 医院朱盛修等[103]用带血管蒂桡骨骨膜移植治疗腕舟状骨陈旧性骨折；1982 年，陈中伟等[104]开展带旋髂深血管髂骨瓣移位治疗股骨无菌性坏死；1983 年，解放军 175 医院杨立民等[105]在国内首次开展肩胛骨皮瓣。20 世纪 80 年代以后，武汉中南医院陈振光[106]在骨移植方面进行了系统的解剖与临床研究，主编出版了我国首部《显微骨移植的基础与临床》，为我国骨移植做出了杰出贡献。

四、周围神经领域

我国学者在周围神经显微外科领域也做出了许多重大贡献[107]。1970年，上海华山医院顾玉东在国际上首创膈神经移位修复臂丛损伤；1986年又首创健侧第7颈神经（C7）移位术，并提出单纯切断C7神经对上肢运动功能无明显影响，为严重臂丛根性撕脱伤治疗提供了新的动力源神经[108]；1991年报道采用多组神经移位治疗全臂丛根性撕脱伤[109]；1992年，出版了我国第一部有关臂丛神经损伤学术专著——《臂丛神经损伤与疾病的诊治》，为我国臂丛损伤诊断和治疗制定了标准和规范；2017年，徐文东团队在《新英格兰医学杂志》首次报道利用健侧C7移位治疗上肢痉挛性脑瘫，为脑瘫偏瘫治疗提供了新的思路[110]；在脊髓损伤后膀胱功能重建方面，1994年，原武汉协和医院XIAO等[111]首次报道通过建立皮肤-脊髓-膀胱人工反射弧，用于脊髓脊膜膨出排尿功能重建；2000年，上海长征医院侯春林等[112]报道通过建立腱-脊髓-膀胱人工反射弧，来重建完全截瘫患者排尿功能，在国际上首次报道切断单一腰骶神经根对下肢运动功能无明显影响，为下肢神经移植提供了新的动力神经源，并成功用于单纯脊髓圆锥下部损伤的排尿功能重建，主编出版了国内外首部《脊髓损伤后膀胱功能重建》专著[113]；长征医院的陈爱民等[114]首次将健侧S1神经根用于骶丛损伤后肢体功能重建。

回顾历史，中国显微外科的发展凝聚了老一辈的心血和智慧；展望未来，年青的一代应继承老一辈的事业，继续推动我国显微外科的普及和发展，以造福于广大患者。

参 考 文 献

[1] 陈中伟，鲍约瑟，钱允庆. 前臂创伤性完全截肢的再植（一例成功报告）[J]. 中华外科杂志，1963，11（10）：767-771.

[2] 上海第一医学院华山医院，中山医院. 游离足趾移植再造拇指[M]. 上海：上海科学技术出版社，1973.

[3] 顾玉东，吴敏明，郑忆柳，等. 臂丛根性撕脱伤的膈神经移位治疗[J]. 中华外科杂志，1989，27（7）：433-435.

[4] 侯春林. 中华医学百科全书（显微外科学）：中国显微外科[M]. 北京：中国协和医科大学出版社，2016：4-6.

[5] 陈中伟，杨东岳，张涤生. 显微外科[M]. 2版. 上海：上海科学技术出版社，1985.

[6] 屠开元，徐印坎，赵定麟，等. 离断肢体再植术的动物实验[J]. 中华外科杂志，1962，10（1）：1-4.

[7] 山东省立医院. 肢体移植的动物实验[J]. 山东医刊，1960，3（8）：封3（科研简报：各种动物脏器移植实验研究）.

[8] 冯友贤，崔之义，汤钊猷，等. 丝织人造血管移植治疗动脉疾患的临床观察[J]. 上海第一医学院学报，1964，2（1）：23-28.

[9] 崔之义,冯友贤,汤钊猷,等. 小血管吻合和移植的实验研究及其在创伤中的应用[J]. 上海第一医学院学报,1965,3(4):311-318.

[10] 天津市人民医院骨科. 创伤性肩胛带完全性离断的再植(一例报告)[J]. 中华外科杂志,1965,13(10):877-878.

[11] HUANG C T, LI P H, KONG G T. Successful restoration of a traumatic amputated leg [J]. Chinese Medical Journal,1965,84(10):641-645.

[12] 王澍寰,卢家泽. 兔耳血管吻合的动物实验[J]. 北京医学,1965,1(1):20-22.

[13] 卢家泽,王澍寰. 指动脉吻合术的初步经验[J]. 中华外科杂志,1965,13(2):179-180.

[14] 上海市第六人民医院断肢再植研究室. 断肢及断手指再植的认识和发展[J]. 中华医学杂志,1973,53(1):3-10.

[15] 周礼荣. 县医院开展断肢(指)再植的体会(附159例204肢(指)报告)[J]. 中华显微外科杂志,1985,8(4):209-211.

[16] 上海市第六人民医院断肢再植研究室. 肿瘤段切除远端肢体再植术(附八例报告)[J]. 中华医学杂志,1973,53(6):338-340.

[17] 王成琪,蔡锦方,范启申. 幼儿断手指再植[J]. 解放军医学杂志,1982,7(1):14-15.

[18] 程国良. 拇指旋转撕脱性离断的再植(附12例报告)[J]. 中华外科杂志,1982,20(12):712-715.

[19] 程国良. 不同形式的足趾移植拇手指再造与修复[J]. 中华显微外科杂志,2002,25(1):8-9.

[20] 杨克非. 我与一位上肢离断异位再植患者38年后的相逢[J]. 中华显微外科杂志,2017,40(4):409-410.

[21] 辛畅泰,蔡林方,田立杰,等. 利用离断的小腿修复前臂缺损及手再植一例报告[J]. 中华医学杂志,1988,68(7):411.

[22] 罗旭超,欧昌良,邹永根. 骨缩短-延长术治疗儿童小腿离断[J]. 创伤外科杂志,2019,21(12):908-911.

[23] 葛竞,褚晓朝,王臻,等. 十指再植全部成活(一例报告)[J]. 中华骨科杂志,1986,6(6):401-403.

[24] 裴国献,李坤德,陈楚文,等. 四肢同时离断再植成活一例报告[J]. 中华显微外科杂志,1991,14(1):25-26.

[25] 蔡锦方,曹学成,潘冀清,等. 手掌环形离断合并多指多段离断再植成功[J]. 中华外科杂志,1992,30(6):363-364.

[26] 刘育杰,丁小珩,焦鸿生,等. 手指小组织块离断再植的临床体会[J]. 中华显微外科杂志,2011,34(2):109-112.

[27] 谢昌平,侯建玺,谢书强,等. 单手多平面17节段离断再植成功一例[J]. 中华显微外科杂志,2009,32(3):244-245.

[28] 苗开喜,魏明,张丰利,等. 断指易位携带二期再造手一例[J]. 中华手外科杂

志，1992，8（4）：244．

[29] 田万成，宋海涛，卢全中，等．小儿指尖断指再植［J］．中华显微外科杂志，1996，19（1）：18-19．

[30] 雷彦文，李亮，张敬良，等．新生儿小指末节完全离断再植成功一例［J］．中华显微外科杂志，2014，37（1）：101-102．

[31] 王增涛，王春霞，朱磊，等．深低温保存81天断指再植1例［J］．山东医药，2004，44（3）：29．

[32] 丁崇标，王天济．阴茎完全离断再植［J］．中华泌尿外科杂志，1980，1（2）：116．

[33] 曹谊林，张涤生，周苏，等．全头皮撕脱再植成功一例［J］．中华显微外科杂志，1991，14（4）：223．

[34] 梁勇，李湘平，顾立强，等．耳廓完全断离10小时后经显微血管吻合再植成活一例［J］．中华耳鼻咽喉头颈外科杂志，2003，38（2）：151．

[35] LIANG Y, LI X, GU L, et al. Successful auricle replantation via microvascular anastomosis 10 h after complete avulsion［J］. Acta Oto-Laryngologica, 2004, 124 (5): 645-648.

[36] 毕卫伟，张茂飞，翟建国，等．无可供吻合静脉的头面部器官组织块离断再植五例［J］．中华显微外科杂志，2016，39（6）：578-579．

[37] ZHAO D, WANG Z, WANG B, et al. Revascularization of the femoral head by anastomosis of superior retinacular vessels for the treatment of femoral neck fracture: A case report［J］. Microsurgery, 2016, 36 (5): 426-429.

[38] 顾玉东．手的修复与再造［M］．上海：上海医科大学出版社，1995．

[39] 程国良，方光荣，林彬．吻合趾-指动静脉的手指再造与修复［J］．中华外科杂志，1994，32（2）：79-81．

[40] 张涤生，王炜，吴晋宝．应用第二足趾、足背皮瓣（包括二者合并）修复手部缺损［J］．上海医学，1979，2（5）：10-14．

[41] 于仲嘉，王琰．手缺损再造一例［J］．中华医学杂志，1979，59（10）：593-595．

[42] 于仲嘉，何鹤皋，汤成华．再造手［J］．中华医学杂志，1983，63（11）：673-675．

[43] 陈中伟，王琰．踇趾皮肤趾甲瓣在再造拇指中的应用［J］．中华外科杂志，1982，20（12）：707-709．

[44] 顾玉东，吴敏明，郑忆柳，等．足趾移植术中血管的变异及其处理［J］．中华外科杂志，1985，23（4）：210-212．

[45] 程国良，潘达德，林彬，等．急症拇指手指再造［J］．解放军医学杂志，1984，9（1）：30-33．

[46] 程国良，方光荣，侯书健，等．拇手指部分缺损的修饰性修复与重建［J］．中华医学杂志，2005，85（38）：2667-2673．

[47] 王增涛．手指全形再造的重要意义［J］．中华显微外科杂志，2011，34（4）：

265.

[48] WANG Z T, SUN W H. Cosmetic reconstruction of the digits in the hand by composite tissue grafting [J]. Clinics in Plastic Surgery, 2014, 41 (3): 407-427.

[49] CHI Z, SONG D J, TIAN L, et al. Reconstruction of combined thumb amputation at the metacarpal base level and index amputation at the metacarpal level with pollicization and bilateral double toe composite transfer [J]. Journal of Plastic Reconstructive and Aesthetic Surgery, 2017, 70 (8): 1009-1016.

[50] 蔡锦方, 刘晓平, 潘冀清, 等. 带骨复合皮瓣修复足跟与足底缺损 [J]. 中华显微外科杂志, 1989, 12 (2): 70-71.

[51] 高学书, 高建华, 刘麒, 等. 应用游离皮瓣一次阴茎再造2例报告 [J]. 上海医学, 1983, 6 (3): 125-128.

[52] CHANG T S, HWANG W Y. Forearm flap in one-stage reconstruction of the penis [J]. Plastic and Reconstructive Surgery, 1984, 74 (2): 251-258.

[53] 赵德伟, 崔振江, 王永林, 等. 带旋髂深血管蒂髂骨膜移植治疗股骨头无菌性坏死的体会 [J]. 现代医学, 1989, 17 (1): 15-16.

[54] 裴国献, 顾立强, 于立新, 等. 异体手移植二例报告 [J]. 中华医学杂志, 2000, 80 (6): 417-421.

[55] GUO S, HAN Y, ZHANG X, et al. Human facial allotransplantation: a 2-year follow-up study [J]. Lancet, 2008, 372 (9639): 631-638.

[56] 侯春林, 顾玉东. 皮瓣外科学 [M]. 上海: 上海科学技术出版社, 2006.

[57] 上海第一医学院华山医院口腔外科、手外科. 带血管的游离皮瓣移植修复颊部缺损一例报告 [J]. 中华医学杂志, 1974, 54 (3): 163.

[58] 上海市第六人民医院断肢再植研究室. 游离肌肉移位再植一例报告 [J]. 中华医学杂志, 1975, 55 (8): 562-563.

[59] 沈祖尧, 王乃佐, 沈余明, 等. 预构扩张游离皮瓣移植术 [J]. 中国修复重建外科杂志, 1996, 10 (2): 70-71.

[60] 沈祖尧. 血管植入的实验研究及临床应用 [M]//朱家恺. 显微外科进展. 合肥: 安徽科学技术出版社, 1989.

[61] 孙弘, 侯春林. 带血管蒂皮瓣肌皮瓣转移术 [M]. 南京: 江苏科学技术出版社, 1988.

[62] 杨果凡, 陈宝驹, 高玉智, 等. 前臂皮瓣游离移植术（附56例报告）[J]. 中华医学杂志, 1981, 61 (3): 139-141.

[63] 钟世镇, 孙博, 刘牧之, 等. 肌间隙血管皮瓣的解剖学研究 [J]. 中华外科杂志, 1983, 21 (10): 596-599.

[64] 李柱田, 曹玉德, 况冬柏, 等. 尺动脉逆行岛状皮瓣及其在手部软组织缺损修复中的应用 [J]. 吉林大学学报（医学版）, 1985, 11 (2): 179-181.

[65] 路来金. 前臂骨间背侧动脉逆行岛状皮瓣 [J]. 中华手外科杂志, 1987, 3 (2): 34-37.

[66] 张善才, 李金明, 宋克勋, 等. 小腿内侧游离皮瓣的临床应用（附九例报告）

[J]. 中华外科杂志, 1983, 21 (12): 743-746.

[67] WEE JT. Reconstruction of the lower leg and foot with the reverse-pedicled anterior tibial flap: preliminary report of a new fasciocutaneous flap [J]. British Journal of Plastic Surgery, 1986, 39 (3): 327-337.

[68] 顾玉东, 吴敏明, 张高孟, 等. 小腿外侧逆行岛状皮瓣在足部损伤中的应用 [J]. 中华显微外科杂志, 1986, 9 (3): 148-150.

[69] 鲁开化, 钟德才, 陈璧, 等. 前臂桡动脉逆行皮瓣及其临床应用 [J]. 中华外科杂志, 1982, 20 (11): 695-697.

[70] 王炜, 黄文义, 张涤生, 等. 前臂岛状皮瓣在手部创伤中的应用 [J]. 上海交通大学学报 (医学版), 1982 (S1): 31-33.

[71] 孙博, 刘牧之, 原林, 等. 前臂桡侧岛状逆行旋转皮瓣静脉回流的解剖学研究 [J]. 中国临床应用解剖学杂志, 1983, 1 (1): 8-12.

[72] 金一涛, 关文祥, 施耀明, 等. 前臂逆行岛状筋膜瓣在手外科的应用 [J]. 中华外科杂志, 1984, 22 (4): 203-205.

[73] 张毓涛, 王秀芬, 邹中芳, 等. 前臂逆行筋膜蒂筋膜皮瓣修复手部创伤和畸形 (附10例报告) [J]. 中华整形烧伤外科杂志, 1988, 4 (1): 41-42.

[74] 张世民, 陈中伟. 不带桡动脉的前臂逆行筋膜瓣 [J]. 中华显微外科杂志, 1990, 15 (3): 143-145.

[75] 钟世镇, 孙博, 刘牧之, 等. 皮瓣血供的解剖学类型 [J]. 中国临床解剖学杂志, 1984, 2 (1): 1-5.

[76] 钟世镇. 显微外科解剖学基础 [M]. 北京: 科学出版社, 1995.

[77] 钟世镇, 陶永松, 刘牧之, 等. 肌间隔血管皮瓣——新型游离皮瓣的解剖学研究 [J]. 南方医科大学学报, 1981, 2 (1): 5-11.

[78] KOSHIMA I, SOEDA S. Inferior epigastric artery skin flaps without rectus abdominis muscle [J]. British Journal of Plastic Surgery, 1989, 42 (6): 645-648.

[79] 徐达传, 钟世镇, 刘牧之, 等. 股前外侧部皮瓣的解剖学: 一个新的游离皮瓣供区 [J]. 中国临床解剖学杂志, 1984, 2 (3): 158-160.

[80] 罗力生, 高建华, 陈林峰, 等. 股前外侧皮瓣的解剖基础与临床应用 [J]. 中华整形烧伤外科杂志, 1985, 1 (2): 50-52.

[81] 袁相斌, 林子豪, 何清濂, 等. 部分超薄型吻合血管皮瓣的临床应用 [J]. 中华显微外科杂志, 1991, 14 (3): 169-170.

[82] HOU C L. Surgical atlas of perforator flaps [M]. Springer, 2015.

[83] 张世民, 张连生, 韩平良. 链型血供筋膜皮瓣的解剖学基础及临床应用 [J]. 中国临床解剖学杂志, 1994, 12 (1): 62-65.

[84] CHANG S M, ZHANG L S. Link pattern adipofascial flap [J]. British Journal of Plastic Surgery, 1994, 47 (2): 142-143.

[85] 侯春林, 张世民. 筋膜皮瓣与筋膜蒂组织瓣 [M]. 上海: 上海科学技术出版社, 2000.

[86] 张心宽, 徐达传, 钟世镇. 股部皮神经营养血管皮瓣的应用解剖 [J]. 中国临床

解剖学杂志, 1998, 16 (3): 205-208.

[87] 柴益民, 林崇正, 陈彦堃, 等. 腓动脉终末穿支蒂腓肠神经营养血管皮瓣的临床应用 [J]. 中华显微外科杂志, 2001, 24 (3): 167-169.

[88] 唐茂林, 徐永清, 张世民. 穿支皮瓣的应用解剖与临床 [M]. 北京: 科学出版社, 2013.

[89] 唐举玉. 特殊形式穿支皮瓣的临床应用教程 [J]. 中华显微外科杂志, 2013, 36 (2): 201-205.

[90] 顾玉东. 皮瓣设计与解剖学的点、线、面 [J]. 中国临床解剖学杂志, 1985, 3 (1): 60-63.

[91] 侯春林. 带血管蒂皮瓣、肌 (皮) 瓣移位术的临床应用 [J]. 第二军医大学学报, 1995, 16 (2): 101-103.

[92] 于仲嘉, 汤成华, 何鹤皋. 桥式交叉游离背阔肌皮瓣移植一例报告 [J]. 中华医学杂志, 1984, 64 (5): 309-311.

[93] 裴国献, 谢昌平, 李坤德, 等. 以健侧胫后血管为血供的肌皮瓣移植修复下肢严重创伤 [J]. 中华创伤杂志, 1992, 8 (5): 266-268.

[94] 赵广跃. 严重开放性骨折治疗的新理念——骨整形 [J]. 中华显微外科杂志, 2019, 42 (6): 521-523.

[95] 陈中伟, 于仲嘉, 王琰. 治疗先天性胫骨假关节的新方法: 游离腓骨移植 12 例初步报告 [J]. 中华外科杂志, 1979, 17 (3): 147-150.

[96] 陈中伟, 于仲嘉, 王琰. 带血管蒂腓骨游离移植 30 例报告 [J]. 上海医学, 1979, 2 (5): 1-4.

[97] 杨东岳, 蒋知节, 林善琰. 带血管神经的同种异体全膝关节移植一例初步报告 [J]. 上海医学, 1978, 1 (5): 1-2.

[98] 黄恭康, 刘宗昭, 沈耀良, 等. 吻合旋髂深血管的游离髂骨移植 [J]. 中华外科杂志, 1982, 20 (1): 23-26.

[99] 范遗恩, 赵松龄, 孙义久, 等. 带臀上动静脉的髂骨游离移植 [J]. 中华外科杂志, 1983, 21 (11): 655-657.

[100] 郭恩覃, 季正伦, 赵月珍, 等. 带血管蒂小关节游离移植——第二跖趾关节移植修复掌指关节损伤的初步报告 [J]. 第二军医大学学报, 1980, 1 (2): 12-14.

[101] 郭恩覃, 季正伦, 赵月珍, 等. 吻合血管的跖趾关节游离移植修复掌指关节 [J]. 中华外科杂志, 1983, 21 (11): 643-645.

[102] 吴仁秀, 董吟林. 活骨移植外科解剖学 [M]. 合肥: 安徽科学技术出版社, 1986.

[103] 朱盛修, 张伯勋, 王继芳, 等. 带血管蒂的桡骨骨膜移位治疗前臂骨折不愈合 [J]. 中华外科杂志, 1986, 24 (12): 732-733.

[104] 陈中伟, 张光健, 仇红宝. 带旋髂深血管髂骨移植治疗成人股骨头无菌性坏死初步报告 [J]. 中华显微外科杂志, 1986, 9 (1): 74-76.

[105] 杨立民, 石万一, 郭延杰, 等. 肩胛骨骨皮瓣吻合血管移植 [J]. 解放军医学杂志, 1983, 8 (4): 253-256.

[106] 陈振光. 显微骨移植的基础与临床 [M]. 武汉：湖北科学技术出版社，2001.

[107] 朱家恺，罗永湘，陈统一. 现代周围神经外科学 [M]. 上海：上海科学技术出版社，2007.

[108] 顾玉东，张高孟，陈德松，等. 健侧颈神经根移位术治疗臂丛根性撕脱伤 [J]. 中华医学杂志，1989，69（10）：563-565.

[109] 顾玉东，张高孟，陈德松，等. 健侧颈神经根合并多组神经移位治疗臂丛根性撕脱伤 [J]. 中华显微外科杂志，1991，14（3）：129-132.

[110] ZHENG M X, HUA X Y, FENG J T, et al. Trial of contralateral seventh cervical nerve transfer for spastic arm paralysis [J]. New England Journal of Medicine，2018，378（1）：22-34.

[111] XIAO C G, GODEC C J. A possible new reflex pathway for micturition after spinal cord injury [J]. Paraplegia，1994，32（5）：300-307.

[112] 侯春林，衷鸿宾，张世民，等. 建立膀胱人工反射弧恢复脊髓损伤患者排尿功能的初步报告 [J]. 第二军医大学学报，2000，21（1）：87-89.

[113] 侯春林. 脊髓损伤后膀胱功能重建 [M]. 2版. 北京：人民军医出版社，2012.

[114] 陈爱民，江曦，李永川，等. 健侧骶1为动力源神经移位修复骶丛撕脱伤病例报告及文献回顾 [J]. 中华创伤骨科杂志，2011，13（11）：1034-1038.

（本文发表于《中华显微外科杂志》2020年第3期）

创新赋能——蝶变：显微外科未来

裴国献

南方科技大学医院

中国显微外科走过了半个多世纪的辉煌历史，在国际上一直处于领先地位。我国是国际上开展显微外科手术数量最多的国家，显微外科是在国际上能够代表我国医学水平的三大领域之一。显微外科学科的建立，极大地推动了外科学的发展，同时对整个医学的发展都起到了重要的推动与促进作用，为医学的发展做出了重要的贡献。

显微外科的发展经历了孕育期、创始期、发展期和成熟期四个阶段。显微外科是20世纪外科领域的一个里程碑。显微外科的出现与发展使外科技术从宏观进入微观，使外科手术进行得更精细、更准确，能够完成许多过去在肉眼下无法完成的手术，从而极大地推动了骨科、整形外科、神经外科、创伤外科、手外科、颌面外科、耳鼻咽喉科、眼科、妇产科、移植外科、实验外科等多个学科的发展。随着我国改革开放、经济快速发展，社会处在了一个历史的转轨期，促使医疗行业进入了市场经济，从而对显微外科的发展造成了一定的冲击，不同程度地制约、影响了显微外科的发展。然而，我国显微外科一些有志之士、执着之人，不畏艰辛、耐得住寂寞，仍然坚守在显微外科岗位，继续开拓，不断创造出显微外科新的辉煌，为显微外科仍然扮演外科领域的重要角色、继续保持我国显微外科的国际前沿地位，做出了难能可贵的重要贡献。

昨天，我国显微外科位居国际前沿；今天，我国显微外科处于发展成熟期；明天，我国显微外科应创新思维，华丽蝶变。显微外科应多学科融合，为显微外科注入新的活力；探讨新时期我国显微外科发展的新模式，赋予显微外科新的学科内涵，谋求显微外科跨学科、跨领域与现代科学新技术如智能技术、数字化技术、导航技术、再生医学、机器人技术、5G技术等紧密结合，拓展显微外科新的发展空间与方向，使显微外科的发展再上一个新的台阶，实现我国显微外科的可持续发展。我们相信未来的显微外科必将与微创技术、智能技术、数字技术、再生医学一样，仍将为外科领域的重要现代外科技术。

近十多年来，"创新（innovate）"一词已成为社会最热的词汇之一，创新中国、创新社会、创新城市、创新医院……如雷贯耳、深入人心，有力促进了科学技术的进步与发展。创新是指以现有的知识和物质，在特定的环境中，改进或创造新的事物（包括但不限于各种方法、元素、路径、环境等），并能获得一定有益效果的行为。党的十八大明确提出："科技创新是提高社会生产力和综合国力的战略支撑，必须摆在国家发展全局的核心位置。"强调要坚持走中国特色自主创新道路、实施创新驱动发展战略，这是我党放眼世界、立足全局、面向未来作出的重大决策。

当前，我们正处于一个科技飞速发展、创新主导潮流的时代。近20年来，我国的显微外科技术水平已达到了相当成熟的发展阶段，如欲进一步发展、提升，再有一个质的飞跃，实则具有相当高的难度，这是任何事物发展的普遍现象与规律。在科学技术迅速发展、人类社会复杂性以及人类社会与自然界相互关系复杂日益增长的今天，学科在继续分化的同时，正向着高度综合化、整体化的方向发展，跨学科已成为当代科学进步的重要议题之一。显微外科的发展正像任何学科的发展一样，不同领域渗透、多学科交叉以及技术创新将是其必然趋势与方向。显微外科技术仍应积极创新、大力拓展，且其发展空间巨大。具有现代外科新理念的微创技术以及高新技术，如再生医学技术、纳米技术、智能与数字化技术、虚拟仿真技术、手术机器人技术、远程医疗技术及5G技术等的应用，将是显微外科未来发展的必然趋势、重要内容与重要方向，将会进一步开拓显微外科工作者的视野，推动学科向更高层面发展。目前，显微外科领域主要最新进展与未来发展在于以下几个方面。

一、再生医学与显微外科

再生医学与组织工程技术作为生命科学的前沿技术与医学中的各门学科已广泛结合。目前，在实验室已采用再生组织工程技术构建出手部，包括关节软骨，韧带的复合指关节及指骨。显微外科技术在再生医学中的应用主要有以下几个方面。

（一）筋膜瓣包裹术

深筋膜的血管网非常丰富，而且供应深筋膜血管蒂的位置一般受动脉血流方向的限制较小，在移植时作为供体移动灵活性较大；用其包裹组织工程骨复合体，可为其建立新的血液供应，加速骨组织的新生。这项技术对组织工程骨血管化提供了一个切实可行的方案。我们课题组较早开展了相关实验研究，在山羊胫骨中段制备一个带蒂筋膜瓣，并用该筋膜瓣包裹与经骨髓干细胞诱导分化的成骨细胞复合的珊瑚羟基磷灰石（CHAP）支架材料，然后植入山羊胫骨中段20 mm的骨缺损并以钢板螺钉进行内固定。结果发现，筋膜瓣包裹实验组放射性核素浓聚灶的浓度和面积明显高于对照组，多种方法检测也证明包裹了筋膜瓣实验组体内成骨的能力和修复骨缺损的效果明显优于无筋膜瓣包裹的对照组。制作兔前臂指深屈肌肌瓣包裹复合了成骨细胞和BMP缓释微球的复合物，用于修复兔桡骨中段15 mm的骨缺损。

（二）植入肌瓣内技术

肌瓣血液循环丰富，临床经常利用其修复软组织缺损、填塞慢性骨髓炎和骨囊肿等术后死腔疾病，利用其丰富的血液循环来达到消除炎症、促进组织修复的目的。因此，在目前构建组织工程骨血管化的过程中，也同样利用带血供肌瓣包裹来实现组织工程骨的血管化。在构建组织工程骨的过程中，将生物材料细胞复合体预先置于肌瓣中，待其成骨及再血管化过程完成后再行含有组织工程骨复合体、带血管的肌肉瓣移植。临床上经常遇到由于外伤等原因导致肢体局部陈旧性周围瘢痕形成、局部组织的血液循环极差，常常无法找可供利用的筋膜瓣、肌瓣或是血管束用于修复。而采用带血管蒂的、含有组织工程骨复合体的肌肉瓣移植就具有重要的用武之地，可同期修复骨和软组织的缺损，具有重要的临床应用价值。

（三）血管束植入技术

筋膜瓣或肌瓣包绕材料骨的方法虽然能够促进种子细胞与生物材料的复合和血管网的新生，但支架材料中心部位的血供重建仍需周边毛细血管网的爬行完成，所需时间较长，不能满足中心种子细胞生长增殖的营养需求。有的研究者受此启发，在组织工程骨血管化中引入血管束植入技术。我们对此也开展了系列研究，先后逐步在大鼠、兔、山羊、恒河猴骨缺损植入组织工程骨复合物，中间植入邻近血管束，发现血管束植入具有明显的促进组织工程骨的血管化及成骨能力。

2015年8月，在一系列基础研究的基础上，我们成功开展了世界首例通过组织工程方法修复长度超过12 cm的负重骨骨缺损病例。术后3个月患者即可扶拐下地行走，6个月弃拐逐步下地负重行走，12个月拆除已使用了2年的外固定支架，行走及下肢关节活动不受影响，恢复正常生活与劳动能力。2017年6月13日，术后22个月的患者来院复查，骨缺损已完全修复，关节活动及行动如同常人，实现了国际性难题组织工程再生骨修复大段骨缺损的重大突破。该技术通过采集患者自身细胞，培养获得足够细胞数量后，复合到能与人体相容的多孔生物材料上形成组织工程骨复合物，再植入患者体内骨缺损处进行修复，即在体外根据骨缺损形状尺寸，定制构建"长出"个性化、带有细胞活性的组织工程再生骨。目前，我们研究团队已采用这一技术为5例严重骨缺损患者成功实施了修复手术。

作为国内最早从事组织工程再生骨研究的团队之一，20年间始终围绕组织工程再生骨种子细胞源、血管和神经在组织工程骨构建中的作用及机理，血管神经化与组织工程骨的同步构建，临床转化前关键技术等开展研究，先后完成从小动物（小鼠、大鼠、兔）、大动物（山羊）、高级动物（恒河猴）到人体骨髓来源的系列MSC培养与表型鉴定，制定出标准制备流程，初步掌握了该国际性医学难题的应对方案。在国际上率先提出血管、神经与组织工程骨同步构建新理念，并在大动物及高等动物体内构建成功，获得国家"973""863"国家自然科学基金重点等课题20项，研究内容被写入美国教科书，获国内发明专利10项、国际专利1项，这些突破为组织工程骨再生医学技术从实验室研究走向临床应用打下了扎实基础。

在上述系统研究工作基础上，研究团队详细制定组织工程再生骨临床转化应用方案，在患者知情同意、医院伦理委员会批准后正式实施该国际前沿技术。术前，研究团队抽取患者自体骨髓，进行实验室体外分离和培养扩增，获得足够的种子细胞——自体骨髓基质细胞后，根据患者骨缺损CT数据，应用批准临床的磷酸三钙材料制备与患者右胫骨缺损形状与大小尺寸相匹配的生物材料支架。随后将获得的自体细胞接种到组织工程骨生物材料支架上，放入团队自主研发的生物反应器内培养2周，让自体细胞和多孔骨支架充分复合和生长，在体外培养形成患者所需的个体化定制的组织工程再生骨复合物。

世界首例组织工程再生骨修复大段骨缺损技术的成功，标志着应用组织工程技术修复大段骨缺损成为可能，组织工程再生骨技术已由实验室走向了临床应用，使我国转化医学方面取得的一项重大突破。

二、内窥镜辅助显微外科技术

内窥镜辅助显微外科技术（endoscopically assisted microsurgery，EAM）已被用于显微外科，使得显微操作从传统的显微镜中解脱出来，不再被显微镜束缚在狭小范围内。在内窥镜下操作，显微外科医生的视野更加开阔，分辨率更高，身体位置更加舒适，从而可以提高显微操作的效率和质量。德国慕尼黑大学医院 El-Shazly M. 等通过内窥镜下对鼠血管、神经的缝合实验，证明了其内窥镜下的显微外科手术可以缩短手术时间，减少并发症。目前，此类手术仅在实验研究中有所应用，临床上内窥镜辅助的显微外科主要使用在整形外科当中，例如乳房部分切除的患者在进行背阔肌皮瓣或腹部皮瓣再造乳房时使用内窥镜辅助进行皮下操作，对减少出血和组织的精确定位有所帮助。内窥镜下的显微外科技术在神经外科主要用在对前庭神经鞘瘤、胼胝体及颅内动脉瘤等方面的手术当中，特别是在对神经的微血管压迫减压方面发挥了很大的作用，由于内窥镜能从各个方位清晰地看到神经与周围组织的情况。因此，在减压的过程以及对减压效果的评判上都发挥了很好的作用。

三、3D 手术显微镜

3D 手术显微镜（Kestrel View Ⅱ 三维影像显微镜），为日本研制生产，目前已有产品在国内销售。此新型手术显微镜最大特点是三维立体，手术操作不再是以传统的方法去观察目镜，而是通过显微镜三维成像的原理，将手术区域立体、三维放大投射到屏幕上，术者与助手通过分别不同方向的屏幕观看去进行手术操作，这样就极大地解决了传统手术术者低头看物镜、固定姿势操作、术区狭小及二维显示的诸多弊端，被誉为"手术显微镜革命"。

其主要性能特点是：①超长工作距离：工作距离 300mm ~ 1000mm，提供超大手术操作空间，在直立状态下操作，降低疲劳度；长器械操作，实术空间广；②高放大倍率：放大倍率为 1.9×~40.0×，可适用于不同类型的手术；③锁定跟踪，激光导向 + 360°观察范围：激光导向、方便对焦，瞬间锁定手术目标，加快手术进程；360°多角度观察、轻巧方便，头颈无需跟随显微镜移动。Kestrel View Ⅱ 三维影像显微镜具有直观性强、适应过程短、教学方便等特点，可应用于所有外科手术，如显微外科、脊柱外科、整形外科、神经外科、小儿外科、胃肠肝胆外科等。

四、VR、AR、MR 技术与显微外科

虚拟现实（virtual reality，VR）技术是一种以计算机生成的 3D 图像数据文件为基础，通过感官聚焦或者剥夺装置，使操作者能够沉浸在设备传送的预编程数字化世界中的数字技术。VR 技术有着沉浸性、交互性、构想性三个重要基本特征。VR 技术常与

增强现实（augmented reality，AR）技术和混合现实（mixed reality，MR）技术混淆，三者联系紧密但又有区别。AR 技术指的是将虚拟的数字信息与操作者的现实重叠并融合，这就像在现实之上添加了一个透明层，并在其上闪烁数字信息，透明背景使数字图像看上去像是现实的一部分，但是，操作者能够分辨出虚拟和现实。MR 技术是将 VR 技术和 AR 技术结合起来，让操作者沉浸在预编的世界中仍能看到现实的世界，操作者置身其中无法区别虚拟与现实。尽管 VR、AR 和 MR 并不是一个完全相同的概念，但是，三者之间并没有一个十分清晰的界限。目前，已经在普通外科、神经外科、口腔科、骨科和精神心理科等众多学科中得到了不同程度的发展。

有关于 VR、AR、MR 技术在显微外科的应用的报道还相对较少。随着计算机技术的飞速发展，在计算机中模拟真实世界的虚拟技术应用也日益广泛。虚拟现实模拟器（virtual reality simulation）随之被引入显微外科，这套模拟器由具有传感器的手套、处理器和头部佩戴的显示器组成，使用者通过手套上的传感器和头上佩戴的显示装置与处理器相连，就可以通过处理器设定的各种情景进行虚拟操作。目前此项技术主要使用在显微外科训练中，特别是在对年轻医生的训练方面，可以使训练者在不同的场合进行显微外科操作，提高效率的同时也节约了大量的资源。而这种虚拟技术同远程医疗服务结合后，进行远程显微外科手术也将实现，那时术者在办公室或家中就可以完成复杂的显微外科操作。

VR、AR、MR 技术在显微外科临床除了可应用于教学外，其重要的价值是可应用于术前设计、移植组织瓣（骨瓣、皮瓣、肌瓣等）的 VR 显示（DSA 技术）及手术 MR 应用。目前，我们团队正在对此开展研究工作。可以预料到 VR、AR、MR 技术将会在医学上得到更加广泛、更加深入的应用。随着后续研究的不断开展，此项技术将可在显微外科领域的操作教学、术前规划乃至术中 MR 技术应用方面取得突破性进展。

五、显微外科机器人技术

显微外科技术是一项特殊的镜下精细、精准操作技术，该项手术对于医生的技术操作要求非常之高，极其轻微的震颤或者抖动就会直接影响到手术的成败。故而，显微外科手术对手术机器人的应用有着更高的需求。机器人在显微外科中的应用是显微外科发展的前沿技术，随着未来社会自动化的普及，机器人在各行各业中应用越来越广。在现代医学中，使用达芬奇机器人进行的冠状动脉搭桥、前列腺切除、胆囊切除等手术都已成功，由于显微外科操作精密程度较高，因此，机器人操作的难度也很高。目前，这方面的研究主要集中在使用机器人进行微血管吻合方面。美国约翰·霍普金斯大学医学院使用一台名为 da Vinci 的机器人进行猪游离皮瓣的血管吻合获得成功，吻合动脉直径为 1.5 mm、静脉直径为 1.3 mm，从处理血管断端到 2 条血管吻合完成总共用时 44 min，术后吻合血管通畅。现在大部分机器人可以完成直径 1.0 mm 以上的血管吻合，机器人进行血管吻合的时间是人工操作的 2 倍，虽然此方面研究尚处于初级阶段，但其应用前景仍然值得期望。

显微外科手术是指利用显微镜等光学放大设备进行毫米，甚至微米尺度的外科手术，例如缝合血管（0.3～0.8 mm）、神经等。该项手术对于医生的技术和操作要求非常之高，主要受限于人手在手术操作过程会不可避免地出现极其轻微的震颤或者抖动。因此，对术者手术操作的要求较高。机器人有着更高的精度和稳定度，更加容易操作。因此，用于外科手术的机器人近几年得到了大力发展，尤其是显微外科手术机器人，包括眼科手术和神经手术等。利用远端操作设备，放大机器人的微小动作到人手的较大动作，可以极大地提高手术过程的精度。近几年科学家们已经研制了各种手术机器人，但目前来说它们的体积都较为庞大，且基本不具备柔顺性。科学家们希望可以制造出机器人来替代一部分需要人手的工作，减轻医生的负担，也保证手术的安全与稳定。来自索尼集团和哈佛大学的研究者们（Hiroyuki Suzuki 和 Robert J. Wood）基于折纸结构研发了一款超轻便、高精度的显微外科手术机器人——mini-RCM，该项研究发表于 *Nature* 旗下新子刊 *Nature Machine Intelligence*《自然机器智能》，并登上该期刊 2020 年 8 月的封面。这款手术机器人是专门为远程操作的显微手术而设计的，它仅重 2.4 g，尺寸为 5 cm×7 cm×5 cm，由 3 个独立驱动的微型直线驱动器驱动，每一个直线驱动器重量仅为 0.41 g。经分析和测试，该机器人的位置精度可以达到 0.0264 mm，负载能力大约为 27 mN。通过实验测试展示了该机器人在显微外科手术领域巨大的应用潜力。

六、5G 远程医疗与显微外科

在现代，人们一直在致力于医疗技术的发展，而 5G 的诞生促进了远程医疗技术的进步与可实施性。通过实时高清流畅地将画面传送回去，让操控的医生及时地发现问题并解决。例如，在国外已经初步有所应用的 5G 医疗急救车，通过超高清视频将患者的生命体征信息实时回传至急救指挥中心实现远程支持，将急诊救治战线前移，能够及时地对患者进行急救护理。

2019 年 1 月，由北京 301 医院肝胆胰肿瘤外科主任刘荣主刀，遥控 50 km 外的机器人进行手术，手术全程约 60 min，对福建医科大学孟超肝胆医院内的 1 只小猪进行肝小叶切除手术。手术的成功实施，标志着全球首例在 5G 环境下进行的远程外科手术测试取得圆满成功，为今后 5G 远程外科手术的临床应用创造了条件。华为联合中国联通福建分公司、福建医科大学孟超肝胆医院、北京 301 医院、苏州康多机器人有限公司等成功实施了这台 5G 远程外科手术动物实验，这也是世界首例 5G 远程外科手术。远程手术最大的问题就是信号实时的互联互通，稍有延迟就可能会给患者带来不可逆转的伤害。但本次手术的远程操作得益于 5G 网络，基于 5G 网络的操控体验、高清视频，已经达到光纤专线一致的体验；整个手术过程几乎完全同步，手术创面平整，术后实验动物生命体征平稳。

2019 年 3 月 16 日，解放军总医院神经外科主任医师凌至培通过中国移动 5G 网络远程，在海南省三亚市远程操作，为身处北京 301 医院的 68 岁帕金森病患者完成了"脑起搏器"植入手术，这也成为我国首例 5G 远程医疗手术。在手术过程中两地专家通过 4K 高清视频会议系统部进行方案讨论，有效提升远程会诊系统的诊断准确率和医疗指导效率。

2019 年 6 月 27 日，北京积水潭医院田伟教授在机器人远程手术中心，通过远程系统控制平台与嘉兴市第二医院和烟台市烟台山医院同时连接，开启全球首例骨科手术机器人多中心5G远程手术，标志着我国5G远程医疗与人工智能应用达到了新高度，是外科医学划时代的里程碑。远程医疗将是5G的一个主要应用场景之一。5G技术的增强性移动带宽、海量物联、高可靠低时延连接等三大特点将为医疗行业带来新的质变。再也不用担心图像、音频传输的卡顿。这种快速的网络也将推动AI（人工智能）、机器人等高科技在医疗领域的广泛应用。4G下网络理想状态的延时为14 ms，5G下网络延时稳定在1 ms以内，这个时间差会影响远端专家的及时指导。因此，5G的增强性移动带宽与4G相比，有着十倍、百倍的提升。5G条件下的"5G+医疗"模式将在医疗领域成为新常态。

医疗手术机器人远程应用已有十余年发展进程，如今通过5G技术快速传输高清4K画面，实时稳定传输手术机器人远程控制信号，使远程机器人手术得以实际应用，可使医生的能力得到最大化的实现。未来，医生有了5G+手术机器人这个高能"武器"，不仅可以进行不同地区的医生交流，进行远程指导，还可以通过5G传输，直接操控机器人进行远程手术，使手术的质量和安全性大幅度提高，同时还能让偏远患者在当地就能接受由顶级专家操作的远程手术。

南方科技大学医院于2020年年初建成了具有国内领先水平的"南方科技大学粤港澳智能与数字外科创新中心"，将在3D打印外科、虚拟现实技术、手术机器人等领域开展系列创新性研究，旨在利用医院这个大平台，推动医工深度融合，用人工智能为外科医生赋能，打通智能与数字外科通向临床的"最后一公里"。利用这个平台，2019年12月11日，南方科技大学医院骨科王林副教授带领专业团队成功完成MR导航脊柱手术，为一位腰椎管狭窄症合并腰椎间盘突出的67岁女性患者彻底解除了病痛，这台手术为在5G环境下全球首例MR脊柱手术。

颈椎、腰椎等脊柱手术的病变部位深、操作空间小、毗邻中枢神经和大血管，传统技术主要依赖医生的手术经验和操作技能，存在"看不见、瞄不准、摸索前进"的问题。即使对于经验丰富的高年资医生来讲，仍是一项复杂且风险较高的操作，一旦误伤血管和中枢神经就会造成灾难性后果。与基于X线二维影像的常规手术导航不同，MR技术把虚拟空间和现实空间无缝对接，将患者手术部位的全息立体影像精准呈现在现实空间中，使医生具备了"透视眼"。借助MR导航，医生可实时观察并调整手术器械在骨内的移动轨迹和角度，避开重要神经和血管，看得见，瞄得准，把螺钉植入到最佳位置，保证了手术的精准性与安全性。

显微外科目前的主要目标和任务之一就是将AR、VR、MR技术尽快引进显微外科临床应用中去，充分利用5G网络高带宽、低时延、高速编码和边缘计算等技术优势，实现了MR全息立体影像的高通量计算分析和4K以上的云视频直播，使场外专家与手术医生能够共用MR"透视眼"，尽早实现显微外科手术在5G环境下的MR远程手术。

传承 创新 团结 合作 国际化
——《中华显微外科杂志》2020年新使命

顾立强[1,2] 汪华侨[1] 封 静[1]

1.《中华显微外科杂志》编辑部
2. 中山大学附属第一医院显微创伤手外科

《中华显微外科杂志》(以下简称《杂志》)创刊40多年来,在中华医学会杂志社的领导下,在中华医学会显微外科学分会的指导下,在全体编委及编辑部人员的共同努力下,一起见证了我国显微外科技术在外科领域的应用和拓展,以及显微外科学的诞生、壮大。《杂志》现已成为我国显微外科学术交流的核心平台,以及中华医学会显微外科学分会的官方刊物,为我国显微外科的普及、提高与发展做出了杰出贡献,是显微外科医生的知心朋友,伴随着一代代显微外科人的成长。

2019年8月5日,中国科协、中宣部、教育部、科技部联合印发《关于深化改革培育世界一流科技期刊的意见》(以下简称《意见》)。《意见》认为,科技期刊传承人类文明,荟萃科学发现,引领科技发展,直接体现国家科技竞争力和文化软实力。当前,我国已成为期刊大国,但缺乏有影响力的世界一流科技期刊,在全球科技竞争中存在明显劣势。综合分析国内科技期刊发展现状,我国医学期刊影响力普遍较小主要体现在以下几方面:①内容的学术水平低;②坐等投稿,优质稿源大量流失;③编辑参与学术活动少、对前沿与热点关注少;④编委作用力弱;⑤引用率低、国际影响力小;等等。其原因除与我国大量较高质量论文投到国外期刊外,也与我国期刊办刊水平与质量较低、未与国际期刊接轨等有关。"未来5年,跻身世界一流阵营的科技期刊数量明显增加,科技期刊的学术组织力、人才凝聚力、创新引领力、国际影响力明显提高"成为我国科技期刊当前发展的主要目标。

《中华显微外科杂志》自1978年创刊以来,历经9届编委会的更迭,2019年9月顺利完成第十届编委会的换届工作。《杂志》现已发展成为我国以显微外科学为主的一本跨专业的、有较高学术品质和学术影响力的专业性期刊。近年来,本刊影响因子、总被引频次和引文情况一直居中国科技论文统计源期刊前列,2013—2016年影响因子连续4年位居中国外科综合类期刊排名第1,第8次入选《中文核心期刊要目总览》。2017年、2018年影响因子分别为1.731和1.619,在外科综合类期刊中均排名第3,核心总被引频次分别为2111、1973,均排名第6。《杂志》多次荣获中华医学会优秀期刊奖、中国科协优秀学术期刊奖和广东省精品科技期刊、广东省优秀期刊奖等,为进一步提高我国显微外科学术水平和保持国际上的领先地位做出了重要贡献。

本刊的读者及作者主要为显微外科临床一线工作者，《杂志》刊登的文章也主要来源于临床实践、经验的总结及分享。只有与临床保持密切联系，才能保证《杂志》的专业度、可读性及学术高度。尤其是业内权威专家的教程和共识指南能有效指导临床工作，帮助年轻医师进步。系统研判《杂志》发展现状，着眼于《杂志》的功能定位，突出发展重点，有效整合资源，最终实现提升《杂志》品牌影响力的目标，我们认为可从以下几方面着手。

一、坚守《中华显微外科杂志》创刊时的初心

《中华显微外科杂志》的初心是及时报道我国显微外科学和相关学科开展显微外科技术研究的领先科研成果和临床经验，以及对临床有指导作用且与临床密切结合的基础理论研究，搭建学术与临床深度融合的平台，架起国内外显微外科学成果交流的桥梁。

岁月依旧，初心不改。为了让年青的一代同行加深对我国和国际显微外科发展的了解，本刊除编发专栏《回眸·发展》全面介绍我国各省显微外科的发展历程外，自2020年起，本刊增设《世界显微外科大师》及《中国显微外科先驱》栏目，2020年第1期首先刊登了"世界显微外科之父"Harry J. Buncke教授、"世界断肢再植之父"陈中伟院士。希望以此感怀前辈，激励后学，并期待年青的一代在显微外科领域奋发有为，再攀高峰。

二、重视编审工作，提高论文的学术质量水平

学术性是学术期刊的本质属性。2020年，《杂志》将以"传承、创新、团结、合作、国际化"为发展新使命，努力提高《杂志》的学术质量水平。为加强与便于国际学术交流，《杂志》文章应有符合国际惯例的中英文题目及摘要，我们将增加中文参考文献对应的英文标注。我们将编撰《中国显微外科中英文文献目录索引》，收集：①1960—1985年中文有关显微外科基础研究、临床应用相关文献（中文文献增设英文标注）；②1986年至今中文有关显微外科基础研究、临床应用（临床研究、基础研究、应用解剖、实验论著、临床论著、病例报告、综述、述评、专家笔谈、专家共识）的文献；③中国学者显微外科英文文献。此外，我们还将编撰《中华显微外科杂志》历届编委画册，2021年出版。

三、积极发挥编委作用，树立学术交流新品牌

学术是根，团结是魂。2020年，《杂志》还将依托显微外科优势医院（编委单位）开展《中华显微外科杂志》传承与创新论坛（专题、系列），坚持传承、鼓励创新，树立学术交流的新品牌，围绕"解剖＋临床，从临床经验交流起步，到标准化随访评价、小宗病例回顾性报告，再到大宗病例临床研究、多中心前瞻性对照研究"为主题，设立科技论文系列讲座；推出《中华显微外科杂志》最新一期导读制度，实现编者、作者、

读者三者面对面互动，发挥学术期刊的导向作用；利用自媒体及时、有效传播显微外科及其相关学科新理念、新技术、新方法；鼓励坚持一线显微外科实践的中青年骨干（编委、通讯编委）撰写显微技术教程，切实提高《杂志》论文的可指导性；举办区域性和全国性青年医生病例报告竞赛、创新病例（论文）竞赛，及时刊登创新病例与技术。积极组织编委和致力于显微外科事业的作者参加国际学术交流，深化与国际同行合作。扩大作者群和读者群，形成高水平学术思想的策源地，通过国内外学术会议的推广，不断推进《杂志》走向国际化。2020年，《杂志》将加强与中华医学会显微外科学分会、国际矫形外科及创伤学会（SICOT）、骨显微外科专委会（Orthopaedic Microsurgery Committee）等学术组织的合作，联合培养国际显微外科学者，吸引国际学者向本刊投稿，扩大中国显微外科的国际影响力。

四、有针对性地创造条件进入国际数据检索库，提升《杂志》国际影响力，推动《杂志》"走出去"

目前，《杂志》已加入WHO之西太平洋地区医学索引（WPRIM），并被日本科学技术振兴机构中国文献数据库（JSTChina, Japan Science and Technology Agency—Chinese Bibliographic Database，该数据库总计收录中国期刊772种）收录。未来，我们将创造条件、努力寻求加入Medline数据库［美国国立医学图书馆（The National Library of Medicine，简称NLM）编撰的国际性综合生物医学信息书目数据库，是当前国际上最权威的生物医学文献数据库］。

我国的显微外科从20世纪60年代开始发展至今已日臻成熟，不仅在骨科、手外科、整形外科、口腔颌面外科占据了重要地位，在神经外科、泌尿外科、心血管外科等也有了长足进步。显微外科学科的发展使外科技术从宏观进入微观，更随着人工智能、纳米技术、脑机接口、生物技术等的推进，将引发一场新的手术变革的风暴，外科手术将进行得更精细、更准确。作为我国显微外科领域唯一的一本专业性的学术刊物，《中华显微外科杂志》拥有得天独厚的条件和任重道远的使命。

旧岁已展千重锦，新年再进百尺竿。告别2019，展望2020，在充满奋斗与坎坷的道路上，在"努力拓展我国显微外科新的发展空间，探寻显微外科新的研究方向，实现显微外科的可持续发展，推动显微外科发展再上新台阶"的征程中，《杂志》必须有所作为，《杂志》又必将有所作为。

（本文发表于《中华显微外科杂志》2020年第1期）

显微外科的技能培训

丁小珩　滕国栋

中国人民解放军海军第971医院（原解放军第401医院）手外科

一、解放军海军第971医院（原401医院）显微外科及手外科发展简史

（一）401医院显微外科专业初始阶段

1963年，上海市第六人民医院报道了以陈中伟医师为代表的显微外科团队在世界上成功进行了首例断臂再植手术，这极大地鼓舞了中国的外科医生，解放军401医院骨科潘达德博士以极大的兴趣奔赴上海市第六人民医院参观学习，并很快在401医院建立起断肢再植动物训练模型及攻关小组。1964年全军大比武中，潘达德团队以血管套接技术成功完成实验狗腿再植手术，此项目获得二等奖，为401医院显微外科专业打下了坚实基础。

1968年9月9日，一名部队炊事班战士示、中、环3指完全离断送至401医院，潘达德主任组织团队进行了精心救治，用放大镜和眼科针线进行了再植手术，最终完全成活1指、部分成活1指、坏死1指，这是401医院历史上第1次成功再植的病例。

（二）401医院显微外科手外科专业快速发展阶段

改革开放之后，401医院决定发展显微外科、手外科专业，并于1979年年初在骨科成立手外科组共8张床，之后发展为病区、科室。潘达德主任指派程国良医师赴北京积水潭医院手外科进修学习，程国良医师勤奋好学、工作努力、服务热情、敬崇老师、操作认真，在短短的1年时间内，学习了大量显微外科、手外科知识和术式。1978年12月其返回401医院之后，在医院党委和潘达德主任的大力支持下，从再植开始做起，在之后的1年时间内共完成断指再植45例60指，成活57指，成活率为95.0%，使401医院断指再植成活率达到了世界先进水平；1979年3月14日，实施401医院第1例游离足背皮瓣移植获得成功；1979年4月15日，实施401医院第1例断肢再植获得成功；1979年10月29日，实施401医院第1例带足背皮瓣及跖趾关节的第2趾移植拇指再造术获得成功；1980年1月13日，国际首创利用本应废弃断指异位再植于前臂残端重建部分手功能新手术"急症手再造术"获得成功；1980年3月27日，实施401医院第1

例游离腓骨移植术获得成功；1980年10月13日，实施401医院第1例吻合血管的带蒂空肠移植食管重建术获得成功。1980年3月25—31日，程国良赴天津参加中华医学会第1届全国骨科学术会议，其3篇论文《显微外科技术在断指再植中应用》《带血管的游离皮瓣在临床中应用》及《急症手再造》获得大会好评。1980年9月20日，总后勤卫生部张立平部长视察401医院手外科对其取得的成绩表示肯定和表扬。1981年8月10日，总后勤部洪学智部长到401医院视察并接见了程国良医师，参观了手外科病区。1981年11月9—13日，由程绪西教授提议，由401医院承办的全国显微外科研讨会在青岛401医院大会议室举行。1980年6月23日，程国良被海军党委通令表彰为海军优秀党员。1983年11月18日，历时30 h，401医院在国际上第一次完成"十指离断再植九指全部成活"病例，其中1指无可再植血管，做了原位缝合。1984年4月23日，401医院手外科荣立集体二等功。1984年12月，海军司令员刘华清、政委李耀文签署命令授予401医院手外科程国良副主任"勇攀医学技术高峰模范军医"光荣称号；1984年12月30日，401医院手外科被海军北海舰队评为先进单位。截至1984年年底，401医院手外科已施行断指再植304例338指，成活率93.0%；足趾移植拇、手指再造77例88指，成活率为97.7%；各种游离组织移植96例，成活率为99.0%，全面开展了手外科、显微外科医疗工作，先后接收进修生35名；手外科在国内外已发表论文16篇，尤其是断指再植有关论文覆盖了全国有关杂志。这些成绩的取得，让401医院显微外科、手外科专业的发展走上了一个崭新的台阶。

（三）401医院显微外科和手外科专业持续正规发展阶段

随着影响力的扩大、业务范围的扩展，患者持续的增多，仅仅25张床位已不能适应形势，为此，1984年医院决定把外三科改为手外科，设42张床位，对新入手外科的医师及进修医生进行正规动物小血管吻合训练，并观看由程国良编导、手术示教40 min的"断指再植"教学录像片。1985年4月18日，总后卫生部正式批准401医院外三科为"全军手外科医学专科中心"（1995年改为"全军显微外科医学专科中心"，2000年改回"全军手外科医学专科中心"），医院邀请北京积水潭医院王澍寰教授、上海第九人民医院张涤生教授及第四军医大学陆裕朴教授为全军手外科中心顾问。1986年9月9日至10月31日，401医院全军手外科中心举办"全国（军）手外科显微外科学习班"，由来自全国21个省市及各大军区、军医大学、各军兵种，正式学员69人参加动物小血管吻合训练（4周）及理论听课（4周），54名学员仅参加理论听课，故学员共123名，全部旁听第二届全国手外科学术会议。学习班动员了境内外厂商共60台手术显微镜，其中德国蔡司公司从香港空运来30台手术显微镜，上海光学仪器厂提供20台、镇江光学仪器厂提供10台，本院出5台，基本做到正式学员每人1台，采用硅胶管缝合、兔子股动静脉吻合及大白鼠尾中动脉吻合训练，最后以兔耳再植作为结业考核，理论讲课聘请境内外手外科显微外科著名专家授课，这是在当时全国手外科规模最大的一次学习班，这一模式为今后显微外科技能规范化培训奠定了基础。同期，全国第二届手外科学术会议也由401医院在青岛承办。

之后，401医院显微外科、手外科专业走向正规持续发展之路，培养出杨志贤、方光荣、林彬、曲智勇、宫相森、汤海萍、宋修军、丁小珩、侯书健、唐林俊、刘亚平、屈志刚、袁光海等一批国内外有一定影响力的专家,特别是方光荣教授,在国际上首次开展趾腹皮瓣游离移植,开创了短血管蒂移植的先河,使显微外科移植技术变得灵活化、多样化,并在此基础上进行了国际上首例二趾桥接拼接移植再造手指的尝试。同时,病房经过数次扩展,到目前为止,已经发展为拥有一个专科手术室(7个手术间、2个清创手术台),3个临床科室(展开166张床位)、1个康复科、1个中心资料室、4个专科实验室的全军医学专科中心。年门急诊量达30 000人次、年手术量达14 500台左右,年收容量达5 200人次。承办2次国际性学术会议、4次全国性学术会议、2次全国性学术研讨会、3次全军性学术会议、1次省级学术会议,并举办19期专科学习班、9次康复学习班。获国家科技进步二等奖2项,军队科技进步一等奖2项,中华医学会科技进步二等奖1项,军队科技进步及医疗成果二等奖7项,军队科技进步、医疗成果三等奖及省市级奖项40余项。培养进修医生2 600余名、硕士研究生40余人。中心还是中华医学会显微外科分会显微外科技术培训基地。

(四)中心核心技术

解放军401医院全军手外科中心是以显微外科技术为基础,以手指再植与再造为主要核心技术特色,同时还以此技术开展四肢创伤的显微外科修复与重建。尤其在末节断指再植、小儿断指再植、拇指旋转撕脱性离断的再植及多指、多平面手和手指离断的再植方面有多项创新和突破,达到国内外先进水平。首创的急症手再造是把本应遗弃的废指异位再植于前臂残端,重建部分手功能,已被国内外推广应用,达到国际领先水平。在拇、手指再造方面,手外科采用了带有不同形式的足趾组织移植,并进行了大胆的探索与改进,达到了手指缺什么再造修复什么的修饰性修复与再造高新技术水平。近年来,在严重创伤的显微外科综合救治、手部复杂先天畸形治疗、严重创伤后期手功能重建、军事训练伤的治疗以及穿支皮瓣应用、皮瓣评价与选择等方面均处于国内先进水平。

同时,还应用显微外科技术与其他科室进行了多项协作,如吻合血管的空肠移植食管重建术;吻合血管的骨与小关节移植重建颞颌关节及下颌骨;游离皮瓣进行乳房再造;吻合血管的自体睾丸、卵巢移植,吻合血管的游离皮瓣在颈部、面颊部修复洞穿性软组织缺损等,都取得了良好的效果。

二、显微外科基本技能及理论培训

(一)显微外科基本技能培训基本方案及实施

1. 进修医生显微外科基本技能培训基本方案及实施

解放军海军第971医院手外科进修时间长为8个月。分为两个阶段进行,前2个月为显微外科基础培训,后6个月为临床实践培训。

(1)基础培训。

分为3个部分:第一部分为显微镜下手眼配合训练,第二部分为大鼠尾动脉吻合训练,第三部分为家兔耳离断再植。这3部分训练能够使受训者熟悉并直观了解显微镜下的操作并逐步提高在显微镜下的操作难度，初步实践断指再植手术的简单步骤，为下一阶段的临床实践提供基础。

1）显微镜下手眼配合训练。

首先，通过教学让受训者熟悉普通手术显微镜的基本结构及功能，并通过录像教学血管吻合的一般要求及操作步骤。其次，对显微镜的实际操作从而熟悉显微镜下的手术视野，结合手持显微器械在镜下操作，锻炼手眼配合。最后，通过显微镜下吻合 2mm 孔径硅胶管，进一步增强手眼配合熟练度并初步掌握血管吻合的步骤及显微器械操作的细节。

此阶段时间为 1 周，要求受训学员掌握：①显微镜的使用常识及调试操作步骤；②手眼配合熟练，做到眼睛所见器械所至；③显微镜下可以吻合硅胶管，可以在硅胶管壁熟练进出针并打外科结；④熟悉血管吻合的流程、步骤，熟悉血管定点吻合法。

2）大鼠尾中动脉吻合训练。

每名受训学员提供 5～10 只大鼠进行此项训练，大鼠由医院动物中心提供。首次实验由本科教员进行演示及教学。

大鼠采用腹腔注射麻醉，固定大鼠时腹面朝上，取腹中线的一侧，针尖以小于 20°的方向刺入皮下，贴腹壁向小鼠头部方向推进针头，再以 45°方向刺入腹腔，回抽确认没有刺入血管或肠道后缓慢推出药液。此过程中需要注意的细节如下：①大鼠腹腔注射可以用 5 mL 的注射器，配合 5～7 号针头。②腹腔注射时右手持注射器，左手的小指和环指抓住大鼠的尾巴，另外 3 个手指抓住大鼠的颈部，使大鼠的头部向下。这样腹腔中的器官就会自然倒向胸部，防止注射器刺入时损伤大肠、小肠等器官。进针的动作要轻柔，防止刺伤腹部器官。③大鼠腹腔注射的给药容积一般为 5～10 mL/kg。麻醉药品一般采用 10% 水合氯醛，400 mg/kg，或者 2% 戊巴比妥钠，50 mg/kg。麻醉时间一般为 2～3 h，如需延长实验时间需要再次注射。④初次操作时适宜双人配合进行，佩戴塑胶手套，严防被鼠咬伤。大鼠固定时除了固定四肢还需要固定大鼠头部及尾部，以防止实验过程中被鼠咬伤及方便尾部的手术操作。此外，实验中需要善待动物，实验间隙对其进行补水及喂养。

大鼠麻醉并固定稳妥后，解剖并分段游离尾中动脉，由远及近进行血管吻合训练。通常 1 只大鼠尾中动脉可以进行 15～20 个吻合口，共 140 针左右的缝合训练。

此阶段时间为 5 周，通常单人进行操作，亦可双人配合训练。训练目标是：①熟练掌握显微镜下血管吻合的步骤；②熟练掌握血管断端的处理方法及要求；③熟悉血管吻合过程中对器械的使用技巧；④掌握血管吻合后检查血流通畅的方法。

3）家兔耳离断再植。

每 2 名学员提供两只家兔进行训练。2 人配合进行手术训练。实验过程由本科教员指导进行。

实验家兔采用静脉麻醉，静脉留置位置一般选用头静脉或者外侧隐静脉，3% 戊巴比妥钠，30 mg/kg。注射前可以采用七氟烷吸入麻醉辅助静脉注射。

为提高实验手术的成功率，我们提倡实验方法及注意点如下：①离断兔耳前，先行解剖兔耳中动脉、静脉及神经并进行标记；②离断兔耳后，及时进行再植，兔耳动静脉口径在 1～2mm，兔耳再植前应达到熟练吻合血管的水平；③兔耳血管对温度较为敏感,低温容易引起血管痉挛,实验室应该保持合适温度。

以上训练持续1周左右,再植成活与否作为基础训练的考核项目。通过此项训练:①进一步熟练血管吻合的步骤及操作,同时达到考核目的;②熟悉并体会特殊体位下的血管吻合操作;③熟悉类似断指再植手术的操作流程;④对再植术后管理的模拟训练。

4)参与临床工作。

此阶段重点是基础训练及动物血管吻合练习,同时也适当参与临床工作。主要是熟悉医院工作流程、病历书写、观摩手术。

(2)临床实践培训。

经过2个月的动物血管吻合训练并成功获得一定的专业基础后,进修学员将进入临床一线学习,实践。上一阶段,我们传统的将之称为进修四线。完全进入临床实践的6个月,以2个月为期分为三个阶段,分别称之为进修三线、二线、一线。

进修三阶段学习方式主要是跟台手术、参与术前病情判断、诊断、术后治疗。

三线阶段主要参与一、二级手术的手术治疗,二线阶段参与三级手术治疗过程,三线阶段可以参与四级手术诊治。

病情判断、诊断及术后治疗贯穿各线学习过程。各线学习层次的差别主要体现在跟台手术的方式及参与程度。随着学习级别的提高,逐渐增加手术等级及手术的参与度。

三线阶段学习后应能达到以下目标:①对手外科急诊创伤可以准确判断伤情;②掌握手外科急诊创伤清创术;③掌握手部骨折、肌腱损伤的修复方法和操作;④掌握其他基础手外科技术。

二线阶段学习后应能达到以下目标:①断指再植手术的方式方法;②完成血管吻合、神经缝接操作;③掌握手部常规带蒂皮瓣手术;④了解手外科各类疾病,并能诊断;⑤了解手外科功能重建类手术治疗方式。

一线阶段学习后应能达到以下目标:①掌握断指再植手术;②掌握肢体再植手术的方式及过程;③掌握拇、手指再造的手术方式;④掌握带蒂皮瓣的手术原则及手术过程、操作;⑤掌握游离皮瓣的适应证、手术操作要点;⑥了解各类型先天性畸形的诊治要点;⑦了解常见神经损伤的诊断、治疗要点。

2. 研究生及初入职医生显微外科基本技能培训基本方案及实施

(1)科室研究生。

在完成在校基础理论学习之后入科,一般先进行6个月的跟班查房、患者管理、二助手术之后,参照进修医生显微外科基本技能培训模式进行培训,之后进入临床并开展课题研究。

(2)初入职医生。

一般在规培完成之后首先跟组轮转,经过1年左右的三基学习训练之后,转入显微外科基本技能培训,模式同进修医生培训的第一阶段,之后跟组进行临床工作。一般在晋升主治医师之前,要外出进修创伤骨科、手外科、修复重建外科等相关专业。

(二)显微外科、手外科理论知识教学

1. 系统理论知识授课

贯穿上述两阶段的实践学习过程中,安排系统理论知识授课。以8个月为周期,每月3~4次，共30课时。授课教员以我科主治以上医师承担。主要内容为：①四肢基础解剖结构；②手外科常见疾病的诊断、治疗、术后护理；③手外科术后康复训练；④手外科前瞻性知识的介绍；⑤手外科各类型手术的操作技巧讲解；⑥分专题介绍手外科各类疾病治疗方式。

2. 学习班式理论教学

从手外科正式成立至今，已经举办过19期专科学习班、9次康复学习班。每期时间2~14 d不等，主要由理论教学、手术示教以及康复支具的具体制作示教为主，内容早期以再植、再造，手部神经、肌腱康复为主要教学内容，近期发展为显微外科新技术、新业务及手功能重建为主要内容，通过这种模式，可以用比较短的时间将显微外科新技术、新业务传授给有一定显微外科基础的同道，同时，也提高了科室的知名度。

三、传承与发展

时代在进步，科学技术更是日新月异，现在医疗新业务、新技术、新设备、新材料层出不穷，要想赶上时代发展的步伐，作为一个科室要时刻紧盯发展前沿，立足本单位现有人才特点及设备条件，做到通用技术保持先进，特色技术保持领先，这样才能把前辈的事业有所传承，也才能在前辈的基石上有所发展。在这方面，首先是人才的培养，包括初级医师在基本显微外科技能培训完成之后，制订5年培养计划，通过5年培养，在其晋升主治医师之后，会有明确的专业特长。

在之后的时间，要完成一定量的科研任务、论文，同时，有计划地参加短期培训班、学习班，让其特长专业更有突出。同时科室根据显微外科、手外科的发展，有针对性地对主治及住院医师进行专业特长培养，把个人发展融入科室发展的主方向之中。目前，像再植这样的老特色，我们的发展方向是指尖再植、复杂毁损性手指再植、组合拼接再植等；以前的再造特色目前在再造足趾关节改型技术、修饰性再造技术、功能性再造技术方面又有一定突破；在大肢体的综合保肢技术、手部复杂先天畸形的治疗以及四肢创伤的显微外科综合救治技术、手功能晚期重建技术、军事训练伤的治疗技术等等方面，也慢慢形成了一定特色。

总之，要做好传承与发展，就是要夯实基本技术、紧盯学术前沿、突破思维限制、遴选适宜课题、用好先进设备、做强梯队培养、保持团队活力、加强横向联系，只有这样，才能把传承与发展踏踏实实做好。

显微外科技能培训：多层次、多模块显微外科培训体系的构建

何雯婷　朱庆棠

中山大学附属第一医院

中山大学附属第一医院（以下简称"中山一院"）在20世纪60年代初已开始显微外科技术的实验和临床应用，于1964年11月23日成功实施世界首例断腿再植，此后陆续开展了断指再植、拇手指再造、皮瓣移植、周围神经修复、淋巴静脉吻合等一系列显微外科手术。

中山一院在开展显微外科临床工作的同时，也非常重视显微外科技能培训与推广。在20世纪80年代，中山一院将显微外科基本技术培训拓展到本科生课程中，不但重视医学生临床技能和理论知识的培养，还一直致力于师资培训，不断提升带教老师教学能力。近40年来，中山一院为数千名本科生、研究生、规培生、专科医生及国内外进修医生提供显微外科技能培训，借助融媒体技术开发出多种教材，整合了以项目为中心的学习、以问题为中心的学习、以团队为基础的学习等多种教学方法，针对不同的培训对象和学习需求，构建出多层次、多学科、多模块的立体交互式培训体系。

一、多层次进阶式培训

根据培训对象的身份和显微外科技术基础的不同，比如医学生、住院医师、进修医生、访问学者等，开设不同层级的培训班，包括启蒙班、初级班、高级班和大师班。此外，还开设了面向国外高级访问学者的海外班。

（一）启蒙班

启蒙班学员主要是大学本科二年级～四年级的医学生，绝大部分没有外科基础。显微外科作为大学本科通识教育的一门选修课。启蒙班的培养目标是在本科生的脑海中埋下显微外科的种子，让学生了解显微外科历史和现状，认识我国显微外科所取得的成就以及对世界显微外科的贡献，掌握手术显微镜和显微手术器械的使用，熟悉显微外科基本操作，培养医学生对显微外科的兴趣。

启蒙班课程包括理论课和实验操作课两部分，共40学时，其中理论课6学时，授课内容包括"显微外科发展简史""显微外科在多学科的应用""小血管吻合的原则与

方法"等；实验操作课 30 学时，培训内容包括"手术显微镜与显微手术器械的使用""手术显微镜下缝合、打结、剪线""手术显微镜下探查、分离小血管""离体小血管吻合"等；课程考核 4 学时，在指定时间内独立完成手术显微镜下鸡翅中动脉吻合的学员获得通过。

中山一院自 1989 年开始在本科生中开设显微外科通识教育课，每年招收 30 名临床医学本科生，至今已超过 30 年。尽管学员之前未接受过外科基本技能培训，但经过启蒙班培训后，基本上都能掌握离体小动脉吻合。

然而，有机会接受显微外科培训的本科生非常少，绝大多数医学生本科毕业后，仍是显微外科零基础。因此，对于显微外科初学者，可从启蒙班开始。

(二) 初级班

初级班面向住院医师，以手术科室的住院医师为主，培训目标是普及显微外科基本操作技术。第一阶段以启蒙班教学内容为蓝本，学员们从显微镜下胶膜缝合、胶管缝合到离体鸡翅中动脉吻合，循序渐进地进行强化训练。第一阶段考核通过后，进阶至第二阶段动物实验。学员在开展活体动物显微外科技术训练之前，还需接受动物实验资质培训、考核。

初级班为期 1 周，第一阶段教学内容与启蒙班基本相同，但学时数约为启蒙班的 50%。这是因为初级班学员有一定的外科基础，多数接受过模拟教学培训，而且是连续授课、培训，相对于启蒙班每周只上一次课而言，初级班培训效率更高。第二阶段动物实验主要是显微镜下大鼠尾动脉、股动脉吻合，学员们需掌握活体小血管分离、端端吻合技术，确保吻合口通畅才算考核过关，同时要牢固树立组织保护和精细、微创操作的理念。

除了理论授课和操作训练，初级班学员还将参加 1 天的学术交流会，了解学科新进展。

(三) 高级班

高级班面向显微外科、创伤骨科、手外科专科医师，旨在培训有一定理论基础和操作经验的专科医师，以进一步提高其以显微外科技术为核心的临床解决方案的应用能力。高级班为期 5 天，教学形式包括理论授课、大体解剖、工作坊操作、手术直播示教、病例讨论。

理论课围绕严重肢体创伤的损伤控制与修复重建展开，内容包括严重肢体创伤评估、开放性骨折分型、损伤控制原理和方法、血管损伤修复与血液循环重建策略、骨关节固定方法、创面处理、晚期功能重建等。大体解剖课在新鲜人体标本上进行组织瓣（皮瓣、肌皮瓣、骨皮瓣）的设计、切取与移植手术的模拟操作。工作坊则包括微血管机械吻合技术、骨折内固定与外固定技术、创面负压封闭引流技术等模块。手术示教同时安排 3～4 台显微外科手术直播，包括游离皮瓣移植、游离骨瓣移植、功能性肌肉移植等。病例讨论主要围绕严重肢体创伤早期处置、并发症预防、二期功能重建中的常见问题，结合典型病例展开讨论、分析，让学员不仅仅学会做显微外科手术，更要学会哪些患者能做，哪些患者不能做，做什么手术，什么时候做。

（四）大师班

大师班面向高年资专科骨干、科主任等，以严重肢体创伤救治为主题。通过专题研讨、疑难病例讨论、疑难手术演示等，提升学员处理复杂、疑难肢体创伤病例的能力。

大师班为期3天，学习形式以讨论、交流为主，学员拿出工作中遇到过的疑难病例在班里面讨论，或拿出得意之作来分享经验与心得体会，老师进行引导、点评。大师班还设有科室管理、学科建设、研究转化、教育培训、人才培养等授课与交流讨论内容。因此，大师班也称为科主任培训班。

（五）海外班

海外班面向国外高级访问学者，学员为国外完成住院医师和专科Fellow培训之后希望提升显微外科技术的专科医生，以骨科、手外科、整形外科为主。

海外班为期4～6周，全程参加科室的医疗工作和各种教学培训、学术交流活动。学员对臂丛损伤修复、断指（肢）再植、拇手指再造以及各种组织瓣移植比较感兴趣。至今有7名来自欧洲和美国的专科医生完成了培训，其中5名学员是美国手外科学会经海选后由学会资助的访问学者。

二、多学科背景各有侧重

参加显微外科培训的学员，特别是初级班的学员，学科背景多元化现象比较普遍。不仅有传统显微重建外科领域的，如显微骨科、显微手外科、显微整形外科等，还有近年来开展显微重建手术日益蓬勃的口腔颌面外科。来自这些学科的学员除需要显微外科基本技术培训外，在小血管吻合、神经缝合、组织瓣移植等方面的培训也有迫切需求。前述初级班、高级班教学内容与方法均可采用。

而对于需要在手术显微镜或手术放大镜下进行手术的其他学员，如神经外科、眼科、耳鼻喉科、脊柱外科、心脏外科、血管外科、器官移植科、男科等等，还有一些开展小动物实验的研究人员，对小血管吻合以及组织瓣移植技术的培训需求不大，培训的重点在于显微外科基本操作，然后根据各自专科手术、操作需求开展针对性显微外科培训。

中山一院除了显微创伤手外科主办各种显微外科培训班以外，眼科、耳鼻喉科、神经外科、男科每年都举办针对各自专科需求的显微外科培训班。

三、多模块课程灵活组合

中山一院显微外科培训体系由多个模块组成，涵盖基本理论、基本知识、基本技能。基本理论和知识以授课、小组讨论等方式进行传授。技能培训课程分为显微镜与显微外科手术器械使用、显微镜下基本外科操作、离体血管吻合、小动物活体血管吻合、组织瓣大体解剖、肢体损伤控制技术模拟操作、手术示范等模块，还有眼科、耳鼻喉、神经外科、男科等专科显微技能培训模块。

建立这些标准化模块后,可根据学员的需求、课程长短、实施条件等选择不同模块开展培训。

四、多维度评估手段

在培训过程中,针对显微镜下基本缝合技术操作,我们以小血管吻合作为评估手段,利用国际通用的评估表 Global Rating Scale for Microvascular Anastomosis 进行操作评价。此评估标准涵盖了:①对周围组织的保护意识;②显微镜下手眼协调的动作准确度、吻合小血管的节奏与时间;③对显微器械使用的熟练程度,是否出现操作犹豫、僵硬、丢针或断线;④小血管吻合过程中扩张血管、冲洗的操作是否顺利,吻合口是否平整;⑤小血管吻合后通畅程度,以勒血实验的充盈速度进行评估。本评估用多个维度共同评价显微镜下操作水平,不仅能为培训学员提供直观的反馈,便于学员填补短板,有针对性的加强训练,也可以令授课者有方向性地调节授课重点。

此外,通过问卷方式对学员进行课前基线评估、课程结束能力评估,根据学员的反馈调节各课程所占比重,改善授课效果。

我们将培训的授课教师、学员、教材进行了合理、有计划、有系统的安排,针对各专业领域的学员,设计多层次、多学科、多模块的显微外科培养模式,运用多维度的评估手段,构建出一个完整的显微外科培训体系。

显微外科技能学习曲线

王 欣 杨科跃 戚建武

宁波市第六医院手外科

显微外科在临床的应用始于20世纪初,发展至今已接近一个世纪,显微外科技能是通过各种类型的显微镜进行光学放大,使肉眼看不清的术野在镜下增大后让术者可以看清,从而可以进行精细操作,因此,通过显微操作,可以扩大手术适应证,减少组织的损伤,提高手术成功率[1-2]。以往不能做的一些手术,在显微镜下放大获得了成功,从而使外科手术进入新的阶段。如今,显微外科技术已经广泛地应用到显微外科、手外科、脊柱骨科、神经外科、血管外科、五官科、整形、修复重建外科等许多外科领域。显微外科技能学习是医学生以及临床外科医生学习手术技能的重要学习要求,是显微相关的外科医生的必修之课[3-4]。我院手显微外科作为特色学科,也是浙江省重点扶植学科,近年来积累了大量的临床和教学经验,连续多年通过显微外科技能培训班形式培养了大批学员们的显微外科技能,提高了学员们的显微操作能力。本文从显微外科概况开始,详细讲述技能培训和学习,掌握显微外科技能学习的基本操作步骤、操作要点,分享显微外科技能学习的宁波经验和我科所做的一些成绩。

一、显微外科技能学习概况

显微镜下做手术,根据需求将手术视野放大一定倍数,在看清微小组织后,外科医生可以进行精确操作。但肉眼下操作和显微镜下操作不完全一样,对有些医生来说区别更加明显。甚至会出现头晕眼花、对不上焦以及视物模糊。即使那些手术经验丰富的外科医生,通过显微镜下去操作,也会很不习惯,会出现不协调的操作。对非显微外科医生来讲,如不经过系统性的显微技能学习,很难在显微镜下进行流畅的手术。因此,要在手术显微镜下手术需要经过一段时期的镜下适应和专业的操作学习。显微镜下的手术特点很明显:①视野小;②景深浅,越是放大倍数高,景深越是浅;③器械、操作幅度同步放大;④眼睛对焦会随着镜内和镜外的改变需要及时调节[5-6]。

二、显微外科技能学习曲线——宁波经验

显微外科技能学习的曲线包括狭义的学习曲线和广义的学习曲线。狭义的学习曲线是指从显微操作培训开始到掌握显微管状结构吻合的过程,比如血管、神经、淋巴管

等。广义的学习曲线分4个部分：了解显微外科知识，熟知注意事项及风险，训练显微外科技能，熟练掌握显微外科技能。无论哪种学习曲线，都要在实验室取得熟练的显微外科吻合技术后，才能进行临床显微外科操作。在临床上熟练掌握显微外科吻合技术之后，可以进行血管、神经损伤后的修复，逐步开展断指（肢）再植、组织瓣移植，进一步熟练之后，可以进行皮瓣或复合组织瓣移植，以及器官移植再造。这类手术成败的关键在于是否熟练掌握显微外科技能[7]。

（一）了解显微外科技能训练的基本要求

显微外科技能的学习是在显微镜下学会切开、缝合血管，或者缝合橡皮片之类的物品。缝合练习包括进针、拔针、打结和剪线。

首先，需要进行显微外科操作前的准备，主要是器械准备工作：手术显微镜、显微手术器械、显微缝合针线以及一般手术器械。还要练习者需要做好心理及身体准备。在手术显微镜下操作的特点对显微外科技能的训练也有一定要求[8-9]：

（1）根据显微操作的内容，选择合适的手术显微镜及放大倍数，将显微镜摆放稳妥，根据术者瞳距调整目镜，再结合焦距调节，将操作视野调到最清晰的位置。在手术显微镜下拿捏显微镊子、显微手术剪刀、显微手术持针器、显微血管夹、线夹、冲洗针头等。

（2）练习手的动作，操作是要轻、稳、准，动作幅度不能太大，持显微器械时要放松，不能用力握紧，否则容易手抖，越想有力地去控制器械，越容易抖动，在视野内位置的移动要求精确的估计，手部动作能够很快地在视野内、外切换，并且能迅速适应视野内、外的视觉差。

（3）练习缝合基本步骤，如切开、缝合、打结、剪线。尽量保持在一个水平面，避免大幅度上下移动后引起的视野失焦。另外，还要适应不同放大倍数和不同景深的显微镜。

（4）早期练习时将前臂和（或）腕尺侧靠在手术台面上，通过双手手指和手腕间协调运动来操控显微器械。后期可以尝试练习将前臂和（或）腕尺侧抬离手术台面，完成悬空操作。

（5）练习目不离镜，就能能迅速定位，并完成双手的器械更换，掌握多种显微器械的捏持和使用。并在镜下练习血管的游离、切开，管腔冲洗以及血管夹的使用；同时，练习神经的游离和断端的修剪。

（6）练习主刀与助手之间的配合，所有术者需要明确手术的全过程，熟悉手术操作的步骤和技巧，共同完成训练过程。

（二）熟练掌握显微外科各项基本技能，并注意相关风险

显微外科基本技能和一般外科基本技能不同。显微外科医生在进行小血管、淋巴管或神经吻合时，需要一定的时间内，有一个重复练习的适应过程[10]。

1. 培训的目标人群或科室

显微外科技能是一项技术，并不是一个专业或学科，需要掌握该技能的科室和医生很多，包括手外科、显微外科、整形科、烧伤科、修复重建外科，还包括血管外科、脊

柱外科等。特别是年轻医生，需要掌握相应的显微外科技能，对自己的临床工作非常有帮助[11]。

2. 训练环节和内容

训练的环节主要包括实验室内的培训、临床的培训。

(1) 实验室培训具体内容。

1) 缝合前。①显微外科的清创技术：一般在肉眼下首次清创之后，根据需求可能需要进行显微外科的再次清创。镜下清创要求尽可能清除感染、污染和坏死的组织，小心保护好有血供的血管和神经。采用足够量的冲洗液进行冲洗。②显微切开和显微分离技术：为了尽量减少组织切开时的损伤，首先在皮肤上画出标记线，用合适大小的锋利刀片切开皮肤组织，再用尖头刀片或锋利的组织剪刀进行锐性分离。③显微组织提捏技术：使用尖头、无齿的显微镊子提捏组织。用镊子提持组织的外膜，避免直接提捏组织，否则损伤组织甚至血管内膜。④显微组织的牵引显露技术：术野的暴露可采用手外科小拉钩、小型乳突撑开器等，也可以将术野边缘皮肤组织向外临时缝合1～2针；血管、神经的牵开，采用神经拉钩，也可以使用柔软的橡皮条。⑤显微外科的结扎及止血：分支血管的结扎选用合适粗细的显微缝线，并结扎于血管根部。创面止血需要彻底，防止出血后形成的积血对吻合的血管形成卡压，明显的出血一般采用双极电凝进行止血，不明显的渗血可以采用压迫止血[12]。

2) 血管显微缝合。显微血管缝合包括端端吻合、端侧吻合、盘侧吻合、盘端吻合、侧侧吻合、嵌接吻合，目前以端端吻合法最为常用。缝合要求：①微创技术：显微血管缝合时，勿将锐器进入血管腔或用镊于夹持血管壁，以免损伤血管内膜。②彻底清创血管使其成为正常的血管：在实验外科中，动物的血管都是正常的，但创伤引起的血管断裂，缝合前必须将损伤的血管段彻底清创切除，使其达到正常为止。③口径一致，张力适当：端端吻合的血管尽量保持口径相似。当口径不一致，小于另一断端血管直径的1/2时，宜行端侧吻合。两断端血管靠拢缝合后张力要适当，张力过大，易引起吻合口漏血，而血管过长，张力过小会引起血管扭曲导致血流受阻。④切除血管外膜：切除血管断端外膜，以免缝合时将其带入管腔，引起血栓形成。⑤准确进针，针距、边距均匀：血管缝合的进针应一次性完成，切忌反复穿刺血管壁。缝合血管的针距和边距视血管直径与管壁厚度而定，一般针距为0.3～0.5mm，边距为0.2～0.4mm。边距一般为管壁厚度的2～3倍[13]。

吻合完毕后，松开血管夹，先松远端血管夹，检查血管缝接质量，可以通过血管通畅试验来检查血液是否顺利通过吻合口。也检查吻合口上、下方搏动情况。吻合口有少许漏血，一般用纱布轻压几分钟即可停止，必要时在漏血较多处补缝1～2针。

3) 神经显微缝合。显微神经缝合有神经外膜缝合法和神经束膜缝合法。缝合要求：①神经组织必须正常，用锋利刀片切断神经，或切平损伤的神经断端，直至断面呈现正常神经束为止。②避免扭转：在神经缝合时，如果发生扭转，即有可能将运动纤维神经束与感觉纤维神经束交叉缝合而使功能不能恢复。③无张力下缝合：无张力缝合可保证神经外膜或束膜缝合后神经束不回缩，有利于神经纤维再生。④保证局部血供：分离显微神经时要尽可能避免损伤神经、血管，保证神经缝合处围组织血供接近正常[14-15]。

4) 现场考核指标。经过专业、有效的实验室培训，可以达到预期效果。单人无助手操作情况下可以自行切开皮肤、暴露动脉，并游离动脉，用双夹血管夹固定后剪断血管，开始吻合。吻合过程需要在 15 min 内完成，血管吻合（端端吻合法）不少于 4 针。并且 5 min 后仍能保持血流通畅。另外，需要掌握端端吻合、端侧吻合等常见的吻合方式。

（2）临床培训具体内容。

经过实验室培训后，学员应该初步掌握了一定的显微操作的理论知识和实践操作技能，开始进入临床培训。由于我们医院每年有数以万计的手外科患者，因此，能够为学员提供充足的机会进行临床操作。我们将分阶段对学员进行培训。

第一阶段是在主治医师的带教下进行显微操作的基本步骤。快速准确地寻找血管、神经断端，这对显微外科医生来讲是最基本的技能。我们通过各种临床手术，指导学员熟练掌握手指、手掌、腕部、前臂及臂各个部位血管、神经分布情况及各自关系，指腹静脉的寻找尤其重要。因为指腹静脉很细很薄，寻找指尖离断的指腹静脉相当困难，需要经过长期的训练。对于血管、神经的显微修复而言，彻底清创并游离血管、神经以及分辨血管内膜和神经乳头是否有损伤很重要，是这些血管、神经吻合和缝接后能否成功愈合的关键。我们在临床实践中指导学员如何游离血管神经、如何修剪血管神经断端直至显露正常的血管内膜和神经乳头。同时在进行各种显微手术时，我们也将指导作为助手的学员如何配合主刀进行显微吻合操作，包括钳夹血管外膜、结扎血管分支、提线、剪线等，告知其各种操作的基本规范。

第二阶段是在主治医师的手把手指导下进行血管、神经吻合和缝接。经过第一阶段的临床学习后，学员应该成功地完成了由实验室向临床实践的转换，具备了一定的显微操作实践技能。这时候就开始由主治医师带领学员进行血管、神经吻合和缝接。先由主治医师指导学员进行神经缝接的基本操作，告诉学员各种注意事项，以及如何处理各种临床意料之外的损伤，比如神经如何处理等，当主治医师认为学员神经缝接已经过关时，就可以指导学员进行血管吻合。我们指导的顺序是先静脉后动脉，先粗大血管（尺桡动脉、头静脉等）再细小血管（指掌部的血管），并在实践操作告知学员吻合动静脉的各种要求、各种方法（端端吻合、端侧吻合等）、血管缺损如何处理、血管口径不匹配如何处理，等等。

第三阶段是由主治医师作为助手配合学员来完成血管、神经的显微修复。经过第二阶段培训，学员应该熟练掌握了显微操作技术。我们将选择切割伤且有血运的手外伤的患者由主治医生配合学员完成清创、血管神经的寻找、断端修剪，并进行修复，全程监督指正，最后评估血管、神经修复质量。

第四阶段是在主治医师监督下，由 2 名学员配合来完成血管、神经的吻合和缝接。经过第三阶段培训，由带教老师评估学员的显微操作水平后，由 2 名学员配合完成血管、神经吻合和缝接。考虑到医疗安全的重要性，患者一般选择单侧指掌侧固有动脉、神经损伤或者手掌部单一血管、神经损伤的患者，并且吻合和缝接，血管、神经后由带教老师进行验收，评估血管、神经吻合和缝接的质量，并且观察血管通畅性，如果血管通畅良好，方可缝合创口。对于显微技术掌握良好的学员，最终将给予在带教老师辅助下独立完成手指不全离断甚至完全离断手术的机会[16-17]。

经过实验培训和四阶段临床培训，我们相信各位学员应该能够基本掌握显微操作技术,并能熟练应用于临床工作。

3. 显微外科技术的学习曲线特点

初学者前期具有快速上升期,经过培训的初学者可以快速接近与有经验医生的相似水平。我科的经验是,初学者需要经过70个吻合口的训练,短期内达到60~70 h累计镜下操作时间,才能有明显显微技能提升,使吻合时间在15 min之内,通血率在90%以上,通畅时间在24 h以上。但是要保持高水平状态,需要定期的练习和操作。当然,掌握熟练显微缝合技能后,可以开始缝合四肢的血管、神经,逐步开展一侧指掌侧固有动脉神经损伤的治疗、不全离断再植手术,并最后独立完成断(肢)指再植、游离皮瓣、复合组织瓣以及肢体再造等手术。

总之,精湛的显微外科技术,是外科医生,特别是显微外科医生成功的关键。训练显微外科技能是外科医生走向成功的道路[18]。另外,随着科技发展,显微外科的发展趋势将是数字化、信息化。钟世镇、陈中伟、裴国献等国内数字化研究应用于显微外科,也开拓了新的思路[19-20]。今后,数字显微技能的培训将是进一步探索和研究的方向。

三、我院在显微外科技能培训中所做的工作

宁波市第六医院手外科是浙江省级重点(扶持)学科,首批浙江省县级龙头学科;建有国家卫生计生委能力建设和继续教育骨外科学专项能力培训基地、中国中西医结合学会骨科微创专业委员会全国微创培训基地。拥有区级重点实验室:肢体重建与显微外科重点实验室。2018年,医院牵头组建了浙东骨科专科联盟、宁波市手显微外科专科联盟。显微外科业务辐射主要包括断指(肢)再植、各种穿支皮瓣、各类慢性创面修复等。

2006年,有记录以来我院迎来了第一批5名进修医生,其中手外科2名,分别来自四川省及内蒙古。经过14年艰苦奋斗与不断创新发展,我院手外科及骨科不仅在专业技术领域以及学术领域都得到全国各地更广泛的认可。进修医生逐年增加。2019年,进修医生数量达到近60名,范围不仅辐射周边地区及云南、新疆等西部地区,甚至有来自缅甸等国外专科医生来进修学习。我院配备手外科研究所(实验室),配备有齐全的显微操作设备,包括显微镜、显微器械、显微缝线以及实验老鼠等。学员随时可以进行操作练习,如有疑问可以向带教老师咨询、交流。同时,我院手外科急诊手术量大,每年断指再植、皮瓣手术超过1 000台,通过培训与临床实践相结合,进修医生显微技术提升非常快。

我院多次举办国家级、省级显微外科学习班及会议[2004—2006年:断指再植与手外科新技术学习班(省级);2008—2017年、2019—2020年:断指再植与手外科新技术学习班(国家级);2014—2018年:肢体软组织重建与显微外科新技术学习班(国家级);2018年:断肢再植与周围神经损伤新技术学习班(国家级)]。即从2004年,我院第1次开展断指再植与手外科新技术学习班及显微外科操作培训。16年来,超过15次大型、高端学习班及会议,吸引来自全国各地,包括台湾、香港、新疆等地,以及缅甸、印度尼西亚、马来西亚、法国等超过1 500名相关专业学员(参会对象主要专业:

显微外科、手外科、整形外科、骨科等）参加，理论授课后进行显微外科操作培训（操作培训内容包括吻合老鼠尾部动脉、尸体解剖、穿支皮瓣操作等）。培训后经学员反馈培训效果突出。通过对学员的短期培训，使学员能基本掌握显微操作，使学员在显微外科，包括断指再植的处理能力大幅提高。历年来，我院显微外科培养学员超过300名（每届大会平均有20余名学员参与），向周边及全国各地培训及输送超过300余名专业技术人才。学员经培训后返回当地医院，就能进行断指再植、部分皮瓣等手术，大大提高了当地显微外科技术。同时，又会推荐科内同事来我院进修学习。数年后，学员中有的已经成为科内骨干，甚至学科带头人。每年我院举办相关会议时都会带领科内年轻医生参会、交流。我们与所有学员及进修医生建立交流群，随时交流疑难病例，相互学习、相互促进，希望为显微外科事业发展做出更大的贡献。

2019年，由浙江省医学会显微外科分会主办、宁波市第六医院承办的首届浙江省显微外科青年医师微血管缝合技能大赛在宁波市第六医院顺利举行。本次比赛吸引共有来自省内20余家医疗机构的28名显微外科领域的青年医师参加比赛。并将优胜学员推荐参加全国显微缝合大赛。所有参加培训及比赛学员反馈培训效果突出。同时，我们将不断改进、更新培训模式、内容，实时把握显微外科技术最前沿信息，在培训中与学员相互交流学习，共同进步，并且牢牢把握显微外科基础不松懈。

我们也始终谨记我们最初的曙光精神——"传承、创新、厚德、仁心"，同时，进一步要发展"曙光工匠"精神。

参 考 文 献

[1] 钟世镇. 显微外科基础研究的回顾与展望 [J]. 中华显微外科杂志, 2007, 30 (4): 242-243.

[2] 顾玉东. 显微外科在手外科领域的应用与发展 [J]. 中华显微外科杂志, 2007, 30 (4): 243-244.

[3] 彭喆, 穆蘭, 周庆环, 等. 显微外科技术培训的调查与思考 [J]. 中国高等医学教育, 2015, 2: 27-28.

[4] 林煌. TBL显微外科教育模式分析和探讨 [J]. 继续医学教育, 2015, 29 (4): 53-54.

[5] 谈伟强, 胡艳艳, 张丁叮, 等. 针对临床医生开展显微外科技术培训的探索与实践 [J]. 中国继续医学教育, 2018, 10 (26): 5-7.

[6] 王洪刚, 顾立强, 秦本刚, 等. 医学生显微外科技能培训教学模式的探讨 [J]. 中国现代教育装备, 2013, 19: 81-83.

[7] 张涤生. 显微外科的历史回顾和展望 [J]. 中华显微外科杂志, 2006, 29 (1): 1-3.

[8] 毕晔, 穆蘭, 刘岩, 等. 显微外科技术培训策略之一——模型及非活体动物的训练 [J]. 中华整形外科杂志, 2018, 34 (4): 323-326.

[9] 方杰, 张文龙, 谢昌平. 显微血管吻合技术训练流程和体会 [J]. 实用手外科杂志, 2018, 32 (3): 343-345.

[10] PALAPPALLIL D S, SUSHAMA J, RAMNATH S N. Effectiveness of modified semi-

nars as a teaching-learning method in pharmacology [J]. International Journal of Applied and Basic Medical Research, 2016, 6 (3): 195-200.

[11] DUMESTRE D, YEUNG J K, TEMPLE-OBERLE C. Evidence-based microsurgical skill-acquisition series part1: validated microsurgical models-a systematic review [J]. Journal of Surgical Education, 2014, 71 (3): 329-338.

[12] 阚世廉. 手外科手术操作与技巧 [M]. 北京: 人民卫生出版社, 2008.

[13] 程国良. 手指再植与再造 [M]. 北京: 人民卫生出版社, 2005.

[14] 蔡振刚, 彭小伟. 显微外科微血管吻合训练方法研究进展 [J]. 中国普通外科杂志, 2017, 26 (12): 1618-1622.

[15] 景金珠, 王猛, 赵丹惠. 大鼠和兔在动物显微外科手术训练模型应用中的优劣比较 [J]. 实验动物与比较医学, 2016, 36 (5): 393-395.

[16] 程国良. 我国断肢（指）再植的回顾与展望 [J]. 中华显微外科杂志, 2007, 30 (4): 253-256.

[17] 欧耀芬, 彭杨国, 翁阳华, 等. 十指离断再植术后远期效果分析 [J]. 中华显微外科杂志, 2003, 26 (4): 301-302.

[18] 朱家恺, 庞水发. 把我国显微外科推向21世纪新里程 [J]. 中华显微外科杂志, 2000, 23 (1): 5-7.

[19] 钟世镇. 显微外科应用解剖与教学虚拟人的回顾与展望 [J]. 中华显微外科杂志, 2007, 30 (1): 2-3.

[20] 蔡振刚, 彭小伟. 显微外科微血管吻合训练方法研究进展 [J]. 中国普通外科杂志, 2017, 26 (12): 1618-1622.

显微外科技能培训的建议与思考

杨晓东

浙江省人民医院手外科和修复重建外科

显微外科技能是整合显微外科技术完成外科手术的技能，它不仅是显微镜下的血管吻合技术，也应该包括显微操作理念下的微创（无创）操作技术、皮瓣外科技术、整形修复重建技术、淋巴吻合技术等。拥有相应显微外科技能的临床医生，不管是从事骨显微外科、手外科、整形外科、修复重建外科工作，还是泛显微外科专业（如眼科、头颈外科、耳鼻咽喉科、神经外科、移植外科等），开展临床工作均可得心应手，更好地服务于患者。本人作为一个在显微外科临床一线奋战了27年的显微外科医生，在青年骨干的团队组建与技能培训方面积累了一定的经验，现结合个人显微外科的成长经历与体会，建议与思考如下。

一、加强理论学习

其实，不管是国内外知名显微外科专家还是目前临床一线的青年骨干，每个显微外科医生均是从零开始学习与提升。我们自医学院校毕业从事临床，对显微外科理论仅仅是个概论，相关的技术操作则基本空白。对于一些拥有显微外科培训中心的医院专科而言，可以进行规范有序的显微外科技能培训，但多数医院专科无相关培训中心，学习与提升的过程类似于其他临床外科医生，主要在于个人的主观能动性与学科的人才建设计划。

每一项技术的提高均离不开理论学习的提升。记得在临床实习阶段，就已听闻我国著名显微外科专家陈中伟院士在1963年的世界第1例断肢再植获得成功，和引以为豪的领先世界的中国显微外科技术。1993年本人走上临床岗位后，有幸从事骨显微外科，我就仔细拜读了张涤生院士的《整复外科学》、顾玉东院士的《显微外科基本理论与临床》、朱家恺教授的《显微外科学》、侯春林教授的《皮瓣外科学》等，被显微外科专业理论和手术案例深深吸引着，更惊讶于其神奇的显微修复重建技术，从此对显微外科产生了着迷与依赖。也正是早期的理论学习丰富了个人的专业理论知识水平，为后续的显微外科技能的提高与发展打下了较好的基础。

在学科建设中，我们一直以来坚持每天早间英文文献学习、术前术后及疑难病例讨论，并针对不同阶段的业务骨干，开展多角度的业务学习，积极鼓励每位医生自觉地学习理论。随着互联网技术的发展，线上培训授课已成为新常态，包括丁香园、好医术、手足显微外科论坛以及目前如雨后春笋冒出的网络教育平台，充分利用网络进行自我学习也是便捷有效的好方法。我们也全力支持青年骨干积极参加国内外各级学术会议或研修班，甚至前往国内外知名专科进修学习与深造，以紧跟显微外科领域的新技术与新进展的步伐，并进行创新思维的训练，提升青年骨干的专业理论素养与开拓精神。

因此，理论学习是技能培训的基础，建议科室制定明确规范的学习计划，提高青年骨干的专业理论水平。

二、显微镜下操作与训练

显微外科技能的核心与基石就是显微镜下的微创操作，而血管吻合技术是检验显微镜下真功夫的金标准，它是显微外科殿堂的入门券，而断指再植手术的成功是显微血管吻合技术的"合格证书"。因此，显微镜下操作与训练应贯穿于青年显微外科医生的临床全过程。但是，显微血管吻合技术的训练与提升不应局限于上级医生的传帮带，更不是自我摸索走弯路或碰壁受挫后缓慢成长。

我们认为，显微外科实验室内的显微操作训练是提高显微血管吻合技术最佳捷径。记得本人25年前在上海九院整复外科进修学习时，首先参加了为期1个月的显微外科基本技能培训，在显微外科实验室内进行动物显微操作训练。当时是按照显微外科的基本要求，每人必须完成20只大鼠的小血管吻合操作，包括在每条鼠尾吻合十余个吻合口，还可以进行颈动脉、股动脉等的吻合练习，只有经过200～400个吻合口训练，才能基本熟练掌握显微镜下的血管吻合操作，达到吻合口较高的通畅率，并且镜下的操作规范与技巧可在老师的指导下得到巩固与提高。只有通过以上的训练合格，我们才能进入临床参加一些显微外科手术操作及急诊显微手术的应对工作。但是，由于各种因素的影响，多数医院尚未建有显微外科实验室，我们医院也正在筹建中，并计划与医学院合作开展系列解剖学培训。目前，我们针对不同阶段青年骨干，分期分批安排到全国显微外科中心进行短期学习培训，以进一步提高显微技术与操作技巧，更好地开展临床工作。

在平时的工作中，我们也制订有系统的培训计划，类似于住院医师规范化培训学习。要求每位青年骨干进入临床后，第1年需熟练显微镜下助手操作，3～5年需要能够独立完成简单的断指再植手术（显微外科技术的合格证书）。我们也鼓励青年医生平时的显微操作练习，如在手术室日常工作结束后，利用业余时间，在显微镜下练习纱布上穿针与打结动作，训练镜下熟练性、空间感和精准度，并可购买新鲜鸡翅进行小血管吻合的操作练习。显微镜下的手术操作，锻炼的不仅是你的镜下真功夫，也是个人毅力和耐心的磨炼，是自身显微外科素养的提高。

当然，操作训练更离不开上级医生一对一的传帮带。每一个外科医生的成长都离不开上级医生的帮助与指导。我们的每一个显微外科手术，主刀医生操作的每一个动作，都潜移默化地感染着青年助手医生。因此，我们的青年骨干在显微外科临床实践中，需好好把握每一次显微镜下的操作机会，并虚心向上级医生学习取经，以尽快地提高自我显微外科技术水平。

我们青年骨干医生还需要珍惜每次值班的机会，对于一些急诊手、足外伤或肢体血管损伤患者，要积极进行损伤血管、神经的显微镜下探查与修复，这也是显微外科技术的实战与检验，也是树立信心勇往直前的巨大动力。

三、微创理念贯穿每个手术操作全程

微创外科已成为外科领域的新进展之一。而显微外科则是广义上更精细操作的微创技术，它可精准地修复更脆弱的血管、神经等，这是粗暴操作所不能容忍的，甚至会造成不可逆的损害。因此，具有显微外科技术的医生，小心微创地呵护手术视野内的每一组织结构，应该不是难题，包括动静脉、神经、骨关节与骨膜、皮瓣、肌肉、皮肤、皮下组织、附属器官等。

但是，微创操作不仅仅是主刀医生的工作，还需要注意的是助手医生的操作细节。记得20多年前在上海学习期间，一次传统游离皮瓣移植手术中，一位知名专家在切取皮瓣时，由于助手的操作不慎，皮瓣血管的穿支蒂出现了撕裂口，所幸专家艺高人胆大，经过高超的显微外科技术进行了穿支蒂的修复（经典的穿支皮瓣技术），顺利完成了游离皮瓣移植手术。而在当时，尚未出现穿支皮瓣的概念与临床应用。因此，术中操作的每一位医生均要树立正确的微创理念，这点尤其重要。

四、显微外科技能的提升与拓展

显微外科技能的应用不仅体现在血管吻合技术及断指再植手术中，而且贯穿于各种显微修复重建手术中，包括显微操作理念下的微创操作、各种带蒂组织瓣与游离组织瓣的应用、周围神经损伤的显微修复、相关学科的显微镜下修复重建手术等。对于我们从事骨显微外科、手外科、修复重建外科临床工作者而言，皮瓣外科技术是显微外科技能临床应用的典型表现，它是组织缺损或损伤进行显微修复的一大法宝，而吻合血管的游离组织瓣移植则是皮瓣技术的升华。目前，随着显微外科技术的迅猛发展，穿支皮瓣技术的推广应用更是给显微修复重建领域提供了无限遐想空间，这是显微外科技能在临床的一大进展。

本院显微外科技能培训计划：①第1～2年显微外科基本功训练，以熟练显微镜下操作，做合格的显微外科手术助手；②第3～5年需要逐步主刀独立完成一些常规带蒂皮瓣及简单的断指再植手术；③5年以上高年资主治医师或诊疗组长则逐步完成游离皮瓣、手指再造等四类手术；④高年资医师则进一步开展一些更高难度的显微修复重建手术，多学科合作项目、超级显微外科和淋巴外科手术等。如皮瓣外科技术，从传统的各种局部带蒂皮瓣、逆行带蒂皮瓣、筋膜蒂皮瓣、皮神经营养血管皮瓣、穿支蒂皮瓣、螺旋桨皮瓣等，到游离皮瓣、游离穿支皮瓣及各种形式的穿支皮瓣技术等，需要循序渐进，并结合实际进行个性化调整与提高。

本人的皮瓣外科技术明显受益于20多年前先后2次参加了由著名解剖学专家徐达传教授举办的显微外科皮瓣解剖学习班，及后来本人主办的多次省级、国家级继续医学教育项目的解剖课示教，结合解剖学基础理论，较熟练掌握了众多带蒂皮瓣的解剖学特点，做到了活学活用，在不同创面缺损的修复时提供更优化的治疗方案（临床上各种创面的修复往往有不同的方案，需兼顾供受区特点、技术水平、患者观念、全身状况等进行综合评估，治疗方案的选择更具灵活性与创新性，这也是本人热爱该专业的一大因素）。

临床上不在于能应用多少种皮瓣，而是应该熟练掌握几种常用皮瓣技术，只要你熟悉皮瓣应用原理与相关解剖，完全可以触类旁通地改进方法与拓展新皮瓣。2006 年，我们常规开展游离股前外侧穿支皮瓣，在发现穿支变异时，开发了股前内侧穿支皮瓣，进行了相关的解剖学研究和临床应用与推广。2008 年，在解剖腓动脉穿支皮瓣时，偶然发现了解剖较为恒定的腓浅动脉穿支皮瓣，开展了相关解剖学研究与临床应用，成为腓动脉穿支皮瓣的一个有力补充。因此，建议青年骨干在进行显微外科技能培训时，重点是熟练掌握一些经典皮瓣的应用与技巧，扎实理论，然后应用于临床，在遵循原则的基础上进行改良创新。

游离皮瓣技术的应用使更多的创面修复成为可能，更增添了修复重建的灵活性和多面性，当然，也更考验着医生的毅力与耐心以及掌握显微血管吻合技术水平。穿支皮瓣技术的开展，更拓展了皮瓣修复的思路，各种特殊形式穿支皮瓣技术也正是众多学者在临床中熟能生巧的体现，根据不同创面改进改良方法应运而生，如分叶皮瓣、桥接皮瓣、接力皮瓣、交腿皮瓣、跨区皮瓣、削薄型皮瓣、嵌合组织瓣等。我们也常规开展各种类型的皮瓣技术，并在 2017 年综合多项显微外科技术，设计了约 123 cm^2 的超长跨区皮瓣修复巨大创面，获得了成功，并在中华显微外科学分会主委顾立强教授的带领下，参加了 2018 年在加拿大蒙特利尔举办的世界骨科大会（SICOT）的学术交流。

整复外科的修复理念，兼顾了修复部位及供区的功能与外观，以求供、受区的平衡。这也是近些年来显微外科医生新的关注点，其实显微外科的发展历程一直关注着供、受区的平衡，但只有目前的超级显微外科技术应用阶段，才真正达到了最小的供区破坏与最佳的修复。因此，显微外科技能的培训，还是具有一定的学习曲线，需要青年骨干更多的付出与提高。

五、显微修复重建的广阔新天地

显微外科技能的提升不是一蹴而就的，它需要青年骨干日积月累的努力，从理论到实践，基础到临床，更需要你的淡薄物欲与奉献坚守。但是，拥有显微修复重建技术的你，面前是一片广阔的新天地，各种复杂疑难的困惑在你手上均可迎刃而解，并可为兄弟科室提供较好的技术支持。如对于临床常见的骨感染性缺损，创伤骨科医生目前应用较多的是 Ilizarov 技术骨搬运和 Masquelet 技术诱导膜植骨等，各有优、缺点，但病程均较长，还需要多次手术，增加患者的痛苦与负担。而骨显微外科医生可充分应用显微外科技术，采用更积极的骨皮瓣手术进行修复，达到一期修复创面与骨缺损，大大缩短了治疗病程，给患者提供了更好的临床效果。对于一些以往临床医生常常回避的压疮、糖尿病足、血管性溃疡等各种慢性难愈性创面，显微外科技能是临床外科医生的加分项，给这类创面的修复重建增加了选择方案。另外，多年来我们也进行过跨学科的头皮撕脱再植术、阴茎再植术、唇部组织再植术等，并协助肾内科开展过动静脉造瘘手术，协助血管外科进行重要血管的修复术，与肿瘤外科、头颈外科、心胸外科等联合进行肿瘤切除术后组织器官的修复重建手术等，为众多因棘手病痛困扰而四处求医的患者解决了心头大患，医院的多学科合作联盟留下我们深深的足迹，这是显微外科技能价值的体现，也是你执着坚持专业技术的精神回馈。

现在，我们也紧跟显微外科发展的步伐，多名骨干参加了显微外科高级技能培训－淋巴静脉吻合技术，并与乳腺外科协作开展国际性难题——淋巴水肿的显微外科治疗的新探索。显微外科技术无止境，这正是显微外科技能培训与提高的无穷源泉，也是青年骨干精益求精追求卓越的强劲动力。

显微外科技能是显微外科医师的强有力武器，每一位致力于显微外科的青年医生，都应该沿着显微外科前辈们的足迹，脚踏实地、循序渐进，从显微血管吻合技术开始，遵循微创操作，综合应用皮瓣外科技术、整形修复重建技术等，定能在显微外科领域拓展广阔的空间，更好地为患者服务。相信中国的显微外科必将走向更大的辉煌！

淋巴吻合技术培训的动物模型制备

卢鸿瑞（浙江省人民医院、杭州医学院附属人民医院）
谢庆平（浙江省人民医院、杭州求是医院）

一、材 料

（一）实验动物

实验动物研究项目得到了浙江省人民医院动物实验伦理委员会批准。本实验用了30只SPF雄性白来航鸡（由浙江省人民医院动物实验中心提供）。鸡龄2～3个月，体质量1 800～2 500 g；实验前，将实验动物饲养于一个空调恒温室内（24～25℃），保证温度湿度稳定、环境干净、通风条件良好。在实验室以标准条件常规饲养1周时间。

（二）实验用主要材料

亚甲蓝注射液2 mL/20 mg（济川药业集团有限公司）、100 g/L硫化钠、生理盐水、7.5%医用酒精、聚维酮碘、显微外科手术器械显微镜（ZEISS OPMI Vario S88）、一次性使用剖切刀（博海康源公司）、固定板、持针钳、显微剪、手术刀、线剪、尼龙单丝11-0/12-0线带缝合针（上海浦东金环医疗用品股份有限公司）、实验笼（浙江省人民医院动物实验中心）、医用备皮刀（扬州华威公司）、数显游标卡尺（日本三丰集团）。

二、方 法

（一）分组

按培训要求，受训人员分为6组，每组2人，1人主刀，1人助手，进行交换重复多次的练习，每组随机挑选5只白来航鸡进行制备和显微操作培训。

（二）实验动物术前准备和染色处理

取健康的实验动物，进行操作前准备。用亚甲蓝注射液（美兰染色剂）2 mL在动物头颈部注射2 mL剂量，进行染色处理；经染色后结扎动物的颈根部，使得实验区域静脉充盈，经眼球至动物颅内注射 5 mL 空气处死后使用 10 mL 硫化钠对鸡的颈部进行脱毛处理，脱毛后采用大、小塑料袋和胶带分别密封包扎鸡的头部及体部，放置实验台固定，使用聚维酮碘消毒后备用（图1）。

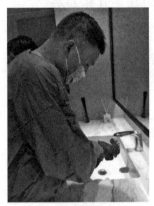
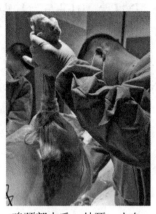
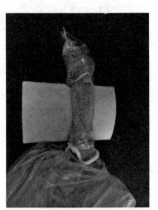

美兰染色剂注射　　　　　鸡颈部去毛、处死、止血　　　　　包扎后至于操作台

图 1　动物实验的培训前准备

（三）显微镜下分离和吻合淋巴

采用 11 号手术刀片在动物颈部实验部位行 8 cm 纵行切口，切开皮肤及皮下筋膜组织，采用 2-0 丝线多点定位牵开皮肤及皮下组织，沿着颈外静脉深层寻找被亚甲蓝染色后的淋巴管和淋巴结。在 16 倍显微镜下解剖分离淋巴管、淋巴结和脂肪内静脉，并用 11-0/12-0 线进行淋巴管静脉端端吻合、端侧吻合和淋巴结静脉吻合的操作练习（图2）。

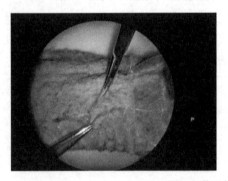
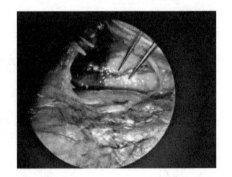

图 2　淋巴管的解剖分离

（四）淋巴管静脉吻合设计

淋巴管静脉吻合术（LVA）是指将淋巴管离断后远心端与管径相近的静脉管近心端行端端吻合或与静脉管行端侧吻合的方法。实验设计具体操作如下：

1. 淋巴管与静脉的端吻合

解剖显露染色的淋巴管及邻近的口径相似的静脉在调整吻合张力后在 16 倍显微镜下切断淋巴管和静脉管，淋巴管近心端不予处理，静脉管远端给予显微结扎止血。经数显游标卡尺分别测量静脉和淋巴管的口径后在吻合口处修剪淋巴管、静脉管管口，使用带针的 11-0 或 12-0 显微吻合线用 6 点钟处首先定位缝合。吻合针数按 0.2mm 及以下淋巴管管径在 2 点钟处和 10 点钟处缝合 3 针固定，0.2mm 以上淋巴管管径采用 0 点、3 点、9 点钟处采用 4 针吻合法固定。要求边距及针距均匀，轻微外翻打结。

2. 淋巴管与静脉管的端侧吻合

经解剖显露的淋巴管和静脉管管径较大时应采用端侧吻合的方法，在静脉管朝向淋巴管方向采用显微剖切刀切开静脉管管壁 0.3mm，采用 6 点钟处首先定位缝合后壁然后根据淋巴管口径行不同吻合法：淋巴管管径 0.2mm 及以下分别在 2 点钟处和 10 点钟处缝合采用 3 针吻合法行端侧吻合；淋巴管管径 0.2mm 以上时采用 0 点、3 点、9 点钟处采用 4 针吻合法行端侧吻合。

(五) 淋巴结静脉吻合设计

在 16 倍显微镜下在染色的动物组织内解剖分离淋巴结与相邻的静脉管，根据静脉管口径大小，小于等于 0.3mm 的静脉管采用远端结扎，近端端端吻合的方式进行，在淋巴结周边切除 1/4～1/3 的淋巴结组织，采用静脉管的近心端管口与淋巴结的创面使用带针的 11-0 或 12-0 显微吻合线进行 4 针法的方式分别吻合 0 点、3 点、6 点、9 点钟处。当静脉管管径大于 0.3mm 时，用显微剖切刀切开淋巴结相对面的静脉管管壁 0.3mm，采用血管侧壁与淋巴结创面使用带针的 11-0 或 12-0 显微吻合线分别在 0 点、3 点、6 点、9 点钟采用 4 针法进行端侧吻合。

(六) 培训和观察情况

吻合完毕，采用血管通畅实验的方法，观察吻合口通畅情况，并及时记录异常情况。吻合口通畅性检验：①采用对淋巴管勒血实验检查静脉血管内的血液是否被推移；②采用静脉管勒血实验观察静脉管内血液是否通过吻合口。通过多次检验判断淋巴管和静脉通畅程度，主刀助手进行对换，反复训练吻合技术（图3、4）。

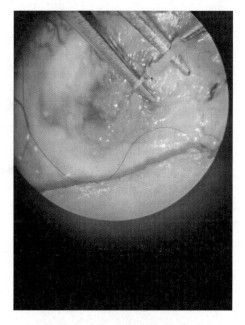

图3 吻合后观察血管通畅程度

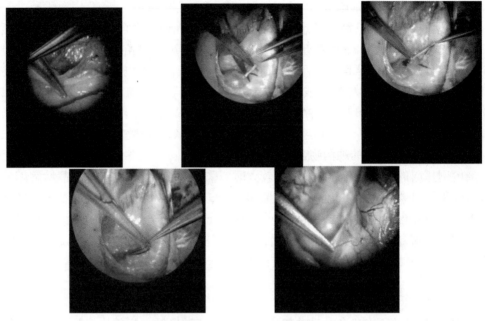

图4 淋巴管静脉吻合术

三、结 果

(一) 一般情况观察

1. 初级培训要求

熟练掌握动物处理、亚甲蓝注射液染色、处死、备皮等操作,熟悉固定解剖,寻找淋巴管及淋巴结、静脉。初步吻合淋巴管和静脉吻合20次。

2. 高级培训要求

在显微镜下能熟练找到淋巴管、淋巴结和相应静脉,进行端端吻合、端侧吻合和淋巴结静脉吻合,累计吻合次数后,吻合口通畅计数60次。

(二) 培训效果评价

显微外科淋巴管和静脉吻合学习曲线根据操作时间和通畅吻合口数量进行(图5、图6)。

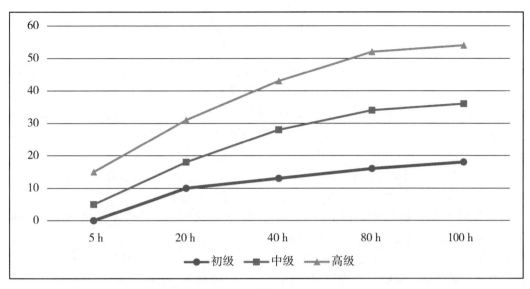

图 5

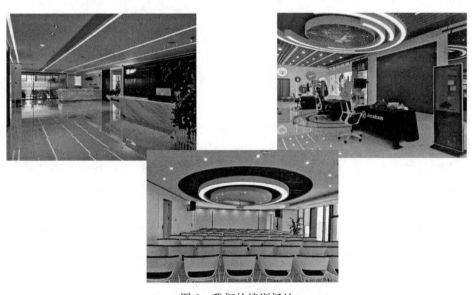

图 6　我们的培训场地

四、结　论

鸡的淋巴吻合技术的培训动物模型是一个比较适合显微淋巴吻合技术培训的动物模型。优点是比较可靠和稳定、成本低、制作简单、可以很高地模拟临床上淋巴管静脉吻合的情况，对淋巴管静脉技术培训可以发挥很好的作用，对显微外科医师的超级显微外科吻合技术有一定的帮助，从而可以对淋巴静脉吻合及微血管吻合的患者进行更好的治疗。

五、讨 论

乳腺癌是全球最普遍的癌症，亦是全球癌症相关死亡的主要原因[1]。每5例乳腺癌术后的女性中，便有1例会在淋巴结切除术后出现上肢淋巴水肿[2]。肢体淋巴水肿除导致肢体水肿增加外，也影响淋巴相关的免疫反应的调节，导致软组织炎症。使得患者感染丹毒的风险升高，严重影响生活质量。乳腺癌根治术的一般标准程序是切除肿瘤区域所有的淋巴结，虽然改进后采用前哨淋巴结活检和选择性淋巴结清扫术。然而，乳腺癌根治术后仍有4%～10%的淋巴水肿发生率[3]。下肢淋巴清扫后也很容易导致下肢淋巴水肿，大约20%的患者在腹股沟淋巴结清扫术后发生淋巴水肿[4]。

从1962年开始第1次被提到可以在淋巴管和静脉之间建立吻合术，将淋巴液提前分流到静脉系统可以治疗慢性淋巴水肿的可能性[5]。直到1976年O'brien等[6]提交了一份临床报告，证实了这种方法在患者中的临床有效性，淋巴显微外科领域才有了重大突破。此后，随着超级显微外科吻合技术的推广，使得0.3～0.8mm的血管吻合技术的成熟，也增加了淋巴管静脉吻合的可靠性。使用直径0.5～0.7mm的淋巴管和直径0.7～1.0mm的真皮下静脉进行淋巴管和静脉吻合术后随访结果良好，逐渐被认为是治疗慢性淋巴水肿的有效方法[7,8]。自体淋巴结移植、淋巴静脉吻合和其他淋巴手术在过去的几十年中随着临床应用的增加而得到重视，但大部分显微外科医师并没有寻找和吻合淋巴管和静脉的经验，超级显微外科的淋巴管吻合技术的培训是开展临床淋巴水肿治疗的基本技术。

肢体淋巴水肿是一种难治性的疾病，涉及多种技术要求，解剖培训无法解决此难题。因此，淋巴吻合的动物培训模型的建立是治疗与推动继发性淋巴水肿的关键。文献报道第1个稳定的淋巴水肿动物模型是Olszewski[9]等在1968年在狗身上建立的。他们通过创新性的周向切除法，通过对浅部和深部淋巴管进行双层切割，建立了第一个可靠和可重复的获得性淋巴水肿模型。之后，Dsa等[10]于1981年在此基础上结合放射线照射后可以获得比较可靠的淋巴水肿模型，可以让淋巴水肿发生率到100%左右，不过需要放射科医生的配合。之后，这种周向切除淋巴管的方法被应用于兔耳[11-12]和啮齿动物后肢模型[13-14]。也有学者制作了啮齿动物尾巴模型[15]。

但作为淋巴显微吻合技术培训的动物模型尚存在以下的缺陷。狗的模型与人体最相近，但捕捉和饲养很困难、费用高、操作难度大。兔耳组织极薄而层次很多，不容易寻找到淋巴管，术后动物容易感染坏死。以大白鼠为动物模型虽然容易制作，但以急性淋巴水肿模型为主，难以获得比较可靠的慢性淋巴水肿的模型，大白鼠血管、淋巴管细小，难以以培训目的进行淋巴管和静脉吻合。目前，仍没有被公认的广泛应用的淋巴吻合培训动物模型。

我们分析改进目前的淋巴水肿动物模型，提出了使用实验鸡的颈部淋巴管静脉吻合模型的设想，经过本组培训取得了可靠的淋巴管静脉吻合的培训效果，培训人员经过2～4周的培训，获得80%的吻合口通畅率，该培训具有培训周期短、培训费用低、培训场地建设容易等特点。该动物模型具有比较可靠和稳定、成本低、制作简单的优点。

在本组动物模型中采用亚甲蓝染色剂通过我们的染色方法在实验区获得了清晰的淋

巴管显影，为吻合技术培训创造了有利条件。采用此类吻合技术的培训使得受训人员在短期内掌握良好的淋巴管染色与淋巴管吻合的操作技术，是目前淋巴管吻合培训的有效方法之一。

参 考 文 献

[1] TORRE L A, BRAY F, SIEGEL R L, et al. Global cancer statistics, 2012 [J]. CA-A Cancer Journal for Clinicians, 2015, 65 (2): 87 – 108.

[2] DISIPIO T, RYE S, NEWMAN B, et al. Incidence of unilateral arm lymphoedema after breast cancer: A systematic review and meta-analysis [J]. The Lancet Oncology, 2013, 14 (6): 500 – 515.

[3] MCLAUGHLIN S A, WRIGHT M J, MORRIS K T, et al. Prevalence of lymphedema in women with breast cancer 5 years after sentinel lymph node biopsy or axillary dissection: objective measurements [J]. Journal of Clinical Oncology, 2008, 26 (32): 5213 – 5219.

[4] WILLIAMS A F, FRANKS P J, MOFFATT C J. Lymphoedema: estimating the size of the problem [J]. Palliative Medicine, 2005, 19 (4): 300 – 313.

[5] JACOBSON J H, SUAREZ E L. Microvascular surgery [J]. Diseases of the Chest, 1962, 41: 220 – 224.

[6] O'BRIEN B M, SYKES P J, THRELFALL G N, et al. Microlymphaticovenous anastomoses for obstructive lymphedema [J]. Plastic and Reconstructive Surgery, 1977, 60 (2): 197 – 211.

[7] KOSHIMA I, NANBA Y, TSUTSUI T, et al. Long-term follow-up after lymphaticovenular anastomosis for lymphedema in the leg [J]. Journal of Reconstructive Microsurgery, 2003, 19 (4): 209 – 215.

[8] KOSHIMA I, INAGAWA K, URUSHIBARA K, et al. Supermicrosurgical lymphaticovenular anastomosis for the treatment of lymphedema in the upper extremities [J]. Journal of Reconstructive Microsurgery, 2000, 16 (6): 437 – 442.

[9] OLSZEWSKI W, MACHOWSKI Z A, SOKOLOWSKI J, et al. Experimental lymphedema in dogs [J]. Journal of cardiovascular surgery, 1968, 9 (2): 178 – 183.

[10] DAS S K, FRANKLIN J D, O'BRIEN B M, et al. A practical model of secondary Lymphedema in Dogs [J]. Plastic and Reconstructive Surgery, 1981, 68 (3): 422 – 428.

[11] KUBO M, LI T S, KAMOTA T, et al. Extracorporeal shock wave therapy ameliorates secondary lymphedema by promoting lymphangiogenesis [J]. Journal of Vascular Surgery, 2010, 52 (2): 429 – 434.

[12] YOON Y S, MURAYAMA T, GRAVEREAUX E, et al. VEGF-C gene therapy augments postnatal lymphangiogenesis and ameliorates secondary lymphedema [J]. Journal of Clinical Investigation, 2003, 111 (5): 717 – 725.

［13］ 王国英，钟世镇，刘牧之. 大白鼠肢体淋巴水肿模型的实验研究［J］. 中华实验外科杂志，1985，2（3）：116-118.

［14］ 黄恭康，前川二郎. 一种新的大白鼠后肢淋巴水肿实验模型［J］. 中华实验外科杂志，1990，7（3）：140-141.

［15］ KIMURA T, SUGAYA M, BLAUVELT A, et al. Delayed wound healing due to increased interleukin-10 expression in mice with lymphatic dysfunction［J］. Journal of Leukocyte Biology，2013，94（1）：137-145.

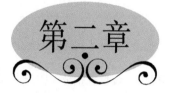

第二章

再植再造

手指部分缺损的修饰性修复与再造

程国良

青岛解放军971（原401）医院手外科

因外伤造成手指末节半侧、背侧、指腹及指体某一部位复合组织缺损，虽可采用传统的邻指皮瓣、鱼际皮瓣、交臂皮瓣或血管神经蒂岛状皮瓣等修复，保持一定的外形与功能，但修复后缺乏组织相同性，既无指甲、无罗纹，外形、感觉及功能恢复较差。为此，笔者等自1998年选用足趾相应组织的半侧甲瓣、背侧甲瓣、趾腹皮瓣及足趾部分复合组织移植，应用吻合趾-指血管重建血液循环修复与重建，获得了相似组织修复的较好外形，保持了指体原来长度和罗纹，重建了指甲，恢复了良好的感觉与功能，获得了较理想的专科修复。2000年，笔者在参加广东省学术研讨会上做了报告，当时又被称"缺什么补什么"，引起了到会学者的兴趣。2005年及2007年著文《拇手指部分缺损的修饰性修复与重建》（中华医学杂志，2005，38：2667.）及"Aesthetic reconstruction of thumb or finger partial defect with trimmed toe-falp transfer"（Microsurgery，2007（2）：74.）；2015年又著文《植骨及带穹的第2趾趾腹皮瓣移植治疗钩甲畸形》（中华手外科杂志，2015（5）：322.）；手指缺损大部分选用第2趾移植再造，由于第2趾趾端及趾腹膨隆而中段狭窄，若机械地移植，再造后手指外形仍像足趾，术后患者不敢伸出手来使用，也因此部分患者放弃再造要求。为了使再造的足趾外形近似手指，2007年，笔者等采用"去肥补瘦"一期外形修饰的原则与方法，进行了精心的手术设计与操作，获得了较好的外形与功能，著文《第2趾移植手指再造一期外形修饰临床研究与应用》（中华手外科杂志，2017（4）：277.），获得了国内外同道认可。笔者整理了20余年临床资料，把上述相关综合为《手指部分缺损的修饰性修复与再造》编入即将出版的《手指再植与再造》第3版。有幸参加由《中华显微外科杂志》及"骨科在线"共同主办，深圳市龙岗区骨科医院承办的"2020中国显微外科传承与创新论坛"，又应《中华显微外科杂志》编辑部之约，将上述内容经整理形成本文。

这里提出"修饰"就是通过术者的努力，使每一例手术经过精心设计与操作，术中精细雕塑不断修整，做得完美、漂亮、真实，获得精细的专科修复，使患者满意，专业满意，自己满意。现将"手指部分缺损的修饰性修复与再造"通过以下8个专题的手术方案及典型病例供同道商榷。

一、手指末节半侧缺损的修复

拇指尺半侧缺损选同侧踇趾腓侧部分甲瓣移植修复，桡半侧缺损选对侧踇趾腓侧部分甲瓣移植修复；手指桡半侧缺损选同侧第 2 趾胫侧部分甲瓣移植修复，尺半部侧缺损选对侧第 2 趾胫侧部分甲瓣移植修复。若造成末节指骨大部缺损，也可携带末节部分趾骨一并移植修复，采用吻合趾-指血管、神经重建血液循环与感觉。

(一) 典型病例 1

男，26 岁，工人。电刨伤致右拇指尺侧末节部分缺损入院。征得患者同意取同侧踇趾腓侧半侧部分甲瓣移植，采用吻合趾-指血管、神经重建血液循环与感觉，术后 3 年右拇指外形可，甲缝合处有甲嵴，趾纹存在，出汗，TPD 4mm，已恢复原工作（图 1）。

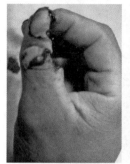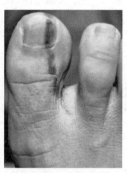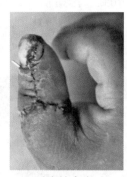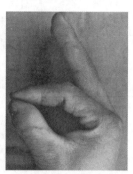

A. 患者伤情　　B. 踇趾腓侧半侧甲瓣皮肤切口设计　　C. 手术结束当时　　D. 术后3年外形与功能

图 1　病例 1

(二) 典型病例 2

男，21 岁。右手示指因电刨伤致桡半侧缺损入院。征得患者同意，取同侧第 2 趾胫侧半甲瓣移植修复，供区创面残修。术后 1 年随访外形与功能基本正常，TPD 5mm，患者十分满意（图 2）。

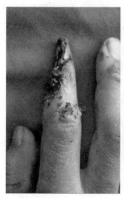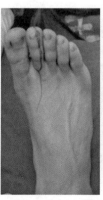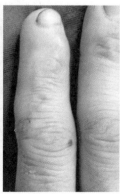

A. 患者伤情　　B. 供趾皮肤切口设计　　C. 术后1年示指外形　　D. 术后1年示指功能

图 2　病例 2

二、手指末节背侧缺损修复

拇指末节背侧缺损选用同侧𧿹趾背侧甲瓣移植修复；手指末节背侧缺损，选用同侧或对侧第 2 趾背侧甲瓣移植修复。腓深神经背侧支应与拇指或手指指背皮神经缝合，吻合趾－指血管重建血液循环。

（一）典型病例 3

男，21 岁。因铣床伤致右拇指末节背侧指甲及皮肤缺损入院。右拇指自指骨间关节以远背侧皮肤、甲床及拇长伸肌腱缺损，PIP 开放，指腹完整血供正常。拇指 PIP 功能位融合。取同侧𧿹趾背侧甲瓣移植修复成活（图 3）。

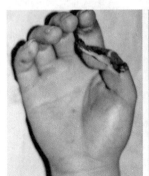 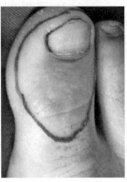 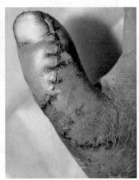 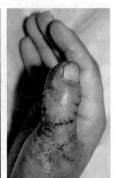

A. 患者伤情　　B. 供趾皮肤切口设计　　C. 甲瓣移植成活拆线后外形　　D. 甲瓣移植成活成桡侧观

图 3　病例 3

（二）典型病例 4

女，17 岁。因电灼伤致左示指末节背侧皮肤坏死半个月入院。左示指末节指甲及甲床已灼焦，指腹血供感觉正常。决定切取同侧第 2 趾甲瓣移植修复。按相同方法缝合神经、血管，供区创面取全厚皮片移植，背侧甲瓣顺利成活（图 4）。

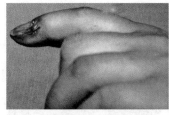
A. 患者伤情

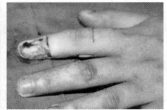
B. 清创后创面

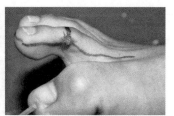
C. 同侧第2趾甲瓣切口设计

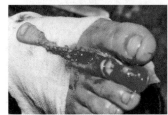
D. 第2趾背侧甲瓣掀起

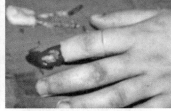
E. 第2趾背侧甲瓣移至受区

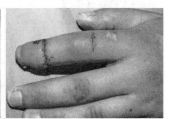
F. 出院时外形

图4　病例4

三、手指指腹缺损的修复

拇、手指指腹缺损选踇趾腓侧趾腹皮瓣移植，采用吻合趾－指血管、神经重建血液循环与感觉。修复后指腹饱满，TPD 可达 4～6mm，为拇、手指实体感，出汗，有罗纹，外形感觉恢复满意，供足外形及功能基本无妨。截至2007年，笔者的单位先后修复47例48侧，成功率为98%，是一种可选用的专科修复方法。

（一）典型病例5

4岁女孩。因电灼伤致左拇指腹坏死1个月入院。左拇指腹有1.8 cm×2.2 cm 凹陷干痂覆盖，尺侧远端达甲缘，MP 自主活动存在，PIP 自主活动消失而被动伸屈正常，远端皮肤有血供但感觉丧失。取左踇趾腓侧趾腹皮瓣移植修复。术后经1年随访外形可，TPD 为5mm，拇指使用正常，家长十分满意（图5）。

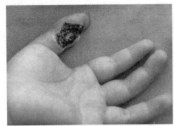 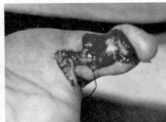 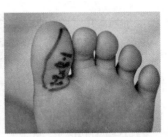
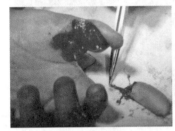 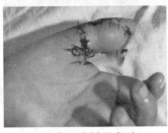 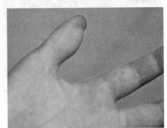

A. 患者伤情　　B. 坏死指腹切除后创面　　C. 踇趾趾腹皮瓣切口设计
D. 皮瓣移至受区　　E. 重建血液循环当时　　F. 术后1年所示外形

图 5　病例 5

（二）典型病例 6

男，20 岁，工人。右拇指压盖机伤致拇指指腹缺损入院，拇长屈肌腱止点部外露，PIP 主动伸屈存在，指背皮肤指甲完好，取右踇偏腓侧趾腹皮瓣移植修复。术后经 3 年随访，右拇指腹饱满，外形近似左拇指，有罗纹，出汗，TPD 5mm，已恢复原工作（图 6）。

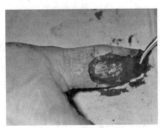 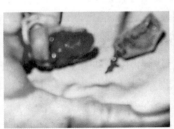 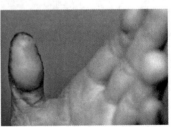

A. 患者伤情　　B. 皮瓣移至受区　　C. 出院时外形

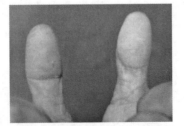 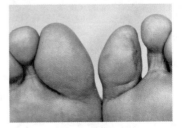

D. 术后3年与健侧对比所示外形　　E. 术后3年供趾外形

图 6　病例 6

（三）典型病例 7

男，25 岁，工人。挤压伤致右中、环指指腹坏死 5 d 入院。环指指腹已坏死，中指为皮片移植创面，取双踇偏腓侧趾腹皮瓣移植修复，术后经 3 年随访，2 指腹皮瓣外形佳，有罗纹，出汗，TPD 为 5～6mm，已恢复工作（图 7）。

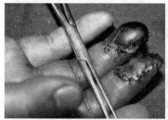 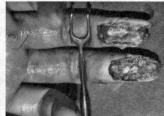 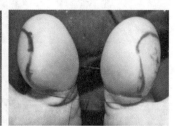

A. 患者伤情　　　　　B. 经扩创形成的创面　　　C. 双踇趾趾腹皮瓣切口设计

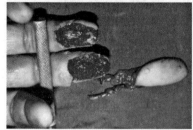 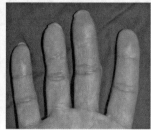 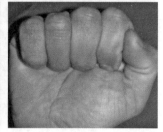

D. 一侧趾腹皮瓣移至受区　　E. 术后3年外形　　　　F. 术后3年功能

图 7　病例 7

四、钩甲畸形的治疗

因外伤造成指腹及末节指骨部分缺损而甲床及指甲完整，初期处理不当，造成指腹部瘢痕挛缩导致指甲呈钩状畸形。钩甲畸形与指腹及末节指骨缺损程度有关。缺损越多钩甲畸形越明显。为此，笔者对钩甲畸形提出了分度及治疗方案。

（一）轻度钩甲畸形

爪粗隆及指腹远端 1/3 缺损，指甲略呈 30°钩状畸形。因畸形不明显且功能影响不大，不一定需手术治疗。

（二）中度钩甲畸形

造成末节趾骨及指腹远 1/2 缺损，指甲呈 45°～70°的钩状畸形，明显影响手的外形与功能，选植骨或带末节趾骨及带穿的趾腹皮瓣移植修复。

典型病例 8：

男，22 岁，战士。因电刨伤致右环指呈中度钩甲畸形 2 年入院。行植骨及带穿的第 2 趾趾腹皮瓣移植修复。术中拔除指甲，掀起并展平甲床，切除贴骨瘢痕，根据指骨及指腹缺损长度及面积，取髂骨移植及同侧带穿第 2 趾趾腹皮瓣移植修复，第 2 趾趾腹缺损处用踇趾腓侧带血管蒂岛状皮瓣移位覆盖，术后经1年半随访，恢复环指指腹与指甲外形，有指纹，TPD 5mm，患者十分满意，已恢复正常值勤训练（图8）。

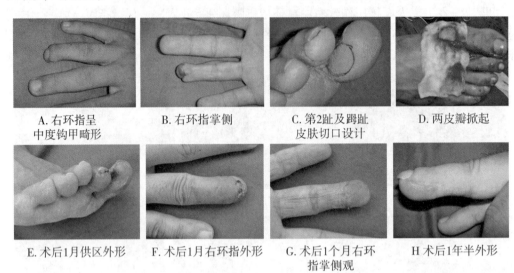

A. 右环指呈中度钩甲畸形　　B. 右环指掌侧　　C. 第2趾及踇趾皮肤切口设计　　D. 两皮瓣掀起

E. 术后1月供区外形　　F. 术后1月右环指外形　　G. 术后1个月右环指掌侧观　　H. 术后1年半外形

图8　病例8

（三）重度钩甲畸形

造成末节趾骨及指腹远2/3端缺损，指甲呈>90°的钩状畸形或倒钩畸形，明显影响手的外形与功能，手术方案同中度钩甲畸形。

1. 典型病例9

男，25岁。因挤压伤致左环指钩甲畸形5年入院。患者系左环指重度钩甲畸形，明显影响手的外形与功能，手术方法同上。术后经1年随访，恢复环指指腹与指甲外形，TPD为6mm，患者十分满意，已恢复工作（图9）。

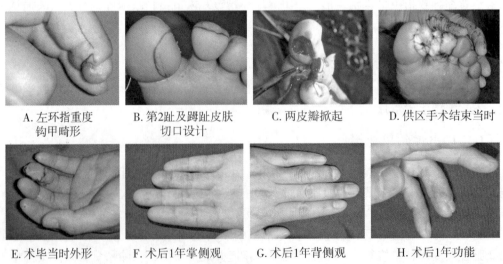

A. 左环指重度钩甲畸形　　B. 第2趾及踇趾皮肤切口设计　　C. 两皮瓣掀起　　D. 供区手术结束当时

E. 术毕当时外形　　F. 术后1年掌侧观　　G. 术后1年背侧观　　H. 术后1年功能

图9　病例9

上述 2 例均采用植骨及带穿的趾腹皮瓣移植修复获得较好临床效果，患者十分满意。术后 1 年 X 线片发现移植的髂骨有少许吸收及短缩，为防止出现骨短缩，笔者改用带末节趾及穿的趾腹皮瓣移植修复而克服了上述不足，收到较好的临床效果。

2. 典型病例 10

男，19 岁。因挤压伤致左示指中度钩甲畸形要求矫治入院。手术方法及经过基本同上，切取带末节趾及穿的趾腹皮瓣移植修复，术后经 1 年随访，恢复示指指腹及指甲外形，TPD 为 5mm，经 X 线片未见骨吸收及短缩改变，家长十分满意，患者继续上学（图 10）。

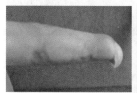 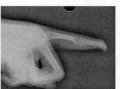 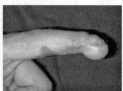 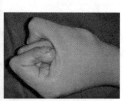

A. 左示指中度钩甲畸形　　B. X 线片　　C. 术后 1 年外形与功能　　D. 术后 1 年功能

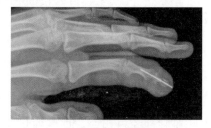 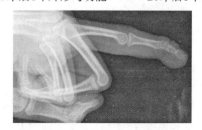

E. 术后当时 X 摄片　　　　　　F. 术后 1 年摄片未见骨吸收

图 10　病例 10

小结：根据笔者治疗钩甲畸形有限临床效果看，采用植骨及带穿的趾腹皮瓣移植或带末节趾及穿的趾腹皮瓣移植修复治疗手指钩甲畸形均可获得较好的临床效果。选用前者有部分骨吸收短缩而后者无吸收短缩改变。

五、拇、手指复合组织缺损修复与重建

因外伤致拇、手指某一部位复合组织缺损而远端指体完整且有血供或无血供，为保留指体长度、外形及功能，可选用足趾相应部位复合组织移植进行桥接移植修复。

（一）典型病例 11

女，18 岁，工人。因挤压伤致右示指指背皮肤缺损 3 d 入院。右示指近节中段至远侧指骨间关节背侧皮肤缺损，示指呈屈曲状，桡背侧残留坏死皮肤，中央腱缺损，近侧指骨间关节开放性骨折并有脓性分泌物。征得患者同意取对侧第 2 趾复合组织移植修复。切除 PIP，保留两侧束；切取对侧第 2 趾完整的 PIP 及背侧皮肤的复合组织移植修复，供趾残端修整。术后 6 个月已骨性连接，恢复近侧指骨间关节伸屈功能（图 11）。

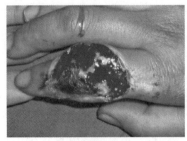 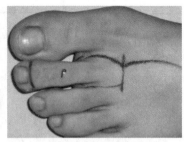 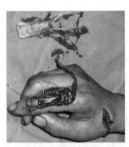

A. 患者伤情　　　　　　B. 取对侧第2趾复合组织　　　　C. 复合组织移至受区
　　　　　　　　　　　　移植皮肤切口设计　　　　　　已行钢丝内固定准备

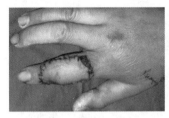 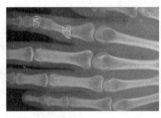 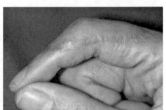

D. 术后当时外形　　　　E. X线片所示内固定情况　　　　F. 术后半年外形与功能

图 11　病例 11

（二）典型病例 12

男，19 岁，工人。因冲床伤致右环指近节桡侧复合组织块离断 3 h 入院。右环指近中节指体组织缺损，仅指深屈肌腱及尺侧皮肤血管神经束相连，远端血供正常，离断组织块已剥脱无再植条件。取同侧第 2 趾复合组织移植修复并行骨与肌腱连续性重建，供趾残端修整，桥接吻合指 – 趾神经、血管，重建复合组织血液循环及感觉顺利成活（图 12）。

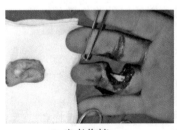 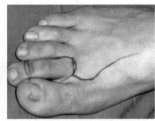 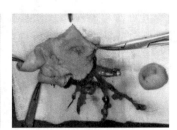

A. 患者伤情　　　　　　B. 取同侧第2趾复合组织　　　　C. 复合组织游离趾端遗弃
　　　　　　　　　　　　移植皮肤切口设计

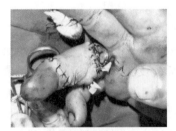 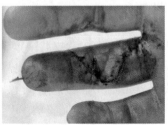 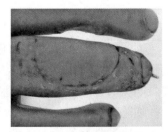

D. 复合组织嵌植术毕　　E. 出院时所示掌侧观　　　　　F. 出院时所示背侧观

图 12　病例 12

（三）典型病例 13

男，17 岁，工人。因冲压伤致左中指中近节缺损 1.5 h 入院。左中指自近节远端至中节远端指体大部缺损，桡侧仅有 5mm 皮肤相连，远端指体无血供，离体组织已挫灭。征得患者同意，取对侧第 2 趾复合组织移植桥接修复，行骨与肌腱连续性重建，第 2 趾节段复合组织两端两侧血管神经桥接缝合。术后经 1 年随访，恢复左手外形，中指 PIP 有 30°伸屈活动范围，TPD 为 6mm（图 13）。

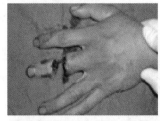 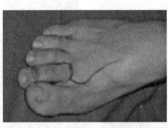 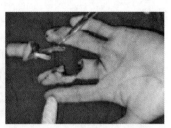

A. 患者伤情远侧指体无血供　　B. 对侧第 2 趾复合组织移植皮肤切口设计　　C. 第 2 趾节段组织移至受区

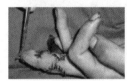 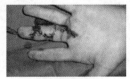 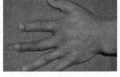 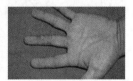

D. 重建血液循环术毕当时外形（1）　　E. 重建血液循环术毕当时外形（2）　　F. 术后 1 年外形（1）　　G. 术后 1 年外形（2）

图 13　病例 13

小结：以上 3 例系手指中间节段复合组织缺损，为了保持手指长度、外形及功能，选用第 2 趾节段复合组织移植桥接行骨、关节、肌腱连续性及血液循环与感觉重建，是任何其他传统方法不能相比精细的专科修复，牺牲第 2 趾也是值得的。

六、手指环形皮肤缺损及虎口皮肤严重瘢痕挛缩的修复

因外伤或灼伤致拇、手指环形皮肤缺损并深部组外露且远侧血供障碍或虎口严重皮肤瘢痕挛缩，治疗十分棘手。笔者设计蹞趾"C"形旗帜瓣及超长第 1 趾蹼皮瓣桥接移植获得较好的临床效果愿与同道共商。

（一）手指环形皮肤缺损的修复

采用蹞趾腓侧"C"形皮瓣移植桥接修复。

1. 典型病例 14

女，20 岁。因操作丙纶丝带致左拇绞勒灼伤 12 h 而入院。左蹞趾于近节远端皮肤呈环形凹陷勒痕灼伤，远端指体发暗，指腹感觉减退，但 PIP 功能存在。决定取同侧蹞趾腓侧"C"形旗帜皮瓣移植桥接修复。经扩创造成宽 2 cm 环形皮肤缺损，远端指体呈苍白色；切取宽 2.5 cm 长 6.0 cm 蹞趾腓侧"C"形旗帜瓣，保留蹞趾胫侧宽约 1.5

cm 皮肤及姆趾胫侧趾底动脉与神经，供区创面取全厚皮片移植；"C"形旗帜皮瓣环形包绕拇指缺损区皮肤，桥接吻合远、近两端指－趾动静脉重建血液循环。术后 1 年左拇指伸屈及感觉功能正常，TPD 4mm，恢复正常工作，术后 24 年再次随访拇指指骨间关节有 45°伸屈活动度，患者非常满意（图 14）。

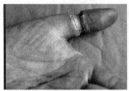 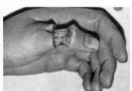 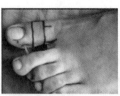 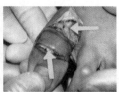

A. 患者伤情　　B. 经扩创造成环形皮肤　　C. 同侧姆趾腓侧C形　　D. C形皮瓣切取过程
　　　　　　　　缺损拇指远端无血供　　　旗帜瓣皮肤切口设计

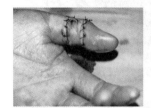 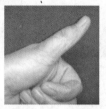 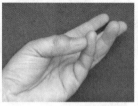 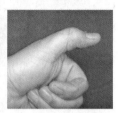

E. 重建血液循环术毕　　F. 术后24年随访所示　　G. 术后24年随访所示　　H. 术后24年随访所示
　　　　　　　　　　　　外形与功能（1）　　　　外形与功能（2）　　　　外形与功能（3）

图 14　病例 14

2. 典型病例 15

女性，21 岁。因电灼伤至左手示、中、环指皮肤坏死 14 d 入院。示指末节背侧指甲干性坏死，中、环指于近侧 PIP 以远至末节皮肤呈环形干性坏死，背侧多于掌侧，远端指体血供感觉正常。征得患者同意，决定切取带姆短伸肌腱的双姆趾"C"形复合组织瓣移植修复中、环指环形皮肤及伸指肌腱缺损。术后半年随访，2 指均恢复伸、屈及握拳功能，供足外形及功能无妨，患者非常满意并恢复原工作（图 15）。

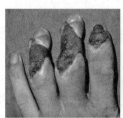 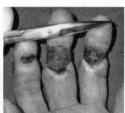 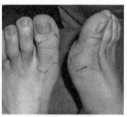 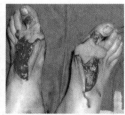

A. 患者伤情　　B. 掌外观　　C. 双姆趾C形（蝶状）复合　　D. 双姆趾C形皮瓣
　　　　　　　　　　　　　　组织瓣移植皮肤切口设计　　　已掀起

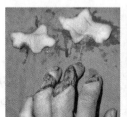 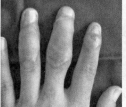 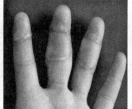 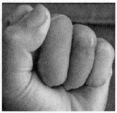

E. 双皮瓣断蒂移至受区　　F. 术后半年所示　　G. 术后半年所示　　H. 术后半年所示
　　　　　　　　　　　　　外形与功能（1）　　外形与功能（2）　　外形与功能（3）

图 15　病例 15

3. 小结

上述 2 例均因灼伤至左手拇、中、环指环形皮肤坏死，经扩创造成环形皮肤不同形状面积皮肤及伸肌腱缺损，选用切取蹬趾"C"形旗帜皮瓣及双蹬带伸肌腱"C"形蝶状皮瓣桥接移植修复，手术设计十分合理，经术后半年至 24 年随访，外形与功能十分满意，达到了理想的专科修复。

七、虎口皮肤严重瘢痕挛缩的修复

因电击伤或灼伤造成虎口皮肤严重瘢痕挛缩，治疗十分棘手。自 2003 年笔者先后为 3 例上述病例采用超长第 1 趾腹皮瓣游离移植重建虎口获得较好的临床效果。

（一）典型病例 16

男，24 岁，农民。电击伤致左手拇、示指及虎口皮肤瘢痕挛缩半年入院。左前臂中下端臃肿皮瓣覆盖，桡掌侧及背侧为凹陷瘢痕，拇、示指及虎口皮肤呈严重瘢痕挛缩屈曲畸形无功能。选用超长第 1 趾蹼皮瓣移植重建虎口，但要牺牲第 2 趾的手术方案，经患者同意后实施。切除虎口及指腹挛缩瘢痕充分松解开大虎口，重建骨支架，移植桥接神经及肌腱，切取左足以大隐静脉及足背动脉为血管蒂的第 1 趾蹼超长皮瓣移植重建修复虎口（图 16）。术后 16 年笔者专程前往农村随访，村干部说，患者术后半年能开小型及大型拖拉机，以后又买大货车跑运输，说明他左手恢复良好。

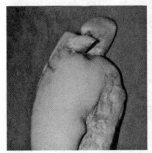
A. 患者伤情

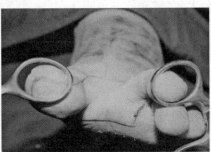
B. 第1趾蹼超长皮瓣皮肤切口设计

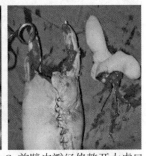
C. 前臂皮瓣经修整开大虎口趾蹼皮瓣断蒂移至受区

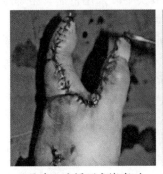
D. 重建血液循环术毕当时

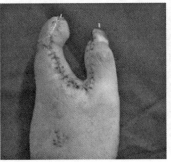
E. 出院时外形（1）

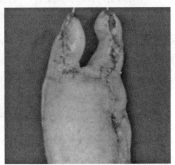
F. 出院时外形（2）

图 16　病例 16

（二）典型病例 17

4 岁男孩。因烫伤致右虎口及手指严重皮肤瘢痕挛缩 4 个月入院。根据伤情笔者提出采用超长第 1 趾蹼皮瓣移植修复重建虎口，但须牺牲第 2 趾的手术方案，经家长同意后实施。切除右虎口及手指皮肤挛缩瘢痕，充分松解开大虎口，切取以大隐静脉及足背动脉为血管蒂的右足第 1 超长趾腹皮瓣，因示指桡侧皮肤缺损较长，而第 2 趾胫侧皮瓣不够长，故设计跨越趾端达第 2 趾腓侧的超长第 1 趾蹼皮瓣移植修复（图 17 B）。术后经 1～15 年随访（图 17 E～H 为患者自拍微信），外形功能满意，患者入大学求学（图 17）。

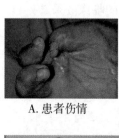
A. 患者伤情

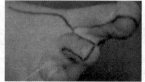
B. 超长趾蹼皮瓣切口设计

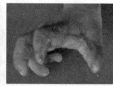
C. 术后1年的虎口

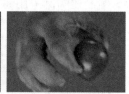
D. 持圣女果

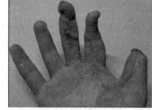
E. 术后15年外形

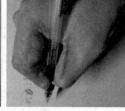
F. 术后15年外形与功能

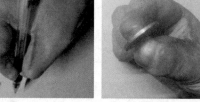
G. 持硬币

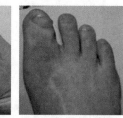
H. 术后15年供足外形

图 17　病例 17

八、第 2 趾移植手指再造一期外形修饰

2007 年以来，笔者对 41 例 57 指不同程度手指缺损选用第 2 趾移植采用"去肥补瘦"一期外形修饰的原则：切除第 2 趾趾趾腹梭形皮肤，中节狭窄段采用带血管蒂邻趾岛状皮瓣移位镶嵌进行外形修饰，采用吻合趾-指血管重建血液循环的方式施行再造，成活率为 98.2%。术后经 6 个月至 9 年随访，按国际手外科联合会及中华医学会手外科分会对拇、手指再造术后评定标准，优 60.6%，良 39.4%，优良率为 100%，获得较理想的再造效果。以下根据手指不同缺损程度、时机及供趾外形采用不同修饰方法陈述。

（一）趾腹趾端切除梭形皮肤去肥修饰

凡选用第 2、3 趾移植手指再造者，不论缺损程度如何，切除趾端及趾腹膨隆梭形皮肤为共性操作（图 18）。

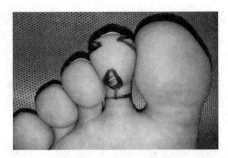
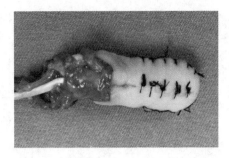

图 18　病例 18

1. 典型病例 18

男，17 岁，学生。右示、中、环指呈Ⅴ度缺损半年要求再造入院，因小指粗细近似第 2 趾，故仅对第 2 趾趾腹及趾端两侧切除梭形皮肤修饰处理，按常规实施再造，术后顺利成活。术后经 4 年随访，按国际手外科联合会及中华医学会手外科分会对拇、手指再造术后标准评定总分得 92 分。家属及患者对外形及功能非常满意（图 19）。

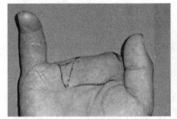
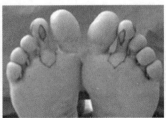
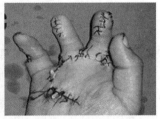

A. 术前伤情受区皮肤切口设计　　B. 双足第2趾皮肤切口设计　　C. 术毕当时外形

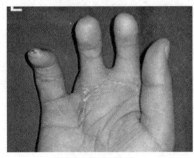
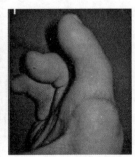
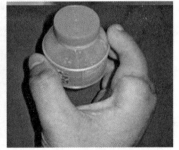

D. 术后4年外形（1）　　E. 术后4年外形（2）　　F. 术后4年功能

图 19　病例 19

2. 典型病例 19

男，25 岁，胜利油田职员。因外伤致右中指呈Ⅱ度、环指呈Ⅲ度缺损要求再造，取双第 2 趾移植再造中、环指，术中仅对第 2 趾趾腹及趾端两侧切除梭形皮肤去肥修饰一期再造。术后经 3 年随访，总分获 84 分，患者及家属非常满意（图 20）。

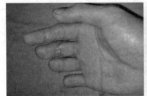 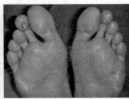 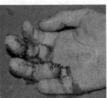
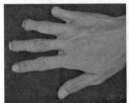 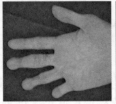 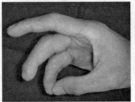 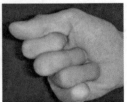

A. 患者伤情　　B. 双第2趾腹趾端　　C. 术毕当时外形（1）　D. 术毕当时外形（2）
　　　　　　　　切除梭形皮肤切口设计

E. 术后3年所示　　F. 术后3年所示　　G. 对指功能（1）　　H. 对指功能（2）
　外形与功能（1）　　外形与功能（2）

图 20

（二）第 2 趾狭窄段"补瘦"修饰

1. 手指Ⅱ～Ⅲ度缺损急症或择期再造"补瘦"

急诊再造"补瘦"修饰：利用伤指残端掌侧多余皮肤修成等腰三形皮瓣（图 21 A）；择期再造"补瘦"修饰：利用残端掌侧跨过指端向背侧延伸设计等腰三角形皮瓣（图 21 B、21 C）镶嵌，经修饰形成较好手指外形（图 21 D）。

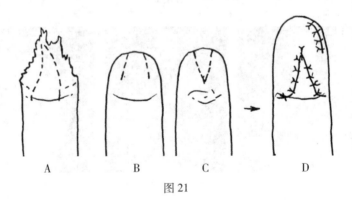

图 21

（1）典型病例 20。

女，27 岁。因冲压伤致右中指残端缝合术后（Ⅱ度缺损）5 d 入院。取同侧第 2 趾移植再造中指，掌侧残端保留一三角形皮瓣；第 2 趾趾端一侧切除梭形皮肤，跖侧正中做一长 6mm 纵形切口，三角形皮瓣镶嵌增宽狭窄段修饰（图 22）。

（2）典型病例 21。

7 岁女孩。因挤压伤致右示指Ⅲ度缺损，中指桡侧指腹部分缺损要求再造修复。取右足第 2 趾移植再造示指，示指残端掌侧设计跨过指端向背侧延伸的三角形皮瓣镶嵌修复第 2 趾颈部狭窄段；取右蹞趾腓侧 6mm×12mm 微型皮瓣移植修复中指桡侧指腹部分缺损，术后 6 年随访，指腹 TPD 为 4mm 并出汗，家长及本人非常满意（图 23）。

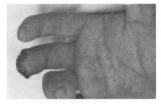
A. 患者伤情

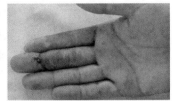
B. 再造术后1个月外形（1）

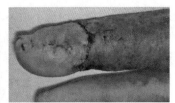
C. 再造术后1个月外形（2）

图 22　病例 20

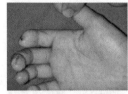
A. 患者伤情及受区皮肤切口设计

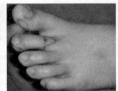
B. 供趾皮肤切口设计

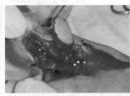
C. 跨趾腓侧6mm×12mm微型皮瓣掀起

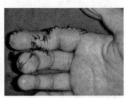
D. 手术结束当时外形

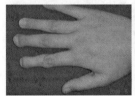
E. 术后6年随访所示外形与功能（1）

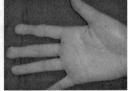
F. 术后6年随访所示外形与功能（2）

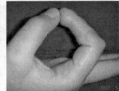
G. 对指功能

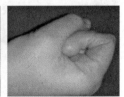
H. 屈曲功能

图 23　病例 21

2. 手指Ⅲ度以上缺损再造"补瘦"修饰

根据不同缺损程度及手术时机采用不同"补瘦"扩容方法。趾腹趾端部"去肥"同上。第 2 趾狭窄段"补瘦"男性平均需扩容宽为 6～8mm、长 15～17mm，女性平均需扩容宽为 3～5mm、长 13～15mm 的梭形皮肤。于跨趾腓侧或第 3 趾胫侧设计切取带血管蒂上述面积的梭形岛状皮瓣移位嵌植于第 2 趾狭窄部并横制克氏针扩容制动（图 24），采用吻合趾 - 指血管重建血液循环，术后 3 周取出克氏针。

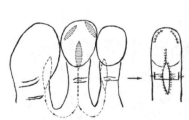
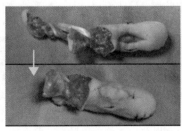
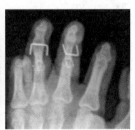

图 24

(1) 典型病例22。

男,26岁。2007年因外伤致右示指Ⅲ度缺损半年要求再造。为笔者首次实施外形修饰再造病例,趾腹正中未行梭形皮肤切除,趾端腓侧切除梭形皮肤,于第3趾胫侧切取宽5mm、长15mm带血管蒂梭形岛状皮瓣移位镶嵌扩容,采用吻合趾-指动静脉重建血液循环,经术后9年随访,TPD 5mm,从事原工作,对外形及功能非常满意(图25)。

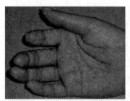 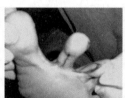 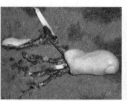 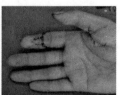

A.患者伤情　　B.供趾皮肤切口设计　　C.第2趾及第3趾胫侧岛状皮瓣已游离　　D.出院前示指外形

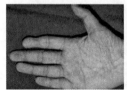 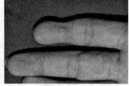 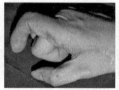 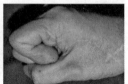

E.术后9年随访所示外形与功能(1)　　F.术后9年随访所示外形与功能(2)　　G.术后9年随访所示外形与功能(3)　　H.术后9年随访所示外形与功能(4)

图25　病例22

(2) 典型病例23。

男,22岁。因外伤致左示、中指Ⅴ度缺损,行双第2趾移植一期外形修饰再造。经术后2年随访外形及功能满意(图26)。

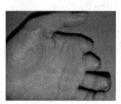 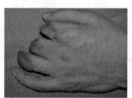 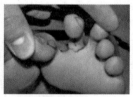 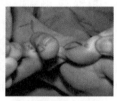

A.患者伤情及受区皮肤切口设计(1)　　B.患者伤情及受区皮肤切口设计(2)　　C.双趾端切除梭形皮肤,双蹞趾腓侧血管蒂岛状皮瓣皮肤切口设计(1)　　D.双趾端切除梭形皮肤,双蹞趾腓侧血管蒂岛状皮瓣皮肤切口设计(2)

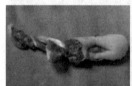 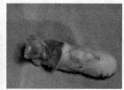 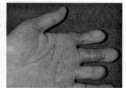 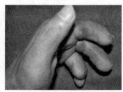

E.第2趾狭窄段纵切克氏针横置撑开皮肤　　F.蹞趾腓侧血管蒂梭形岛状皮瓣嵌入皮内缝合　　G.术后2年外形(1)　　H.术后2年外形(2)

图26　病例23

（3）其他。

若遇 2～4 指缺损小指较细或 2～5 指缺损无相邻指对比，第 2 趾狭窄段不必扩容处理，仅行趾腹趾端梭形皮肤切除修饰即可（图27）。

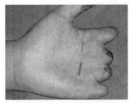 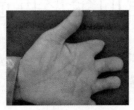 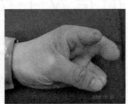 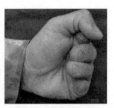

A. 伤情及切除三角形　　B. 伤情及切除三角形　　C. 术后7年随访所示　　D. 术后7年随访所示
　　皮肤切口设计（1）　　　　皮肤切口设计（2）　　　　外形与功能（1）　　　　外形与功能（2）

图 27

（4）小结。

对不同类型第 2 趾趾腹及趾端两侧的"去肥"修饰原则与方法经随访证实应予以肯定；对狭窄部"补瘦"扩容的修饰原则与方法也应认可。扩容的方法有待进一步改进。第 2 趾移植手指再造一期外形修饰的手术原则与方法操作相对简单，术后外形接近手指，是一种可施行的方法。

拇指及手指的全形再造

王增涛

山东大学附属省立医院手足外科

中国的拇、手指再造技术在国际上享有盛誉，为国人所自豪。这种骄人的成就，是以杨东岳开创和几代显微外科人共同努力的结果。从世界第 1 例足趾移植再造拇指，到种类繁多的组合足趾移植再造拇、手指，半个多世纪以来，我国拇、手指再造技术一直处于国际领先或先进水平[1-28]。近年来，拇、手指全形再造的理念与系列术式再次将拇、手指再造技术向前推进，逐渐成为世界拇、手指再造的新趋势。

一、"拇手指全形再造" 概念的提出

足趾与拇、手指有着类似的结构与功能，用足趾重建拇指，从感觉、运动功能及外观几个方面来看，都远好于其他拇指再造方法，因此，成为以往几十年拇指再造的主流方法。在 19 世纪末，Nicoladoni 就介绍了带蒂的足趾移植重建拇指的手术病例，这种术式需要将手与足强迫体位固定在一起数周，痛苦的治疗过程使该术式难以推广。1966 年，Buncke 等[29]首次完成了恒河猴的吻合血管踇趾游离移植至手部。直到 1977 年，杨东岳等[1]报道自 1966 年起采用了血管吻合的方法将第 2 足趾游离移植于手上再造拇指 40 例，移植手术一次性完成，才使足趾移植再造拇、手指手术逐渐在全世界推广应用。1969 年，Cobbett[30] 报道踇趾移植再造拇指。此后几十年中，陆续出现了许多种采用不同形式足趾移植再造拇、手指的临床报道，但术式虽不断增多，其本质上仍然是把足趾搬移到手上，拇、手指缺多少就从足趾上切除多少，很多情况下足趾的损失程度大于拇、手指的缺失程度，有时为使 1 个再造拇指粗一点或手指长一点而牺牲或损坏 2 个足趾，并且再造的手指与正常手指外形与功能上仍有不小的差别，特别是Ⅴ度以上的手指缺损再造。考虑到足趾切取对足部的损伤，很少有人会考虑采用足趾移植的方法再造 5 个以上的拇、手指。

1998 年开始，我们反复思考，能不能换一种思路：再造手指需要的组织量与整个人体相比并不多，除了人体其他部位所没有的趾甲与小关节必须从足趾上切取外，软组织与骨骼可以从足趾以外的其他部位切取，然后按照正常拇、手指的结构与外形设计组装出一个新的拇指或手指；足趾缺失的关节与趾甲可以用自体或人工组织充填修复，使足趾保留相对完整的长度与外形。这样，既可以再造一个具有更好外形的拇、手指，同时足趾也得以保留。如此一来，不仅是手指与足趾功能都变得更好一点，而且使再造 5

个以上的拇、手指成为可能。

　　按照正常拇、手指的结构与外形，从不同部位取材（包括人工材料与异体组织），设计组装出一个外形与功能近似正常的拇、手指，而不是简单的足趾移植，在再造出正常长度与形态、功能的拇、手指的同时保留足趾的长度与大部分的功能与外形，这就是全形再造的理念。

　　1998 年 12 月，我们按照新的理念做拇、手指再造手术。根据这个理念，针对不同程度拇、手指缺损我们采用了一系列术式进行再造，其中Ⅰ～Ⅲ度缺损的再造方法中大多数是程国良等国内外显微外科前辈已经采用过的方法。对Ⅳ度以上缺损，我们设计了新的术式，主要特点是组合 3 种或以上的组织移植来达到"全形"的效果。2007 年召开的全国手外科年会（北京）以及 2011 年起在《中华显微外科杂志》上发表的多篇论文均用"全形再造"这个概念[31-33]。2013 年美国临床整形外科杂志约稿，当时用了 Cosmetic Reconstruction（美学再造）这个词[34]。有学者认为美学是一个学科的名称，以往的"Trimmed-toe transfer"术式、足趾改形再造、修饰性再造等也都是在追求美，大部分的外科手术也都会注意到美学的问题，用美学这个没有特指的抽象笼统的概念去描述一个具体的再造方式不合适，并且只是强调拇、手指外观而不能完全反映出这种再造方式的全部含义[24,35]。顾玉东（世界首例足趾移植再造拇指手术术者之一）建议：这种再造方式达到手和足的外形与功能都兼顾，作为一种理念与未来发展追求的目标，命名为"全能或全形再造"是合适的。这里的"全形"二字是指形体健康完整无缺，并且也指人体机能良好，与我们追求拇、手指与足趾都健康完整、功能也良好的理念一致。祖国传统医学早就有"全形"这个词，《黄帝内经素问·宝命全形论》中有讲"君王众庶，尽欲全形"。同时，考虑到全形再造已经得到国内外同行广泛认同，我们仍建议用拇、手指全形再造这个词。至于英文名称，沈祖尧建议用"Comprehensive reconstruction"。

二、组合再造与修饰性再造

　　2005 年，程国良等[24]报道拇、手指部分缺损的修饰性修复与重建。拇、手指的末节部分缺失对手的功能影响不大，但对其进行修复重建使拇、手指的外形与功能都更完美，后来文献中称其为修饰性再造[25]。拇、手指末节部分缺损可行修饰性再造，而拇、手指更多的缺损需要足趾移植。单纯足趾移植再造拇、手指，踇趾太粗而第 2 足趾太细，为改善再造拇指的外形，Wei 等[35]将踇趾胫侧切除一部分使其变细后再移植至手部再造拇指；王增涛等[36]2002 年报道一组用踇趾腓侧皮瓣嵌入增粗第 2 足趾后移植再造拇指或手指的病例。这些方法是在足趾移植的基础上对足趾的形状进行了改善。之后，对移植足趾改形的不同方法陆续有报道，Zhao 等[37]于 2010 年将该方法发表至英文期刊。另外，国内外多位作者先后报道了踇甲瓣与髂骨或第 2 足趾关节瓦合或者第 2 足趾嵌合踇趾腓侧皮瓣再造拇指的方法，不少医生称其为组合再造。其中 Morrison 等[38]于 1980 年首先报道了踇甲瓣包绕髂骨再造拇指的方法，我国 Yu 等[28]则于 1985 年最早报道了踇甲瓣与第 2 足趾近侧指骨间关节瓦合再造拇指的方法，Tsai 等[39]于 1991 年也报道了这种方法，在他们的报道中，足部供区将第 2 趾皮瓣包绕踇趾剩余部分，牺牲了一个足趾。Koshima 等[40]在 1995 年报道了 1 例𣎴甲瓣瓦合第 2 趾近趾骨间关节再造拇指的病例，供区残留的半个𣎴趾换药植皮，取髂骨植骨充填关节供区移植来保留第 2 足趾。

近年来，国内多位作者发表了𣎴甲瓣或𣎴甲瓣联合第 2 足趾关节移植再造拇指的英文文章。Pan 等[41]对 69 例改良𣎴甲瓣移植再造拇指患者供区并发症情况进行了评估。Shen 等[42]（2016 年）报道了改良𣎴甲瓣移植修复拇、手指脱套伤，并将跖侧三角形皮瓣保留在足部的方法及长期随访结果。Chi 等[43]（2017 年）报道了拇、示指缺损时，示指残留掌骨拇化并从双侧足切取复合组织瓣拼接再造拇指的方法。上述方法克服了𣎴趾或第 2 足趾与拇指外观、粗细的差异，从而使再造的拇指有更好外形，但这些方法与全形再造的理念尚有差异。首先，这些报道多为再造拇指，且大部分方法仅为两种不同组织瓣或髂骨的组合，这在手指再造特别是长手指再造时就难以解决再造手指长度及关节位置的难题[44]；其次，大都需要牺牲 1 个甚至 1 个以上足趾，对足损伤仍然较大。按照手指全形再造的定义，这些都不能算是手指全形再造，应是手全形，足也要全形。

三、国内拇指及手指全形再造的发展

近十年来，拇、手指全形再造的理念在中国得到了极大的发展，越来越多的医生开始开展"全形再造"手术，或以"全形再造"做宣传，并以"全形再造"为题在国内期刊发表相关文章。

2009 年，王全胜等[45]报道拇指缺损后全形再造 30 例；2013 年，刘刚义等[46]发表"拇指全形再造的临床体会"，报道了 14 例拇指Ⅲ、Ⅳ度缺损的再造。他们的再造方法均采用𣎴甲瓣包绕第 2 足趾近侧趾骨间关节再造拇指，供区则用第 2 趾甲皮瓣与𣎴趾剩余部分瓦合，这种方法实际上还是传统的组合再造，与 YU 等[28]及 Tsai 等[39]所报道的方法基本一致，需牺牲一个足趾。孙文海等[47]及 Zang 等[48]分别于 2016 年、2017 年报道了 3D 打印技术辅助拇、手指全形再造的方法，CT 扫描后 3D 打印使拇、手指全形再造的设计更直观、准确，对临床手术有帮助。郝丽文等[49]在 2018 年报道了骨延长技术应用于拇、手指全形再造，该方法的优点是避免取髂骨植骨，且切取足部复合组织瓣面积得以减小，缺点是需要增加一次手术，且需要较长时间佩戴骨延长器。

拇、手指全形再造的理念与术式正在国内外普及、推广与发展，相关论文也逐渐增多，但其中有少部分文章名为"全形再造"，其实所述方法并不是真正的全形再造。另外，还有相当多开展全形再造手术的医生并没有发表文章，而是在中华手外科网、各种论坛、微信群分享他们的手术病例。我国的手外科医生，特别是许多年轻医生显微外科技术扎实，也有较高的奉献精神，在不少的病例中都能看到他们的创新之处，今后应该多总结发表论文。

四、拇指及手指全形再造的基本手术方法

拇、手指全形再造是一种新的再造理念，术式有多种，并且仍在不断进步与变化中。概括起来，针对不同类型的拇、手指缺损，目前常用的基本术式如下。

1. Ⅰ度缺损

（1）踇趾骨皮瓣移植：适用于骨与软组织缺损而指甲相对完整的钩甲畸形[50]。将踇趾腓侧趾底动脉、神经为蒂的骨皮瓣移植到残指末端，残指甲板拔除，甲床平铺在移植的趾骨背侧，重建正常的手指（图1）。

（2）踇趾甲骨皮瓣移植：切取的踇趾趾骨、趾甲、皮肤复合组织瓣移植再造拇指或手指（图2）。

（3）双踇趾甲骨皮瓣拼合再造手指：采用将双侧踇趾甲骨皮瓣拼合后，再移植到缺损的手指末端的方法再造拇、手指（图3）。踇趾趾甲的大部分得以保留，踇趾外形较上一方法改善[51]（图4）。

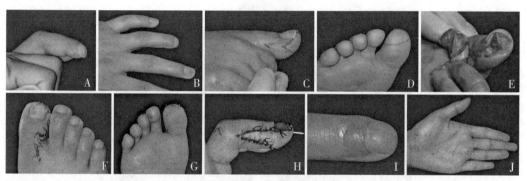

图1 患者勾甲畸形再造
A、B. 左手环指勾甲畸形；C、D. 设计骨皮瓣；E～H. 术中过程；
I、J. 术后12个月随访环指外观

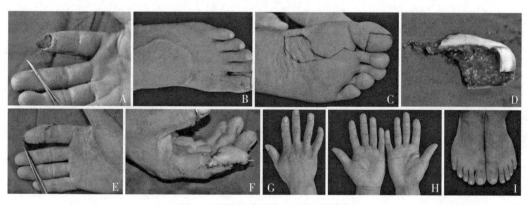

图2 患者右手示指Ⅰ度缺损再造
A. 掌侧观；B～F. 术中过程；G～I. 术后2年随访手、足外观

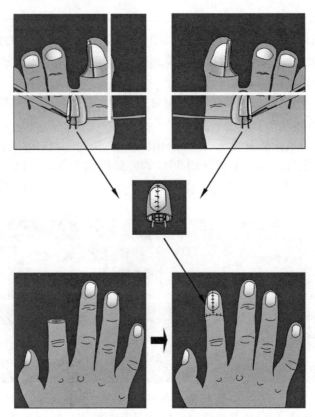

图 3　双侧踇甲骨皮瓣拼合法再造手指方法示意

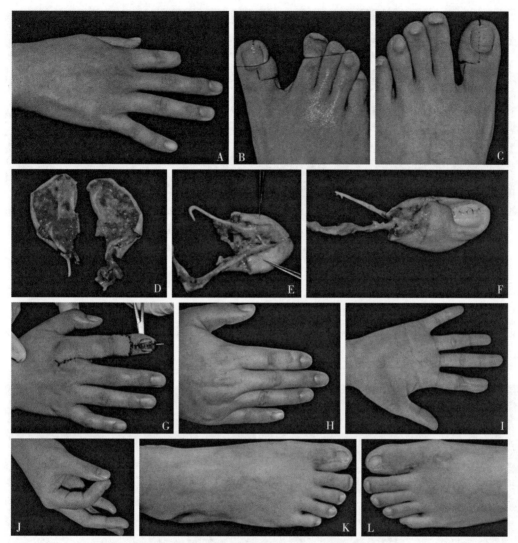

图 4 患者双侧踇趾甲骨皮瓣双拼法再造手指
A. 右手示指Ⅰ度缺损；B、C. 在双侧踇趾上设计带部分末节趾骨的趾甲骨皮瓣；
D～G. 术中过程；H～L. 术后 24 个月随访手、足功能与外观

2. 手指Ⅱ～Ⅲ度缺损全形再造

根据手指缺损与对侧手指情况，在踇趾腓背侧设计切取踇甲骨皮瓣移植到手指残端。若长度还不够，则串一段髂骨，一起用克氏针固定于手指（图5）。

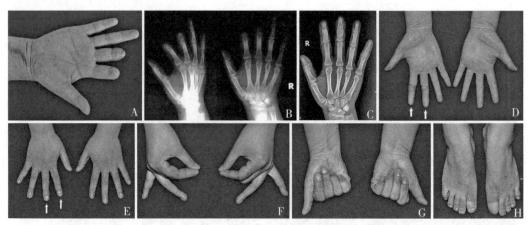

图5 患者右手示、中指Ⅲ度缺损再造

A. 掌侧观；B. 术前X线片；C～H. 术后23个月随访，再造手指X线片及手、足功能与外观

3. 手指Ⅳ～Ⅴ度缺损全形再造

踇甲骨皮瓣包绕第2趾近趾骨间关节，踇甲骨皮瓣和第2趾近趾骨间关节可以同一血管蒂或者有分别独立的血管蒂，通过串联适当长度的髂骨来调整近指骨间关节位置及指骨长度（图6）。

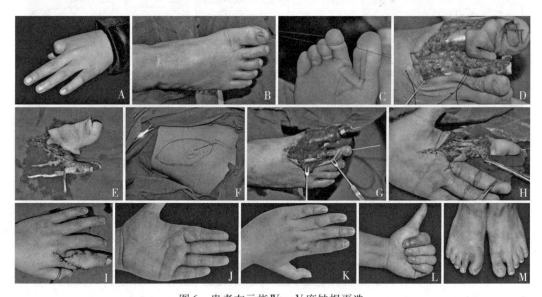

图6 患者左示指Ⅳ～Ⅴ度缺损再造

A. 背侧观；B、C. 设计踇甲骨皮瓣及带血管的第2趾近侧趾骨间关节复合组织瓣；
D～I. 术中过程；J～M. 术后17个月随访，手、足功能与外观

4. 手指Ⅵ度缺损全形再造

与手指Ⅳ～Ⅴ度缺损再造方法基本相同，不同的是增加了掌指关节的重建（图7、8）。

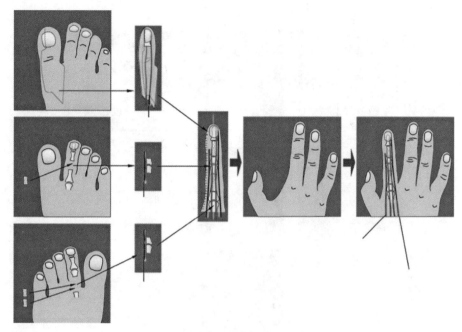

图7 手指Ⅵ度缺损再造示意

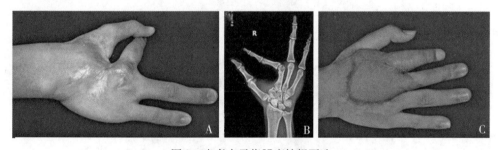

图8 患者右示指Ⅵ度缺损再造

A. 右示指在掌骨近端平面缺如；B. 术前X线片；C. 使用髂骨，带血管蒂的右足第2趾跖趾关节、带血管蒂的左足第2趾趾骨间关节、左足趾甲骨皮瓣、游离腹股沟皮瓣再造右示指术后24个月外观

5. 多个长手指再造

（1）再造"手板"：类似先天畸形中的骨性并指畸形。

（2）"手板"分割成手指：类似先天性骨性并指畸形的分指术。

（3）关节重建：从双足第2或者第3趾上切取近侧趾骨间关节分别重建4个手指的近侧指骨间关节。

（4）趾甲重建：从足趾上切取趾甲瓣移植重建多个手指的指甲（图9、图10）。

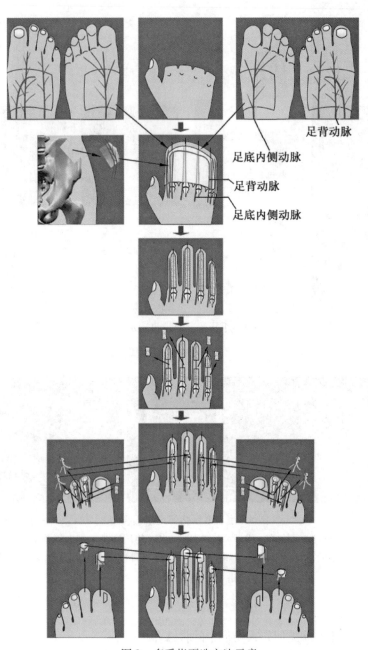

图 9　多手指再造方法示意

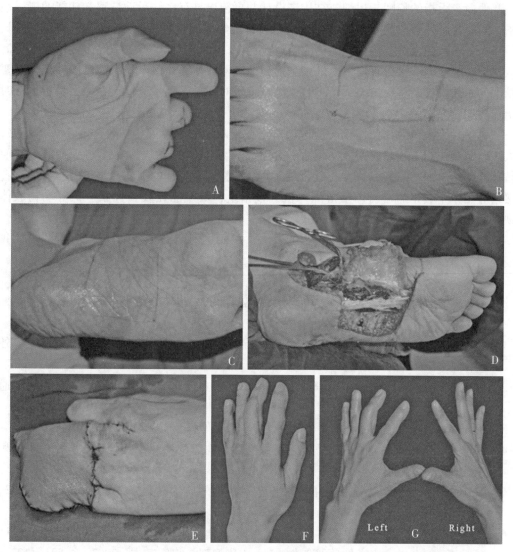

图 10 患者多指再造
A. 左手多指缺损；B、C. 在左足上设计跖背侧组合皮瓣；D、E. 术中过程；
F、G. 再造手指术后 20 个月外观

6. 手指再造术中足部供区创面的修复

如果切取的组织较小，供区直接缝合或者换药自行愈合。没有骨外露创面可以采用全厚皮植皮。较大创面采用局部带蒂转移或游离皮瓣移植修复。常用皮瓣有跖背皮瓣、足背皮瓣、踝前皮瓣、跗内侧皮瓣、跗外侧皮瓣、第 2 趾组织瓣、足内侧皮瓣、趾底皮瓣、足底内侧皮瓣、小腿部皮瓣、大腿部皮瓣、腹股沟区皮瓣等。

五、拇指及手指全形再造的局限性与展望

拇、手指全形再造的理念是兼顾手与足（供、受区）两方面的外形与功能。按照

正常的拇、手指的长度、粗细与结构来设计并再造出具有良好运动与感觉功能的拇、手指，同时足趾外形与功能也尽量保留。目前，已经按照这种理念设计实施了很多种拇、手指全形再造的方法，但仍然无法完全达到目标，如：①指甲、关节等多数情况下仍需取自足趾。②拇、手指Ⅲ度以上缺损全形再造手术往往需要多个组织瓣游离移植，需要精细的术前设计及拼接组装，技术难度高，手术时间长，手术风险大，多个手指再造时治疗周期长等。

科学是无止境的，拇、手指全形再造也在不断地研究发展中。希望在不远的将来，人工材料或组织工程学研究能实现质的突破，研发出在功能、生物相容性及耐久性方面替代自体组织的产品，以减少或避免对人体组织特别是足部的损伤。再进一步发展，直接培养出一个真正的"自体手指"再植到残指上，甚至能让残指像某些低等动物肢体缺失后可以再生一样，让拇、手指残端直接"长出"新的手指。

随着医学的进步和显微外科技术的发展，定能达到"君王众庶，尽欲全形"。让我们一起向着拇、手指全形再造这一目标努力！

参 考 文 献

[1] 杨东岳，顾玉东，吴敏明，等. 第二趾游离移植再造拇指 40 例报道 [J]. 中华外科杂志, 1977, 15 (1)：13 - 18.

[2] 顾玉东，吴敏明，郑忆柳，等. 足趾移植术中血管变异及其处理 [J]. 解剖学通报, 1982, 5 (4)：29 - 31.

[3] 顾玉东. 足趾移植的回顾与展望 [J]. 中华显微外科杂志, 2000, 23 (1)：10 - 11.

[4] 顾玉东，吴敏明，郑忆柳，等. 足趾移植术中血管的变异及其处理 [J]. 中华外科杂志, 1985, 23 (4)：210 - 212.

[5] 陈中伟，王琰. 蹬趾皮肤趾甲瓣在再造拇指中的应用 [J]. 中华外科杂志, 1982, 20 (12)：707 - 709.

[6] 于仲嘉，王琰. 手缺损再造一例 [J]. 中华医学杂志, 1979, 59 (10)：593 - 595.

[7] 于仲嘉，黄玉池. 多指显微再造术 [J]. 中华解剖与临床杂志, 2003, 8 (2)：123 - 125.

[8] 于仲嘉，黄玉池. 蹬趾皮甲瓣和第二、三足趾联合移植再造拇、手指 58 例报道 [J]. 实用手外科杂志, 2001, 15 (2)：73 - 75.

[9] 杨东岳，顾玉东，吴敏明，等. 显微外科手术中血管问题的处理 [J]. 中华外科杂志, 1981, 19 (3)：131 - 134.

[10] 陈中伟，王琰. 足趾移植"再造手" [J]. 中华外科杂志, 1981, 19 (4)：199.

[11] 程国良，潘达德，林彬，等. 急症拇指手指再造 [J]. 解放军医学杂志, 1984, 9 (1)：30 - 33.

[12] 张涤生，王炜，吴晋宝. 应用第二足趾足背皮瓣（包括二者合并）修复手部缺损 [J]. 上海医学, 1979, 2 (5)：282 - 285.

[13] 寿奎水，施海峰. 一期修复全手脱套伤后的功能分析及最佳术式 [J]. 中华手外科杂志, 1999, 15 (1)：23 - 25.

[14] 寿奎水,张全荣,李向荣,等. 亚急诊修复和再造拇、手指358例报道[J]. 中华手外科杂志, 1995, 11 (4): 204-206.

[15] 王成琪. 拇指创伤性截指后的再植与再造[J]. 前卫医药, 1985, 2 (1): 24.

[16] 王成琪,王剑利,王增涛,等. 足趾移植再造拇指与手指常遇到的几个问题及处理[J]. 解放军医学杂志, 2000, 25 (2): 152-153.

[17] 范启申,王成琪,周建国,等. 足趾移植再造手指464例[J]. 中华显微外科杂志, 1997, 20 (3): 186-188.

[18] 芮永军,许亚军,张全荣,等. 五块游离组织组合移植修复手脱套伤[J]. 中华显微外科杂志, 2007, 30 (4): 258-260.

[19] 芮永军,寿奎水,许亚军,等. 双侧多个足趾移植修复全手或多手指缺损[J]. 中华显微外科杂志, 2008, 31 (3): 166-168.

[20] 芮永军,寿奎水,张全荣,等. 四、五块游离组织组合移植一期手再造[J]. 中华手外科杂志, 2003, 19 (4): 223-225.

[21] 方光荣,汤海萍,丁小珩,等. 足趾移植多手指再造相关问题的探讨[J]. 中华手外科杂志, 2011, 27 (1): 20-23.

[22] 丁小珩,方光荣,姜凯,等. 全长手指再造10例报道[J]. 中华显微外科杂志, 2008, 31 (3): 163-165.

[23] 程国良,方光荣,林彬,等. 吻合趾-指动静脉的拇指手指再造与修复[J]. 中华外科杂志, 1994, 32 (2): 79-81.

[24] 程国良,方光荣,侯书健,等. 拇手指部分缺损的修饰性修复与重建[J]. 中华医学杂志, 2005, 85 (38): 2667-2673.

[25] 程国良. 我国足趾移植拇手指再造与修复回顾与展望[J]. 中华手外科杂志, 2007, 23 (2): 65-68.

[26] GU Y D, ZHANG G M, CHENG D S, et al. Free toe transfer for thumb and finger reconstruction in 300 cases [J]. Plastic and Reconstructive Surgery, 1993, 91 (4): 693-702.

[27] YU Z, HUANG Y. Sixty-four cases of thumb and finger reconstruction using transplantation of the big toe skin-nail flap combined with the second toe or the second and third toes [J]. Plastic and Reconstructive Surgery, 2000, 106 (2): 335-341.

[28] YU Z J, HE H G. Thumb reconstruction with free big toe skin-nail flap and bones, joints, and tendons of the second toe—report of the cases [J]. Chinese Medical Journal, 1985, 98 (12): 863-867.

[29] BUNCKE H J, BUNCKE C M, SCHULZ W P. Immediate Nicoladoni procedure in the Rhesus monkey, or hallux-to-hand transplantation, utilising microminiature vascular anastomoses [J]. British Journal of Plastic Surgery, 1966, 19 (4): 332-337.

[30] COBBETT J R. Free digital transfer. Report of a case of transfer of a great toe to replace an amputated thumb [J]. Journal of Bone and Joint Surgery (British Volume), 1969, 51 (4): 677-679.

[31] 王增涛. 手指全形再造的重要意义[J]. 中华显微外科杂志, 2011, 34 (4):

265.

[32] 王增涛, 孙文海, 仇申强, 等. 手指Ⅰ~Ⅲ度缺损的全形再造 [J]. 中华显微外科杂志, 2011, 34 (4): 266-268.

[33] 孙文海, 王增涛, 仇申强. 手指Ⅳ~Ⅵ度缺损的全形再造 [J]. 中华显微外科杂志, 2011, 34 (4): 269-271.

[34] WANG Z T, SUN W H. Cosmetic reconstruction of the digits in the hand by composite tissue grafting [J]. Clinics in Plastic Surgery, 2014, 41 (3): 407-427.

[35] WEI FC, CHEN HC, CHUANG CC, et al. Reconstruction of the thumb with a trimmed-toe transfer technique [J]. Plastic and Reconstructive Surgery, 1988, 82 (3): 506-515.

[36] 王增涛, 蔡锦方, 曹学成, 等. 踇趾腓侧皮瓣嵌入第二足趾改形法再造拇手指 [J]. 中华手外科杂志, 2002, 18 (1): 20-22.

[37] ZHAO J, TIEN H Y, ABDULLAH S, et al. Aesthetic refinements in second toe-to-thumb transfer surgery [J]. Plastic and Reconstructive Surgery, 2010, 126 (6): 2052-2059.

[38] MORRISON W A, O'BRIEN B M, MACLEOD A M. Thumb reconstruction with a free neurovascular wrap-around flap from the big toe [J]. Journal of Hand Surgery-American Volume, 1980, 5 (6): 575-583.

[39] TSAI T M, AZIZ W. Toe-to-thumb transfer: a new technique [J]. Plastic and Reconstructive Surgery, 1991, 88 (1): 149-153.

[40] KOSHIMA I, KAWADA S, ETOH H, et al. Free combined thin wrap-around flap with a second toe proximal interphalangeal joint transfer for reconstruction of the thumb [J]. Plastic and Reconstructive Surgery, 1995, 96 (5): 1205-1210.

[41] PAN Y W, ZHANG L, TIAN W, et al. Donor foot morbidity following modified wrap-around flap for thumb reconstruction: a follow-up of 69 cases [J]. Journal of Hand Surgery-American Volume, 2011, 36 (3): 493-501.

[42] SHEN X F, MI J Y, XUE M Y, et al. Modified great toe wraparound flap with preservation of plantar triangular flap for reconstruction of degloving injuries of the thumb and fingers: long-term follow-up [J]. Plastic and Reconstructive Surgery, 2016, 138 (1): 155-163.

[43] CHI Z, SONG D J, TIAN L, et al. Reconstruction of combined thumb amputation at the metacarpal base level and index amputation at the metacarpal level with pollicization and bilateral double toe composite transfer [J]. Journal of Plastic Reconstructive and Aesthetic Surgery, 2017, 70 (8): 1009-1016.

[44] SUN W, CHEN C, WANG Z, et al. Full-length finger reconstruction for proximal amputation with expanded wraparound great toe flap and vascularized second toe joint [J]. Annals of Plastic Surgery, 2016, 77 (5): 539-546.

[45] 王全胜, 杨柳春, 陈平, 等. 拇指缺损的全形再造 [J]. 实用手外科杂志, 2009, 23 (2): 77-78.

[46] 刘刚义,程永冲,朱修文,等. 拇指全形再造的临床体会 [J]. 中华显微外科杂志, 2013, 36 (3): 241-244.

[47] 孙文海. 长手指组合再造的应用解剖和数字化模型研究 [D]. 南方医科大学, 2016: 1-106.

[48] ZANG C W, ZHANG J L, MENG Z Z, et al. 3D Printing technology in planning thumb reconstructions with second toe transplant [J]. Orthopaedic Surgery, 2017, 9 (2): 215-220.

[49] 郝丽文,陈超,王增涛. 骨延长技术在手指缺损全形再造中的应用效果观察 [J]. 山东医药, 2018, 58 (44): 58-60.

[50] 王增涛,丁自海,邹继耀,等. 踇趾趾尖移植再造手指指尖 [J]. 中华显微外科杂志, 2003, 26 (1): 6-8.

[51] 王增涛,孙文海,仇申强,等. 双侧踇趾甲骨皮瓣拼合移植术再造手指15例报道 [J]. 山东医药, 2010, 50 (18): 104.

(本文发表于《中华显微外科杂志》2020年第5期)

保留足趾趾甲的手指修复再造

谢松林 侯 彪 肖湘君

南华大学附属南华医院手足外科

拇、手指缺损是一种较为常见的严重手部创伤，使手功能的发挥受到不同程度的影响，同时也对患者的心理造成一定影响，拇、手指缺损再造具有重要的临床意义。蹈甲瓣是拇、手指再造的主流修复方法，再造手指的外观美观，但对供区外观破坏较为严重。随着显微外科技术、新方法的发展，拇、手指再造的美学要求也越来越高，不单纯以受区的外观及功能修复为标准，而是追求受区与供区外观功能最大化的解剖生理修复[1]，因此，探索寻找蹈甲瓣供区趾甲的保留与修复方法是手显微外科发展的趋势之一。

一、保留足趾趾甲的手指修复再造理念的提出

近年来，我国手显微外科的发展极为迅速，在拇、手指再造领域也取得了许多可喜的成就，当前的蹈甲瓣移植再造最新临床应用基本达到了"缺什么，补什么，缺多少，补多少"，术后再造手指皮肤颜色、质地、外观等均达到良好的水平，符合修饰性再造原则。但一些问题也随之而来，拇、手指再造总体呈下降趋势。部分手显微外科医生不愿意从事再造手术，手外伤患者数下降，患者自身原因不愿意行再造手术。拇、手指再造作为一种"拆东墙补西墙"的手术方式对供区足趾的外观和功能往往具有较大的损伤。这都些都制约了拇、手指再造的修复与重建技术的开展。如何尽可能地保留足趾趾甲及促进趾甲再生，降低供区损伤具有同等重要的意义[2]。

目前，对于蹈甲瓣供区损伤修复的方法有很多，也存在颇多争议。传统的蹈甲瓣供区处理方法有[3]：①蹈趾残端修整术，此方法以牺牲蹈趾为代价，影响患者术后供足的弹跳、奔跑、攀爬等运动功能，同时对供足的外观影响极大，多数患者难以接受；②植皮术，趾骨钻孔，根据创面大小一期或二期植皮。植皮后容易形成贴骨瘢痕，修复区不耐磨，出现瘢痕挛缩等缺点，二期植皮，治疗周期长，骨坏死感染风险增加；③带蒂皮瓣术，需增加第二供区损伤，如创面较大，带蒂皮瓣供区需第三供区取皮进行植皮修复，蒂部长度切取范围有限，供足指端创面修复困难，容易出现坏死及静脉回流障碍；④游离皮瓣修复术，该术式灵活性强，不受蹈甲瓣切取后足背动脉或跖背动脉长度的限制，几乎可以用于所有蹈甲瓣供区修复。该术式手术劳动强度增加，需多吻合一套血管。多数穿支皮瓣皮下脂肪层较厚，容易形成皮瓣臃肿，需进行皮瓣一期或二期皮瓣修薄；以上方法对于蹈甲瓣供区修复均无法达到良好的美学修复效果，特别是对供区足趾

的外观损伤较大，基于以上技术瓶颈，我们采用人工真皮覆盖供区趾甲缺损区，供区足趾趾甲全部保留，通过人工真皮促进残甲瓣增宽，避免了以上不足，是保留足趾趾甲手指美学再造的理想方法之一。

二、典型病例

患者一般情况：女21岁，右小指砸伤术后远节缺损5年。X片提示右小指指骨自中节以远缺失（图1）。

手术方法：完善术前准备，根据健侧小指长度和大小于左足踇趾设计踇甲瓣并切取，取髂骨植骨恢复再造指长度（图2、图3、图4）。对于Ⅰ度及Ⅱ度的拇、手指再造，单纯游离不带趾骨的甲瓣，Ⅱ度及以上踇甲瓣，为预防和减少再造术后髂骨吸收，在踇甲瓣切取过程中，需携带甲瓣下的部分趾骨，切取过程中注意保护供区残留甲瓣的甲基质以及踇甲瓣与携带的骨瓣之间的血运。踇甲瓣切取的宽度一般为整个踇趾趾甲宽度的1/2~2/3。踇甲瓣切取后，创面充分止血，并用生理盐水冲洗创面，根据踇甲瓣创面的大小选取适当大小的皮耐克生物敷料，先将人工真皮修复材料浸泡于生理盐水中，使海绵层充分湿润，用消毒湿纱布湿敷创面10 min。再将皮耐克生物敷料海绵层直接与踇甲瓣供区接触，0号丝线间断缝合固定，无菌敷料包扎即可。2~3周后，皮耐克生物敷料的胶膜层逐渐与真皮层分离，去除外层胶膜，肉芽组织丰满，再通过换药4~6周后，直至足部供区皮肤缺损区愈合。

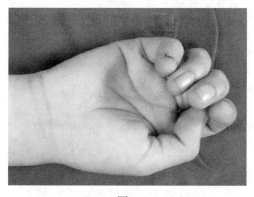

图1

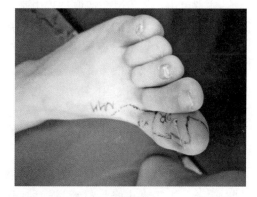

图2

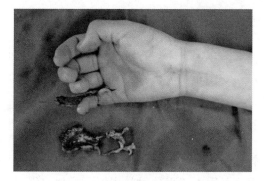

图3

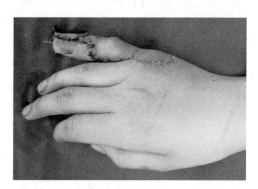

图4

结果：患者出院后，分别于术后 2 周、1 个月、3 个月、6 个月和 12 个月进行常规门诊复查。每次复查随访，我们观察评估的指标为：再造手指的功能、踇甲瓣供区伤口愈合情况、瘢痕质量以及潜在的并发症等。最后一次随访时（>12 个月），患者对外观的满意度（百分制）、踇甲瓣供区足趾的功能恢复以及踇甲瓣供区的感觉功能恢复情况、残留甲瓣增宽情况等进行评估。术后 1 年随访，再植小指及踇甲瓣供区外形、功能满意，再造小指对指、对掌活动正常，功能满意。踇甲瓣供区新生的皮肤与原皮肤质地、色泽相同。踇甲瓣供区修复部位术后负重、行走均无疼痛及溃疡出现，足趾屈伸活动及弹跳无影响（图 5、图 6）。

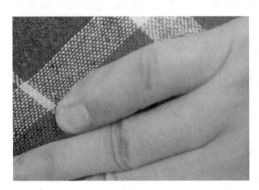

图 5

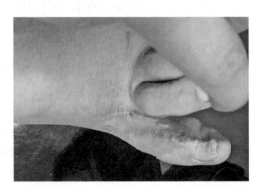

图 6

注意事项：①踇甲瓣切取过程中避免损伤骨膜及甲基质。如需携带趾骨时，需重点保护趾骨和甲床之间的血运。②人工真皮材料需预先浸泡到生理盐水中备用，伤口创面需彻底止血。③根据伤口创面大小及愈合情况，必要时 2～3 周更换一次人工真皮材料。④对于创面较大的人工真皮修复区，可在外侧胶膜上用尖刀片划口引流，3～5 d 定期换药，预防伤口感染。

三、人工真皮修复材料在保留足趾趾甲的手指再造中的应用

新材料和新技术的发展为创面修复提供了更多的选择，合理的应用能使患者和术者同时受益。人工真皮修复材料是一种海绵敷料，由猪的肌腱中提取的胶原蛋白加工而成，与人体组织有良好的亲和性。皮耐克呈立体的网状结构，有利于细胞的长入和代谢，并有利于真皮血管化顺利进行。2～3 周后，纤维母细胞和毛细血管从创面母床和周边组织侵入皮耐克胶原海绵层，胶原蛋白逐渐降解被新生的肉芽组织替代，真皮样组织形成[4]。

人工真皮修复材料（皮耐克生物敷料）自进入中国市场十余年来，人工真皮材料被各级医院的外科医生，包括骨科、烧伤整形科、皮肤科、肿瘤科应用于处理各种高难度复杂创面，取得了一定的临床效果。但很少有报道采用人工真皮材料修复甲床缺损创面。鉴于甲床是指（趾）甲深面的基底部分，是衍化的表皮，起到保护指（趾）甲与皮肤交接的作用，其下真皮具有丰富的毛细血管，甲床与皮肤真皮具有一定的相似性的特点，我们对于踇甲瓣这类特殊类型骨外露创面，采用人工真皮材料皮修复，并取得了

良好的效果。这可能是由于人工真皮修复技术提供的理化环境可以激活受损部位组织内的潜能再生细胞转化为干细胞，并增殖、分化为包括皮肤及皮下组织在内的全部组织结构，从而实现皮肤组织器官的再生复原[5]。另外，在伤口形成瘢痕愈合过程中的牵张力对刺激甲床再生也发挥了重要作用。采用人工真皮修复𧿹甲瓣供区甲床缺损，为临床开展人工真皮皮耐克（Pelnac）治疗甲床缺损，特别是保留足趾趾甲的手指再造提供了一定的临床实践基础。

四、𧿹甲瓣供区修复的常用方法

𧿹甲瓣供区修复的关键在于甲床供区的处理，切取时需尽量避免损伤骨膜及腱周组织，以利于肉芽组织生长、甲床再生、植皮。下面就几种常用的𧿹甲瓣供区修复方法与人工真皮技术进行对比：

（1）负压封闭引流技术[6]。负压封闭引流技术于 20 世纪 90 年代应用于临床，取得了不错的效果，负压封闭引流技术通过负压源将创面的密封环境产生负压吸引的作用，从而对创面的肉芽组织长入、加速其愈合产生积极作用，其主要作用原理及机制是：①使创面周缘收缩；②可使得创面周缘环境稳定；③可以吸收创面分泌物从而减轻创面水肿、减少血清及可能滋生的微生物；④海绵与创面交界产生微变形，以增加二者的贴附作用；⑤负压作用可刺激新生血管及肉芽组织生成。负压封闭技术和人工真皮技术均可以降低手术难度，缩短患者手术时间，减少患者手术部位，但对于同样大小的𧿹甲瓣供区创面，负压封闭技术相比人工真皮技术修复创面的时间要更长，供区足趾的周径相比更小，甲床增生的宽度不及人工真皮修复技术。因此，人工真皮技术修复的足趾更饱满，外观更能迎合患者需求。

（2）游离皮瓣修复[7]。游离皮瓣灵活多变，几乎可以用于所有的𧿹甲瓣供区修复。使用游离穿支皮瓣修复时，可根据供区缺损的情况，个性化的设计皮瓣的大小、外形等。应用游离皮瓣修复𧿹甲瓣供区，最早报道见于 Hashimoto 等应用游离腓动脉穿支皮瓣修复，术后获得了良好的外形，供足功能恢复良好，但具有术后皮瓣臃肿、供区需植皮等缺点。临床上常用于修复𧿹甲瓣供区的有游离股前外侧穿支皮瓣、游离桡动脉鼻烟窝穿支皮瓣、游离比目鱼肌穿支皮瓣、游离静脉皮瓣等。近年来随着显微技术的发展，应用携带骨瓣的游离皮瓣修复𧿹甲瓣供区的骨皮缺损也有报道。相比人工真皮修复技术，𧿹甲瓣甲床供区残甲由于受到皮瓣的占位限制，甲无法实现明显的再生增宽，部分皮肤偏黑的患者，皮瓣修复的供区与周围容易形成较大的色差，影响足部外观。另外，游离皮瓣修复足部供区感觉恢复不及人工真皮修复技术。

（3）局部转移皮瓣修复[8]。取足部局部转移皮瓣应修复𧿹甲瓣供区，不仅具有皮瓣质地与𧿹甲瓣供区皮肤相近，皮瓣薄，不需术后整形的优点，且具有手术时间短、易于操作，术后发生血管危象风险低的优点。使用局部转移皮瓣进行修复时，可切取皮瓣面积小，尤其适用于𧿹甲瓣供区创面较小的患者。常规的局部带蒂转移皮瓣如踝前皮瓣、跗内、外侧皮瓣，受限于其血管蒂的长度，无法远达𧿹趾。近年来，随着 Y－V 血管延长技术的应用，能显著延长带蒂皮瓣的血管蒂长度，这样就能使跗内、外侧皮瓣远达𧿹趾创面。现报道的修复𧿹甲瓣供区的局部转移皮瓣有跗内外侧皮瓣、跖背动脉皮瓣、足底内侧皮瓣、跖底皮瓣等。相比人工真皮修复技术，同样的，踇甲瓣甲床供区残甲由于受到皮瓣的占位限制，甲无法实现明显的再生增宽，该术式可能出现第二，甚至第三供区的损伤。胡勇、王增涛等采用跖底动脉皮瓣逆行转移修复踇趾皮缺损，因足底皮瓣皮肤角质层厚，质地好，修复创面具有更加耐磨的特点。该皮瓣位于足底负重区，切取面积不宜过大，否则无法直接缝合，致足底瘢痕形成，影响足功能。

（4）人工真皮技术[3]。宋文斌等应用皮耐克联合植皮修复踇甲瓣供区，同样取得良好效果。应用皮耐克修复踇甲瓣供区具有以下优点：明显缩短总体手术时间，降低术中及术后风险。创伤小，无需造成其他部位损伤。术后即可进行活动，避免造成关节僵硬及下肢静脉血栓。保留趾胫侧甲床甲板，后期供区外形饱满，新生皮肤TPD好。但其愈合时间较皮瓣修复者长，愈合过程中常伴有创面疼痛，影响生活质量。

综上，采用人工真皮材料修复踇甲瓣供区的优缺点：操作简单，无需皮瓣切取和新增血管吻合，手术时间短；无需增加新的供区损伤；无需二期皮瓣修薄；效果确切，可形成新的甲襞；趾甲、指腹均具有一定的潜在再生能力，通过人工真皮修复的踇甲瓣供区术后外观良好，保留的部分足趾趾甲可实现增宽的效果，再生的皮肤耐磨、色泽接近正常，无瘢痕挛缩，较好地保留了踇趾趾甲的外观及足趾功能；踇甲瓣供区可恢复保护性感觉；该技术易于推广，无需特殊操作设备。本方法的不足之处是：对于长手指再造，人工真皮修复踇甲瓣供区具有一定的局限性，需结合穿支皮瓣或岛状皮瓣共同修复踇甲瓣供区；外观方面，再造手指及供区足趾均缺少一侧甲襞；术后需长期换药，患者无法早期正常下床活动，愈合过程中常伴有创面疼痛，影响生活质量。长期趾骨外露，增加了骨感染、骨坏死及骨外露的风险。

五、拇、手指再造保留足趾修复术式小结

踇甲瓣供区修复的关键在于甲床供区的处理，而甲床创面愈合的主要因素为：甲床上皮组织基底细胞的再生能力，基底细胞生长的环境，甲床根部的完整性。因此，针对不同分度的拇、手指再造，应采用不同的保留足趾修复术式：Ⅰ度缺损采用踇甲瓣部分甲床移植再造，"缺多少补多少"。拇指缺损采用双侧半侧踇甲瓣拼接再造。手指缺损采用半侧踇甲瓣移植再造。Ⅲ度以内手指缺损骨重建采用踇甲瓣带部分远节腓背侧趾骨联合髂骨植骨或者单纯髂骨植骨。Ⅳ度以上手指缺损骨重建采用踇甲瓣带部分远节腓背侧趾骨联合第2足趾骨关节移植和部分髂骨植骨。Ⅲ度以内手指缺损，踇甲瓣供区修复一般可采用人工真皮修复。Ⅲ度以上的踇甲瓣供区修复采用皮瓣联合人工真皮修复，供区甲床缺损区采用人工真皮修复。

总之，通过人工真皮覆盖踇甲瓣供区实现保留足趾趾甲的手指修复再造符合供区和受区、功能和外观最大化的美学修复理念。降低术者操作难度，减少患者供区损伤，恢复了良好的供区外观和功能，有效地提高踇甲瓣再造手术的满意度，是保留足趾趾甲手指美学再造的理想方法之一。

参 考 文 献

[1] 方光荣，丁小珩，汤海萍，等．微型组织瓣在手外科的临床应用［J］．中华显微外科杂志，2009，32（5）：356-359．

[2] 王保山，郑晓菊，王新宏，等．踇甲瓣切取术后创面的处理［J］．中华显微外科杂志，2009，32（1）：26-28．

[3] 宋文斌，郑晓菊．皮耐克生物敷料联合全厚皮片植皮修复踇甲瓣供区［J］．实用手外科杂志，2018，32（3）：353-355．

[4] SUZUKI S, MATSUDA K, ISSHIKI N, et al. Clinical evaluation of a new bilayer "artificial skin" composed of collagen sponge and silicone layer［J］. British Journal of Plastic Surgery, 1990, 43（1）: 47-54.

[5] 徐荣祥．人类再生生命［J］．中国烧伤创疡杂志，2012，24（4）：250-270．

[6] 潘跃，胡继超，王西迅，等．封闭式负压引流技术联合全厚皮片植皮术修复踇甲瓣手术供区［J］．中国骨伤，2011，24（5）：418-420．

[7] 康庆林，柴益民，曾炳芳，等．踇甲瓣切取术后供区创面覆盖的方法选择［J］．中华显微外科杂志，2007，30（4）：267-269．

[8] JIA Y C, XU J, KANG Q L, et al. Reverse-flow lateral tarsal island flap for covering the great toe donor site of wraparound flap［J］. Annals of Plastic Surgery, 2016, 77（4）: 445-449.

游离踇趾甲皮瓣嵌合第 2 趾骨复合组织瓣再造拇指的显微外科解剖

刘鸣江

南华大学附属长沙中心医院

拇指的功能约占手的功能 40%[1]。拇指的缺损将严重影响患者的生活工作，所以临床上有众多的拇指再造的术式。国内外目前常用术式有：第 1 掌骨延长术，游离第 2 趾再造术等[2-5]。侯瑞兴等[6]（1998 年）对手指皮肤撕脱伤的患者采用第 2 趾甲皮瓣移植修复，获得良好的外形与功能。目前，常见的术式都存在外形或功能的相对不足。随着显微技术的发展，踇趾甲皮瓣及第 2 趾甲瓣的移植成功[7-10]，如何寻找一种既使再造拇指的外观逼真和功能优良[11-14]，又能最大程度降低对足部供区的损害的拇指再造手术方式[15-17]？作者对游离踇趾甲皮瓣嵌合第 2 趾骨复合组织瓣再造拇指术进行显微外科解剖学研究，以期为术式的设计提供显微外科解剖学基础。

一、材料与方法

（一）材料

10 只新鲜成人尸体足标本（来源于南华大学解剖教研室），其中左足 5 只，右足 5 只。市售胶液（含乳胶 50%）、红色颜料、手术操作器械、显微手术器械、照相机、游标卡尺、直尺、低温冰箱（海尔，-40℃）。

（二）方法

用注射器从胫前（足背）动脉用 100～200 mL 生理盐水冲洗血管，再用 10～20 mL 含 5% 氨水的生理盐水冲洗血管，放入冲洗池冲洗后，检查标本无外伤及破损后，游离胫前（足背）或胫后动脉为 2～3 cm，插入合适口径的玻璃导管，可靠固定。结扎较粗的深浅静脉，将红色乳胶经玻璃导管灌注，持续缓慢加压注入，直至足趾皮肤红润。夹闭导管，洗净皮肤，去除残存的乳胶。灌注后的标本放入 -40 ℃ 的深低温冰箱保存 2 d 以上。

解剖时取出标本自然解冻，用标记笔于足部（图 1）踇趾、第 2 趾、第 1 趾趾蹼、足背、足底处标记解剖切口。足背根据足背静脉走形作一"S"切口（图 2）；至第 1 趾蹼，踇趾胫侧预留宽为 1.0～1.5 cm 的舌状皮肤。根据供区拇指缺损情况选择踇趾甲皮瓣长度即近跖趾关节的皮肤距离（图3），踇趾跖侧皮肤同样根据受区预留皮肤（图4），第2趾蹼胫侧预留宽为5～10 mm舌状皮肤；第2趾甲皮瓣不包括第2趾骨预留的胫侧舌状皮肤外的趾背、趾底皮肤及趾甲复合组织瓣。

1. 解剖步骤

"S"形切口，切开皮肤，解剖范围内的足背静脉及其属支（图5），解剖足背动脉发出的第1跖背动脉及伴行的腓深神经及分支（图6）。解剖踇趾腓侧趾背侧动脉及第2趾趾背侧动脉，继续解剖踇趾腓侧趾底固有动脉、第2趾胫侧趾底固有动脉（图7）。切取踇趾甲皮瓣及第2趾甲皮瓣，显露第2趾趾骨、肌腱、关节等复合组织，于第2跖趾关节处离断第2趾伸屈肌腱、第1跖底动脉、趾底固有神经，在合适长度切断第1跖背动脉、腓深神经、足背静脉（图8）。磨平第2跖骨头，把第2趾甲皮瓣直接包裹缝合第1趾胫侧的舌状皮肤（图9）。记录供应踇趾、第2趾动脉的分布走行；测量踇趾腓侧趾底固有动脉、第2趾胫侧趾底固有动脉血管蒂长度及直径（图10～图13）。模拟踇趾腓侧趾底固有动脉环绕第2趾胫侧趾底动脉嵌合瓣塑形成拇指（图14）。

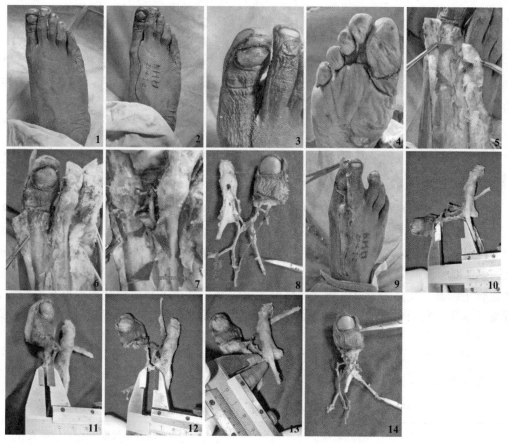

图1 尸体足标本　图2 手术切口设计　图3 踇皮瓣设计　图4 足底切口设计　图5 足背浅静脉　图6 第1跖背动脉及腓深神经　图7 踇腓侧趾底固有动脉和第2趾胫侧趾底固有动脉　图8 游离踇甲皮瓣和游离第2趾骨复合组织瓣　图9 足部供区缝合　图10 测量可用踇腓侧趾底固有动脉长度　图11 测量踇腓侧趾底固有动脉直径　图12 测量第2趾胫侧趾底固有动脉长度　图13 测量第2趾胫侧趾底固有动脉直径　图14 游离踇甲皮瓣嵌合第2趾骨复合组织瓣

2. 测量标准

长度测量起点：第 1 跖背动脉在第 1 趾蹼深层的血管分支为踇趾腓侧、第 2 趾胫侧趾底固有动脉的分叉处；长度测量止点：踇趾腓侧趾底固有动脉为踇趾趾骨间关节水平动脉进入皮瓣处；第 2 趾骨胫侧趾底动脉为近节趾骨间关节水平处。直径测量：血管分叉处的血管蒂外周直径。

（三）数据处理

所有数据测量及读数由同一人完成，将所测量的数据用 SPSS 18.0 统计软件统计处理。血管蒂长度、直径及第 2 趾骨周径用均数±标准差（Mean±SD）表示。

二、结　果

（一）足部供区静脉的特点

足部供区静脉分浅、深两层。浅层静脉起始于皮下向近端走行过程中，内侧汇入大隐静脉，外侧汇入小隐静脉。踇趾甲皮瓣及第 2 趾复合组织瓣的浅层静脉踇趾内侧静脉、踇趾背侧静脉、第 2 趾背侧静脉于第 1 趾蹼汇入跖背静脉，进入足内侧静脉及足背静脉弓，最终汇入两侧大隐静脉；其复合组织瓣有共同的静脉回流主干。足背深层静脉主要是第 1 跖背动脉及其分支的伴行静脉，有 1～2 支且互相交通，走行于动脉两侧，汇入高一级的伴行静脉。

（二）踇趾、第 2 足趾动脉的特点

1. 踇趾、第 2 趾动脉分布

足背动脉主干经内侧楔骨与第 2 跖骨底之间进入第 1 跖骨间隙后，分为足底深支和第 1 跖背动脉。第 1 跖背动脉在第 1 趾蹼近端浅层发出 2 支：踇趾背动脉、第 2 趾胫侧趾背动脉，在趾蹼远端深层可见跖背与跖底动脉交通吻合后形成趾底总动脉，有 2 分支：踇趾腓侧趾底固有动脉、第 2 趾胫侧趾底固有动脉，分别营养踇趾甲皮瓣与第 2 趾骨复合组织瓣，其共干于第 1 跖背动脉或者第 1 跖底。第 1 跖底动脉的走形相对恒定，通常发起于足底深支与足底动脉弓的移行部。第 1 跖背动脉与第 1 跖底动脉在第 1 趾蹼处相互交通吻合。

2. 踇趾、第 2 趾底动脉血管长度及直径

按照测量标准所得数据见表 1。

表 1　踇趾、第 2 趾底动脉血管蒂长度、直径测量数据统计（Mean±SD）

	标本个数	血管蒂长度（cm）	血管蒂直径（mm）
踇趾腓侧趾底固有动脉（分叉至进入皮瓣）	10	1.82±0.12	1.08±0.06
第 2 趾胫侧趾底固有动脉（分叉至近侧趾间关节）	10	0.90±0.16	0.82±0.13

3. 第 2 趾近节趾骨周径

周径测量部位以第 2 趾近节趾骨基底部为测量平面，第 2 趾周径为（3.02±0.15）cm。

（三）供区神经的支配

1. 𝗌趾背侧神经支配

𝗌趾甲皮瓣背侧的感觉神经来源于腓深神经，分布于𝗌趾、第 2 趾的相对缘。

2. 𝗌趾跖侧神经支配

𝗌趾甲皮瓣跖侧的感觉神经来源于自足底内侧神经发出的趾底固有神经。

三、讨　论

（一）𝗌甲瓣的应用解剖学特点

第 1 跖背动脉于𝗌趾近端背侧发出𝗌趾背侧动脉；在第 1 趾蹼深处发出𝗌趾腓侧趾底固有动脉。本文的测量长度为 1.82 cm，直径为 1.08 mm；由其供血可以保障𝗌甲瓣血液供应的稳定性。𝗌甲瓣为环状瓣，对第 2 趾骨复合组织瓣的包裹具有实际应用意义，而且其内静脉血管丰富，趾背趾静脉的可以选择 2 个属支，动、静脉比可达 1∶2，可以满足移植要求。

（二）第 2 足趾的应用解剖学特点

本研究切取的第 2 趾骨复合组织瓣，即除不包含第 2 趾胫侧为 0.5～1.0 cm 的舌状皮肤的第 2 趾甲皮瓣；其预留的第 2 趾甲皮瓣同样为一环状瓣；组织结构与𝗌趾甲皮瓣基本一致，其包裹𝗌趾直接缝合有利于降低足部供区并发症。第 1 跖背动脉在第 1 趾蹼深处发出第 1 趾胫侧趾底固有动脉，可以通过观察第 2 趾骨胫侧预留的舌状皮肤监测第 2 趾骨复合组织瓣的血运。第 2 趾骨复合组织瓣趾背静脉与𝗌甲瓣趾背静脉均汇入跖背静脉，然后汇入足踝内侧的大隐静脉。第 2 趾近节趾骨周径的一半为 1.50 cm，𝗌趾腓侧趾底固有动脉的平均长度为 1.82 cm，大于前者，足够包绕第 2 趾近节趾骨。

第 2 趾骨复合组织瓣与𝗌趾甲皮瓣动、静脉均共干，具有组合再造拇指的解剖学基础。

（三）拇指再造的应用解剖学要求

拇指有 9 条外在肌及内在肌，故在拇指再造的方案设计时，选择术式需要慎重[18]，尽量选择与其相似组织移植再造[11]。手、足组织胚胎学同源，皮肤质地一致[13]；第 2 趾骨复合组织瓣拥有拇指再造所需要的运动结构。解剖中发现本复合组织构成可基本满足拇指的相关组织结构。

（四）血管蒂相互环绕关系

𝗌趾腓侧趾底固有动脉（分叉至进入皮瓣）长度（1.82±0.12）cm，直径（1.08±

0.06）mm；第 2 趾胫侧趾底固有动脉（分叉至近侧趾间关节）长度（0.90±0.16）cm，直径（0.82±0.13）mm。第 2 趾近节趾骨周径的一半为 1.50 cm，𨂂趾腓侧趾底动脉分叉至进入皮瓣的平均长度为 1.82 cm，大于前者，第 2 趾骨胫侧趾底固有动脉分叉至近侧趾间关节平均长度为 0.90 cm，小于前者。以𨂂趾腓侧趾底动脉跨越第 2 趾骨一侧环绕血管长度合适，𨂂趾腓侧趾底固有动脉跨越第 2 趾骨一侧环绕第 2 趾骨时血管蒂长度足够。

但可能存在以下两个问题：

（1）选择供区时选择同侧有利于再造拇指的组合及神经血管的吻合。

（2）第 2 趾骨过长时，在塑形再造拇指时，切取第 2 趾骨复合组织的远节部分组织后𨂂甲瓣再嵌合塑形拇指。

在解剖过程中当血管蒂长度不足时，可以在满足组织瓣血供的情况下适度解剖游离其分支血管。必要时使用第 1 跖背动脉长度代偿环绕第 2 趾骨胫侧以此相对增长血管长度。如第 1 跖背动脉Ⅲ型者，一般尽量不切开跖骨间横韧带而分离足底血管，降低对足部的损伤，只要分离显露至趾底固有动脉，分离向近端，尽量到血管口径较粗处。测量的趾底血管直径可以满足显微血管吻合，必要时行血管移植，或更改术式。

综上所述，𨂂趾、第 2 趾动静脉血管可保障𨂂趾甲皮瓣、第 2 趾骨复合组织瓣血供，模拟再造拇指相互环绕的血管蒂无卡压；适合设计游离𨂂趾甲皮瓣嵌合第 2 趾骨复合组织瓣再造拇指，其实际应用有待临床验证。

参 考 文 献

[1] 胥少汀，葛宝丰，徐印坎. 实用骨科学［M］. 3 版. 北京：人民军医出版社，2005：487.

[2] 李鹏，曾志超，欧治平，等. 第二足趾联合第一足趾腓侧皮瓣移植加甲床扩大修饰性再造拇指 25 例［J］. 中华显微外科杂志，2010，33（1）：57-58.

[3] 周礼荣，丁任，王伟，等. 总结 931 例手外伤修复与再造的方法［J］. 中华手外科杂志，2000，16（3）：164-166.

[4] 顾玉东，陈德松，张高孟，等. 足趾移植再造拇指、手指 400 例报告［J］. 中华手外科杂志，1995，11（4）：195-199.

[5] 程国良，方光荣，潘达德，等. 不同程度拇、手指采用不同形式的足趾组织移植再造与修复［J］. 中华手外科杂志，1995，11（4）：200-203.

[6] 侯瑞兴，王海文，冯连银. 第二趾甲皮瓣修复手指皮肤脱套伤［J］. 中华显微外科杂志，2000，23（4）：271-273.

[7] 胡玉祥，章峰火，郭随林，等. 部分𨂂甲瓣游离移植修复拇手指末节半侧缺损 10 例［J］. 中华显微外科杂志，2011，34（1）：80-81.

[8] 张德军，黎耀文，伍美艺，等. 应用部分𨂂甲瓣急诊修复拇指末节缺损［J］. 中华显微外科杂志，2013，36（3）：275-276.

[9] 侯瑞兴，王海文，巨积辉，等. 不同形式的第二趾甲皮瓣移植修复不同程度的手指皮肤脱套伤［J］. 中华手外科杂志，2005，21（3）：142-144.

［10］刘亚平，程国良，丁小珩，等. 带翼状皮瓣的第二趾甲瓣修复手指皮肤套脱伤［J］. 中华手外科杂志，2006，22（2）：73-74.

［11］牟勇，黄东，吴伟炽，等. 改形蹞趾甲皮瓣与第2足趾联合移植再造拇指术的解剖学基础［J］. 中国临床解剖学杂志，2010，28（2）：131-134.

［12］牟勇，黄东，吴伟炽，等. 以蹞趾背动脉为血供的趾背皮瓣应用解剖［J］. 中国临床解剖学杂志，2010，28（6）：618-619.

［13］廖观祥，巨积辉，刘新益，等. 双侧蹞趾皮瓣瓦合修复拇指套脱伤可行性的初步探索［J］. 中国临床解剖学杂志，2013，31（6）：650-654.

［14］李秀平，巨积辉，刘新益，等. 吻合血管的趾甲移植修复拇、手指指甲缺损［J］. 中国临床解剖学杂志，2013，31（2）：210-213.

［15］WANG L, FU J, LI M, et al. Repair of hand defects by transfer of free tissue flaps from toes［J］. Archives of Orthopaedic and Trauma Surgery, 2013, 133（1）：141-146.

［16］YAN H, PERSONS B, GAO W, et al. Nail flaps for microsurgical aesthetic reconstruction of thumb and donor site of great toe［J］. Journal of Plastic Surgery and Hand Surgery, 2012, 46（3-4）：212-214.

［17］程国良. 足趾移植再造拇指和手指外形的修饰理念［J］. 中华显微外科杂志，2009，32（2）：92-94.

［18］徐传达. 指部皮肤缺损修复术式的选择［J］. 中华手外科杂志，2013，29（2）：65-66.

吻合指-趾动脉的拇手指再造

巨积辉　柳志锦　刘胜哲

苏州大学附属瑞华医院　苏州瑞华骨科医院

自1966年，上海华山医院杨东岳等完成首例足第2趾移植拇指再造以来，历经半个多世纪的发展，足趾移植拇、手指再造已成为拇、手指缺损修复最为理想的方法，在手术适应证、手术技巧、治疗效果等方面均获得了明显的提高和进步。尤其是再造理念的变革，对手术疗效的提高起到了巨大的推动作用。从吻合足背动脉-桡、尺动脉的长移植到吻合趾-指动脉的短移植，从最初的追求再造指的功能改善到修饰性再造的理念转变[1-3]，从牺牲足趾到完全保留足趾个数，尤其是程国良提出"缺多少、补多少，缺什么、补什么"的修饰性再造理念以来，对再造指外形的重塑提到了前所未有的高度，对术者也提出了更高的要求和挑战。如何在尽量减少供区损伤的基础上，最大限度地提高再造指的外形和功能，成为临床研究者共同追求的目标。尽管再造的理念从功能向外形、供区损伤等角度发生了质的变化，但是，近年来国内再造的数量明显减少是不争的现实，最为主要的原因可能是患者的要求的提升，以及对于再造得失比的考虑，应该引起业界足够的重视。

吻合指-趾动脉的拇、手指再造属于短移植的范畴，采用短移植的血管吻合方式，虽然增加了吻合的难度，却体现了精湛的显微外科技术，并且降低了对供区的损伤，更能够体现修饰性再造的理念。因此，在保证安全的前提下，采用趾-指动脉吻合的短移植方式是我们所倡导的手术方法。现就近年来我院在趾-指动脉吻合拇、手指再造方面所做的一些工作介绍如下。

一、手指末节再造

手指的末节缺损造成手指功能的丧失占比小，其再造主要是从美观的角度出发，根据手指缺损的长度可以选择足第2趾中末节进行再造，可获得比较好的外观和功能[4-5]，尤其是远侧指骨间关节完整者，再造后远侧指骨间关节恢复一定的活动度，效果满意。

手指末节再造包括末节指体的缺损、指甲缺损、手指侧方的缺损及指腹的缺损。

1. 手指末节指体缺损的再造

对于末节指体的缺损，根据缺损的长度，常规采用吻合趾-指动脉的第2趾末节或中、末节进行再造，主要根据缺损的指骨长度进行选择，要将双侧趾底固有动脉、神经分别与指掌侧固有动脉、神经吻合和缝接,静脉采用趾-指背侧静脉吻合,为预防静脉受压,也可以将趾背静脉与掌骨头间静脉吻合,注意足第 2 趾优势侧动脉与手指优势侧动脉吻合。需要注意的是趾-指交界处的外形过渡要自然,防止出现膨大畸形(图 1)。

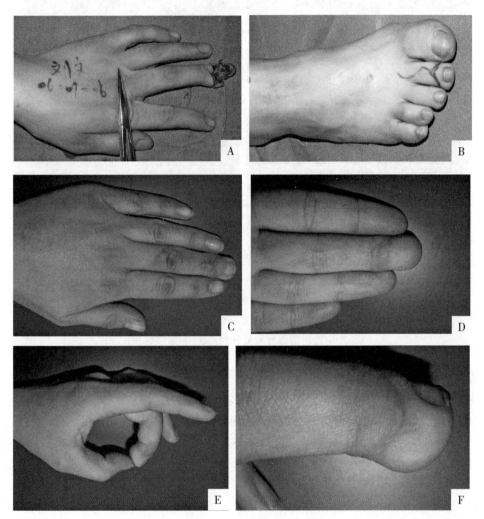

图 1　左中指末节缺损再造 1 例

A. 左中指末节毁损；B. 设计切取对侧足第 2 趾末节移植再造；C. 左中指术后背侧外观；
D. 左中指术后掌侧外观；E. 捏持及对掌功能满意；F. 再造趾体过渡自然无明显膨隆

2. 手指侧方缺损的再造

对于手指侧方的缺损,可采用第 2 趾胫侧皮瓣进行修复(图 2),在皮瓣切取过程中,趾背动脉口径粗大者采用以趾背动脉供血,口径细小者采用以趾底固有动脉吻合,受区动脉采用创缘近端的指掌侧固有动脉吻合,神经的吻合采用趾底固有神经或趾背神经与创缘内指掌侧固有神经断端缝接,静脉多采用皮瓣内趾背静脉与趾背静脉或指掌侧静脉吻合。

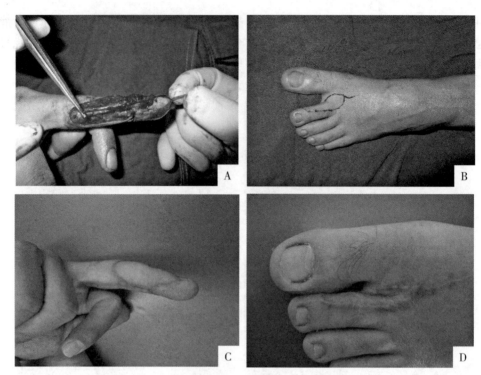

图 2　左中指桡侧较大面积皮肤软组织缺损修复 1 例
A. 左中指桡侧近指骨间关节以远创面；B. 设计切取左足第 2 趾胫侧皮瓣；
C. 左中指再造修复术后外观；D. 左足供区植皮

3. 手指指腹缺损的再造

指腹具有丰富的游离神经末梢和感觉小体，因此，在重建时要充分地考虑。同时，指腹也是手外观的重要组成部分，指腹缺损的修复在技术上并没有多大问题。但是，要充分考虑指腹的功能、感觉、外观，兼顾供区的损伤问题，才能获得满意的疗效。顾玉东提出了手部创伤治疗的 5 条指导性意见：

（1）皮肤的血管条件，对血管的口径、长度、解剖位置、变异情况综合考虑。

（2）皮瓣皮肤条件，皮肤颜色、质地、厚薄、毛发、脂肪厚度是重点要考虑的因素。

（3）皮瓣组织可复性，结合肌腱、肌肉、骨关节三方面进行评判。

（4）供区损伤，要从功能和形态的影响方面入手。

（5）皮瓣应用的独特性，特定的部位采用特定的皮瓣进行修复。

根据以上 5 个原则进行评定，手指指腹缺损修复最佳的治疗方案是采用吻合趾－指血管的第 2 趾胫侧皮瓣进行修复（图 3）。

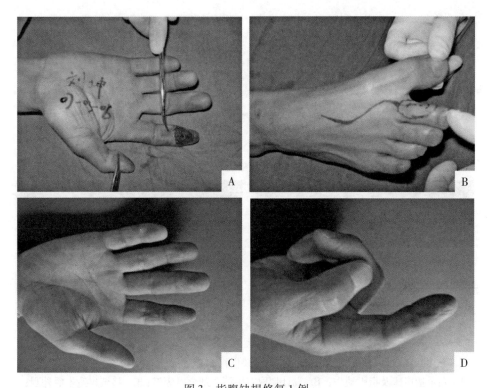

图 3 指腹缺损修复 1 例

A. 外伤致右示指指腹缺损；B. 设计切取右足第 2 趾胫侧皮瓣；C. 右示指术后掌侧外观；
D. 右示指术后桡侧外观

4．手指指甲缺损的再造

手指指甲的缺损大多数是出于美学的角度要求再造的，术后再造的指甲恢复的完美与否是关系患者满意度的最直接指标，要求修复后的指甲不能有台阶、嵌甲、纵嵴、开裂、重甲等，多数和甲根生发层是否有损伤密切相关，再造时要充分评估和考虑。对于甲根完整或生发层未损伤者，可采用吻合趾－指血管的第 2 趾半侧甲床移植，由于踇趾甲床较手指明显大，并不提倡采用踇趾甲床移植再造，虽然可以一期重建甲皱襞，但是很难做到类似正常手指的甲皱襞。对于甲根或生发层有损伤者，可采用吻合趾－指血管的第 2 趾全甲床移植再造（图 4）。需要指出的是神经的修复与重建尤其要重视，我们的做法是将切取第 2 趾甲瓣的同时携带趾背神经和趾底固有神经，移植到手指后 2 条神经均需要精确的缝接修复，方能获得完美的指甲外形。

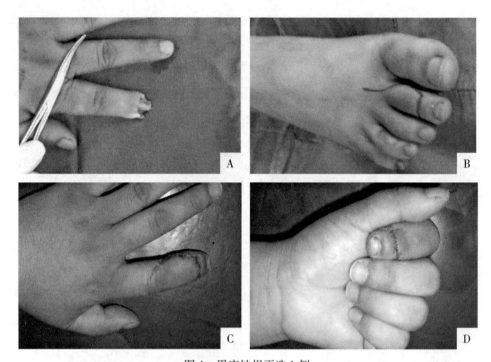

图 4　甲床缺损再造 1 例

A. 左示指甲床及指甲缺失；B. 设计切取右侧第 2 趾全甲床瓣；C. 移植再造术后外观；
D. 手指活动无受限

二、手指的中节、近节缺损再造

1. 手指的中节再造

手指的中节缺损，因近侧指骨间关节没有受伤，再造后手指的功能恢复满意，再造重点是手指的外形和长度，手指的外形除了本身足第 2 趾的外形外，可以通过多种整形的方法重塑外形。再造指的长度要注意不要超过原来手指的长度，最好和对侧手指和邻指进行对比，宁可短一点，不要过长影响外观（图 5）。内固定多采用交叉克氏针或十字钢丝的固定方式，避免穿近侧指骨间关节的内固定，趾－指血管吻合可以将趾血管与中节或近节的指掌侧固有动脉进行吻合，尚要注意调整肌腱的张力，必要时末节伸直位过关节固定，以防止术后出现再造指末节下垂畸形，趾－指缝接处的膨大畸形也是需要注意的问题，在切口的选择、第 2 趾"V"形瓣设计、残端皮肤的预留等方面做到精确的测量。

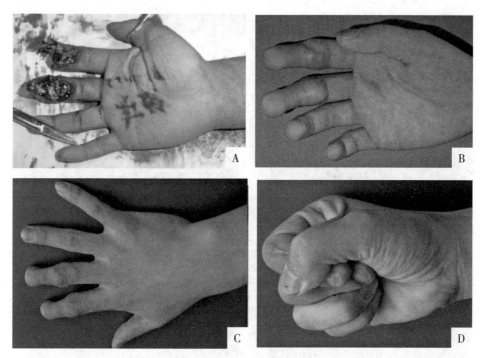

图 5　示中指中节再造 1 例

A. 右示中指侧近指骨间关节以远毁损；B. 移植对侧第 2、3 足趾再造指体；
C. 再造指体外形良好，长度适宜；D. 抓握功能满意

2. 手指近节缺损的再造

手指的近节缺损因为丧失了近侧指骨间关节，虽然第 2 趾也携带了近侧趾骨间关节，但远没有手指关节灵活，因此，功能的恢复多数并不理想，再造时要充分考虑。指体缺损较多时，第 2 趾的长度可能也达不到原来手指的长度（图 6），需要向患者交代清楚，因此，其再造的指证要掌握好。趾－指血管的吻合可以将趾底固有动脉与指掌侧固有动脉或指总动脉吻合重建血供。

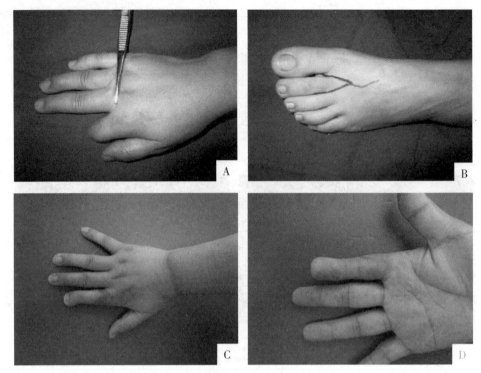

图 6 示指近节缺损再造 1 例
A. 右示指缺如，部分近节留存；B. 设计切取左侧第 2 趾再造修复；
C、D. 再造术后外观

三、拇指缺损的再造

1. 拇指末节缺损的再造

拇指末节缺损的再造主要依据缺损的情况来选择再造的方法，重点也是外形的重塑。采用吻合趾－指动脉的短移植可以减少供、受区的损伤，应该作为首选的血管吻合方式。对于末节指体的缺损，根据缺损的长度，传统方法是采用吻合趾－指动脉的蹞趾末节进行再造，需要牺牲蹞趾的末节，将蹞趾双侧趾底固有动脉、神经分别与指掌侧固有动脉、神经吻合，静脉采用趾－指背侧静脉吻合（图 7）。

对于拇指指侧方的缺损，可采用第 2 趾胫侧皮瓣或蹞趾腓侧皮瓣进行修复（图 8），在皮瓣切取过程中，趾背动脉口径粗大者采用以趾背动脉供血，口径细小者采用以趾底固有动脉吻合，受区动脉采用创缘近端的指掌侧固有动脉吻合，神经的缝接采用趾底固有神经或趾背神经与创缘内指掌侧固有神经断端缝接，静脉多采用皮瓣内趾背静脉与指背静脉或指掌侧静脉吻合。蹞趾腓侧皮瓣静脉切取要注意尽量携带蹞趾背侧静脉系统，此外，因该皮瓣皮下脂肪多，有时过于臃肿可以考虑采用第 2 趾胫侧皮瓣修复。

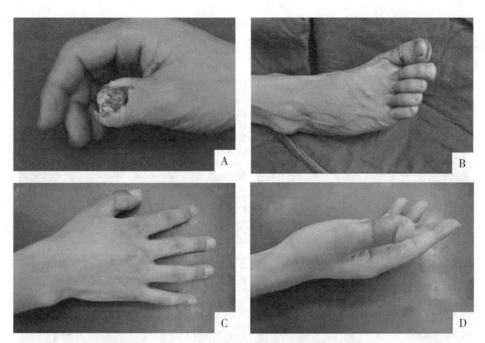

图 7　右拇指末节缺损再造 1 例

A. 右拇指末节缺损，甲床缺失；B. 切取同侧踇趾末节移植修复；C、D. 术后外形满意

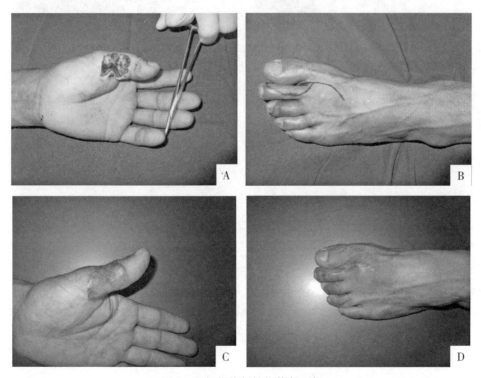

图 8　左拇指桡侧缺损修复 1 例

A. 左拇指近节桡侧软组织缺损；B. 切取同侧第 2 趾胫侧皮瓣修复；
C. 再造术后拇指外形；D. 足部供区植皮愈合

拇指指腹缺损的修复同手指指腹缺损一样，可以采用吻合趾－指血管的第 2 趾胫侧皮瓣或𧿹趾腓侧皮瓣进行修复（图 9）。

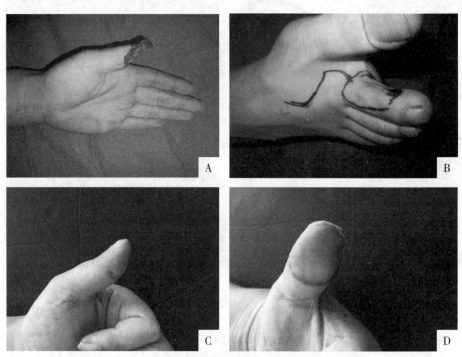

图 9　左拇指指腹缺损修复 1 例
A. 左拇指指腹完全缺损；B. 设计切取第 2 趾胫侧皮瓣修复；C、D. 术后外观及功能满意

拇指指甲的缺损同样是出于美学的角度再造的，对于甲根完整或生发层未损伤者，可采用吻合趾－指血管的𧿹趾半侧甲床移植。对于甲根或生发层有损伤者，可采用吻合趾－指血管的𧿹趾全甲床移植再造（图 10）。𧿹趾趾甲切取后常规采用全厚皮植皮修复，植皮困难者可以采用邻近第 2 趾胫侧皮瓣带蒂转移覆盖，第 2 趾胫侧植皮。

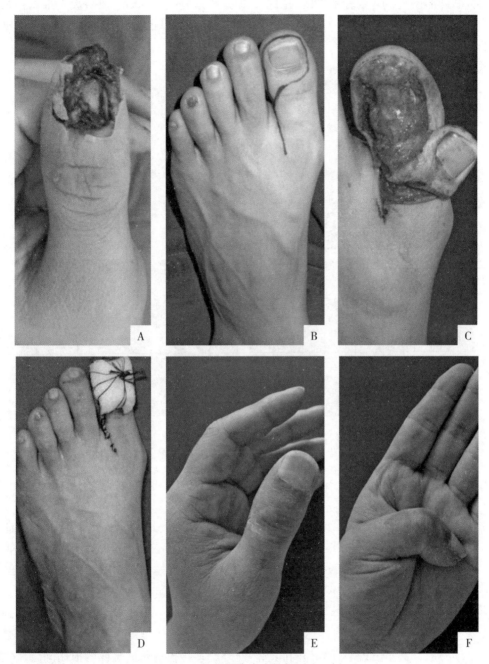

图10 左拇指甲床完全缺损再造1例

A. 左拇指甲床完全缺损,骨质外露;B. 设计切取左踇趾全甲床瓣;C. 皮瓣切取术中;
D. 供区植皮;E. 左拇指外观良好;F. 拇指活动功能可

拇指近节的缺损,传统的方法是移植足第2趾进行再造,可以获得满意的功能恢复,但是外形还是足趾的外形,虽然临床上有多种"扩容减粗"的方法来改善第2趾的外形,很难做到类似原拇指的外形(图11)。王增涛首先提出了全形再造的理念,做到了完美的外形恢复，并减轻了供区的损伤，但是手术复杂、耗时、风险大、难以普及是其不足。对于外形要求高者，我们多采用髂骨植骨、吻合趾－指动脉的足部瓦合皮瓣再造术。

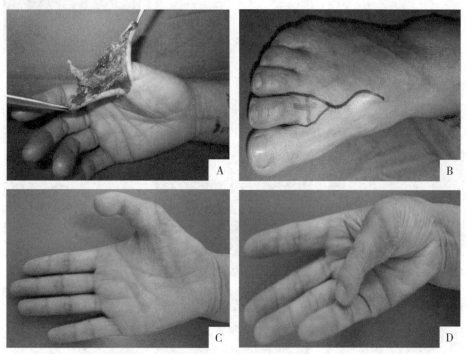

图 11　拇指近节缺损再造 1 例
A. 左拇指近节以远完全缺损；B. 设计切取右足第 2 趾移植再造；
C. 再造拇指外形，与手指仍有明显差别；D. 再造拇指对掌功能可

四、多指缺损的再造

多个指缺损因为涉及拇手指的损伤重，不同的平面、类型，要做到完美的修复与重建难度很大，有时外观、功能、供区损伤三者不能兼顾，要进行充分的评估与考虑，不能追求全而多的手指个数而忽视了手的外形和供区的损伤，很多文献上发表的多指缺损的病例，再造了 3～5 个手指，部分病例再造出一个类似"足"的手，患者很难接受这样一个手外形，甚至出现心理方面的问题。此外，多指再造术后足部的损伤问题，文献上提及很少，根据我们的经验，一侧足切取 2 个或 2 个以上的足趾势必会对足部功能带来较为明显的影响，因此，选择再造指的个数时需要慎重。对于多个拇、手指的缺损，我们常规采用吻合趾－指动脉的短移植。多指缺损中，拇指的缺损是必然要进行再造，其他的手指缺损则要根据损伤的情况、患者的意愿进行，在此前提下须遵循以下的几点，少而精的原则：2～5 指同一平面的缺损，建议再造中、环指或示、中指（图 12），小指不建议再造，不同平面的缺损则根据实际情况进行判断；相对集中的原则：再造指尽量靠近正常或相对完整的手指，如示指完好的 3～5 指缺损，再造中指或中、环指，

小指完好者，再造环指或中、环指。当然也要考虑骨关节的条件，关节存在者尽量优先予以再造，以保证术后的功能恢复。

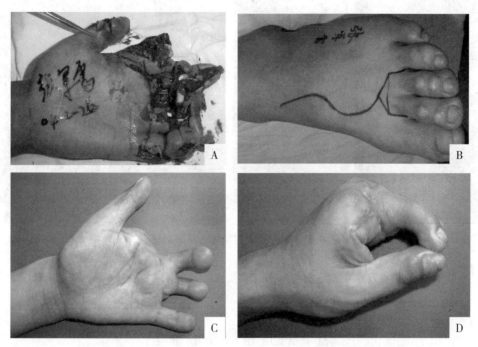

图12　左手外伤，第2～4指完全缺损，再造中、环指1例
A. 左手第1～5指外伤，第2～4指完全毁损；B. 设计切取左足第2、3趾移植再造左中、环指；
C. 再造术后外观；D. 再造指对掌功能可

五、拇手指关节缺损的再造

拇、手指关节的缺损是一类特殊的损伤，在患者对于关节功能越来越重视的前提下，关节的再造有其必要性，理论上来说，各个关节缺损均有再造的价值，但是在临床应用的过程中，更加倾向于主要关节的再造，比如近侧指骨间关节和掌指关节，而远侧指骨间关节则首选关节融合方法，对于伴有复合组织缺损的远侧指骨间关节的缺损，采用关节移植再造的方法也是无可厚非的。我们多采用吻合趾-指动脉的近侧趾骨间关节移植再造指关节的缺损。对于拇、手指远端无血供或供血不足的关节缺损，关节再造时可以携带趾底固有动脉的远、近端血流桥接重建拇、手指远端的血供。对于伴有复合组织缺损者，根据缺损的实际情况灵活的选用携带的组织，一期修复骨关节、肌腱、血管、神经以及皮肤的缺损，真正实现"缺什么、补什么，缺多少、补多少"的显微修复重建理念（图13）。

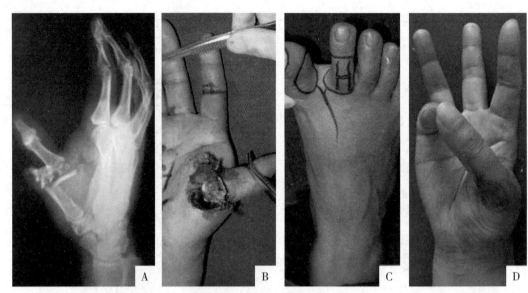

图 13　右拇指掌指关节毁损伴皮肤缺失修复再造 1 例
A. X 线片示右拇指掌指关节毁损；B. 右拇指离断伴部分软组织缺损；C. 设计切取右足同蒂𹤃趾腓侧皮瓣及第 2 趾近趾骨间关节移植修复；D. 术后拇指外观及对掌功能满意

六、再造指的外形重塑

　　虽然趾 - 指动脉吻合的足部组织移植再造拇、手指的运动和感觉恢复满意，但是也存在一些不足之处，尤其是再造后拇、手指的外形问题，采用第 2 趾移植再造者外形有明显的缺陷，指腹膨大畸形、颈部的狭窄畸形、趾间关节的驼背畸形、趾甲的短小畸形，跖趾关节的膨大畸形，如何减小趾、指间的形态差异，使再造后的指外形更加接近正常指外形，文献上也有众多的研究，术式多达几十种，如趾腹减凸、趾颈部扩容增粗等，效果不一。我们早期曾做过一些单纯的一侧或两侧趾腹嵴切除术的病例，该术式对于趾腹膨大畸形改善效果明显，但对于颈部狭窄畸形没有改变。我们又设计了将本该切除的趾腹嵴部翻转一定的角度后，嵌于狭窄的趾颈部，一方面减轻了趾腹膨大畸形，另一方面趾腹颈部扩容增粗了周径，研究中发现的不足是切除的趾腹嵴的旋转角度有限，可能会形成皮缘的"猫耳畸形"。因此，我们又设计了趾动脉终末支岛状皮瓣转移，将需切除的趾腹嵴以带血管蒂的岛状皮瓣旋转一定的角度后嵌于趾颈部（图 14），为了能够使外形的过渡更加自然，术后采用压力套压力治疗，再造的手指外观满意，更加接近正常手指的外观。但是，对于采用第 2 趾移植再造拇指者，则无论怎样整形均不能做到类似正常拇指的外观，因此需要另辟蹊径。

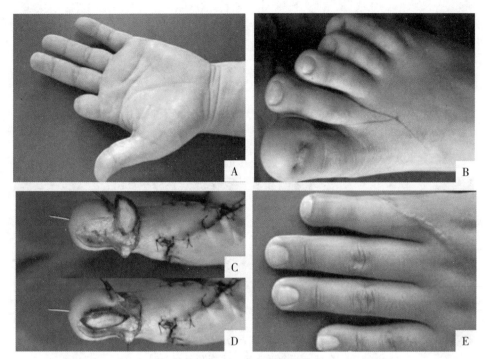

图 14 趾动脉终末支岛状皮瓣转移术优化再造指外观 1 例
A. 左示指部分近节缺如；B. 设计切取右足第 2 趾移植再造；C、D. 翻转趾腹嵴部皮瓣嵌于趾颈部；E. 再造示指指体外形接近正常

七、拇手指缺损的瓦合再造

拇手指皮肤脱套伤的修复方法众多，功能外形最为满意的术式是利用踇甲瓣或第 2 趾甲皮瓣再造术，修复后的外形美观、逼真，更加接近正常拇手指的外形，尤其是缝接了神经，再造指的感觉恢复满意[16]，指甲生长良好，满足了患者对手指功能、外形的需求，但是往往需要牺牲部分或一个足趾[17]，患者无法接受或造成新的伤残。为了减轻供区的损伤，我们将拇、手指脱套伤进行分区修复，即掌侧和背侧部分[18]。掌侧重点修复重建指腹的感觉，采用踇趾腓侧皮瓣或第 2 趾侧方皮瓣修复；背侧重点重建拇、手指的指甲，采用踇趾背侧甲瓣或第 2 趾背侧甲瓣修复（图 15）。供区不再截趾，行全厚皮片植皮术，在保留踇甲瓣或第 2 趾甲皮瓣优点的基础上，不用牺牲足趾个数，疗效满意。

针对拇指的缺损，采用全形再造完美的恢复了再造指的外形和功能，但是全形再造多需要牺牲一个足趾，手术操作繁杂，耗时长、难度大，不能普及。考虑到拇指的主要关节为腕掌关节，掌指关节和指骨间关节的缺失对拇指功能影响不大，我们在分区修复拇、手指皮肤脱套伤的基础上将拇指的缺损分为三个部分[19]，即掌侧、背侧、骨支架。掌侧采用趾腹或趾侧方皮瓣、足背皮瓣修复，背侧采用踇趾背侧甲瓣覆盖，骨支架采用髂骨条移植，获得了满意的外形恢复和拇指的对指、对掌等功能，并有效地降低了供区的损伤[20]。

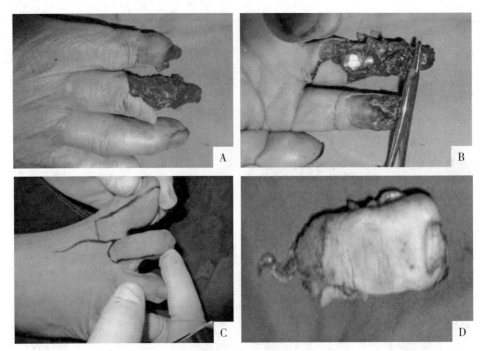

图 15 瓦合再造修复手指脱套伤 1 例
A、B. 右示、中指外伤，中指近节中部以远皮肤脱套；C. 设计切取右足同蒂踇趾腓侧皮瓣及第 2 趾甲瓣；D. 瓦合后再造脱套皮肤

同样针对手指关节功能要求不高的病例，也可以采用瓦合再造的术式，尤其是对于末节缺损者，采用髂骨条植骨恢复骨支架长度、采用趾甲瓣重建背侧及指甲，采用趾侧方皮瓣重建趾腹，可以恢复满意的外形和功能，又不用牺牲足趾。

八、供区损伤的问题

足部供区的处理始终贯穿于足趾移植再造的发展过程中，从最初的足趾截趾术，到尽量不减少足趾个数，不断地有修复或改良的方法出现。截趾术操作简单，至今仍然被普遍采用，单纯的第 2 趾截趾对足部负重、行走功能影响并不大，但是，踇趾的缺失或者跖骨平面的第 2 趾缺失对于一些特殊体力劳动的人群还是存在较大的影响，因此，尽量不减少足趾个数也成为多数学者的共识[21]。临床上采用近位的皮瓣，如第 2 趾胫侧皮瓣、足背皮瓣修复踇甲瓣供区、踇趾腓侧皮瓣修复第 2 趾的供区，将本该截趾或植皮愈合困难的供区做到了满意的修复。采用穿支皮瓣修复足部供区的创面[22]，具有皮瓣成活率高，预防了皮片移植的并发症及截趾的不足，目前穿支皮瓣的供区多集中于大腿外侧区、小腿部及髂腹股沟区域，皮瓣的供区多采用直接缝合，仅遗留线状瘢痕。此外，尚有采用骨皮瓣移植修复足部供区的术式[23]，该术式虽然可以重建足供区的骨、皮肤继发性缺损，但是骨不愈合的风险、手术难度均加大，手术时间延长，对术者的体力也是一个挑战，稍有不慎会演变成手部问题解决了，但足部出现了新的并发症，因此，在选择手术方式时需要全面考虑。

总之，对于足部组织移植拇、手指再造来说，要合理的选择手术指征，首先从外形、功能的角度来选择合适的方法进行再造。拇、手指的再造要做到无外形不再造，即外形第一；无功能不再造，即功能第一；并要尽量减少对足部的损伤，不断地进行创新，解决拇、手指再造过程中存在的问题，提高再造指的功能和外形。

参 考 文 献

[1] 程国良，刘亚平，陈艳清，等. 第二趾移植手指再造一期外形修饰临床研究与应用［J］. 中华手外科杂志，2017，33（4）：275-278.

[2] GEORGESCU A, BATTISTON B, MATEI I R, et al. Emergency toe-to-hand transfer for post-traumatic finger reconstruction: A multicenter case series［J］. Injury, 2019, 50 Suppl 5: S88-S94.

[3] JU J H, HOU R X. Repair of a degloving injury of the thumb with a combined dorsal great toenail flap and dorsalis pedis flap: a case report［J］. Archives of Orthopaedic and Trauma Surgery, 2013, 133（10）: 1455-1458.

[4] 宋付芳，王文刚，章庆国. 指尖缺损的美学再造临床应用研究［J］. 中国美容整形外科杂志，2015，26（1）：20-23.

[5] 李春华，刘丹，苏波，等. 甲弧影以远的指尖损伤修复再造33例［J］. 中华显微外科杂志，2018，41（3）：260-261.

[6] 宋力，沈立云，李扬，等. 急诊游离第二足趾复合组织瓣节段性桥接断指组合再造全长拇手指［J］. 中华手外科杂志，2017，33（4）：300-302.

[7] 田光磊，李玉成，王凌宇. 移植第2、3趾再造指整形术［J］. 中华损伤与修复杂志（电子版），2013，8（1）：8-15.

[8] 滕国栋，王晶晶，徐一溪，等. 一期足趾跖侧菱形推进皮瓣改善再造手指外形［J］. 中华显微外科杂志，2019，42（2）：181-183.

[9] LIU B, CHEN S, CHOW E C S, et al. Type ⅢB and Ⅳ hypoplastic thumb reconstruction with non-vascularized fourth metatarsal［J］. Journal of Hand Surgery (European Volume), 2020, 45（7）: 722-728.

[10] 巨积辉，李雷，金光哲，等. 第二足趾再造手指外形的重塑整形［J］. 中华手外科杂志，2009，25（2）：89-91.

[11] 唐林峰，巨积辉，金光哲，等. 第二趾趾端弓上动脉岛状皮瓣塑形再造手指的可行性研究［J］. 中国美容整形外科杂志，2020，31（7）：393-395，404.

[12] 周飞亚，蒋良福，张弦，等. 微型蹲甲瓣移植修复拇手指末节复合组织缺损［J］. 中华显微外科杂志，2019，42（4）：322-325.

[13] SHEN X F, MI J Y, XUE M Y, et al. Modified great toe wraparound flap with preservation of plantar triangular flap for reconstruction of degloving injuries of the thumb and fingers: long-term follow-up［J］. Plastic and Reconstructive Surgery, 2016, 138（1）: 155-163.

[14] 聂建雄，吴银宇，李德新，等. 第一趾和第二趾趾背皮甲瓣互换的综合改形第二

趾移植再造拇指的临床观察 [J]. 中国美容整形外科杂志, 2015, 26 (10): 614 - 617.

[15] 巨积辉, 李雷, 李建宁, 等. 趾动脉终末支岛状皮瓣重塑再造指外形 [J]. 中华手外科杂志, 2011, 27 (3): 138 - 140.

[16] MASUDA T, SUNAGAWA T, SUZUKI O, et al. Factors affecting sensory recovery after thumb reconstruction using a wrap-around flap [J]. Journal of Hand Surgery (European Volume), 2020, 45 (8): 838 - 841.

[17] ADANI R, WOO S H. Microsurgical thumb repair and reconstruction [J]. Journal of Hand Surgery (European Volume), 2017, 42 (8): 771 - 788.

[18] 李建宁, 巨积辉, 王强, 等. 踇甲皮瓣与第二趾胫侧皮瓣瓦合修复拇指末节套脱伤 [J]. 中华手外科杂志, 2013, 29 (1): 34 - 36.

[19] 巨积辉, 李雷, 吴建龙, 等. 足部瓦合皮瓣联合植骨再造不同程度拇指缺损 [J]. 中华显微外科杂志, 2016, 39 (1): 33 - 36.

[20] 王凯, 巨积辉, 金光哲, 等. 髂骨联合同蒂踇趾甲皮瓣和足背皮瓣分区再造拇指近节平面缺损 [J]. 中华整形外科杂志, 2019, 35 (2): 162 - 165.

[21] 李木卫, 马立峰, 张喆, 等. 携带部分末节趾骨的踇甲瓣联合髂骨植骨再造Ⅲ度缺损的拇指 [J]. 中华显微外科杂志, 2018, 41 (2): 129 - 132.

[22] 王欣, 潘佳栋, 黄耀鹏, 等. 两个或以上组织瓣游离移植再造拇手指并修复足部供区59例 [J]. 中华手外科杂志, 2016, 32 (5): 321 - 324.

[23] 魏义涛, 钟桂午, 唐天贵, 等. 游离胫前动脉近端骨膜穿支骨皮瓣修复足趾移植所留骨-皮缺损 [J]. 中华医学杂志, 2018, 98 (33): 2656 - 2660.

吻合趾－指血管的足趾移植再造拇指和手指

朱俊华

深圳出入境边检总站医院（原深圳武警医院）手外科

创伤导致拇、手指缺损严重影响手部功能，给患者生产生活造成诸多不便，并对患者个人形象、心理造成较大影响，影响患者的工作和社交，对该类患者更好地融入社会造成障碍。对于这些患者的需求，希望恢复患者完美手的心愿，是手外科工作者义不容辞的责任，足趾移植再造拇、手指是目前最好的手术方式之一。对于外伤性缺损或先天性拇、手指缺失的患者，重建手指功能是第一位的，美观也是重要目的，足趾移植手指再造是当前的前沿技术，足趾与手指虽然从血管、神经走行上接近但外形上不完全一致，各有特殊性，从功能上也有所不同。从技术上来说有的能达到理想效果有的则不尽如人意，所以适应证的选择非常重要，以功能实用为主兼顾外型美观，虽然难以做到十全十美，但也要尽全力满足患者需求。显微外科技术不仅仅为临床修复和进行再造提供了良好的方法选择，更重要的是提供了可靠的技术保证。1996 年，程国良教授提出了吻合趾－指血管短移植的再造理念，结合本院完成了大量的断指再植手术，积累了许多再植成功经验，小血管吻合技术的提升，临床解剖足趾和手指接近，本组病例就以断指再植的手术理念来做拇、手指再造，让复杂手术简单化是一种相对合适的手术选择方式。

2001 年 5 月至 2018 年 5 月，本院实施了吻合趾－指血管的足趾移植再造拇、手指手术 270 例 365 指全部成活，临床效果良好。

一、手术方法

根据拇、手指缺损程度不同，结合足趾的外形和长度以及患者对再造指需求，选择个性化的再造方式。

（一）再造方式

（1）拇指：Ⅰ度缺损选择同侧或对侧踇趾再造。Ⅱ度缺损选择同侧或对侧踇趾再造。Ⅲ度缺损选择第 2 趾或携带末节趾骨的甲瓣联合植骨再造。

（2）示、中、环、小指：Ⅰ度末节手指缺损，功能丧失为 10%～12%，主要影响美观，行修饰性再造。

Ⅱ度于远侧指骨间关节处缺损，功能丧失约 23%，影响美观及功能，取第 2 趾或第

3趾再造，根据优势动脉的匹配选择对侧或同侧。

Ⅲ度～Ⅴ度于中节指骨或近侧指骨间关节处缺损，单个手指功能丧失为60%～80%，尤其是食、中、环、小指同时缺损者，严重影响功能，建议再造。

Ⅴ°于近节缺损。丧失单个手指功能的约90%，应根据手指缺损的数目和患者要求来选择是否再造。因为近侧指骨间关节缺损且单个手指缺损可以代偿的情况下要谨慎选择。多个手指缺损时建议以示、中指或中环指为主。

Ⅵ度～Ⅶ度，于掌指关节或掌骨段缺损，丧失功能手功能的约40%。建议根据患者情况谨慎选择再造。

（二）受区的处理

（1）急诊或亚急诊手术首先彻底清创，清除坏死及失活组织；择期手术切除瘢痕组织，咬除硬化骨及纤维化骨膜，至骨折端渗血活跃。游离双侧指掌侧固有动脉、神经及皮下静脉2～4条，仔细检查血管损伤情况并标记；测量骨质及软组织缺损长度。

（2）足趾设计与切取：根据骨质、软组织缺损程度及所需血管、神经长度，设计足趾切取范围。拇指缺损选择踇趾末节、踇甲瓣联合髂骨或第2趾再造；手指缺损根据足趾的外形选择第2趾或第3趾再造。首先沿设计线切开趾背及侧方皮肤、皮下组织，分离趾背静脉2～4条，游离踇趾腓侧趾底动脉、神经，保留胫侧趾神经及胫侧软组织覆盖趾体残端。供区通常可直接缝合，对于踇甲瓣切取病例，供区植皮、足背带蒂皮瓣或游离皮瓣修复。手指缺损根据足趾的外形选择第2趾或第3趾再造。第2、3趾的切取：首先沿设计线切开趾背及侧方皮肤、皮下组织，分离趾背静脉2～4条。然后切开跖底皮肤，暴露双侧趾底动脉、神经。接着摆锯在所需长度锯断骨质。当分离至仅有动静脉相连时松开止血带，观察趾体血供情况，确定血供良好后分别游离动脉、神经及静脉至所需长度并结扎断蒂。供区残端直接缝合。

（3）移植再造：将切取的足趾移至受区，在手术显微镜下仔细清除多余脂肪组织，用直径1.0mm克氏针进行纵形固定趾－指骨，修复伸、屈肌腱。然后在手术显微镜下对合趾－指动脉、静脉，显微镜下10－0无损伤线无张力下吻合。

（三）手术注意事项

1. 术前拇、手指缺损评估

术前详细评估拇、手指缺损的特点，做到"缺多少补多少，缺什么补什么"，减少供区组织的浪费，同时最大化的减少供区损伤。如果出现小面积皮肤缺损，可以采取一期全厚皮游离植皮覆盖。在单一手指近侧指骨间关节缺损再造的病例中应该注意近侧指骨间关节与其他手指近侧指骨间关节的匹配和协同性，避免再造手指过长，再造指的近侧指骨间关节应与其他手指的相适应。

2. 受区血管评估

急诊或亚急诊术后术前根据受伤原因及创面情况，仔细评估受区动、静脉的损伤情况。择期手术患者可行多普勒、CTA等确定血管损伤的平面、口径。对于可能出现较长血管损伤者，应有备选方案，血管移植术是常用的解决方法。

3. 血管吻合

熟练优质的小血管吻合技术是手术成功的关键,双侧指掌侧固有动脉的重建和小动脉移植是减少术后血管痉挛的保障,优秀的护理团队配合观察再造指血液循环,早期发现血管危象,及时处理是再造指成活的必要条件。

4. 患者的一般情况

患者一般状况良好,能够耐受手术,有强烈的保留手指意愿并接受足趾的缺失,再造指能够基本满足患者的使用功能或外观心理需求。

二、拇、手指再造的重要意义

拇指和手指是手的重要组成部分,一旦受到损伤后对手的功能影响很大,同时也是仪表的重要组成部分,被誉为人的第二张脸。拇、手指的缺失往往导致手功能不同程度的丧失以及影响个人形象,对患者的生理及心理也会造成创伤。因此,对拇、手指进行再造的重要意义不言而喻。

第2趾再造手指的一种简单整形方法:由于移植物的天然差异,外形"方趾"末节欠伸、驼颈畸形、接合部束窄,再造的手指外形并不完美,采用程国良教授的削肥补瘦的理念,本组病例有一部分趾端肥大的病例采用了指腹双侧梭形筋膜瓣逆行嵌入细腰部增肥手指,取得理想效果。社会在进步,人民生活水平不断在提高,人们对医疗效果的追求也在不断发生变化,在选择手术方式的时候一定要充分考虑患者的需求,时代不同了,手术方式的选择也要与时俱进。我们既要雪中送炭也要锦上添花,不满足现状手术精益求精不断前进,功能和外观的恢复才是硬道理,手术不是结束,康复尤为重要。

三、典型病例

(一) 病例1

术前照片

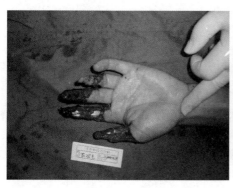 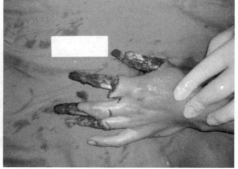

术后功能及供区照片

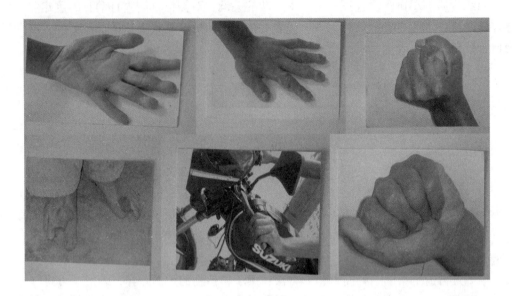

(二) 病例 2

术前照片

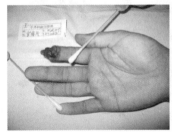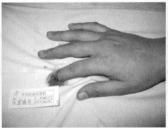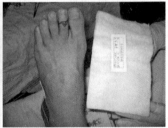

术后照片

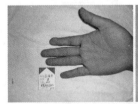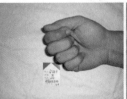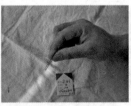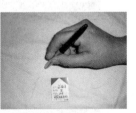

（三）病例3

术前照片

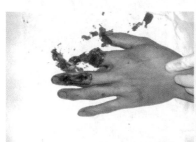
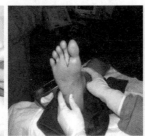
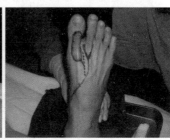

术后照片

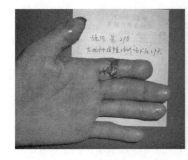
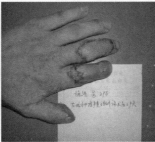
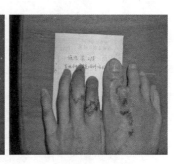

（四）病例4

术前照片

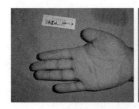
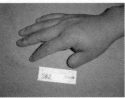
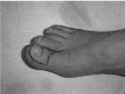
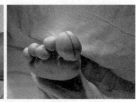

术后手、足部观及功能

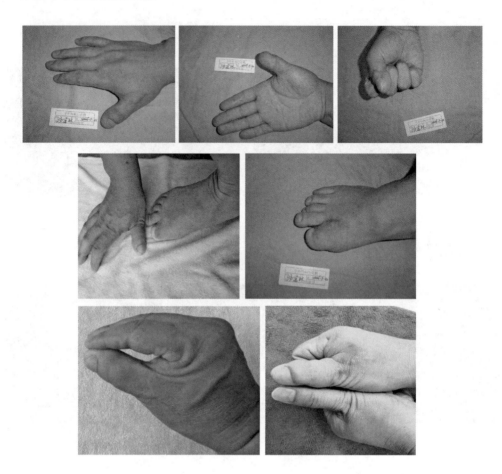

(五) 病例 5

术前照片

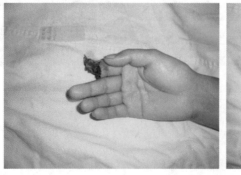
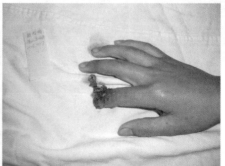

术后照片

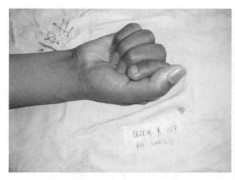
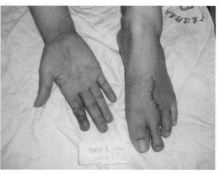

（六）病例 6

术前照片

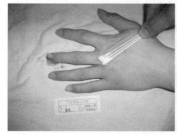
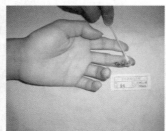
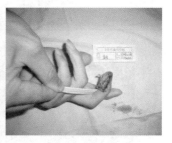

术后照片

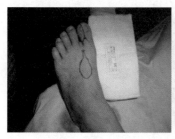
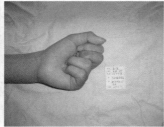
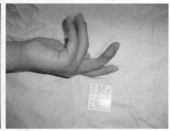

（七）病例 7

再造术后整形

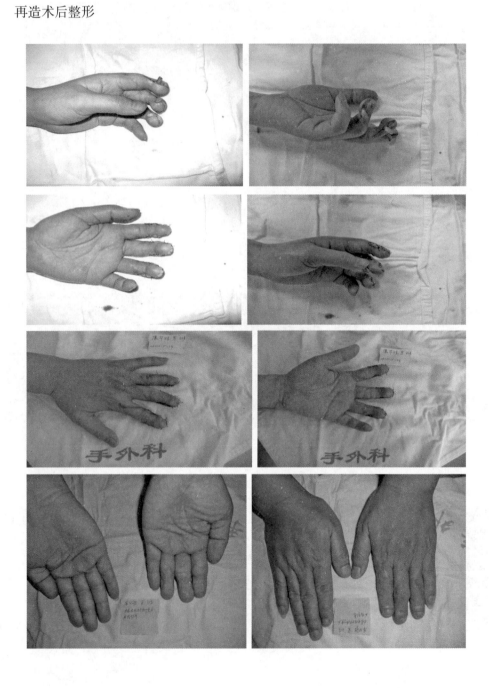

拇手指再造的一期外形修饰：现代医院经验

刘亚平　唐林俊　崔太安

四川成都现代医院手外科

　　拇、手指再造是我国显微外科对现代医学的重大贡献之一。1966年，上海华山医院杨东岳教授团队完成了世界首例第2足趾移植拇指再造。从此，第2足趾成为拇、手指再造的主要手段，大量拇、手指缺损的伤残患者因此而获得了新生。随着社会的发展和人民生活水平的提高，保持原始足趾外形的再造拇、手指越来越多地成为患者满意度不高的理由，经典的拇、手指再造不足以满足患者的多重需求。2002年，程国良教授提出了拇、手指组织缺损"修饰性修复与重建"的理念，然后，王增涛教授提出"全型再造"的主张，这些都是我国手显微外科医生为顺应社会发展的需求所做出的新的杰出贡献。

　　随着现代科技的发展，组织工程技术、3D打印技术等给我们呈现出美好的应用前景，但是离实际应用临床还有相当长的距离，因此，继续做好拇、手指再造，仍然是一个需要我们不断努力、持续创新的领域。

　　在现有显微外科技术的基础上，把再造拇、手指的外形做得更好，核心技术仍然是把移植足趾的外形按照受区拇、手指的外形特点，精雕细琢，不仅要做到"缺什么补什么"，还要做到"补什么像什么"。

　　四川成都现代医院，秉承程国良教授"修饰性修复与重建"理念，对再造拇、手指进行了一期外形修饰，取得了一些经验，在此与同道分享一二。

　　观察比较足趾与手指的外形特点，结合足趾移植拇、手指再造术后固有的外形缺陷，我们将影响拇手指外形的美学特征分为五大要素。①长度，即手指的长度要与邻近手指的长度相适应。过长或过短的手指，不仅与其他手指不协调，也影响手的整体外形。②粗细，即手指的粗细要均匀一致，与健侧手指相接近。过粗的手指显臃肿，过细的手指似病残。尤其是再造指与受区接合部，要过渡自然平顺，不能出现局部隆起，更不能出现"驼颈"畸形。③指腹，要消除足趾的膨大趾腹与棱角，指腹与指体延续自然匀称，避免突然变细或弯曲，呈现"卡脖子"形象。④指尖，与指甲及指腹过渡自然，圆润对称，形如穹顶。在男性要显"圆"，在女性要显"尖"。⑤指甲，要弧度适中，宽窄适度，平坦无痕，光泽柔和。而且，这些美学要素需经得起多角度多方位的审视，经得起从屈到伸的动态观察，经得起局部细节上的挑剔。为此，我们也从多方面着手，尽可能保证将再造手指外形修饰一期完成。

　　第一步，选供区。良好的开始是成功的一半，同样，合适的供区选择也是外形成功的一半。供区的选择必须从手指与足趾的相似度入手，综合考虑以上五大要素，比较各种不同选择所产生的预期效果及损益比。不只是简单地决定选取哪个足趾，而是要具体到不同的组织层次，皮肤切口如何设计，屈伸肌腱怎么带，骨关节的切取平面，内固定方式，要不要植骨等细节。如果供区有修复需求，还要进一步考虑如何修复及修复代价。

比如拇指缺损，如果是Ⅰ~Ⅱ度缺损，以切取踇甲瓣及部分踇甲瓣最合适，带末节部分趾骨，关键在于切取精准，趾甲大小、形状及甲沟等细节要与健侧相近（图1）。如果是Ⅲ~Ⅳ度缺损，可以选取踇甲瓣+髂骨条植骨（图2），优点是操作相对简单，供区牺牲较小，修复后供足仍保留有5个足趾。缺点是植骨会有不同程度的吸收，拇指缺少关节活动。也可以取踇甲瓣+第2趾骨关节的组织移植（图3），优点是再造拇指携带有可活动的关节，通过拼装供区创面往往不再需要另取皮瓣修复，但缺点是供区牺牲相对较大，只能保留4个足趾。

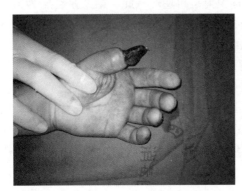 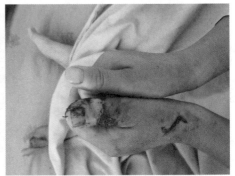

图1　拇指Ⅱ度缺损，部分踇甲瓣移植修复

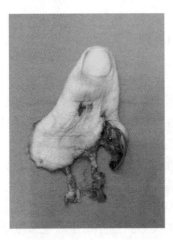 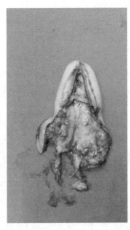 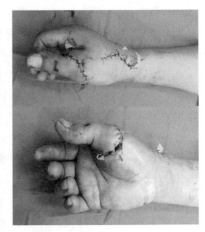

图2　拇指Ⅲ、Ⅳ度缺损：踇甲瓣+植骨

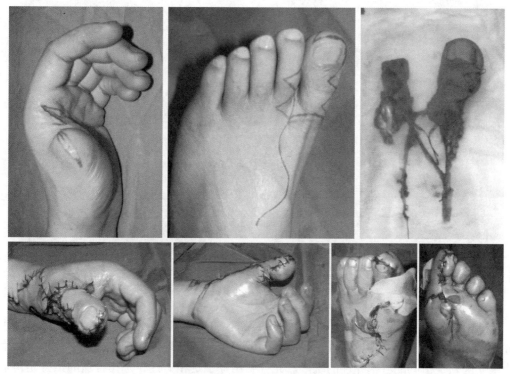

图 3　拇指Ⅲ度缺损，踇甲瓣+第 2 趾组合移植

如拇指的指腹缺损，取踇趾侧方皮瓣合适，如果面积较大，达到指尖部，则取带穿的踇趾趾腹皮瓣为妥（图 4）。

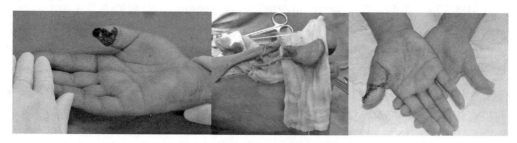

图 4　带穿的踇趾趾腹皮瓣修复拇指指腹缺损

如果是手指的指腹缺损，涉及指尖部，则以带穿的第 2 趾趾腹皮瓣为妥（图 5）。

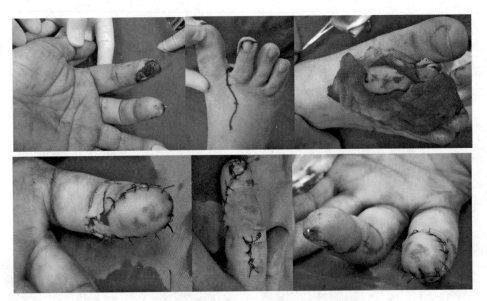

图 5　带穹的第 2 趾趾腹皮瓣修复示指指腹缺损

利用手与足的结构相似性，切取足趾相应部位的组织再造部分手指，往往能达到十分逼真的效果。实际上，虽然说手足同源，但手足分工才是人类进化的标志，手与足作为供受区，是相似性与相异性的统一。充分利用好手足相似性，选择合适的供区是再造成功的一半，那另一半就是消除手指与足趾的相异性。以下所有步骤都是围绕消除相异性而展开。

第二步，去冗余。主要是针对第 2 足趾膨大的趾腹进行修整。第 2 趾的末节，除了比手指末节短之外，趾腹相对于整个趾体显得膨大，且常存在一定程度的偏斜或不对称性，趾端显方形，不圆，更不尖，严重影响再造手指的外形。趾腹侧方及正中 1～2mm 的梭形皮肤连同少量的皮下脂肪切除，可以改善趾腹及趾端的外行。切除的梭形皮肤的总宽度约等于趾腹周径与指腹周径之差。具体切取哪一侧的梭形皮肤依趾腹形状而定，多数切侧方，也可以切正中；可以是单侧，也可以是双侧；可以双侧对称切，也可以双侧不对称切，还可以正中加双侧切。总的原则是既达到消除冗余的效果，使修整后的趾腹与患者指腹形状更接近，又要对趾腹的血供与感觉影响尽可能小，如图 6 所示。

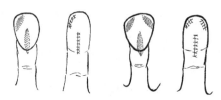

图 6　趾腹梭形皮肤切除示意图

第三步，补缺陷，主要针对第 2 趾纤细的指体进行加粗。早期我们采用的方法是掌侧三角瓣嵌入法，这个三角瓣可以根据手术具体情况来设计，或从手指残端切取，或从趾底皮瓣推进，如图 7 所示。

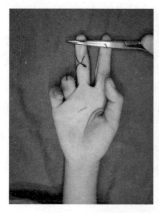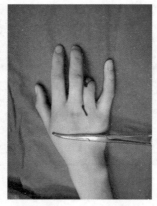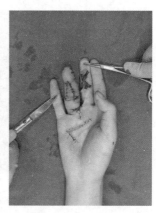

图 7　右环指残端设计底边在掌侧顶点指向背侧的三角形皮瓣，向掌侧掀起，第 2 趾跖侧纵行切开，将三角形皮瓣嵌入，达到手指加粗的效果

有时，手指的掌侧恰好有多余的皮肤可以利用，修剪成三角瓣嵌入，如图 8 所示。

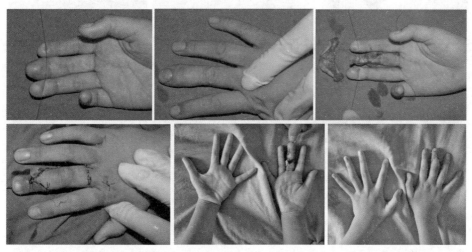

图 8　小儿中指指端血管瘤切除后软组织缺损，取第 2 趾趾甲瓣修复，掌侧多余皮肤设计成三角形皮瓣，嵌入第 2 趾趾甲瓣掌侧，弥补皮肤组织的不足，使中指骨关节能被完整覆盖，与第 2 趾趾体加粗的方式类似

掌侧三角形皮瓣嵌入虽然能达到增粗手指的目的，但是，随访过程中，往往发现在三角形皮瓣的远端，指腹与指体的交界处，会显现出横向的狭窄与掌侧的弯曲，如图 9 所示。

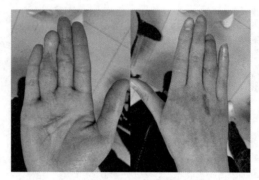

图 9　环指再造术后半年随访

因此，最近我们把三角形皮瓣改为五边形皮瓣设计，在第 2 趾远节横纹处增加横向与纵向皮肤嵌入量，如图 10 所示。进一步改善横向手指掌侧的外观效果与末节的伸直状态。

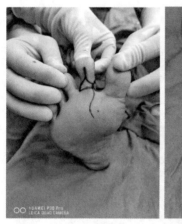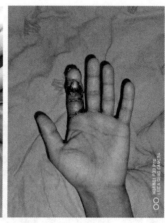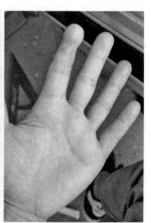

图 10　第 2 趾跖侧五边形推进皮瓣设计及嵌入后的即时效果，术后半年随访，有所改善

但是，在很多患者，第 2 趾本身的伸趾结构不佳，或足趾长期处于屈曲状态，导致再造手指欠伸。为此，我们在一些手指Ⅱ～Ⅲ度缺损的患者中尝试牺牲关节活动，剔除中节趾骨，改用髂骨植骨的方式，进一步改善再造指的伸直状态。当然，这种以牺牲功能换取外形的方法，仅适用于为纯粹为改善形象而来再造的患者。如图 11 所示，示指Ⅲ度缺损，在示指残端设计五边形皮瓣向掌侧掀起，取带末节趾骨的第 2 趾趾甲瓣 + 髂骨条植骨，再造示指。

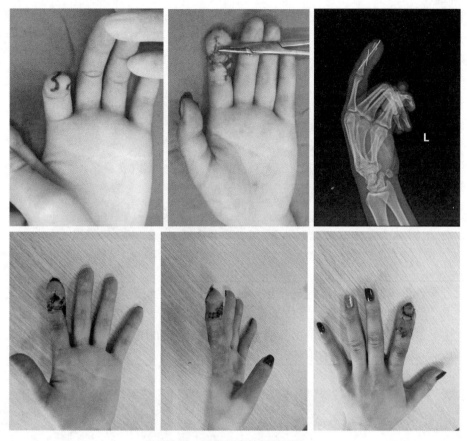

图 11　示指Ⅲ度缺损的再造

第四步，扩甲床，即弥补第 2 趾因甲床过小而致的外形不佳。切除部分上甲皮的方法，相对加长甲板外露部分，仅能扩大 1～2mm，在一定程度上改善视觉效果，如图 12 所示，为扩甲床与不扩甲床的对照，扩甲床者外观有所提升。

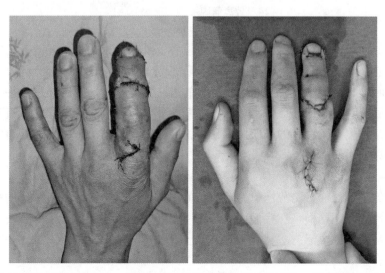

图 12　左示指第 2 趾移植再造，未扩甲床，右环指第 2 趾移植再造，扩大甲床后的即时效果

上述的甲床扩大法，扩大效果有限，为此，最近我们采用"三纵一横"法对第2趾甲床进行扩大，拔除原始甲板，扩大后嵌入与对侧健指等长等宽的美甲贴片，3～4周后去除，获得了较好的效果，长期结果还有待进一步观察，如图13所示。

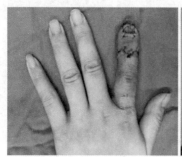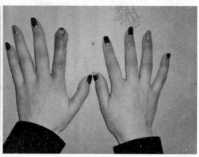

图13　甲床扩大，美甲贴片嵌入后的即时效果及4周后去除美甲贴片后的效果

第五步，供区修复。对供区是修复主要也基于供趾足行走功能的考虑，也不乏只为满足患者"一个足趾也不少"的心理需求，只要符合患者利益，我们都予以满足。常用的方法是游离旋髂浅动脉供区的髂腹股沟皮瓣修复，如图14所示。不仅切取部位隐蔽，可以直接缝合，而且皮瓣不臃肿。

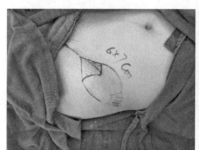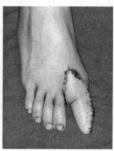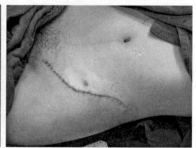

图14　游离髂腹股沟皮瓣修复供区

最后，要强调，一期外形修饰是以满足患者的外观需求为目的，但一定要以保证再造指成活为前提。力争在足趾移植的同时一期完成外形修饰，并不意味着要一次性解决所有的外观问题，也不意味着排除二期手术的进一步修整。即时的外观效果满意，只是给了患者术后即时的获得感，并不意味着远期的外观效果一定令人满意，有时，经过组织萎缩及神经再生以及患者的长期使用，真正的问题才暴露出来，二期修整的效果也因此而更加可靠。

总之，经过了前辈们几十年的不懈努力才创造手显微外科今天的辉煌，他们的成就如同一次次的登顶珠峰，给我们树立了前行的榜样。每一个拇、手指再造的病例，都是一次小小的挑战，如同横亘在我们面前的一座座雪峰，需要我们去攀登，去接受不同的考验，去领略不同的风景，去体验不同的收获。"雪峰有顶点，探索无止境"，与同道共勉！

吻合趾-指血管的拇指与手指再造

王克列　张子清

深圳大学附属骨科医院（深圳市龙岗区骨科医院）手外科

拇、手指在手的功能上具有极其重要的作用，一旦损伤或缺损，对正常生活影响极大，严重影响身心健康。随着显微外科的发展，目前对于拇、手指的缺损的治疗普遍采用"足趾组织游离移植再造拇手指"这一方法。从再造手指的功能与外形综合来看，足趾移植再造手指是目前最好的方法之一。而吻合趾-指血管的拇、手指再造具有减少创伤，简化流程，节约手术时间及手术设计灵活的优点，具有理想的功能、感觉及美学预后，逐渐成为手外科医生的主流选择。自2002年3月至2020年3月，我院完成了吻合趾-指血管的急诊或亚急诊足趾组织游离移植再造拇、手指578例725指，成活率为99.3%，取得良好的临床效果。

一、临床资料

本组男475例、女103例。年龄为13～48岁，平均为24岁。致伤原因：机器冲压伤262例，碾压伤130例，重物砸伤115例，电锯伤41例，其他30例。缺损部位及分度：按程国良教授的分度法：拇指Ⅰ度～Ⅲ度缺损126例，手指Ⅰ度～Ⅳ度缺损403例。Ⅴ度缺损48例。伤后行急诊再造62例，伤后24 h～7 d行亚急诊再造413例，平诊择期再造103例。

二、适应证的选择

根据手、足解剖的特点：采用吻合趾-指动、静脉的方法进行拇指与手指再造适应于拇指Ⅲ度以内及缺损；手指近侧指骨间关节以远缺损。

1. 拇指缺损

①拇指Ⅰ度缺损虽然功能损失不多，但外观存在缺陷。从美学心理需求出发，有再造的必要。②拇指Ⅱ度缺损。丢失拇指功能的50%，应积极予以再造。③拇指Ⅲ度缺损丢失拇指功能的80%～90%，严重损害手功能，是再造的绝对适应证。拇指Ⅳ度以上缺损，组织量缺失较多，大多数情况下指动脉缺损严重，不适合应用此方法再造。

2. 手指缺损

①手指Ⅰ～Ⅱ度缺损虽然功能损失不多，传统观点不支持再造，但外观存在缺陷。

从美学及交际需求出发，可以再造。②手指Ⅲ～Ⅳ度缺缺损，丢失手指功能的60%～80%，严重影响功能及外观。予以再造。手指Ⅴ度以上缺损，趾-指血管吻合仅作为增加再造指体血供的方法，不适合应用此方法作为再造的第一选择。

3. 特殊类型缺损

①甲床缺损。手指甲床缺失，不能完成对掐、拨琴弦等精细动作，且影响美观，可以再造。②指骨间关节病损或缺损，严重影响手指功能及外形，有关节再造重建的适应证，可以移植足趾小关节再造。③指腹缺损。按传统可采用邻指皮瓣或示指背侧岛状瓣进行修复，术后指腹欠饱满及感觉差为不足。采用吻合趾-指动静脉的趾腹皮瓣移植修复，外形逼真，能恢复较好的皮肤感觉。

三、手术方式选择

吻合趾-指动、静脉的方法进行拇指、手指再造手术方式较多，不胜枚举。总的手术设计原则：根据手指缺损程度、外形和残存组织情况，参照健侧指体外形灵活设计移植足趾，设计个体化方案，以"缺多少，补多少"为原则。另外，避免切取整个趾体，积极运用植骨及皮瓣技术修复供区，再造手指的同时最大程度减少供区损害。笔者归纳了几种最常用的吻合趾-指血管吻合的拇、手指再造，列举如下。

1. 趾甲瓣

用于手指指甲缺损，伴或不伴指端软组织缺损。应用第2、3趾部分趾甲瓣修复手指远端组织及甲床缺损获得较好临床效果。本组采用吻合趾-指动、静脉的趾甲瓣移植修复手指甲床缺损95例。结果，95例趾甲瓣全部成活。术后随访6～24个月。指甲外形良好，供区足趾行走功能无影响。按Zook等指甲修复评定标准评定，优86例，良9例，优良率为100%。取得满意临床疗效。

2. 踇甲瓣移植再造

应用范围广泛，在趾-指动、静脉吻合供血模式下，联合髂骨移植适用于拇、手指Ⅰ～Ⅲ度缺损；联合第2趾骨关节组合移植常应用于拇指Ⅲ度、手指Ⅲ～Ⅳ度缺损。我院采取踇甲瓣修复拇手指脱套伤、再造指尖，取得了良好的临床效果。采用踇甲瓣联合第2趾或第3趾趾间关节与髂骨串联移植再造手指Ⅰ～Ⅲ度缺损（全形再造），再造手指功能外形俱佳，供区皮瓣修复后踇趾形状与功能所受影响小。

3. 踇趾末节移植再造

用于拇指Ⅱ度以内的缺损。术中将踇趾减容整形，使其外观接近拇指末节，取得满意疗效，术后再造指外形逼真，功能良好。不足之处是指骨间关节融合，并且需要牺牲踇趾末节趾体，年轻女性患者不易接受。

4. 第2、3、4趾移植再造

用于拇指Ⅲ度以下缺损及近节指骨间关节以远的手指缺损。第2趾移植拇手指再造是最经典的术式，随着显微技术的发展，临床上应用第3或第4趾移植再造已是常规术式，可以根据再造指所需长度及健侧拇手指的外形，灵活选择第2或第3、4趾进行再造。

5. 足趾小关节移植再造

拇、手指关节的缺损，是临床上常见的损伤，严重影响手的功能，有关节再造重建的适应证。Buncke 首先应用带血供的掌指关节移植获得成功以来，临床上相继有应用吻合血管的小关节移植的报道，我院采用吻合血管的足第 2 趾近侧趾骨间关节移植修复，近侧指骨间关节 31 指、远侧指骨间关节 6 指。随访发现近侧指骨间关节移植者效果最佳，较好的改善关节的功能。

6. 趾腹皮瓣或足趾侧方皮瓣修复拇、手指指腹缺损

目前普遍认为趾腹皮瓣或足趾侧方皮瓣是修复指腹缺损的理想方法之一。我院采用足趾侧方皮瓣或趾腹皮瓣修复拇、手指指腹缺损取得良好的临床效果，对于多指指腹同时缺损，笔者改进了术式，设计了足趾侧方分裂皮瓣一期修复多个创面，将 1 块第 2 趾胫侧皮瓣拆分成 2～3 块皮瓣，满足多指创面需要，修复创面的同时，做到供区损害最小化，取得满意临床疗效。

四、血液循环重建

吻合趾-指血管再造的方法虽然简化了手术流程，但是必须严格遵守拇、手指再造的一般原则，须在清创或切开残端之后仔细探查受区血管，充分评估其条件，清除挫伤或闭塞失用的血管组织，直至外观正常、弹性良好、喷血活跃的血管平面，精确测量血管缺损的长度，为供区足趾的切口设计及手术范围的确定提供依据。而关于动、静脉吻合比的问题，本组采用吻合趾-指动静脉再造 578 例 725 指，没有特定动、静脉吻合比，成活率 99.3%，可见动、静脉吻合比不是影响再造指成活的关键因素。术后血管危象均发生在吻合单条动脉的病例，而吻合双侧动脉的病例术后未发生动脉危象，由此可见，增加动脉吻合数量是预防动脉危象的有效方法，通过实践我们认为：吻合趾-指血管再造拇手指时应尽可能修复双侧指掌侧固有动脉，如果趾体只携带 1 条动脉时尽可能创造条件运用 Flowthrough 技术修复动脉，可以增加趾动脉远端蒂与另一侧指掌侧固有动脉远端做吻合，或者增加趾动脉分支与指掌侧固有动脉分支吻合的方法可以有效降低再造术后动脉危象的发生。静脉吻合方案可灵活选择，如趾体较大建议以修复趾-指背侧静脉为主，如趾体小于一节指体大小，建议尽量行趾背侧-指掌侧静脉吻合，即将趾背静脉斜行引至指掌侧，确保不缠绕、卡压的情况下与指掌侧浅静脉吻合。而仅指腹、指尖缺损再造者，选择趾底浅静脉与指掌侧浅静脉吻合，此方法的优点是再造指背侧不留切口瘢痕，外观佳。另外，伸指位吻合背侧静脉时需注意低张力缝合，为屈指预留一定的空间，以防静脉牵拉或卡压而造成静脉危象。

五、骨骼的固定及肌腱修复要点

拇指Ⅲ度及手指Ⅳ度缺损以内，缺失的组织量不多，再造时应做到功能与外观兼备，而良好的骨关节重建对再造指的功能及外观起到决定性的作用。利用足趾复合组织进行再造时，趾-指骨固定可能出现以下几种情况：①趾-指骨内固定；②趾-指骨之间嵌合部分髂骨段内固定；③指骨间嵌合足趾小关节内固定。修复时需遵循以下原则：

①再造指宁短勿长；②涉及关节重建时，不能单以趾-指骨断面复位对线情况作为最终判断标准，还应该参照趾间关节屈伸活动轨迹及其与邻指的运动轨迹关系来确定趾-指骨断面对合固定的方向及角度。③末节指骨重建复位固定时要求背侧骨面对合平整，不留台阶，不能成角畸形，否则，术后容易导致指甲外观畸形。固定的方法宜采用交叉克氏针或钢丝十字交叉内固定为妥，单根克氏针固定效果差，易造成术后骨折端分离或旋转，避免克氏针纵贯关节内固定，如需固定关节，尽量在3周内拔除为宜。肌腱的修复遵循一般原则，需注意肌腱修复平面尽量避开血管吻合平面。

六、其他注意事项

1. 切口设计

由于足趾与手指的外径粗细不一致，对手指末节缺损行部分足趾移植再造不宜采用矢状切口，否则易出现上细下粗的"漏斗"畸形。采用冠状"鱼嘴"样切口，在缝合皮肤时，可以使移植足趾与手指残端结合处过渡平缓，消除畸形，于足趾复合组织携带舌状皮瓣或三角皮瓣也可以起到改善外观作用。

2. 血管张力的调节技巧

于手指PIP平面的再造，应充分考虑到再造指体位变化因素对血管张力的影响，手指伸直状态修复动脉，术后休息位固定，屈指状态，易出现动脉张力偏低，影响供血，甚至导致动脉危象，同样的道理，忽略体位因素也会导致静脉修复术后牵拉，影响回流，出现静脉危象。我们经过实践，在再造指的末节背侧垫置小纱块，使其略屈指状，为屈指20°～30°位吻合动脉，可以有效解决血管张力问题。PIP屈曲20°～30°位修复背侧静脉，为屈指预留一定的空间，降低静脉牵拉风险。另外，静脉隧道应避开关节顶点，有效防止术后静脉卡压。

3. 适度整形

再造指整形时，不能盲目追求一步到位，由于足趾与手指皮肤弹性不同，皮肤角化层厚度不同，容易误判。不留余地整形，易矫枉过正，往往出现整形切口缝合后张力大，或者缝合困难，如若强行闭合导致不良后果。

七、指再造术中对血管危象的处理

在施行拇、手指再造手术中，对血管危象的预防和治疗异常重要，我们认为，更重要的在于预防，而且一旦发生血管危象必须及时处理，才能保证手术成功。发生血管危象的全身性因素有血容量不足、低血压或血压不稳定、血液高凝状态、疼痛、寒冷、睡眠不足、情绪低落、吸烟等，局部因素有皮肤缝合过紧、皮下卡压、血肿压迫、血管吻合质量差、血管损伤或有病变等。术中、术后必须密切观察拇、手指血运情况，若发生血管危象，需将上述各种诱因逐一考虑排除，若经短时间（0.5～1.0 h）保守治疗无效，必须果断进行手术探查。根据具体情况给予有效处理：若是血管栓塞，须重新进行血管吻合，若张力过大或血管缺损，应行血管移植。如是血管顽固性痉挛，应加大解痉药物治疗剂量。本组血管危象发生率为13.2%，其中大部分是动脉痉挛，其原因可能是急性创伤、患者情绪不稳、交感神经兴奋、血中儿茶酚胺浓度增高引起小动脉平滑肌收缩，也可能是在手术时解剖细小的趾血管容易受到牵拉损伤致血管痉挛。因此，解剖足趾血管蒂时更应注意轻柔和无创操作。术中注意补足血容量，通常全身和局部应用解痉药物如罂粟碱、利多卡因等均可解除。本组 14 例出现顽固性动脉痉挛，经补足血容量、加大解痉药物注射剂量和冬眠疗法后症状消失。我们发现，血管危象在夜间发生率较高，因而建议术后 24 h 维持补液，严密观察病情，夜间使用一次低分子右旋糖酐注射液（500 mL）或术后使用小剂量肝素注射液（4200 U，疗程 3 d）腹部皮下注射，亦可收到较好效果。

八、术后处理

侧灯保暖并置于恒温 25℃病房，密切监测血运。术后补充血容量、抗感染、抗痉挛、抗凝药物和神经营养药物治疗。抬高患肢，卧床 7～10 d，早期康复治疗。术后 72 h 内每小时观察血运情况并进行患者心理辅导，保证患者有充足睡眠，情绪稳定。对于个别情绪不稳定的患者也可给予冬眠疗法。

九、急诊或亚急诊再造指的优点和缺点

在临床上，拇、手指外伤性缺损比较常见。应用游离足趾移植再造拇、手指，因能获得最佳的再造效果而被推行且被患者接受。以往多采取先行残端清创缝合处理、择期再进行再造手术，往往使患者失去了最佳手术时机。我们认为，急诊或亚急诊再造具有较多优点：①伤指残端经清创后皮肤条件较好，多余的皮肤可有效利用，能够保留更多的骨骼、肌腱和神经、血管组织。根据"缺多少，补多少"的原则，减少了对供区组织的切取，从而减少了对供区和受区的损伤。②手指受区解剖结构清楚，采用缝合指-趾血管方式进行再造，需切取的神经、血管蒂较短，缩短解剖足趾的时间，神经、血管蒂也不用经过较长的皮下隧道，从而减少了感染和血管危象等并发症的发生，提高手术的成功率。③骨、肌腱、神经都是一期重建，愈合速度较快，愈合质量较好。同时避免了患者再次手术痛苦，缩短了病程，减轻患者经济负担。

无论是急诊再造或是亚急诊再造，受区创面毕竟是受到污染的创面，从理论上或是从大样本病例来讲，在其他条件相同的情况下，其感染机会比择期再造大一些。因此，要强调围手术期对感染的防治。为了预防感染的发生，我们的做法是当急诊接到患者首先尽快给予抗生素预防感染，尽快进行彻底的清创。如清创包扎后超过 7 d 不宜亚急诊进行再造手术。急诊或亚急诊拇、手指再造是要求显微外科技术较高手术，因而平时必须注重显微外科技术的基本训练。对医疗团队尤其是术者的技术、精力有更高的要求。再造术是一个耗时、费力的手术，为了确保患者在治疗中的安全性和术后的治愈效果，我们还是建议在不影响病情的情况下，合理安排好时间，尽可能选择在白天进行手术。

十、本术式的注意事项

为了确保获得预期效果，我们认为手术必须注意以下几点：①术前设计至关重要。

应根据手指缺损情况进行个体化设计,不但有利于再造手指的功能和美观,节省手术时间,而且有助于减轻对供足的损伤。避免切取整个趾体,积极运用植骨及皮瓣技术修复供区,再造手指的同时最大程度减少供区损害。②治疗对象的选择:年轻患者有良好的手术耐受性和依从性,有强烈的再造愿望。③患者无明显的其他系统功能障碍,如高血压、糖尿病、肾病等;供、受区均无感染。④供趾无外伤史,无过度细小或畸形,其外形尽量与供区相近。⑤急诊医生、麻醉医生要有良好沟通,患者在术前、术中禁忌使用止血和血管收缩药物。⑥女性患者详细询问月经史,尽量避开月经期。⑦密切观察再造拇、手指微循环,术后每小时观察1次血运,及时发现、处理血管危象。⑧对于急诊患者,尽量选择亚急诊进行再造。

十一、典型病例

(一) 病例一

女,24岁,因右示指机器压伤致缺损 1 h 入院。于我院行右手 DR,结果显示:右示指中、远节指体缺损(图1至图6)。

入院查体:生命体征平稳,右示指自近节以远指体缺损,近节远端部分指骨外露,创面边缘不,可见部分软组织挫伤严重,污染程度一般,伴活动性出血。

患者入院后在神经阻滞麻醉下行右示指清创术。待创面干洁,无分泌物及组织水肿后,亚急诊行游离左足第2趾再造右示指。

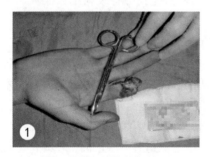

图1 术前右示指缺损情况

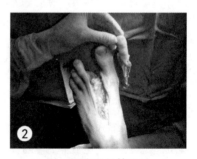

图2 切取左足第2趾

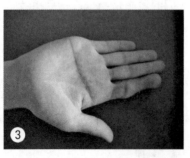

图3 术后1年外观(掌侧)

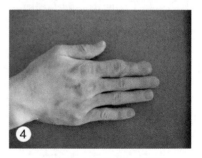

图4 术后1年外观(背侧)

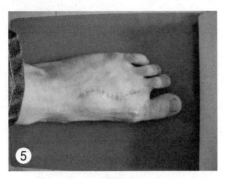

图 5 术后 1 年外观（供区）

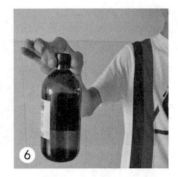

图 6 术后 1 年右手功能恢复良好

（二）病例二

男，17 岁，因右拇指砸伤致出血、缺损 30 min 入院。于我院行右手 DR，结果显示：右拇指末节指骨少许缺损（图 1 至图 8）。

入院查体：生命体征平稳，右拇指甲板脱落，甲床至甲根以远缺损，末节指端皮肤软组织缺损，指端指骨少许缺损外露，伤口边缘不整齐，伴活动性出血。

患者入院后在神经阻滞麻醉下行右拇指清创术。待创面干洁，无分泌物及组织水肿后，亚急诊行游离右足踇甲瓣移植修复右拇指创面术。

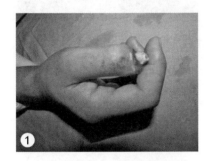

图 1 术前右拇指缺损情况

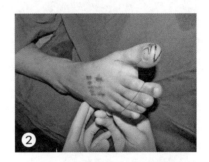

图 2 右足设计踇甲瓣（背侧）

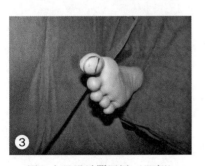

图 3 右足设计踇甲瓣（跖侧）

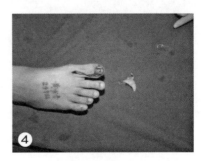

图 4 皮瓣移植

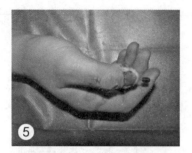

图 5 术毕即刻，皮瓣红润

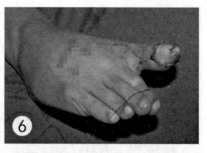

图 6 供区予筋膜皮瓣 + 植皮覆盖

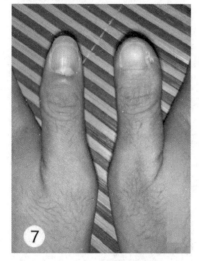

图 7 术后 4 年右拇指外观

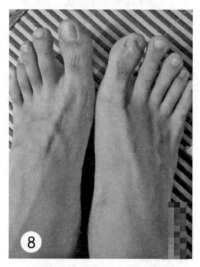

图 8 术后 4 年右足供区外观

趾-指血管吻合再造拇指与手指的研究进展

王克列　张子清

深圳大学附属骨科医院（深圳市龙岗区骨科医院）手外科

手是劳动器官，也是仪表的重要组成部分，拇、手指缺损再造具有重要的临床意义。自 1852 年法国医生 Huguier 行虎口加深重建拇指功能起，其术式一直在不断发展、创新。受第 2 足趾带蒂移植分期手术再造拇指带来的重要启发，1966 年，上海华山医院杨东岳教授与上海中山医院协作，首创的游离第 2 足趾移植再造拇指获得成功，树立了拇、手指再造的丰碑。其后英国 Cobbett[1]（1969）、美国 Buncke 等[2]（1973）亦分别报道了游离蹞趾移植再造拇指取得成功。1979 年，张涤生等[3]报道了带足背皮瓣的第 2 趾移植技术。同年，于仲嘉首创的手再造技术，应用 2～3 个足趾移植重建手功能，比传统的前臂分叉式功能更进一步。1980 年，Morrison 等[4]选用蹞甲瓣移植再造拇指的报道，引起了广泛重视。Foucher 等[5]（1980）设计部分趾体再造拇、手指部分缺损，为精细化修复做了榜样。韩西城等[6]（1981）、程国良等[7]（1984）最早进行急诊拇、手指再造，于仲嘉等[8]（1983）应用蹞甲瓣组合第 2 趾肌腱骨关节复合体的术式改善了再造指的外形及功能，为足趾组合移植做了有益的探索。2005 年，程国良等[9]进一步分析总结手、足的解剖特点，提出修饰性再造的理念，强调外形与功能并重的临床思维。

随着对足趾组织移植再造拇、手指认识的提升及临床应用日益广泛，拇、手指再造进入一个崭新的时期，不仅再造技术与方法有多项改进，再造指血液循环重建方式也出现多种创新。足部供区动脉由早期的足背动脉、蹞背动脉演变出蹞底动脉及趾动脉等多种形式，使足趾移植拇、手指再造获得新的发展与提高[10]。尤其是吻合趾-指血管的拇、手指再造，具有减少供区损害、简化手术流程及省时等优点，取得良好的临床效果，成为近年研究的热点。本文总结近年来采用趾-指动脉吻合再造拇、手指的方法及手术相关注意事项，希望规范并推广此方法，为制定更完善的手术策略提供参考。

一、供区血管选择的演变

早期大部分学者采用第 1 跖底动脉和第 1 跖背动脉为蒂再造拇指。由于血管口径细小，技术及设备条件限制，处理起来比较困难。1975 年，O'Brien 等[11]在 30 具尸体解剖研究的基础上，提出采用比较粗长的足背动脉作为移植足趾的血供来源，解决了这个难题。之后大部分学者采用足背动脉与桡、尺动脉吻合、大隐静脉与头静脉及前臂浅静脉吻合的方式重建再造指的血液循环。随着显微外科技术的发展，Foucher 等[5]（1980）采用取足趾部分再造，将传统的再造吻合足背动脉改为第 1 跖背动脉，简化了手术方法。但是，第 1 跖背动脉有 3.5%～12.0% 为 Gilbert Ⅲ型，即纤细或缺如变异，部分手术被迫放弃[12]。为此，顾玉东等提出解剖学上第二套供血系统，程国良等[9]（1987）则选用第 1 跖底动脉供血的方法，较好地解决了血管变异问题。此外，随着血管吻合技术的提高，血管转位供血、血管桥接等方式被临床采用，1988 年，方光荣等[13]对拇、手指部分缺损选用足趾移植采用吻合趾－指血管重建血液循环的方法获得成功，从而提出了吻合趾－指血管重建血液循环实施拇、手指再造与修复的理念。现已广泛应用于临床，积累了丰富的经验，目前，如何选用供血方式已不成问题。吻合趾－指动、静脉的部分再造目前已是得心应手，花样繁多，能达到拇、手指"缺什么补什么、缺多少补多少"。

二、趾、指的显微解剖特点

侯书健等[14]对 12 具新鲜尸体足标本第 1～4 趾足底动脉、第 1～4 趾趾底固有动脉进行显微解剖、观察、测量分析，结果：第 1～4 趾足底动脉及各趾底固有动脉解剖位置与走行恒定，第 1～4 趾足底动脉由足底深弓发出，起始外径分别为（1.48±0.38）、（1.38±0.35）、（1.29±0.28）和（1.28±0.30）mm。第 1～4 趾趾底固有动脉有以下规律：第 1 趾主要供血动脉为腓侧趾底固有动脉，平均长度（29.40±5.52）mm；第 2～4 趾的主要供血动脉为胫侧趾底固有动脉，平均长度分别为（28.17±5.17）、（24.46±4.95）、（19.58±4.77）mm。第 1 趾腓侧趾底固有动脉起始外径为（1.09±0.21）mm；第 2～4 趾胫侧趾底固有动脉起始外径分别为（0.98±0.24）、（0.85±0.18）、（0.82±0.17）mm。测量数据表明，趾－指优势固有动脉解剖分布规律及口径相近，且手指远侧指骨间关节处的指掌侧固有动脉与足趾远侧趾骨间关节处趾底动脉均在 0.5 mm 以上，完全可以吻合。而趾静脉有深、浅两组：深组静脉与动脉伴行，细小；浅组静脉较发达，位于浅筋膜内，在趾背、趾底和趾蹼处。浅静脉之间，浅、深静脉之间均有交通支，丰富的静脉分布能充分满足再造指回流需要。另外，趾动、静脉与手指的同一水平处的指动、静脉相比要粗大一些，管壁稍厚[15]。趾固有神经结构与指掌侧固有神经相似，能满足趾－指神经修复条件。

三、适应证的选择

采用吻合趾－指动、静脉的方法进行拇指、手指再造与修复适应于拇指Ⅲ度以内、近节指骨间关节以远的指体缺损[16]。

1. 拇指缺损

①拇指Ⅰ度缺损，虽然功能损失不多，但外观存在缺陷。从美学心理需求出发，有再造的必要。②拇指Ⅱ度缺损，丢失拇指功能的 50%，应积极予以再造。③拇指Ⅲ度缺损，丢失拇指功能的 80%～90%，严重损害手功能，是再造的绝对适应证。④拇指Ⅳ度以上缺损，组织量缺失较多，大多数情况下指掌侧固有动脉缺损严重，不适合应用

此方法再造。

2. 手指缺损

①手指Ⅰ～Ⅱ度缺损，虽然功能损失不多，传统观点不支持再造，但外观存在缺陷。从美学及交际需求出发，可以再造。②手指Ⅲ～Ⅳ度缺损，丢失手指功能的60%～80%，严重影响功能及外观，应予以再造。③手指Ⅴ度以上缺损，不适合应用此方法再造。

3. 特殊类型缺损

①指骨间关节病损或缺损，严重影响手指功能及外形，有关节再造重建的适应证，可以移植足趾小关节再造[17-18]。②甲床缺损，手指甲床缺失，不能完成对指、拨琴弦等精细动作，且影响美观，可以再造[19-20]。③指腹缺损，按传统可采用邻指皮瓣或示指背侧岛状瓣进行修复，术后指腹欠饱满及感觉差为不足。采用吻合趾-指动、静脉的趾腹皮瓣移植修复，外形逼真，能恢复较好皮肤感觉[21]。

四、手术方式的选择

吻合趾-指动、静脉的方法进行拇指、手指再造手术方式较多，不胜枚举。手术设计一般原则为：根据手指缺损程度、外形和残存组织情况，参照健侧指体外形，灵活设计移植的足趾，制定个体化方案，以"缺多少，补多少"为原则[9]。另外，避免切取整个趾体，积极运用植骨及皮瓣技术修复供区，再造手指的同时最大程度减少供区损害[22]。

1. 趾甲瓣修复

用于手指指甲缺损，伴或不伴指端软组织缺损。应用第2、3趾部分趾甲瓣修复手指远端组织及甲床缺损，获得较好临床效果[23]。马立峰等[19]采用吻合趾-指动、静脉的趾甲瓣移植修复手指甲床缺损35例，结果35例趾甲瓣全部成活；术后随访6～24个月，指甲外形良好，供区足趾行走功能无影响；按Zook等[24]指甲修复评定标准评定，优32例，良3例，优良率100%。

2. 𧿹甲瓣移植再造

由Morrison等[4]首先报道于临床，应用范围广泛，在趾-指动、静脉吻合供血模式下，联合髂骨移植适用于拇、手指Ⅰ～Ⅲ度缺损；联合第2趾骨关节组合移植常应用于拇指Ⅲ度、手指Ⅲ～Ⅳ度缺损[25]。Kawamura等[26]采取𧿹甲瓣修复拇、手指脱套伤，取得了良好的外观和功能。李文君等[20]分别介绍了趾底动脉分支供血的𧿹趾腓侧𧿹甲瓣再造指尖及修复拇、手指末节软组织缺损，亦取得了良好的临床效果。王增涛等[27]提出全形再造的理念，报道了采用𧿹趾腓背侧复合组织瓣加髂骨串联移植再造手指Ⅰ～Ⅲ度缺损，再造手指功能、外形俱佳，供区皮瓣修复后𧿹趾形状与功能所受影响小。

3. 𧿹趾末节移植再造

用于拇指Ⅱ度以内的缺损。程国良等[16]设计了𧿹趾末节移植再造拇指末节缺损，术中将𧿹趾减容整形，使其外观接近拇指末节，取得满意疗效，术后再造指外形逼真，功能良好。不足之处是指骨间关节融合，并且需要牺牲𧿹趾末节趾体，年轻女性患者不易接受。

4. 第 2~4 趾移植再造

用于拇指Ⅲ度以下缺损及近节指骨间关节以远的手指缺损。第 2 趾移植拇、手指再造是最经典的术式。随着显微技术的发展，临床上应用第 3 或第 4 趾移植再造已是常规术式，可以根据再造指所需长度及健侧拇、手指的外形，灵活选择第 2 或第 3、4 趾进行再造[28]。

5. 足趾小关节移植再造

拇、手指关节的缺损，是临床上常见的损伤，严重影响手的功能，有关节再造重建的适应证。自 Buncke 等[2]首先应用带血供的掌指关节移植获得成功以来，临床上相继有应用吻合血管的小关节移植的报道，王海文等[17]应用带近侧趾骨间关节的第 2 趾复合组织瓣修复 8 例伴有近侧指骨间关节的手指复合组织缺损，术后 5~13 个月随访，近侧指骨间关节均获得较良好的功能，手指外形满意。巨积辉等[18]采用吻合血管的第 2 趾近侧趾骨间关节移植修复近侧指骨间关节 28 指、远侧指骨间关节 5 指，随访发现近侧指骨间关节移植者效果最佳，能较好地改善关节的功能。

6. 趾腹皮瓣或足趾侧方皮瓣修复拇、手指指腹缺损

目前，普遍认为趾腹皮瓣或足趾侧方皮瓣是修复指腹缺损的理想方法之一[16,29]。对于多指指腹同时缺损，Wang 等[21]改进了术式，设计了足趾侧方分裂皮瓣一期修复多个创面，将 1 块第 2 趾胫侧皮瓣拆分成 2~3 块皮瓣，满足多指创面修复需要，在修复创面的同时，做到供区损害最小化，取得满意的临床疗效。

五、血液循环重建

吻合趾-指血管再造的方法虽然简化了手术流程，但是，必须严格遵守拇、手指再造的一般原则，须在清创或切开残端之后仔细探查受区血管，充分评估其条件，清除挫伤或闭塞失用的血管组织，直至外观正常、弹性良好、喷血活跃的血管平面，精确测量血管缺损的长度，为供区足趾的切口设计及手术范围的确定提供依据。而关于动、静脉吻合比例的问题，程国良等[16]报道采用吻合趾-指动、静脉再造与修复 30 例 40 指，动、静脉吻合比例 1:1 为 16 指，1:2 为 9 指，1:3 为 5 指，2:1 为 4 指，2:2 为 5 指，2:3 为 5 指，结果全部成活；马立峰等[30]报道吻合趾-指动、静脉再造与修复 166 例 208 指，没有特定动、静脉吻合比，结果全部成活，可见动、静脉吻合比不是影响再造指成活的关键因素。有文献指出术后血管危象均发生在吻合单条动脉的病例，而吻合双侧动脉的病例术后未发生动脉危象，由此可见，增加动脉吻合数量是预防动脉危象的有效方法[16]。通过实践我们认为：吻合趾-指血管再造拇、手指时应尽可能修复双侧指掌侧固有动脉，如果趾体只携带 1 条动脉，尽可能创造条件运用 Flow-through 技术修复动脉，可以增加趾动脉远端蒂与另一侧指掌侧固有动脉远端做吻合，或者增加趾动脉分支与指掌侧固有动脉分支吻合，可以有效降低再造术后动脉危象的发生[31]。静脉吻合方案可灵活选择，如趾体较大，建议以修复趾-指背侧静脉为主，如趾体小于一节指体大小，建议尽量行趾背侧-指掌侧静脉吻合，即将趾背静脉斜行引至指掌侧，确保不缠绕、卡压的情况下与指掌侧浅静脉吻合。而仅指腹、指尖缺损再造者，选择趾底浅静脉与指掌侧浅静脉吻合，此方法的优点是再造指背侧不留切口瘢痕，外观极佳。另

外，伸指位吻合背侧静脉时需注意低张力缝合，为屈指预留一定的空间，以防静脉牵拉或卡压而造成静脉危象。

六、骨骼的固定及肌腱修复的要点

拇指Ⅲ度及手指Ⅳ度缺损以内，缺失的组织量不多，再造时应尽量做到功能与外观兼备，而良好的骨关节重建对再造指的功能及外观起到决定性的作用[9,27]。利用足趾复合组织进行再造时骨缺损的修复可能出现几种情况：①趾-指骨内固定。②趾-指骨之间嵌合部分髂骨段内固定。③指骨间嵌合足趾小关节内固定[27]。修复时需遵循以下原则：①再造指宁短勿长。②涉及关节重建时，不能单以趾-指骨断面复位对线情况作为最终判断标准，还应该参照趾骨间关节屈伸活动轨迹及其与邻指的运动轨迹关系，来确定趾-指骨断面对合固定的方向及角度。③末节指骨重建复位固定时要求背侧骨面对合平整，不留台阶，不能成角畸形，否则，术后容易导致指甲外观畸形。固定的方法宜采用交叉克氏针或钢丝十字交叉内固定为妥，单根克氏针固定效果差，易造成术后骨折端分离或旋转，避免克氏针纵贯关节内固定[32]。如需固定关节，尽量在3周内拔除。肌腱的修复遵循一般原则，需注意肌腱修复平面尽量避开血管吻合平面。

七、吻合趾-指血管的拇、手指再造与修复术的优点

该术式具有以下优点：①手术创伤小，供、受区的手术范围较局限，一般情况下在趾、指体范围内即可满足手术操作要求，足底部没有创面，足弓不受影响，患者可早期下地活动，促进快速康复，对供足功能无影响。②简化操作流程，有效缩短手术时间，传统术式需解剖第1跖背动脉，该血管变异多，解剖费时费力，本术式仅需解剖趾底动脉，血管、神经显露容易，操作简便，节约手术时间，2~3名医生的小规模手术组即可满足手术操作要求，缩小手术规模，减轻手术人员的劳动强度。③手、足同源，趾、指动脉分布规律相近，血管口径相近，解剖恒定，不受解剖变异的影响，足趾具有丰富的静脉回流，提供了多途径供血条件。④无需牺牲知名血管，不影响肢体原有的血液循环。⑤趾神经分布广泛，共4条，趾底、趾背各有2条，为手术的灵活设计提供条件。⑥再造指外形可塑形性强。部分足趾组织移植便于整形，外观佳[15-16,31]。

八、该术式的注意事项

1. 切口设计

由于足趾与手指的外径粗细不一致，对手指末节缺损行部分足趾移植再造不宜采用矢状切口，否则易出现上细下粗的"漏斗"畸形。采用冠状"鱼嘴"样切口，在缝合皮肤时，可以使移植足趾与手指残端结合处过渡平缓，消除畸形，于足趾复合组织携带舌状皮瓣或三角皮瓣也可以起到改善外观作用[9,28]。

2. 血管张力的调节技巧

于手指PIP平面的再造，应充分考虑到再造指体位变化因素对血管张力的影响，手

指伸直状态修复动脉,术后休息位固定,屈指状态,易出现动脉张力偏低,影响供血,甚至导致动脉危象。同样的道理,忽略体位因素也会导致静脉修复术后牵拉,影响回流,出现静脉危象。我们经过实践,在再造指的末节背侧垫置小纱块,使其略屈指状,需屈指 20°～30°位吻合动脉,可以有效解决血管张力问题;PIP 屈曲 20°～30°位修复背侧静脉,为屈指预留一定的空间,降低静脉牵拉风险。另外,静脉隧道应避开关节顶点,有效防止术后静脉卡压。

3. 适度整形

再造指整形时,不能盲目追求一步到位,由于足趾与手指皮肤弹性不同,皮肤角化层厚度不同,容易误判。不留余地的整形,易矫枉过正,往往出现整形切口缝合后张力大,或者缝合困难,如若强行闭合导致不良后果[9]。

九、展 望

随着对解剖学认识的不断深入和显微外科技术的发展,我国足趾移植再造拇、手指技术,已从"必然王国"向"自由王国"过渡[34]。手术理念不断创新,追求再造指的功能与外形兼备及供区损伤最小化成为共识[9,22]。目前,应用趾 - 指血管吻合进行拇、手指再造逐渐成为手外科医生的主流选择。它具有减少创伤、简化流程、节约手术时间及手术设计灵活的优点,具有理想的功能、感觉恢复及美学预后[15-16,31]。值得在临床进行推广。当下文献报道相关术式繁多,百花齐放,但尚未形成规范化临床指引。仍有一些工作需要不断补充完善,尽快制定趾 - 指血管吻合拇、手指再造共识指南,这对规范手术指征、规范供区修复选择具有重要临床意义。

力求修复时创伤最小化是永恒的课题,需不断探索、创新术式。此外,突破新材料及假肢研发技术瓶颈,推动新技术应用及理念更新,可促使拇、手指再造技术与时俱进。

参 考 文 献

[1] COBBETT J R. Free digital transfer. Report of a case of transfer of a great toe to replace an amputated thumb [J]. Journal of Bone and Joint Surgery (British Volume), 1969, 51 (4): 677 - 679.

[2] BUNCKE H J, MCLEAN D H, GEORGE P T, et al. Thumb replacement: great toe transplantation by microvascular anastomosis [J]. British Journal of Plastic Surgery, 1973, 26 (3): 194 - 201.

[3] 张涤生, 王炜, 吴晋宝. 应用第二足趾、足背皮瓣(包括二者合并)修复手部缺损 [J]. 上海医学, 1979, 2 (5): 10 - 14.

[4] MORRISON W A, O'BRIEN B M, MACLEOD A M. Thumb reconstruction with a free neurovascular wrap-around flap from the big toe [J]. Journal of Hand Surgery (American Volume), 1980, 5 (6): 575 - 583.

[5] FOUCHER G, MERLE M, MANEAUD M, et al. Microsurgical free partial toe transfer

in hand reconstruction: a report of 12 cases [J]. Plastic and Reconstructive Surgery, 1980, 65 (5): 616-627.

[6] 韩西城, 吴昌其, 张正之, 等. 关于急诊足趾游离移植再造拇指的探讨 [J]. 山西医学院学报, 1981, 13 (2): 36-37.

[7] 程国良, 潘达德, 林彬, 等. 急症拇指手指再造 [J]. 解放军医学杂志, 1984, 9 (1): 30-33.

[8] 于仲嘉, 何鹤皋, 汤成华. 再造手 [J]. 中华医学杂志, 1983, 63 (11): 673-675.

[9] 程国良, 方光荣, 侯书健, 等. 拇手指部分缺损的修饰性修复与重建 [J]. 中华医学杂志, 2005, 85 (38): 2667-2673.

[10] 方光荣. 足趾移植拇手指再造与修复的进展 [J]. 中华显微外科杂志, 2008, 31 (3): 161-162.

[11] O'BRIEN B M, MACLEOD A M, SYKES P J, et al. Hallux-to-hand transfer [J]. The Hand, 1975, 7 (2): 128-133.

[12] 徐传达. 手功能修复重建外科解剖学 [M]. 北京: 人民卫生出版社, 1996.

[13] 方光荣, 林彬, 曲智勇, 等. 拇、示指部分缺损的足趾移植再造 [J]. 中华显微外科杂志, 1988, 11 (3): 136-137.

[14] 侯书健, 孙乐天, 刘宏章, 等. 足趾微型组织瓣血供的显微解剖研究与临床应用 [J]. 中国临床解剖学杂志, 2016, 34 (5): 486-489.

[15] 徐永清, 李主一, 李其训, 等. 吻合趾-指血管的显微外科解剖及急诊拇、手指再造 [J]. 中国临床解剖学杂志, 1997, 15 (1): 42-44.

[16] 程国良, 方光荣, 林彬, 等. 吻合趾-指动静脉的拇指手指再造与修复 [J]. 中华外科杂志, 1994, 32 (2): 79-81.

[17] 王海文, 侯瑞兴, 郭大强, 等. 带近侧趾间关节的第二趾复合组织瓣移植修复手指复合组织缺损 [J]. 中华显微外科杂志, 2009, 32 (1): 58-59.

[18] 巨积辉, 金光哲, 刘跃飞, 等. 足第二趾近侧趾间关节移植再造拇手指关节 [J]. 中华显微外科杂志, 2009, 32 (2): 107-109.

[19] 马立峰, 李木卫, 李国松, 等. 吻合血管的踇（趾）甲瓣移植修复拇及手指甲床缺损 [J]. 中华显微外科杂志, 2015, 38 (2): 116-119.

[20] 李文君, 苏波, 张玲玲, 等. 踇侧支供血的踇甲瓣修复拇和手指甲床及软组织缺损 [J]. 中华显微外科杂志, 2014, 37 (1): 22-25.

[21] WANG K L, ZHANG Z Q, BUCKWALTER J A, et al. Supermicrosurgery in fingertip defects-split tibial flap of the second toe to reconstruct multiple fingertip defects: A case report [J]. World Journal of Clinical Cases, 2019, 7 (17): 2562-2566.

[22] 王增涛. 手指全形再造的重要意义 [J]. 中华显微外科杂志, 2011, 34 (4): 265.

[23] 曾赛华, 王静, 梁海, 等. 应用足趾组织瓣修复手指远端组织缺损 [J]. 中华显微外科杂志, 2007, 30 (2): 145-146.

[24] ZOOK E G, GUY R J, RUSSELL R C. A study of nail bed injuries: causes, treat-

ment, and prognosis [J]. The Journal of Hand Surgery, 1984, 9 (2): 247-252.

[25] 王克列, 肖春生, 叶志辉, 等. 蹋甲瓣联合带胫侧菱形皮瓣的第二趾复合组织组合再造拇指 [J]. 中华显微外科杂志, 2016, 39 (3): 241-245.

[26] KAWAMURA K, YAJIMA H, KOBATA Y, et al. Coverage of big toe defects after wrap-around flap transfer with a free soleus perforator flap [J]. Journal of Reconstructive Microsurgery, 2005, 21 (4): 225-229.

[27] 王增涛, 孙文海, 仇申强, 等. 手指Ⅰ～Ⅲ度缺损的全形再造 [J]. 中华显微外科杂志, 2011, 34 (4): 266-268.

[28] 侯书健, 程国良, 方光荣, 等. 第三或第四趾移植修复手指末节缺损 [J]. 中华手外科杂志, 2007, 23 (4): 200-202.

[29] LI M, HUANG M, YANG Y, et al. Preliminary study on functional and aesthetic reconstruction by using a small artery-only free medial flap of the second toe for fingertip injuries [J]. Clinics (Sao Paulo), 2019, 74: e1226.

[30] 马立峰, 杨延军, 刘良燚, 等. 吻合趾-指血管的足趾移植再造拇和手指166例临床分析 [J]. 中华显微外科杂志, 2014, 37 (3): 229-232.

[31] 刘良燚, 杨延军, 马立峰, 等. 动脉供血不良的趾腹侧方皮瓣的处理 [J]. 中华显微外科杂志, 2013, 36 (4): 397-398.

[32] 程国良, 方光荣, 潘达德, 等. 不同程度拇、手指缺损采用不同形式的足趾组织移植再造与修复 [J]. 中华手外科杂志, 1996, 11 (4): 200-203.

[33] 顾玉东. 足趾移植的回顾与展望 [J]. 中华显微外科杂志, 2000, 23 (1): 9-10.

(本文发表于《中华显微外科杂志》2020年第2期)

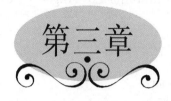

第三章

肢体严重创伤救治

Decision Making in the Salvage of the Mangled Hand

Neil F. Jones

University of California Los Angeles (UCLA), USA

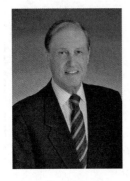

Abstract:
A surgeon taking care of a mangled upper or lower extremity, there are 10 questions that he has to ask himself. Among the 10 questions, the most critical one is salvage or amputation. Important factors for debridement are also emphasized. Following these 10 questions and answer them, a surgeon will be able to get from not losing an extremity but can rebuild it logically and end up with function of the upper extremity.

Introduction

According to the Oxford University dictionary, "mangled" means mutilated, usually a twisting or crushing mechanism, usually means bones and soft tissue are involved, and sometimes these are being described and combined in the injuries.

If you are the surgeon taking care of a mangled upper extremity or mangled lower extremity, there are 10 questions that you have to ask yourself.

1. Is the hand or digit completely amputated, or is it still attached?
2. Is the hand or digit ischemic?
3. Is there a compartment syndrome?
4. What are the injuries of bones, tendons, nerves, and skin?
5. Should I salvage the hand or should I perform a completion amputation?
6. How do I stabilize the bony skeleton?
7. How do I restore tendon function?
8. How do I restore sensibility?
9. Do I put a VAC on the wound?
10. Can I get away with a STSG or do I need a flap?

This article will go through all these 10 questions above.

1. Is the hand or digit completely amputated, or is it still attached?

If the hand or digit is completely amputated: should I make a decision to replant it? Or should the amputation just be closed? There are various indications for amputation of the thumb absolutely, amputation of multiple digits absolutely, amputation at metacarpal and wrist level, probably or definitely replantable. When you get to something like very severe injured hand, then you may have to think about doing completion amputation. In America and Europe, asingle digit in an adult is probably not going to be replanted. But in a child, it will be replanted. This is an example of a difficult level of proximal forearm and elbow amputation and this was a young boy, so the surgeons performed one-bone forearm with osteosynthesis of the proximal ulna to the distal radius. This boy finally has excellent extension with his wrist and excellent flexion with his fingers, and all he needed was opposition transfer to his thumb. So a extensor carpi ulnaris (ECU) and tendon graft were used.

2. Is the hand or digit ischemic?

If the hand or digit is ischemic and salvage is possible, then obviously you have to do an arterial revascularization, usually with the interposition vein graft. In occasionally, venous revascularization maybe indicated in some distal base flaps, especially in the lower extremity. There was a mangled forearm the surgeons got bony fixation first and then they did an arterial revascularization of the ulna artery in the hand, using a long interposition vein graft. There is a young 7-mons old child who had a partial amputation in his hand with multiple digital nerves, multiple flexed tendons, and awful metacarpal fractures. The surgeon quickly fixed the bony skeleton and then did the microvascular work, using an interposition vein graft from the ulnar artery and then end-to-side anastomosis in the common digital arteries. His function was good enough 5 years post-operatively.

3. Is there a compartment syndrome?

Symptoms of compartment syndrome: pain out of all proportion to injury, tense forearm or hand compartments, increased pain on passive extension of the fingers. You can measure the inter-compartmental pressures to diagnose a compartment syndrome, and the treatment is either forearm and/or hand fasciotomies.

4. What are the injuries of bones, tendons, nerves, and skin?

In many of these mangled hands, it is not just the fracture. It is more segmental bone loss with the tendons and nerves. It is more likely to be a segmental defect rather than a laceration. The area of the skin loss should be evaluated, and also the exposure of bone, joint and tendon.

5. Should I salvage the hand or should I perform a completion amputation?

A. How to make a decision?

A decision has to be made before the debridement, or after the debridement is whether I should salvage the hand or perform a completion amputation. There are lots of classification systems, or scoring systems, including MESS, HISS, and Indiana Hand Center scoring system. But most of these scoring systems in America and Europe are not used and not very helpful. Being a surgeon what you have to think about is to decide whether the hand will have better function, i. e. range of motion and sensation, after you salvage the hand, compared with the completion amputation and fitting of a best generation prosthesis. If the answer to that question is yes, and you should salvage the extremity. If the answer is no, then you should perform a completion amputation. There are some other factors that come into it, such as hand dominant, the occupation of the patient, financial and social implications. The person making the decision is probably better to be somebody with old grey hair or balding with tremendous experience rather than a surgeon who is just out of his fellowship training. However, when you amputate a hand or digit, just remember that digit or hand contains spare parts. It contains skin grafts, potentially a skin flap, vein grafts, tendon grafts, nerve grafts, and bone grafts. Amputation in some patient can be a very good operation as a definitive procedure, and it may be much more preferable to a stiff, insensate, painful, non-functional hand or digits. JW Strickland, who was a past present to the American Society Procedure of the Hand, said "As I have aged, I have gotten away from scoring systems, opting instead for a common-sense approach, based on experience and realistic rather than overly ambitious expectations". Therefore, these kinds of mangled upper extremities are probably non-replantable, and probably the patients will be better off with an amputation and fitting a prosthesis. Nowadays, some Myo-Electric Prosthesis are extremely good and the patients have excellent function of the extremity after the fitting of prosthesis. Salvage vs. amputation is a global overview indeed. What a hand surgeon needs to think about is that trying to project 2years ahead what is the hand function is going to be like. Then you work backwards, trying to determine the number of secondary procedures that you are going to do, such as bone grafting, arthrodesis, tendon grafting, tenolyses, or nerve grafting. Then you can make a much better decision as whether to salvage or to do a completion amputation.

This is an example of a Grenade injury in a young boy with amputation of thumb and index and middle fingers, and this boy has an excellent metacarpal and CMCJ of his thumb, so surgeons need to try preserve these. A very early reverse radial forearm flap can be done, a Chinese flap described by Song and by Lu, and in that way we can preserve the length of metacarpal. The mobile CMCJ ready for a second great toe-to-thumb transfer.

B. Important factors for debridement.

The debridement is the most crucial factor in determining the outcome of operative extremity function. It should be delegated to the least trained surgeon and should be done by the most senior surgeon. It is very like dealing with the radical resection of a tumor. Some people use pulsatile lavage for debridement. Many people don't use a tourniquet, and they excise skin and muscle out to bleeding tissue. They work from inside the wound and in a inside-out approach. This is usually done by a junior surgeon.

As a matter of fact, debridement is much more accurate under tourniquet and surgeons should use a scalpel. You should work in a opposite direction, so you work from normal tissue outside in towards damaged tissue, just like you are resecting a malignant tumor. You excise all devitalized soft tissue and any free bone fragments, and then you release tourniquet and you assess the bleeding from the muscle and bone. In an operative extremity the only tissue that you really probably should not debride and resect are obviously the 3 nerves, the median, ulnar and radial nerves, and vital tendons.

Here's the early 3 options for debridement. The 1st option you do is initial debridement of gross contamination. You put the patient on the wound on wet-to-dry dressings and you come back do a second look. Do a serial debridement, every 24-48 hours until the wound is clean. Nowadays surgeons do VAC (Vaccum Assisted Closure). You can do the initial debridement and then put the VAC on the wound, then bring the patient back again, to serial debridement every 24-48 hours. The final option is to treat these very radically. Do a radical debridement of all non-viable and contaminated tissues and do immediate wound coverage, either with a skin graft or with a skin flap or free flap.

For the serial debridement, the logic or the concept is that it's very difficult to determine on the night whether some tissue are viable or nonviable. Therefore, it's really a "wait and see" approach. Sometimes it depends on the patient's condition that may have multiple to other fractures, problems with the heart or lungs, and so serial debridement may make much better sense than a long operation. This is a conventional approach for most surgeons. The wound is left open or it is left cover with wet dressings or antibiotic to prevent desiccation. Surgeons do wet-to-dry dressings or use the VAC, and then do a delayed primary or secondary wound closure.

The VAC has definitely changed the concept to wound closure. The VAC promotes granulation tissue. In America and Europe, it is almost completely negated and indication for emergency or immediate flap coverage. Therefore flap coverage or skin graft coverage is now performed many days after the injury, and it may be done with skin graft rather than using flaps. However, some surgeons rely on the VAC and the patient ends up with a lot of scar tissue contracture and stiffness. Here is an example of a young 2-yrs old with osteomyelitis of the ulna after liver transplant you can see beautiful granulation tissue and even inside the medullary cavity of the ulna. And here is the patient with the VAC on the hand.

The final option is radical debridement. What the means of radical debridement is you remove all nonviable tissue, including very questionable tissue. This concept was put forward by Marko Godina, a microsurgeon in the old Yugoslavia. Basically if you do radical debridement, it means you are committed require immediate or very early wound closure within 72 hours. The concept of "emergency free flap" is still be done in China, but nowadays in America and Europe surgeons no longer see much useful during the emergency free flap. This concept was put forward by Godina and Lister & Scheker in Europe. Here is an example of a massive crush injury to the dorsal aspect to the wrist, hand and forearm. This is radical debridement right down to the dorsal of carpal, the dorsal of the open radiocapal joint, all the fractures and dislocations had been fixed with K-wires. And then immediately Free Latissimus Dorsi Muscle Flap was applied and then a nonmeshed splited thickness skin graft was applied.

After debridement, there are 5 further questions you have to ask yourself as a surgeon.

6. How do I stabilize the bony skeleton?

With the respect to the bony injuries many times with these mangled hands, it is not just fractures we dealing with as usually as segmental bone loss. If there's a fracture, surgeons have to decide what type of internal fixation. If for segmental bone loss, it is better treated by external fixation and secondary bone grafting, rather than doing primary bone grafting after the time of debridement, and running the risk of infection and osteomyelitis.

In terms of bony fixation, the radius and ulna are obviously fixed with plates and screws. For the metacarpals, longitudinal K-wires, plates and screws, or intramedullary screws can be used. For the phalanges, K-wires or 90-90 intraosseous wires could be a good choice. Then external fixation is used for segmental bone loss. Remember to try and maintain the wedge of the thumb-index finger wed space. Here is a radius-ulna fixed with a plating of thumb metacarpal level, and this is 90-90 radial-ulna ulna-radial and dorsal-palmar palmar-dorsal 90-90 intraosseous wiring of the thumb. For this kind of open segmental distal radius-ulna, extended fixation can be used. After debridement, surgeons can come back and get secondary soft tissue coverage and then do the definitive with bone grafting later. Here is an example of a complete segmental loss of virtually all the thumb metacarpal fixed with small mini-external fixator. The EPL tendon has been primarily grafted and this flap is going to be laid back over the tendon graft. And then surgeons can come back secondarily use a block iliac crest bone graft and plate it. Here is a much more significant mangled forearm wrist and hand with completed exposure of carpals and radiocarpal joints. Obviously there are multiple radiocarpal and carpometacarpal fractures and dislocations. As emergency, surgeons firstly do a debridement, but then instead of using external fixation, we can use this dorsal spanning plate from usually the index finger metacarpal or sometimes the middle finger metacarpal on to the radius to act as internal fixator until we can get control of the wound. And then surgeons can debride this serially use latissimus dorsi muscle flap covered it with an unmeshed STSG. Once this is healed, covert the patient to a complete secondary arthrodesis of the wrist using a wrist arthrodesis plate.

7. How do I restore tendon function?

There are usually segmental tendon losses rather than just lacerations. If there are just lacerations, then obviously surgeons repair the tendons. But if there is segmental loss, surgeons can either do immediate tendon grafting or tendon transfer but only if there is adequate soft tissue coverage or flap coverage can be provided. Otherwise, surgeons may have just to do primary insertion of silastic tendon rods or even get skin coverage first, and then do second-stage tendon grafting. Here is a typical wrist, a recent mangled hand, but all lines of flexor tendon were rolled out. Surgeons can repair them primarily and then this zone of injury get excellent flexion and extension of the fingers and thumb. This is another mangled hand, with segmental tendon loss of all nine tendons and segmental loss of the median and ulnar nerves and also requiring revascularization. In this case, a tendon-to-tendon or tendon-to-muscle repair can't be done. Therefore, surgeons used all four flexion digitorum superficialis tendons as interposition tendon grafts to the remaining FDP tendons and FPL tendon. A sural nerve graft was used to the median and ulnar nerves, and a long 10 cm revascularization of the radial artery. This is the result a year and half later. Not only showing excellent flexor tendon function, but he is also reinnervated his interosseous muscles and his thenar muscles in this young man. In much more severe cases where there's loss of extension tendons here surgeons can sometimes get excellent skin coverage with a free groin flap and do immediate extensor tendon grafting. Here is the free groin flap and the flexion and extension of the fingers. Finally, if the soft tissue is questionable, silastic tendon rods can be placed from the proximal tendons all the way out just the stump. Making sure the skins survives, surgeons come back to do secondary tendon grafting.

8. How do I restore sensibility?

Segmental nerve defect is much more common in mangled extremities rather than lacerations. But if there is a laceration with adequate skin coverage then surgeons should repair the nerve. If there's a segmental nerve defect, immediate nerve grafting should only be considered if there's excellent skin coverage or a very reliable flap can be performed. But most times, skin coverage would be done firstly and then secondary nerve grafting. According to the cases in Green's textbook, a 7-yrs old boy with segmental defects in median nerve and ulnar nerve. The ulnar nerve also had a segmental defect. The surgeons did a free scapular flap with the anastomosis to the ulnar artery, waited 3 months. Then they lift up the flap and did group fascicular nerve grafting using the sural nerve from median nerve to median nerve and ulnar nerve to ulnar nerve. As 2 years follow-up of this boy, he's got excellent reinnervation with the thenar muscles and excellent abduction of his fingers and minimal crawling so showing evidence that the median and ulnar nerve have reinnervated to the interosseous muscles.

9. Do I put a VAC on the wound?

There is a lot of controversy about timing of soft tissue and according to papers the best practice of doing soft tissue coverage within 72 hours or wait up to 6 weeks. The concept nowadays is that if surgeons do an early soft tissue coverage or early flap coverage, that's much better than doing it late. It reduces the chance of infection, especially chronic osteomyelitis, and reduces the chance of non-union. However, skin grafts can be used in some cases. Here is a very extensive degloving of the upper arm. The patient's arm was outside the window of her car when she was sideswipe. There is an injury all the way from the shoulder literally down to the wrist level, virtually circumferential around the elbow. This is a deglove all the way back to the elbow. The surgeons debrided all of this conventionally using serial debridement every 48 hours. Once the wound was clean, skin grafts were used in all the way from above the elbow to the wrist level. The patient still has excellent flexion and extension of the wrist and excellent mobility of the flexor tendons and extensor tendons in the hand.

10. Can I get away with a STSG or do I need a flap?

In terms of pedicled flaps, the groin flaps are still occasionally used. Now surgeons in America attempt to use the reverse radial forearm flap, the Chinese flap. It's an excellent flap. As microsurgeons, many times we use free flaps. In Prof. Jones practice, the latissimus dorsi muscle, scapular, and anterolateral thigh flap were very large defects. Here is a classical degloving at the dorsal aspect of hand, debrided and this is a reverse radial forearm flap based on flow down the ulnar artery into the hand and retrograde up to radial artery. Then this flap was separated right and left as between middle, ring and small fingers and this gives you excellent coverage of the dorsal of hand.

Finally, in terms of free flaps, surgeons probably tend to use latissimus much more than anterolateral thigh flap, mainly because the subcutaneous tissues and poor patients, however American patients and European patients, are much trophic than the Chinese, Japanese and Korean patients. Here a picture showing a young girl and her elbow and wrist. She's had a very severe crushing injury complete radical debridement of everything. There is no median nerve, no ulnar nerve, no flexor tendons, or no arteries. The surgeon advised the patient and her family to amputate this arm. But the girl's mother refused. So the surgeon took an enormous latissimus dosi musculocutaneous flap. The picture shows the subscapular artery, the circumflex scapular artery, and the thoracodorsal nerve. The surgeon put a huge 26 cm vein graft all the way from the circumflex scapular artery, the elbow all the way down to ulnar artery of the wrist. This is the patient's soft tissue coverage. They hooked up the anterior interosseous nerve here to the thoracodorsal nerve and have got a little bit of flexion of the fingers, but substitutely went back and did a tendon transfer and nerve grafting of the median and ulnar nerves. Here is another very large defect from wrist almost up to the elbow segmental defects in radius and ulna, externally fixed and anterolateral thigh flap used for soft tissue coverage.

Conclusions

In terms of the operative sequence after debridement, if a fasciotomy is needed, then the surgeons must do it. The sequence gets rigid bony fixation and external fixation. Do the tendon repair, and do the nerve repair if you can. If you need do nerve graft wait for revascularization of the extremity and then decide whether you can put a VAC on the wound, whether you might be able to get away with a skin graft but think about early flap coverage. If you can follow those 10 questions and answer them, then you will be able to get from here not losing hand or arm or leg but you can rebuild it logically and end up with function of the hand or upper extremity.

(Neil F. Jones MD, FRCS, FACS. Emeritus Chief of Hand Surgery, Distinguished Professor of Orthopedic Surgery, Distinguished Professor of Plastic and Reconstructive Surgery, University of California Los Angeles (UCLA). Past President, American Society for Surgery of the Hand, Past President, American Society for Reconstructive Microsurgery.

Neil F. Jones graduated from Trinity College, Oxford University in 1971 with a degree in biochemistry and obtained his MD degree from Oxford University Medical School in 1975. He trained in general surgery, neurosurgery and orthopedic surgery in England becoming a Fellow of the Royal College of Surgeons, before completing a residency in the United States in 1981 in plastic and reconstructive surgery at the University of Michigan. After returning to London for further training in plastic and reconstructive surgery at the Royal London Hospital and St. Bartholomew's Hospital, he completed his fellowship training in orthopedic hand surgery and microsurgery at the Massachusetts General Hospital in Boston in 1983, where he was appointed as a clinical instructor in orthopedic surgery at Harvard Medical School.

He was appointed an assistant professor of plastic and reconstructive surgery at the University of Pittsburgh in 1984 and became co-director of the hand surgery-microsurgery fellowship program at the University of Pittsburgh in 1986, advancing to associate professor in 1989.

After being recruited to UCLA in 1993, he served as chief of hand surgery at UCLA Medical Center and director of the UCLA hand surgery fellowship program for 15 years, with a dual appointment as professor of orthopedic surgery and professor of plastic and reconstructive surgery in the UCLA School of Medicine. In 2008 he accepted another challenge to develop hand surgery at the University of California Irvine and served as chief of hand surgery and director of the hand surgery, upper extremity surgery and microsurgery fellowship program. In 2019 he returned to UCLA Medical Center and the UCLA School of Medicine as a Distinguished Professor of orthopedic surgery and Distinguished Professor of plastic and reconstructive surgery. He is a consultant in hand surgery and microsurgery at Shriners Hospital in Los Angeles and Children's Hospital of Orange County.

Professor Jones was one of the founding members of the World Society for Reconstructive Microsurgery in 1988 and was elected President of the American Society for Reconstructive Microsurgery in 2008 and President of the American Society for Surgery of the Hand in 2015. He served as an associate editor of the Journal of Hand Surgery 1990-1995 and the editor of Reconstructive Microsurgery 1999-2001. What's more, he was honored as the International Visiting Professor by the American Society for Surgery of the Hand in 2019 and by the American Association for Hand Surgery in 2020.

In his long medical career, he has given 718 presentations, 273 as keynote speaker at international and national conferences and has published more than 200 peer-reviewed papers. He has authored more than 60 book chapters and edited two books- "Microsurgical Reconstruction of the Upper Extremity: Current State of the Art," 2007 and "Operative Microsurgery," 2015.

Professor Jones has made contributions in hand surgery, microsurgery, plastic and reconstructive surgery and orthopedic surgery throughout his career and has been cited for both hand surgery and for microsurgery in "The Best Doctors in America" every year since 1992. He's the great doctor people can rely on and honored professor that peers admire him for.)

手部毁损伤的保肢决策——十个问题

Neil F. Jones

美国加州大学洛杉矶分校

【摘要】 外科医生在处理上肢或下肢毁损伤时,有10个问题需考虑。其中,最关键的问题是保肢还是截肢,同时也需强调清创这一重要因素。外科医生若能考虑到这10个问题并给出肯定的答案,就可能成功保肢,并有条理地重建一个有功能的手和上肢。

根据《牛津大学词典》,"mangled"意味着残缺,通常由扭曲或挤压的损伤机制导致,且常累及骨和软组织,有时这些组织结构会同时受损。

作为一位外科医生,当你接诊上肢或下肢毁损伤时,有10个问题你必须考虑:
1. 手或手指是完全离断,还是仍有部分连接?
2. 手或手指是否缺血?
3. 是否发生骨筋膜室综合征?
4. 骨骼、肌腱、神经和皮肤有何损伤?
5. 保肢还是截肢?

清创后:

6. 如何固定骨折?
7. 如何修复肌腱并恢复功能?
8. 如何修复感觉功能?
9. 伤口是否放置负压吸引装置还是植皮?
10. 伤口覆盖应植皮还是皮瓣修复?

本文将重点讨论这10个问题。

一、手或手指是完全离断,还是仍有部分连接

如果手或手指完全离断,应该再植还是截肢呢?再植的绝对适应证很多,例如:拇指完全离断、多指完全离断、掌骨和腕部离断。当手部受伤严重时,可能不得不考虑截指。在美国和欧洲,成人单一手指离断通常不会再植,但小儿一般需要再植。有1例前臂近端及肘关节离断的病例,因为患者是个小孩,所以医生将桡骨远端固定于尺骨近端,完成了再植。患儿后来恢复了很好的伸腕、屈指功能,还需进一步行示指拇化,并

用尺侧腕伸肌作为伸指动力。

二、手或手指是否缺血

如果手或手指缺血且保肢可行，则动脉修复是必需的，通常需要静脉移植；当肢端有皮瓣掀起时，静脉修复也是必需的，尤其是下肢。有 1 例前臂毁损伤的病例，医生首先固定了骨折，然后用静脉移植重建了尺动脉血运。还有 1 例 7 个月的婴儿，其手部分被离断，累及多条指神经、肌腱并有复杂的掌骨骨折。医生很快进行了骨折固定，然后显微修复其血管，用静脉移植修复尺动脉，远端与指总动脉端侧吻合。该患儿术后 5 年功能恢复良好。

三、是否发生骨筋膜室综合征

骨筋膜室综合征的症状包括：疼痛与损伤程度不匹配、前臂或手部高张力、手指被动牵拉痛等。可以用间室内压力测量来确诊骨筋膜室综合征，治疗通常需要立即行前臂和（或）手部筋膜切开术。

四、骨骼、肌腱、神经和皮肤有何损伤

手部毁损伤中骨骼损伤往往不是简单的骨折，更多的是节段性缺损，肌腱、神经的损伤亦然。应仔细评估软组织缺损面积，以及骨、关节和肌腱的外露情况。

五、保肢还是截肢

（一）如何抉择

保肢还是截肢这一决策须在清创前或在清创术后做出。目前有很多分类系统或评分系统予以辅助，例如肢体损伤严重程度评分（MESS）、手损伤严重程度评分（HISS），以及印第安纳手外科中心评分系统。但在美国和欧洲，这些评分系统大多没有被使用，也没有什么帮助。对于外科医生来说，必须要考虑与截肢后使用假肢相比，保肢能否使患者获得更好的手功能，包括活动度和感觉功能。如果答案是肯定的，则应该尽量保肢；如果答案是否定的，则应该选择截肢。还有一些其他影响因素，例如是否是优势手、患者的职业、经济和社会地位等。保肢还是截肢这一决策必须由具有丰富经验的外科医生决定，而不是年轻的住院医师。但在截肢时，需注意是否能将残存的组织保留下来以重建其他手指，例如植皮或皮瓣移植、静脉移植、肌腱移植、神经移植以及植骨。对于某些患者来说，截肢是更好的选择，因为作为一种确定性手术，截肢可能优于保留一个僵硬、麻木、疼痛、无功能的手或手指。美国手外科手术协会前主席 JW Strickland 说："随着经验的增长，我已经摒弃了评分系统的使用和雄心勃勃的保肢意愿，而是基于经验和特殊情况来选择常识性的治疗方法。"因此，上肢毁损伤通常是不可再植的，

截肢并安装假肢可能对患者更有利。目前有一些非常好的肌电假肢，患者在安装假肢后可获得良好的肢体功能。

在决定保肢还是截肢时，医生需有全局观，需要尝试预测 2 年后患者的手功能，然后反过来决定将要做的二次手术及数量，例如骨移植、关节融合术、肌腱移植、肌腱松解或神经移植，这样才能在保肢还是截肢这一选择中做出更好的决定。有 1 例被手榴弹炸伤的小孩，其拇指、示指和中指离断，但掌骨和第 1 腕掌关节完好，所以医生行了清创和早期前臂桡侧皮瓣移植，也就是"中国皮瓣"，由此保留了其掌骨长度和可活动的第 1 腕掌关节，可为后期足趾移植重建拇指做准备。

（二）清创的注意事项

清创术是决定肢体功能和预后的最关键因素。清创术不应该像肿瘤根治术那样交给初出茅庐的外科医生，而应该由最资深的外科医生进行。一些外科医生在清创术开始时使用脉冲灌洗，许多外科医生在不使用止血带的情况下清创，以皮肤和肌肉组织切缘出血为准，并从内向外清理伤口边缘，这种"由内而外"的清创方式通常是初级医生的做法。

实际上在止血带下清创才更准确，而且在清创时应使用手术刀予以切除，并朝相反的方向进行，即同切除恶性肿瘤一样从正常组织到受损组织，切除所有失活的软组织、清除所有游离的骨碎片。然后再松开止血带，评估肌肉和骨骼的出血情况。在上肢手术当中，唯一不应彻底清创和切除的组织是 3 条重要的神经，即正中神经、尺神经和桡神经，以及重要的肌腱。

清创术有 3 种方式：第 1 种是初步清除严重污染的组织，然后以"湿对干"的原则对伤口进行覆盖，反复观察，每隔 24～48 h 再次清创，直到伤口清洁；第 2 种是 VSD，即先初步清创，然后在伤口上放置真空负压吸引装置，每 24～48 h 返回手术室再次清创；第 3 种方法是从根本上治疗四肢毁损伤，即彻底清除所有不能成活及受污染的组织，然后立即覆盖伤口，如植皮、带蒂皮瓣、肌瓣、游离皮瓣等。

反复清创的原因是通常很难判断某些组织是否失活，因此，这其实是一种"观望"的做法。有时还取决于患者的全身情况，例如伴发多处骨折，心、肺功能不稳定等，在这种情况下，患者不能耐受长时间的彻底清创及皮瓣覆盖手术，因此，反复清创是大多数外科医生的常规方法。伤口保持开放，并覆盖湿敷料或抗生素软膏，以防止干燥。目前，许多外科医生更倾向于使用负压吸引，而非换药，最终获得伤口的延迟一期愈合或二期愈合。

VSD 可以促进肉芽组织生长，明显改变了伤口闭合的理念。在美国和欧洲，它几乎是完全替代了一期皮瓣覆盖。目前，皮瓣覆盖或植皮是在受伤后的几天内进行的，而且能使用植皮就尽量不使用皮瓣覆盖。然而，有些外科医生仅依靠真空负压吸引装置，患者最终会留下瘢痕挛缩和僵硬等后遗症。有一个 2 岁的患儿在接受肝移植术后发生尺骨骨髓炎，在使用 VSD 以后，伤口乃至骨髓腔里都长出了健康的肉芽组织。

彻底清创是指清除所有失活组织，包括可疑失活的组织。这个概念是由前南斯拉夫的显微外科医生 Marko Godina 提出的。如果医生对伤口进行了彻底清创，就基本上意味着需要在 72 h 内立即或尽早地关闭伤口。欧洲 Godina 医生以及美国 Lister 和 Scheker 医生最早提出的"急诊游离皮瓣"的概念在中国可能还比较普遍被接受，但在欧美国家，急诊游离皮瓣的应用已不多见。有1例手、前臂、腕背部大面积挤压伤的病例，医生对其进行了彻底清创，清创范围一直到桡腕关节的背侧；所有骨折和脱位都用克氏针固定，然后一期行游离背阔肌皮瓣移植和植皮术。

清创术后，还需要外科医生问自己另外5个问题。

六、如何固定骨折

关于手部毁损伤造成的骨折，需要处理的不仅仅是骨折和节段性骨缺损。如果有骨折，外科医生必须决定采用何种内固定；如果有节段性骨缺损，最好采用外固定加二期植骨，而不是清创后一期植骨，因为这有发生感染和骨髓炎的风险。

对于骨折固定，桡骨和尺骨通常用钢板和螺钉固定；掌骨可使用纵向克氏针、钢板和螺钉或髓内螺钉；指骨可用克氏针垂直交叉固定；外固定支架用于固定节段性骨缺损，也可用于保持拇指和示指之间间隙。有1个病例是桡尺骨远端的开放性节段性骨缺损，先用外固定架固定，清创后，医生再进行二期软组织覆盖，最后行确切性骨移植。另一个几乎整个拇指、掌骨节段性缺损的病例，医生用微型外固定器固定后，第1掌骨采用带钢板固定的髂嵴皮质骨加松质骨移植作为二期重建，并重建了拇长伸肌腱。还有1例前臂、腕、手部严重损伤的病例，该患者发生桡腕关节、腕掌关节多发性开放性骨折并脱位。在急诊清创时，医生并没有使用外固定支架予以固定，而是在背侧使用长钢板把第2掌骨（也可以是第3掌骨）固定于桡骨，以发挥"内固定"的作用；反复清创后，钢板被取出，转行确切性腕关节融合术，并用带皮片移植的背阔肌皮瓣覆盖伤口，最终保肢成功。

七、如何修复肌腱并恢复功能

手或手指毁损伤通常有节段性肌腱缺损，而不仅仅是撕裂伤。如果肌腱只是撕裂伤，那么仅需修复肌腱即可。但如果有节段性缺损，当局部有足够软组织覆盖或皮瓣覆盖时，可以一期行肌腱移位或移植术。如果没有，那么在早期只能在受伤处植入硅胶橡皮棒，伤口予皮肤覆盖，二期再行肌腱移植。列举的病例是典型腕部毁损伤病例，所有的屈肌肌腱都被牵拉出体外，医生一期修复了这些损伤肌腱，良好地恢复了拇指及其他手指的屈曲和伸展功能。另外，有一个手部毁损伤的病例，9条肌腱节段性缺损，伴有正中神经和尺神经的节段性缺损，而且需要血管重建；在这种情况下，肌腱对肌腱或肌腱对肌肉的缝合修复无法完成，所以医生利用4个指的指浅屈肌腱作移植物，修复残留的指深屈肌腱和拇长屈肌腱，利用腓肠神经移植修复正中神经和尺神经，并对桡动脉进行长10 cm的血管重建，随访1年半后，这名年轻患者不仅获得良好的指屈肌腱功能，而且其骨间肌和鱼际肌也获得了神经再支配。在损伤更严重的情况下，如果伸肌腱有缺损，医生在利用游离腹股沟皮瓣为伤口提供良好覆盖的前提下，可一期进行伸肌腱移植修复术。最后，如果不能明确软组织是否失活，医生可以将硅胶橡皮棒近端连于受损肌腱，远端暴露在伤口残端，待皮肤确定成活后，再行二期肌腱移植术。

八、如何修复感觉功能

肢体毁损伤更常见的神经损伤是节段性缺损，而不仅仅是撕裂伤。如果神经撕裂并伤口有足够皮肤覆盖，则应行神经修复；如果神经有节段性缺损，只有伤口在有皮肤覆盖良好或皮瓣移植明确可行的情况下，才能考虑神经移植。但大多数情况下，需先进行皮肤覆盖，二期再行神经移植。格林教材中有一个7岁男孩，有正中神经和尺神经节段性缺损，主刀医生进行吻合尺动脉的游离肩胛皮瓣移植术，3个月后再掀起皮瓣，利用腓肠神经分别重建正中神经和尺神经缺损；术后对这个男孩进行了2年的随访，其鱼际肌获得了良好的神经再支配，指外展功能恢复良好，指也可轻度屈曲，这表明正中神经和尺神经纤维已经重新长入到骨间肌。

九、伤口是否放置负压吸引装置还是植皮

关于软组织覆盖的最佳时机仍有争议：从最初的72 h到6周不等。公认的观点是外科医生应该考虑早期软组织覆盖或早期皮瓣覆盖，而不是延迟。因为这样可以减少感染的发生率，尤其是慢性骨髓炎，并减少不愈合的可能性。某些情况下植皮可以代替皮瓣，例如有1例上肢从肩到腕的严重广泛性脱套伤的病例，医生每48 h应对伤口进行1次清创，连续反复清创直到伤口清洁后，从肘部上方到腕部进行植皮。患者获得了良好的肘、腕关节屈伸功能，手部屈、伸肌腱的活动性也很好。

十、伤口覆盖应植皮还是皮瓣修复

对于手部的带蒂皮瓣，腹股沟皮瓣仍偶尔使用，但前臂桡侧逆行皮瓣，也就是"中国皮瓣"，是一个很好的选择。有一个典型的手背侧脱套伤病例，清创后用前臂桡侧逆行皮瓣覆盖，重建后血流由尺动脉流入手部，并沿桡动脉逆行；皮瓣在中、环、小指之间分开，很好地覆盖手背。

对于游离皮瓣，背阔肌皮瓣、肩胛皮瓣及股前外侧皮瓣是修复上肢中、大面积缺损的最佳选择。美国和欧洲的外科医生可能更倾向于使用背阔肌皮瓣，而非股前外侧皮瓣，这主要是因为美国和欧洲患者的大腿皮下组织比亚洲患者多。有1例前臂严重挤压伤的年轻女子，前臂所有组织结构被彻底清创后，正中神经、尺神经、屈肌腱、桡动脉、尺动脉均缺损；其他医生建议孩子的父母接受截肢，但女子的母亲拒绝这一建议。因此，我们取了一个巨大的背阔肌皮瓣，以提供从肘到腕的整个前臂前部的软组织覆盖；对于肩胛下动脉至腕部尺动脉的长段动脉缺损，我们用1条26 cm长的静脉移植予以重建手部血运；把骨间前神经包埋于胸背神经，其作用类似于功能性肌肉移植，以恢复手指的部分屈曲功能。后期她还是接受了传统的肌腱转移和正中神经、尺神经的神经移植。另外，1个病例是桡、尺骨于腕关节到肘关节的巨大节段性缺损，我们对其进行了外固定，并用股前外侧皮瓣覆盖软组织创面。

小结：手或上肢毁损伤的手术顺序应为：清创、筋膜切开（若需要）、骨折固定、

肌腱修复、神经（显微）修复、（显微）血运重建。随后，医生要决定是用负压吸引覆盖创面，还是仅需植皮；如果都不行，则应尝试早期皮瓣覆盖。手外科和（或）骨科医生需回答这 10 个问题，才能在保肢还是截肢这一选择中做出明智的决定，并制订出合理的治疗计划，修复或重建各种组织结构，从而获得一个功能良好的手或上肢。

（Neil F. Jones 医学博士，英国皇家外科学院进修医师，美国外科医生学会会员。担任加州大学洛杉矶分校医学院手外科名誉主任、骨科特聘教授、整形与重建外科特聘教授，美国手外科学会和美国重建显微外科学会前任主席。

尼尔·琼斯教授于 1971 年毕业于牛津大学三一学院，并获得生物化学学士学位，1975 年获得牛津大学医学院医学博士学位。之后，他在英国接受了普通外科、神经外科和骨科的培训，并成为皇家外科学院的一名进修医师。1981 年，他在美国密歇根大学完成了整形与重建外科的学习并取得了住院医师资格。回到伦敦后，他又在伦敦皇家医院和巴茨医院接受了整形与重建外科的高级培训，并于 1983 年在波士顿的马萨诸塞州总医院进修骨科（手外科）和显微外科，之后被哈佛医学院聘任为骨科临床顾问。

1984 年，他被任命为匹兹堡大学整形与重建外科助理教授，并于 1986 年成为匹兹堡大学手外科、显微外科进修项目联合主任，1989 年晋升为副教授。1993 年进入加州大学洛杉矶分校，在该校医学中心担任手外科主任和手外科进修项目主任长达 15 年，并兼任该校医学院骨科、整形与重建外科教授。2008 年，他接受了另一项挑战，即在加州大学欧文分校发展手外科，并担任手外科主任以及手外科、上肢外科和显微外科进修项目主任。2019 年，他重返加州大学洛杉矶分校医学中心和加州大学洛杉矶分校医学院，担任骨科特聘教授、整形与重建外科特聘教授。同时，他也是洛杉矶圣殿医院和奥兰治县儿童医院手外科和显微外科的顾问。

琼斯教授于 1988 年作为创始成员之一加入了世界重建显微外科学会，2008 年又当选为美国重建显微外科学会会长，2015 年当选为美国手外科学会会长。他在 1990—1995 年担任 *Journal of Hand Surgery* 杂志副主编，1999—2001 年担任 *Reconstructive Microsurgery* 杂志主编。更了不起的是，琼斯教授于 2019 年被美国手外科学会评为国际客座教授，2020 年又被美国手外科协会授予国际客座教授称号。

在他漫长的医学生涯中，琼斯教授已经做过 718 场报告，273 次在国际和国内会议上作主题演讲，发表了 200 多篇同行评议论文。他撰写了超过 60 个章节的书，并分别在 2007 年和 2015 年出版了专著《上肢显微外科重建：当前艺术现状》和《显微外科手术学》。在他的职业生涯中，琼斯教授在手外科、显微外科、整形与重建外科以及骨科都做出了杰出贡献。自 1992 年以来，他每年都被评为手外科和显微外科"全美最佳医生"。他是人们可以信赖的伟大医生，也是同行敬仰的教授。）

（特别鸣谢涂哲慧博士、邓佩军博士）
（本文发表于《中华显微外科杂志》2021 年第 1 期）

肢体严重开放性损伤的评估与早期救治

邓佩军　朱庆棠　顾立强

中山大学附属第一医院显微创伤手外科

肢体严重开放性损伤通常指高能量暴力所致的累及肢体多种组织结构、有开放伤口、可能危及肢体甚至生命的复合组织损伤。此类损伤具有以下特征：①致伤能量高，常为重物碾压、压榨或机器绞榨等所致，也可见于火器伤、爆炸伤；②受损组织多，不仅皮肤受损、结构不完整，还涉及血管、神经、肌肉（腱）、骨和关节韧带（关节囊）等多种结构；③处理不及时、不恰当，肢体可能无法存活，甚至危及生命。

肢体严重开放性损伤的救治一方面对时限要求高，救命、保肢必须争分夺秒；另一方面对技术要求高，涉及复杂伤口清创和创面处理、血管修复与血循环重建、复杂骨折复位固定、神经肌肉（腱）修复等，要求救治团队具备较强的伤情判断与监测、损伤控制、生命支持、组织修复重建以及并发症防治的能力。

肢体严重开放性损伤的救治需遵循"先保命，后保肢"的原则，需充分评估患者情况，包括全身和伤肢局部、个人和家庭及社会相关关系人的情况，以及救治团队情况，包括人员、技术和能获得的医疗资源等，权衡保肢的风险、代价和预期获益，然后决定是否保肢。

在严重肢体创伤保肢治疗方面，中山大学附属第一医院（以下简称为"中山一院"）顾立强等提出了"1-2-4-8法则"，即一个中心、两个阶段、四个重点、八项技术。"一个中心"是指保肢要以血管（血供）为中心，恢复患肢血供是保肢的前提，应把血管修复重建放在最重要的位置。"两个阶段"是指治疗过程主要分为早期和后期两个阶段，早期的重点在于保肢体存活，后期的重点在于修复组织和恢复功能。"四个重点"是指：①伤情评估，全面了解损伤局部情况以及患者全身情况；②彻底清创，强调急诊清创及反复清创；③血管重建，四肢主要动脉损伤要及时修复，无法修复时需重建新的血循环通路；④骨关节固定，对于开放性骨折和/或关节脱位，复位后一期通常采用外固定支架固定。"八项技术"是指早期用于保障血供与软组织覆盖的五项技术和后期用于修复重建的三项技术。早期治疗技术包括暂时性血管转流术、预防性骨筋膜室切开减压术、Flow-through皮瓣（血流桥接皮瓣）移植修复术、健侧血管转位患肢原位寄养术、创面处理技术（封闭负压引流或一期确定性覆盖）。后期治疗技术包括功能性肌肉移植重建术、复合组织移植重建术、骨延长——骨搬运术重建长段骨缺损等。

一、伤情评估

（一）全身情况的评估

肢体严重开放性损伤属于高能量损伤，可能伴有其他部位损伤。根据《创伤高级生命支持》的指引，按照"ABCDE"的顺序初步排查并及时处理危及生命的伤情。即：A（Airway）气道，保持气道通畅；B（Breathing）呼吸，维持正常换气功能；C（Circulation）血液循环，重点是控制出血和维持有效血容量；D（Disability）活动能力丧失情况，反映中枢与外周神经功能情况；E（Exposure & Environment）充分暴露来检查，减少漏诊，同时注意环境控制，保暖。

对于全身情况稳定者（包括经紧急处理后稳定者），需进行详细的二次评估，以及时发现病情变化，避免漏诊。二次检查与评估主要包括以下内容：①病史，包括受伤机制、受伤时的周围环境、受伤前的姿势和状态、院前急救阶段的检查与治疗等；②体格检查，充分暴露各检查部位，"从头到脚"进行视、听、触、叩、动、量诊，同时注意保暖；③影像学检查。

（二）局部伤情的评估与分型

局部伤情评估是为了了解肢体哪些结构受损，范围和程度如何。按照由浅入深的顺序，分别检查皮肤和皮下组织、肌肉（腱）、血管、神经、骨与关节的损伤情况。通常体格检查和必要的影像学检查可明确伤情，但单纯查体难以充分评估，清创、探查后得到的信息更为详尽、可靠。

对肢体损伤情况进行分型，有助于反映损伤情况，判断预后，更能指导医生做出相应的治疗决策。然而，目前对于肢体严重开放性损伤尚未有专门的分型系统，临床上多采用开放性骨折或软组织损伤的分型。最常用的是开放性骨折 Gustilo-Anderson 分型，在此基础上中山大学附属第一医院顾立强等及印度 Ganga 医院 Rajasekaran 等分别提出中山一院改良 Gustilo 分型和 GHOIS 开放损伤评分，还有 OTA 分型、Tscherne 分型、汉诺威评分等。此外，中山一院还提出基于损伤区软组织覆盖情况的动脉损伤分型，对指导治疗和判断预后有较高参考价值。

1. 开放性骨折 Gustilo-Anderson 分型

1976 年，Gustilo 等在回顾性分析 1025 例四肢长骨开放性骨折病例的基础上，根据创面大小、软组织损伤程度、污染程度及骨折类型分为三型；1984 年，Gustilo 等又基于 87 例临床病例，进一步把第Ⅲ型分为三个亚型（表1）。

表1　Gustilo-Anderson 分型[1-2]

分型	描述
Ⅰ型	伤口长度 <1 cm；一般为轻度污染的穿刺伤，常表现为骨折端自皮肤向外穿出。软组织损伤轻微，无碾挫伤，骨折较简单，为横断或短斜形，无粉碎

续表1

分型	描述
Ⅱ型	伤口长度在1~10 cm之间；软组织损伤较广泛，但无撕脱伤，亦无形成组织瓣，软组织有轻度或中度碾挫伤，伤口有中度污染，中等程度粉碎性骨折
Ⅲ型	软组织损伤广泛，包括肌肉、皮肤及血管、神经，有严重污染
ⅢA型	有广泛的撕脱伤及组织瓣形成，或为高能量损伤，不管伤口大小，骨折处有适当的软组织覆盖
ⅢB型	广泛的软组织损伤和缺损，伴有骨膜剥脱和骨外露，伴有严重的污染
ⅢC型	伴有需要修复的动脉损伤

Gustilo-Anderson分型简单易懂，能很好地区分开放性骨折的严重性，经长期临床实践证实其可靠性较高，已被广泛用于开放性骨折的评估。然而，该分型中ⅢB型与ⅢC型覆盖的范围太过广泛，其感染率的差异很大。Ⅰ型的感染率为2%，Ⅱ型为7%，ⅢA型为7%，ⅢB型为10%~50%，ⅢC型为20%~50%[1-3]。此外，该分型系统未分别评价皮肤、骨骼、肌肉肌腱损伤的严重程度，在指导治疗方面的价值有待提高。

2. 开放性骨折OTA分型

美国创伤骨科协会（Orthopaedic Trauma Association，OTA）对9283篇文献进行综述，提出34项独立危险因素，并将其与预后的相关性进行统计学分析，最终由该协会的专家对相关因素进行筛选和讨论，于2010年提出了开放性骨折OTA分型（表2）。

表2　开放性骨折OTA分型[4]

皮肤
1. 损伤可以估计
2. 损伤无法估计
3. 广泛性脱套伤

肌肉
1. 损伤区域内无肌肉，不会出现肌肉坏死，部分肌肉损伤但不影响功能
2. 部分肌肉损伤，但肌肉功能良好；小块肌肉坏死需切除但肌肉-肌腱单元功能未受损
3. 肌肉坏死，丧失功能；部分或全部筋膜室组织切除；肌肉-肌腱功能完全丧失；肌肉损伤程度无法估计

动脉
1. 无损伤
2. 动脉损伤不伴远端肢体缺血
3. 动脉损伤伴肢体远端缺血

污染
1. 无或轻度污染
2. 浅表污染，未埋入骨质或深部组织
3a. 污染物埋入骨质或深部组织；
3b. 特殊环境污染（农场、下水道、脏水等）

续表2

骨缺损
1. 无
2. 骨缺损或骨质去血管化,但远端和近端骨折仍有接触
3. 节段性骨缺损

3. 开放性骨折中山一院改良 Gustilo 分型

中山一院基于 300 余例临床实践,以开放性骨折的 Gustilo-Anderson 分型为基础,结合 AO/ASIF 软组织开放性皮肤损伤分类和开放性损伤的病理生理动态变化,提出了改良 Gustilo 开放性骨折分型,将开放性骨折的软组织损伤、缺损类型分为五大类型与若干亚型,补充拓展了Ⅲd 型、Ⅳ型、Ⅴ型(含Ⅴa、Ⅴb、Ⅴc、Ⅴd 型)(表3)。

表3 中山一院改良 Gustilo 分型[5]

改良 Gustilo 分型	皮肤伤口/缺损	肌肉损伤	神经损伤	大血管损伤	肢体血供	骨折/缺损	损伤节段	与 Gustilo 分型关系
Ⅰ型	<1 cm/无缺损	−	−	−	良好	简单	<1	Ⅰ型
Ⅱ型	<5 cm/无缺损	+	−	−	良好	简单粉碎	<1	Ⅱ型
Ⅲ型								
Ⅲa	<5~10 cm/<5 cm×8 cm	++	+	−	良好	粉碎	<1	Ⅲa
Ⅲb	>10 cm/>6 cm×10 cm	++++	++	−/+	早期良好	缺损	≤1	Ⅲb(3~7天内若感染,肢体血供不良)
Ⅲc	>1 cm/可有缺损	−/+	−/+	++	严重缺血	粉碎缺损	≤1	Ⅲc(若血管未修复,24~48小时内肢体坏死)
Ⅲd	>10 cm/>6 cm×10 cm	++++	+++	++++	严重缺血	粉碎缺损	1	Ⅲb+Ⅲc(节段性毁损伤)
Ⅳ型	>10 cm/>50 cm×10 cm	++++	++++	++++	严重缺血	粉碎缺损	≥2	>Ⅲb+Ⅲc(广泛性毁损伤)

Ⅴ型:原为闭合性骨折,因各种原因转变成开放性骨折

Ⅴa:骨折断端向外刺穿皮肤;Ⅴb:医源性术后皮肤感染坏死;Ⅴc:皮肤脱套伤后坏死缺损
Ⅴd:筋膜室综合征切开减压术后

在该分型系统中,Ⅲb 型、Ⅲc 型、Ⅲd 型、Ⅳ型、Ⅴc 型、Ⅴd 型均属于严重肢体开放性损伤,而肢体毁损伤特指其中的Ⅲd 型(节段性肢体毁损伤,远端肢体完整但缺血)、Ⅳ型(广泛性肢体毁损伤)。

该改良分型特点:①软组织评价详尽。包括皮肤伤口、肌肉、神经、血管等,不仅

注重各种组织损伤程度，而且注重损伤范围，力求更全面。②动态评价。既要重点评估受伤当时与急诊清创术中的各种组织损伤程度与范围，又要基于病理生理动态变化，重视伤后1周内这些软组织的伤情变化。例如肘关节和膝关节平面以下Ⅲb型损伤中，可有单独1条动脉（桡动脉或尺动脉、胫前动脉或胫后动脉）损伤，肢体早期血供良好（不属于Ⅲc型），但3～7 d内若发生组织坏死、感染，另一动脉受波及而形成血栓，则出现肢体缺血。③突出节段性肢体毁损伤。皮肤、肌肉、血管、神经等软组织损伤、缺失，但局限于1个肢体节段（如上肢单独的前臂、臂、肘关节周围，或下肢单独的小腿、膝关节周围、小腿下段至踝关节），远段肢体完整但完全缺血，有早期显微外科修复可能。④突出广泛性肢体毁损伤。即2个或2个以上肢体节段组织失结构化，治疗上要求果断截肢。⑤Ⅴ型专指受伤时为闭合性骨折，因各种原因转变为开放性骨折。临床实践中也不少见，诊疗上要有预见性。Ⅴ型又可细分为4个亚型。Ⅴa型：原为闭合性骨折，但移位的骨折断端持续压迫皮肤，最终出现皮肤坏死缺损，转变为开放性骨折；Ⅴb型：皮肤挫伤无缺损，但因医源性原因等最终出现皮肤坏死缺损，如闭合性骨折术后出现伤口感染、裂开；Ⅴc型：闭合性骨折但皮肤有广泛潜行剥脱伤（脱套伤），若早期未作正确处理最终将出现皮肤坏死缺损，转变为开放性骨折；Ⅴd型：闭合性骨折（有或无动脉损伤）出现骨筋膜室综合征。虽经筋膜切开减压，但造成一个或多个肌群的坏死，皮肤软组织有缺损，转变为开放性骨折，严重者肢体可能坏死。

4. 开放性损伤 GHOIS 评分

由于 Gustilo Ⅲ型涵盖过于宽泛，印度 Ganga 医院 Rajasekaran 等于2015年基于一项回顾性研究提出 GHOIS 开放性损伤评分（表4）。该评分详细区分了 Gustilo ⅢB 型开放性骨折软组织损伤的差异，并强调功能组织（肌肉、肌腱、神经）损伤情况对治疗和结局的影响。作者还提出 GHOIS 总分≤14分者保肢成功率高；总分≥17分建议一期截肢；总分15～16分之间的"中间地带"建议根据患者具体情况行个体化治疗。

表4 开放性损伤 GHOIS 评分[6,7]

被覆组织：皮肤和筋膜	
伤口无皮肤缺损	
骨折表面无伤口	1
骨折暴露	2
伤口有皮肤缺损	
骨折表面无缺损	3
骨折表面有缺损	4
皮肤环形缺损	5
骨关节	
横行骨折/斜行骨折/蝶形骨折块<50%周长的楔形骨折	1
蝶形骨折块>50%周长的楔形骨折	2
粉碎性/节段性骨折但无骨缺损	3
骨缺损<4 cm	4

续表4

骨缺损 > 4 cm	5
肌肉神经	
单元肌肉部分损伤	1
单元肌肉完全损伤但可修复	2
单元肌肉损伤不可修复/筋膜间室内肌肉部分缺损/胫后神经完全损伤	3
一个筋膜间室内肌肉缺损	4
二个或以上筋膜间室内肌肉缺损/不全离断	5
符合以下情况者，每条加2分	
受伤到清创间隔时间 > 12 小时	
污水或有机污染物/农场损伤	
年龄 > 65 岁	
药物依赖型糖尿病/心肺疾病	
胸/腹部多发伤，ISS 评分 > 25/脂肪栓塞	
入院时低血压：< 90mmHg	
同一肢体多发损伤/骨筋膜室综合征	

5. 骨折 Tscherne 分型

1982 年，来自德国汉诺威医学院的 Harald Tscherne 和 Hans – Jo¨rg Oestern 提出了 Tscherne 骨折分类方法，该分类分为闭合性骨折和开放性骨折两部分，考虑了造成骨折及软组织损伤的损伤机制特点及其对软组织造成的病理生理学改变（表5）。该分型方法关注到了软组织损伤的重要性，对开放性骨折评估和治疗更具指导意义。但是，该分型对伤口的描述仍不够精确，容易受不同观察者主观因素影响；O3 级涵盖较广，并不能很好地指导治疗。

表5　闭合/开放性骨折 Tscherne 分型[8]

	分型	典型骨折特点	典型软组织损伤特点
闭合性骨折	C0	螺旋形骨折	无软组织损伤或轻微软组织损伤
	C1	旋转暴力导致的骨折脱位	浅表软组织擦伤/挫伤
	C2	横行、节段性骨折	深部软组织挫伤，临界骨筋膜室综合征
	C3	复杂骨折	广泛的软组织挫伤、肌肉坏死、脱套伤、血管损伤、骨筋膜室综合征
开放性骨折	O1	间接暴力骨折（如：AO 分型 A1 – 2）	轻微皮肤撕裂伤
	O2	直接暴力骨折（如：AO 分型 A3，B，C）	皮肤撕裂、皮肤环形挫伤、中度污染
	O3	粉碎性骨折、农业生产损伤、高速枪击伤	广泛软组织损伤、重要血管神经损伤、骨筋膜室综合征
	O4	离断/不全离断伤	重要血管神经损伤

6. 肢体损伤汉诺威评分

该评分系统覆盖面广且评估详细，涵盖软组织损伤情况从伤口大小、缺损面积、深部组织损伤程度等多方面评估（表6），同时还考虑到皮肤、肌肉损伤范围与肢体周径的关系等，适用于全身所有长骨的开放性骨折。此外，该评分系统可指导截肢与保肢的决策，≥11分建议截肢。

表6 汉诺威评分系统[9]

骨缺损		骨膜撕脱	
无	0	否	0
<2 cm	1	是	1
>2 cm	2	局部血液循环	
皮肤损伤		脉搏正常	0
无	0	仅有毛细血管反应	1
<1/4 肢体周径	1	缺血<4 小时	2
1/4～1/2 肢体周径	2	缺血 4～8 小时	3
1/2～3/4 肢体周径	3	缺血>8 小时	4
>3/4 肢体周径	4	全身血循环（血压 mmHg）	
肌肉损伤		始终>100	0
无	0	入院前<100	1
<1/4 肢体周径	1	手术前<100	2
1/4～1/2 肢体周径	2	始终<100	3
1/2～3/4 肢体周径	3	神经功能	
>3/4 肢体周径	4	手掌或足底感觉	
伤口污染		存在	0
无	0	消失	1
部分污染	1	手指或足趾主动运动	
广泛污染	2	存在	0
		消失	1
总分	0～22	临界值	11

7. 四肢动脉损伤分型

目前，对血管损伤分型主要根据损伤原因以及损伤病理来分型。根据损伤机制，可分为钝性损伤（交通伤、坠落伤、骨折）、锐性损伤（刺伤、枪伤、高速火器伤）、冲击损伤（冲击波效应）、医源性损伤（血管造影、外科手术）四类。根据损伤的病理形态可分为血管痉挛、内膜损伤并血栓形成、部分断裂，完全断裂等分型。张英泽等[10]根据动脉的解剖特点、体格检查、多普勒超声、动脉造影和手术情况等资料进行综合分析，借鉴 AO 骨折分型方法，依据动脉解剖位置和特点将其统一编码，在考虑致伤原因、损伤形式和严重程度以及可能的诊治手段基础上，将血管损伤程度分为 A、B、C

三型,根据各型损伤的特点进一步细分为不同亚型。

上述分型系统主要依据损伤机制或损伤血管的病理形态来分类,动脉修复方法主要也是根据不同病理类型来确定,在血管损伤的评估及制定治疗决策方面提供了很好的参考标准。然而,肢体严重开放性损伤常为高能量暴力所致,发生血管损伤者往往伴有骨与软组织损伤,损伤范围广泛,损伤程度变异较大,血管修复时除了关注损伤血管本身,还要考虑伴发损伤,特别是肌肉、皮肤等软组织损伤的影响。

我们在分析了100多例四肢动脉损伤患者资料的基础上,提出一种基于损伤血管病理形态和损伤区软组织覆盖情况的动脉损伤分型系统(表7),对于评估严重肢体创伤中动脉损伤情况、判断预后和指导治疗有重要价值。

表7 基于损伤血管形态及软组织覆盖情况的四肢动脉损伤分型[10-11]

分型	损伤特点	血管损伤情况
Ⅰ型	损伤血管可被有活力的软组织覆盖,且无死腔残留	A. 血管连续性存在 B. 部分断裂 C. 完全断裂
Ⅱ型	软组织缺损,血管裸露,无健康组织覆盖	A. 血管连续性存在 B. 部分断裂 C. 完全断裂
Ⅲ型	软组织缺损、血管裸露,且软组织广泛挫裂伤或合并感染,边界不清,无法彻底清创	A. 血管连续性存在 B. 部分断裂 C. 完全断裂

8. 肢体损伤严重程度评分

肢体损伤严重程度评分(mangled extremity severity score,MESS)从损伤能量、肢体是否缺血、患者是否发生休克以及年龄四个维度进行评估(表8)。该评分系统简便易操作,特别适合于早期救治时的快速评估,目前应用最为广泛。该评分纳入休克及年龄因素,注重全身情况;纳入缺血时间,且突出了缺血时间超过6 h的严重性,对于判断预后和治疗决策都很有指导作用。但是,MESS评分以"损伤暴力"的严重程度分级赋分,未详细描述其损伤范围、程度、性质等,临床实际运用时可能出现混乱。在实际工作中,血管损伤部位、程度、病理生理变化各不相同,其准确的"缺血时间"难以判定。另外,该评分不能预测功能恢复情况[12]。

表8 MESS评分[13-14]

项目	分值
损伤能量	
低能量(刺伤,单纯骨折,民用火器伤)	1
中等能量(开放或多发骨折,脱位)	2
高能量(近距离枪伤或军用火器伤,挤压伤)	3
极高能量(上述损伤加严重污染,软组织撕脱)	4
肢体缺血*	

续表8

脉搏减弱或消失但灌流正常	1
无脉，感觉异常，毛细血管再灌流消	2
冰冷，麻痹，感觉丧失，麻木	3
休克	
收缩压始终>90mmHg	0
一时性低血压	1
持续低血压	2
年龄	
<30岁	0
30～50岁	1
>50岁	2

* 缺血时间超过6小时则评分加倍。

二、治疗决策

（一）保肢还是截肢

对于肢体严重开放性损伤到底该保肢还是截肢，往往很难决策。虽然有各种肢体损伤评分可供参考，包括前述的 MESS 评分、汉诺威评分、GHOIS 评分，以及肢体毁损综合征指数（mangled extremity syndrome index，MESI）、保肢预测指数（predictive salvage index，PSI）、保肢指数（limb salvage index，LSI）等，但目前尚未形成公认的临床路径作为决定保肢还是截肢的依据，只能在遵循一般原则的基础上，根据医患双方的具体情况，制订个性化的治疗方案。

选择保肢还是截肢，实际上就是要回答能不能保和值不值得保两个问题。

1. 能不能保肢

能否保肢取决于患者全身和局部情况，以及救治团队的技术力量和所能获得的医疗资源。如果有以下情况，则不能保肢：①全身情况不允许保肢。全身情况差，生命体征不稳定，早期救治的首要任务和重点是生命支持，保肢是次要的，为了保命，必要时须果断、迅速截肢。即使全身情况稳定，但预期不能耐受复杂的保肢手术者，或实施保肢手术可能威胁生命者，也不应该保肢。②局部损伤严重，无法保肢。肢体严重损伤且范围广泛，变形、毁损、挫灭和失结构化的范围超过两个节段（中山一院改良 Gustilo 分型Ⅳ型），损伤结构无法修复或重建。③救治团队不具备保肢的能力。肢体严重开放性损伤的保肢治疗，需要生命支持、损伤控制、血管修复、骨折复位固定、创面处理等多种技术以及开展这些技术所需的仪器、设备、耗材、药品、血源等支持。如果救治团队不具备救治能力，或无法获得软硬件条件，则不能保肢。④患者拒绝或其社会支持不足。肢体严重开放性损伤保肢治疗手术复杂，治疗周期长，资源消耗大，费用高，需患者有很好的依从性并有强大的社会支撑，如不能取得患者同意，或患者不能承受保肢的代价，则不能保肢。

2. 值不值得保肢

如果医患双方都具备保肢条件和能力，接下来就要考虑值不值得保肢，也就是说，要权衡保肢的得失，预期有何收益，需付出什么样的代价，冒多大的风险，保肢是否划算。如果有以下情况，则不值得保肢：①肢体长时间缺血，肌肉、皮肤已坏死，即使恢复血供后肢体也不能存活；②主干神经长段缺损或发生不可逆的缺血坏死，后期无法重建或重建后也不能恢复肢体功能；③骨关节严重损伤、肌肉肌腱大段缺损，即使通过后期骨与软组织重建手术，肢体功能也比不上假肢。

综上所述，肢体严重开放性损伤选择保肢治疗的前提条件是：①全身情况允许实施保肢手术，不会因保肢而危及生命；②重建血液循环后肢体能存活，伤肢远段肢体有一定完整性；③经修复和后期功能重建后，患者预期功能优于假肢；④患者依从性高，亲属及单位能配合治疗，提供充分的支持与保障。

三、早期救治的关键环节与技术

（一）生命支持与损伤控制

即使是单一肢体损伤，机体遭受严重创伤打击后，仍面临各种各样的二次打击，包括大出血继发休克、组织缺血缺氧继发坏死、严重创伤后剧烈的炎症反应、休克复苏或肢体血液循环重建后的再灌注损伤等，还有手术创伤、大量输血输液、长时间麻醉和手术暴露、使用肢体止血带等医源性因素也会造成损伤。二次打击引发全身病理生理变化和内环境改变，将对远隔器官系统造成伤害，严重的可能危及生命。因此，生命支持必须贯穿肢体严重开放性损伤早期救治的全过程，应密切监测心血管、肺、肝、肾、肠道功能，以及神经、血液、代谢与内分泌、免疫等系统的状态，提供充分的保护和支持。同时，要牢固树立损伤控制的观念，选择合适的时机，给予恰当的治疗干预，打破组织缺血、坏死、感染的恶性循环，预防并及时治疗并发症，尽力避免或减少医源性二次打击。

（二）清创

及时、彻底清创可清除污染和坏死组织，是预防感染的重要手段，为组织修复提供关键基础。肢体严重开放性损伤往往损伤范围广，不同部位、不同组织的损伤程度不一，损伤边界不清。清创时最大的挑战在于准确判断组织损伤程度和范围，哪些需要切除，哪些可以保留，这需要长期实践经验的积累。

肢体严重开放性损伤的清创，要求术者非常熟悉解剖结构，充分显露、探查损伤范围，必要时需扩大创口，特别是有皮肤潜行剥脱者，需敞开探查；肌肉（腱）断裂后，断端回缩可能把污染物带到伤口以外的部位，也需充分显露、清创。经验不足者，对解剖结构不够熟悉，对损伤组织活性的辨别能力不够高，不敢扩大创口，或延长的切口和选择的入路不恰当，清创往往偏保守，对挫伤、撕脱的皮肤抱有侥幸心理，而且往往因担心切除后出现组织缺损，肌肉断端无法缝合，创面无法关闭，或出现血管、神经、骨关节等深部组织外露，而未能彻底清创。因此，伤情越是严重、复杂，越要求由高年资、有经验的医生实施清创术，彻底清创后即使出现大段骨缺损、肌肉缺失或大面积皮肤缺损，后期也可以通过各种修复技术进行重建；如果清创不彻底，损伤区遗留污染、失活组织，后续发生坏死、感染，病灶范围不断扩大，不得不反复清创，不仅延误了修复时机，还增加了修复难度。当然，对于损伤特别严重、复杂，无法判断组织损伤边界，无法保证急诊一次彻底清创者，需在 48～72 h 内再次清创。对于急诊一期修复者，例如采用 Flow-through 皮瓣移植修复血管缺损同时覆盖创面者，需超范围清创，保证血管断端和创缘是健康组织。

（三）血管修复与血液循环重建

当主要血管损伤，肢端出现血液循环障碍时，需及时修复血管，恢复肢体远端血供。行血管修复时不仅需要考虑血管损伤的病理类型，如内膜损伤、血栓形成，或血管壁破裂，或血管断裂，也要考虑损伤区软组织条件。

血管损伤区有良好软组织覆盖者（Ⅰ型），可根据动脉损伤病理类型选择腔内介入治疗、切开取栓、直接吻合或血管移植修复，自体血管移植的效果优于人工血管移植，特别是上臂、大腿中段以远的动脉损伤，人工血管移植的失败率较高。

血管损伤区无健康软组织覆盖者（Ⅱ型），按常规方法修复后，血管将裸露在开放的伤口中，容易发生痉挛、血栓形成，或感染、吻合口破裂。因此，在修复血管的同时，必须有良好的软组织覆盖血管。最常采用的方法是通过 Flow-through 皮瓣移植，利用皮瓣蒂部血管移植桥接受损的血管，同时皮瓣覆盖血管损伤区，对修复的血管形成良好的保护。如果肢体主干血管比较粗，其口径与皮瓣蒂部血管口径差别太大，也可以按常规方法修复血管，同时行肌（皮）瓣转移或移植覆盖血管。

血管损伤区组织广泛挫伤、坏死甚至合并严重感染，边界不清，无法一期修复或重建损伤血管者（Ⅲ型），可旷置此段血管，在远端行健侧肢体血管转位以供养患肢（原位寄养术），待损伤边界清楚、彻底清创，或感染治愈后，二期再按Ⅱ型损伤的方法重建血管。

在肢体严重开放性损伤中，血管修复往往较为困难、复杂，耗时较长，特别是Ⅱ型损伤，按常规方法，先清创、探查，然后复位、固定骨折，修复神经、肌肉（腱），最后修复血管，关闭伤口。可是，手术按此步骤进行，将大大延长肢体缺血时间，尤其是对于术前经多次转诊者，非常不利于保肢。因此，对于预期无法在短期内恢复肢体供血者，应打破以往常规，采用临时性血管转流技术，在彻底清创前，探查出血管断端，将转流管两端分别插入断裂血管的远、近端，迅速重建远端血循环。然后再彻底清创、探查损伤结构并进行修复，直到行血管修复术时才移除临时性转流管。

对于缺血时间超过 6 h 者，血管修复后可能发生严重的再灌注损伤，容易发生骨筋膜室综合征。因此，需作预防性筋膜切开减压，受伤部位以远的所有筋膜室，包括手部和足部的筋膜室都要切开。

（四）骨关节固定

肢体严重开放性损伤者，往往骨与软组织的损伤都很复杂，早期救治的重点是稳定骨关节结构，而非追求骨折的完美复位和固定。固定方式首选外固定支架，进钉点应尽可能避开行确定性手术（切开复位内固定）的入路。此外，行血管修复后，即使没有骨折脱位，也需要固定好邻近关节，保证血管吻合口维持合适张力。

（五）其他软组织的修复及创面处理

对于神经、肌肉（腱）等软组织损伤，在急诊手术时尽可能修复，无法一期修复则予以标记。急诊手术的重点在于创面处理。高能量暴力所致的肢体严重开放性损伤，皮肤软组织损伤也较为严重，大多数无法急诊一期修复。目前常采用负压封闭引流技术，作为创面临时覆盖的解决方案。急诊手术无法实现彻底清创者，需反复多次清创，直到条件许可，再行确定性手术修复创面。

参 考 文 献

［1］ GUSTILO R B, ANDERSON J T. Prevention of infection in the treatment of one thousand and twenty-five open fractures of long bones: retrospective and prospective analyses ［J］. Journal of Bone and Joint Surgery (American volume), 1976, 58 (4): 453 - 458.

［2］ GUSTILO R B, MENDOZA R M, WILLIAMS D N. Problems in the management of type Ⅲ (severe) open fractures: a new classification of type Ⅲ open fractures ［J］. Journal of Trauma, 1984, 24 (8): 742 - 746.

［3］ YIM G H, HARDWICKE J T. The Evolution and Interpretation of the Gustilo and Anderson Classification ［J］. Journal of Bone and Joint Surgery (American Volume), 2018, 100 (24): e152.

［4］ ORTHOPAEDIC TRAUMA ASSOCIATION: Open Fracture Study Group. A new classification scheme for open fractures ［J］. Journal of Orthopaedic Trauma, 2010, 24 (8): 457 - 464.

［5］ 顾立强, 朱庆棠, 戚剑. 开放性骨折改良 Gustilo 分型与保肢策略 ［J］. 中华显微外科杂志, 2017, 40 (1): 13 - 15.

［6］ RAJASEKARAN S, NARESH BABU J, DHEENADHAYALAN J, et al. A score for predicting salvage and outcome in Gustilo type-ⅢA and type-ⅢB open tibial fractures ［J］. Journal of Bone and Joint Surgery (British Volume), 2006, 88 (10): 1351 - 1360.

［7］ RAJASEKARAN S, SABAPATHY SR, DHEENADHAYALAN J, et al. Ganga hospital open injury score in management of open injuries ［J］. European Journal of Trauma and Emergency Surgery, 2015, 41 (1): 3 - 15.

［8］ Ibrahim D A, Swenson A, Sassoon A A, et al. Classifications in brief: The tscherne classification of soft tissue injury ［J］. Clinical Orthopaedics and Related Research, 2016, 475 (2): 560 - 564.

[9] KRETTEK C, SEEKAMP A K, SNTOPP H, et al. Hannover Fracture Scale '98-re-evaluation and new perspectives of an established extremity salvage score [J]. Injury, 2001, 32 (4): 317-328.

[10] CHEN W, SU Y, ZHANG Q, et al. A proposed new system of coding and injury classification for arteries in the trunk and extremities [J]. Injury, 2012, 43 (9): 1539-1546.

[11] 中国医师协会骨科医师分会，中华创伤骨科杂志编辑委员会. 四肢及躯干主要动脉损伤诊治指南 [J]. 中华创伤骨科杂志, 2016, 18 (9): 737-742.

[12] KAJ JOHANSEN, SIGVARD T HANSEN JR. MESS (Mangled Extremity Severity Score) 25 years on: Time for a reboot [J]. Journal of Trauma and Acute Care Surgery, 2015, 79 (3): 495-496.

[13] JOHANSEN K, DAINES M, HOWEY T, et al. Objective criteria accurately predict amputation following lower extremity trauma [J]. Journal of Trauma, 1990, 30 (5): 568-572; discussion 572-573.

[14] HELFET D L, HOWEY T, SANDERS R, et al. Limb salvage versus amputation. Preliminary results of the Mangled Extremity Severity Score [J]. Clinical Orthopaedics and Related Research, 1990, 256: 80-86.

严重肢体创伤的评估与处理：截肢还是保肢

钟刚 项舟

四川大学华西医院骨科

社会的进步，工业、交通运输业以及建筑行业的快速发展，各种高能量损伤比如车祸伤、重物砸伤、高处坠落等日益增多，此类创伤不仅骨折、神经血管损伤严重，且常常伴有广泛的软组织缺损、严重的创面污染以及软组织挫裂伤和（或）坏死，同时多数伴有多种其他部位的复合伤等[1-2]，常导致多种合并症，甚至威胁生命。通常将同一肢体的皮肤、血管、神经、骨骼4种主要组织有3种或3种以上的严重肢体损伤定义为严重肢体创伤综合征（mangled extremity syndrome，MES）[3]。严重的MES多为车祸、机器碾压等高能损伤所致，常表现为创面大、污染重，软组织损伤严重，包括有皮肤、肌肉、神经、血管等重要结构的损伤以及较严重的粉碎性和不稳定性骨折、严重挤压伤所致的骨筋膜室综合征。其中，最严重的后果之一即为"截肢"，创伤性截肢是由于肢体遭受到机械损伤、烧伤、冻伤和电击伤等原因，导致伤肢不可逆性血运丧失，组织无法修复或治疗伤肢花费巨大但功能不如安装假肢，以及严重的并发症危及生命时，采取的一种治疗方案[4-5]。创伤性截肢患者以青壮年男性为主，特别是集中于21～50岁（占总截肢患者的66.06%），这种现象与不同性别、不同年龄从事的工作性质有关，体力劳动和一些具有危险性劳动多由此年龄段的男性承担，因此，其发生严重外伤的可能性远远高于其他年龄段的男性或女性。

KIM等[6]于1996年报道延世大学医学院1970—1994年截肢患者为4258例，POOJA等[7]于2013年报道了一家区域治疗中心2008—2010年的155例截肢患者，其中创伤因素所占比例分别为66.7%和70.3%。Eric Edison Low报道：2011—2012年的美国创伤中心（NTDB）数据库的数据集进行了二次数据分析，发现共有2879例患者因创伤相关的下肢损伤而进行了严重的下肢截肢，占2011—2012年所有NTDB创伤入院患者的0.18%，男性占80.4%，三种最常见的截肢包括经胫骨（46%）、经股骨（37.5%）和经足（7.6%）。所有截肢者的平均住院时间为22.7 d，至少有一次翻修截肢的患者比不需要翻修截肢的患者在医院停留大约为5.5 d，1204例（41.8%）患者需要至少一次翻修截肢。27.5%的截肢者经历了至少一种主要的术后并发症[8]。Kobayashi研究了洛杉矶和南加州大学医疗中心，1996—2007年间所有遭受创伤性截肢的患者，受伤的主要原因是汽车和行人（27.4%），其次是工伤事故（23.9%）[9]。

国内窦晨浩等调查了2009—2013年河北医科大学第三医院收治的创伤性截肢患者

71569 例，其中截肢患者 651 例（668 肢），截肢率约为 0.91%。男性 525 例（80.65%），女性 126 例（19.35%），男女比例为 4.17：1.00。在 668 个肢体中，上肢 238 肢（35.63%），其中前臂截肢率最高，约占半数；下肢 430 肢（64.37%），其中以小腿截肢率最高，超过半数。651 例截肢患者受伤原因，交通事故居于首位，其他常见原因有机器伤、重物砸伤、爆炸伤、高空坠落伤，其他原因较为少见，均不足 1%。上肢截肢和下肢截肢的受伤原因有所不同，上肢截肢以机器伤为主（72.77%），下肢截肢以交通事故为主（70.67%）。本组截肢患者绝大多数为开放伤，共计 614 例（94.32%）[10]。

一、严重肢体创伤的评估

严重的肢体创伤多为高能量损伤，受伤机制复杂，常同时累及皮肤、肌肉、骨骼、神经、血管等重要结构[11]，面对严重创伤的肢体，到底选择保肢还是截肢的争论也日趋激烈。保肢虽然在治疗初期能让大多数患者和家属所接受[12]，但患者却面临着需要长期治疗、经历多次手术、昂贵的治疗费用、勉强保留的肢体因功能欠佳而延迟性截肢[13]，甚至因保肢引起全身严重并发症威胁生命的诸多风险，对医生而言也是对其治疗水平的极大考验；而截肢，会使患者因此丧失劳动能力甚至生活自理能力，成为家庭和社会的沉重负担，患者也会因终生失去肢体承受巨大的心理和生理痛苦。因此，肢体严重损伤保肢与截肢就成了困扰患者、家属和医生的决策性难题[14]。

严重的肢体创伤保肢还是截肢的选择取决于骨科医师的临床经验及对伤情的迅速判断，而单一的靠这种不确定的主观决定是不够的，有时甚至是错误的。因此，国内外骨科医师们不断寻求一种能够客观反映肢体损伤程度的量化指标。Hansen 于 1987 年首次提出肢体毁损伤是否应当保肢的疑问，这一命题很快引起了骨科学界的重视，并随之出现一系列相关探讨。目前，对肢体严重创伤病例的研究，发现影响毁损肢体截肢的危险因素包括局部和全身因素，前者主要指皮肤、软组织及骨骼的损伤严重度与肢体缺血时间，后者包括休克、营养状态、年龄、并存疾病等。通过对上述参数进行适当划分与取舍然后予以相应评分[15]。

目前，世界上主要的严重肢体创伤评分系统主要有：①毁损肢体严重性评分（Mangled Extremity Severitiy Score MESS）[16]；②汉诺威骨折评分系统（Hannover Fracture Scale，HFS）[17]；③毁损肢体综合征指数（mangled extremity syndrome index，MESI）[18]；④预测保肢指数（predictive salvage index，PSI）[19]；⑤保肢指数（limb salvage index，LSI）[20]；⑥NISSSA 评分[21]；⑦The Ganga Hospital injury severity score[22]。

由 Helfet 通过大量回顾性和前瞻性研究所建立的 MESS[16]，因其简便、客观、准确性高等特点而得到学术上的广泛认可，见表 1[23]。按照 MESS 评分标准从 4 个方面对各个病例进行评分。

（1）软组织及骨骼损伤情况。根据致伤能量高低及损伤性质分为四个等级：①低能量损伤：包括刀刺伤、玻璃切割伤、简单骨折、手枪枪击伤（本组病例无手枪枪击伤者）等；②中等能量损伤：开放或多发骨折、脱位等；③高能量损伤：低速车祸伤，来福枪伤、多发枪伤、碾压伤等；④极高能量损伤：为以上所述情况加上严重污染创面、软组织撕脱、广泛碾压伤等。以上 4 个等级分别评分为 1、2、3、4 分。

（2）肢体缺血时间。从缺血时间和缺血表现两个方面进行评分：①无缺血：脉搏良好；②轻度缺血：脉搏减弱或消失，但末梢血液灌注正常；③中度缺血：末梢再灌注减弱，肢端感觉异常；④重度缺血：无脉，肢端冰冷，感觉消失，再灌注消失。各项评分依次为 0、1、2、3 分。当缺血时间 >6 h，各项分数均 ×2 后为其最终评分。

（3）休克情况。①血压稳定：收缩压持续维持在 90 mmHg 以上；②一过性低血压；③持续性低血压。各等级分别评分为 0、1、2 分。

（4）年龄。患者的年龄对创伤的耐受性及预后都有很大影响。根据年龄大小分为：① <30 岁评 0 分；②30～50 岁评为 1 分；③ >50 岁评为 2 分。上述各等级评分后的总和即为 MESS 评分，前两项与受伤因素相关，后两项与患者自身情况相关[24]。既往研究认为 MESS 评分 ≥7.0 分的患者需行截肢术，而评分 <7.0 分的患者可行保肢手术（血管修复等）。但随着显微外科技术的发展，许多既往有可能截肢的患者通过血管吻合或血供重建最终保留了肢体，从而使 MESS 评分对于截肢的标准较前提高，但目前尚无定论。

表 1　MESS 评分量

项目	分级	得分
骨骼软组织损伤程度	低能量	1
	中能量	2
	高能量	3
	广泛挤压伤	4
休克程度	血压正常	1
	暂时低血压	2
	长时间低血压	3
局部缺血程度	无	0
	轻	1
	中	2
	重	3
年龄（岁）	<30	0
	30～50	1
	>50	2

说明：缺血超过 6 h 分值加倍。≥7 分采取截肢手术，5～7 分再次评估，<5 分采取保肢手术。

随着研究的深入，研究者发现 MESS 评分的一些不足。Ege 通过研究发现：对于特殊环境下比如战争所导致的肢体损伤，MESS 评分可靠性不足，肢体缺血和休克可用于截肢的初步决策但是把下肢的截肢标准作为上肢截肢的理由已经不合适了[25]。Fochtmann 认为应对 MESS 评分进行改良，尤其是评估Ⅲ度开放性损伤。以便更好地评估伤情[26]。并且 MESS 评分使用范围较窄，Venkatadass 认为：MESS 评分在评估严重儿童下肢ⅢB 开放性损伤的作用有限[23]。

针对这种情况，国内学者李士光等[23]提出了改良 MESS 评分系统（表2），根据患者软组织损伤程度，热缺血时间，合并骨盆、髋臼、股骨颈、粗隆间骨折情况，3 项标准对患者进行伤情评估，每一项评估标准按损伤程度分为三级，分别对应 1～3 分，总分 9 分。其中评分 7～9 分，早期行截肢术；评分 ≤6 分，则根据实际情况谨慎评估，给予保肢处理。预测保肢指数（predictive salvage index，PSI）是由 Howe 于 1987 年制定的评估方法，考虑了动脉损伤程度，骨骼损伤的程度，肌肉的程度损伤，以及从损伤到手术的间隔时间。研究表明 PSI 预测是否能保肢的灵敏度为 33%，特异性为 78%（表3）[27]。

表2　改良 MESS 评分量

项目	分级	得分
骨骼软组织损伤程度	伤口超过 10 cm，伤口中度污染，软组织损伤较广泛，轻度碾挫伤，损伤分层累及肌肉浅层	1
	软组织损伤广泛，髋部大部分肌肉损伤（肌肉、血管及神经），污染严重	2
	高能量损伤，广泛碾挫伤，严重挤压伤，软组织损毁伤	3
热缺血时间	热缺血 <4 h	1
	热缺血 4～6 h	2
	热缺血 >9 h	3
骨折情况（骨盆、髋臼、股骨颈、粗隆间）	三部位均为稳定性骨折	1
	1～2 处不稳定骨折	2
	1～2 处多段粉碎性骨折	3

说明：评分 >7 分，建议早期行截肢术，评分 ≤6 分，保肢，有致残可能。

表3　PSI 评分量

分级	得分
动脉损伤程度	
腘动脉以上损伤	1
腘动脉损伤	2
腘动脉以下损伤	3
骨骼损伤程度	
轻度	1
中度	2
重度	3

续表3

分级	得分
肌肉损伤程度	
轻度	1
中度	2
重度	3
受伤到进入手术室时间（h）	
<6 h	0
6 h～12 h	2
>12 h	4

说明：得分超过8分为截肢适应证。

值得注意的是，尽管由如此众多的严重肢体创伤的评分系统，但是某些评分系统往往由于其繁琐的评分参数，一些指标如骨折类型、骨缺损及神经损伤的程度判断需要在手术中进行，甚至许多参考指标在手术中不能获得，导致这一系列量化指标并不能很好用于急诊情况下的决策。1994年由美国国立卫生研究院（NIH）资助，8个一级创伤中心联合开展的下肢评估项目（LEAP），对临床上应用的一系列评分系统进行回顾性分析后，并不建议将任何一种评分系统作为选择截肢还是保肢的决定指标[28]。多数学者认为，在很多紧急情况下，在出现"保还是不保"的两难抉择时，在没有一个统一的量化指标来判定损伤肢体是否该截肢之前，MESS不失为一种值得借鉴的方法，当MESS＞7分需采取截肢术。MESS不仅可对四肢挤压伤伤员肢体能否存活作出判断，而且还能预测肢体存活后的功能。

二、截肢还是保肢的争议

肢体毁损伤患者的初始评估要避免仅仅关注被受伤肢体伤的情况，而忽略了系统的评估以及时发现和处理更严重的损伤。肢体毁损伤立即危及生命的情况是外出血，缺血的肢体并不会直接威胁到生命。过度强调应用多普勒检查肢体远端的灌注作为初步评估的内容，有可能导致胸腹出血、颅脑损伤或其他致命伤的诊治延迟。如果缺乏肢体毁损伤的处理流程，也容易出现未能缺血肢体不能很快恢复组织灌注，医师之间低效的沟通导致处理延迟，不适当的血管成像检查导致不必要的耽搁，不充分的清创和骨折固定[29]。

对于危及患者生命安全的严重肢体创伤，恰当的保肢方案应当在患者生命安全的前提下使肢体存活，并且使存活的肢体具备功能。若对伤情评估不足，应该截肢者未早期截肢，致使延期截肢，增加感染机会和延长住院时间，甚至导致患者死亡；若对伤情估计过重，不该截肢者反而截肢了，又会导致患者终身残疾[11]。

在救治严重创伤、大量失血患者时，根据患者的生理耐受程度采取分阶段治疗的，损伤控制外科（damage control surgery，DCS）理 DCS 原则，即初期急救挽救生命，进而进行 ICU 复苏，待生命体征平稳后再进行确定性手术，这样可以最大限度地减少对患者的生理扰乱，降低伤者病死率及并发症发生率。DCS 由最早的腹部创伤迅速发展到骨科、神经外科，心胸外科等严重多发伤的治疗。骨科创伤患者生理状况可被分为 4 组：稳定的、临界的、不稳定的和濒危患者，对于临界和不稳定的创伤骨科患者采取损伤控制骨科（damage control orthopedic，DCO）措施，即：复苏、止血、清创和骨折的临时稳定[30]。对于伴有严重软组织损伤的复杂开放或闭合性肢体创伤，适用于"肢体损伤控制骨科"原则，提倡早期使用跨损伤区域（跨关节）外固定支架固定，为组织水肿的消退和改善创造条件，并为确定性手术做好准备，待软组织条件好转后按微创原则行骨折的复位固定手术。并存肢体创伤的多发伤患者，临时给予骨折外固定，有助于减少失血，缩短手术时间[31]。

临床上根据评分系统对严重肢体创伤进行严重程度评分，有助于医生对损伤肢体是否需要需要截肢进行判断，但是，因为评分系统的局限性也不能完全依赖评分的高低来决定，保肢还是截肢往往取决于手术医生的临床经验和对伤情的判断。有可能出现对伤情评估不足，应该截肢者未早期截肢，或者出现对伤情估计过重，不该截肢者实施了截肢手术。一个恰当的治疗方案应该是保留存活而且有功能的肢体。随着内、外固定方法和以显微外科为基础的创面修复与肢体功能重建技术的发展，大多数创伤肢体可通过重建血液循环得以存活，但其最终结果却未必令人满意。主要原因有：①盲目地强调保肢可能会引起全身严重并发症，创面感染及骨折不愈合等导致延迟性截肢，甚至导致患者死亡；②治疗严重肢体创伤的最终目的应是保存或重建无痛、有功能、有一定的保护性感觉的肢体[27]，而经过多次手术保留下来的肢体却常常并不具备起码的运动和（或）感觉功能；③患者为了保存肢体往往长期卧床，在生理、心理及经济方面均付出了沉重代价；④患者及家属的主观意愿、医从性及经济能力。BONDURAT 等[31]认为目前还没有一个明确的截肢适应证标准，延迟截肢的残废率、手术次数、医疗费用、住院天数是一期截肢术的 2 倍，死亡率是一期截肢术的 20.7 倍，并且延迟截肢平面比一期截肢的肢体平面高。GEORGIADIS 等[32]比较用游离皮瓣技术挽救的肢体一期行膝下截肢的病例。发现前者的并发症、手术次数、医疗费用、肢体完全负重行走时间均明显高于后者。如果实施适宜的早期截肢标准，会改善功能、缩短住院日、减少患者和政府的经济负担。对于严重肢体创伤接受保肢的患者，虽然肢体得到了挽救，但大多数患者的日常生活和家庭关系会受到严重影响。对功能有疑问的下肢严重损伤，早期截肢和安装假肢优于保肢。

因此，在决定严重创伤的肢体进行保肢或截肢前，应首先对病情作综合分析，建立严重肢体创伤处置流程，以减少不必要的损失（图 1）[28]。对无法保肢或保肢后无功能的患者应果断行截肢术，尤其是下肢若安装良好的假肢，其功能并不逊于再植的无功能肢体[14]。创伤后早期截肢的适应证主要有：①重要功能肌群严重损伤；②主要血管、神经缺损较重，缺血时间 >6 h；③大块骨缺损；④合并严重颅脑及胸腹部重要脏器损伤；⑤年龄 >50 岁，伴有潜在的血管性疾病以及其他脏器较严重的疾病。二期截肢指征主要有：①伤肢保留危及生命；②神经缺损、骨坏死、感染难以治愈或保肢手术无益于肢体功能的恢复；③痛而无用的肢体，反复感染、溃疡、骨不愈合、严重畸形、关节强直等。

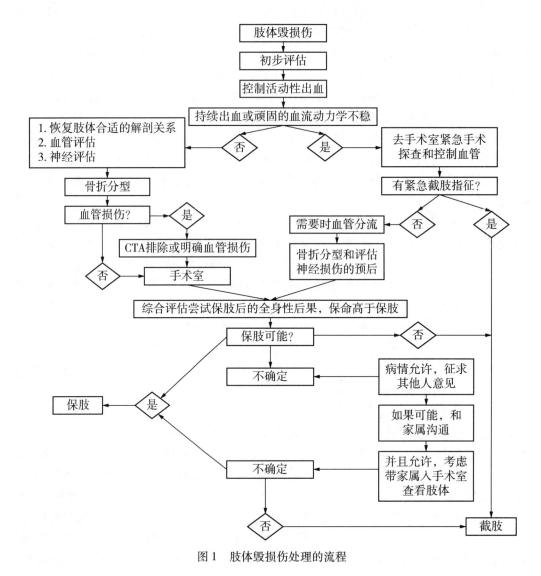

图 1　肢体毁损伤处理的流程

三、总结与展望

随着社会进步和科技发展，肢体严重创伤的治疗取得了巨大的进展，损伤控制理论的形成与应用，从而奠定了严重创伤救治的整体观。既往对于严重肢体创伤的评估集中在受伤肢体血管、神经、骨组织、软组织缺损以及肢体热缺血时间，而缺乏对患者及家属对于存活肢体功能期望值、心理状态以及医疗资源配置情况进行相应评估。显微外科技术的发展，为伴有血供障碍、骨与软组织损伤的严重创伤的修复提供了良好的技术保障，肢体在遭受严重创伤后，造成巨大的组织缺损，严重创伤的早期应用显微外科技术行吻合血管、神经等，使患者保住的肢体有较好的血运和功能。在严重创伤的晚期，也可使用皮瓣、带血运的骨移植等显微外科技术覆盖大面积软组织缺损的创面，修复重建骨缺损，保留功能和外形，在肢体严重创伤的修复领域中，机遇与挑战并存，希望与困难同在。肢体严重创伤选择保肢与截肢不仅是对患者及家属，也是对创伤科医生的考验。在做出截肢决定之前，应仔细检查肢体和全身情况，结合患者及家属的心理、期望以及医疗资源配置情况，与患者和家属进行充分的沟通，讲明截肢与保肢的不同结果，最后由患者本人和患者家属做出决定。

参 考 文 献

[1] 姜钰，吴新宝. 我国创伤流行病学的现状与未来 [J]. 中华创伤骨科杂志，2014，16（2）：165-167.

[2] World Health Organization. World health statistics 2012 [R]. Geneva, Switzerland: World Health Organization, 2012.

[3] GREGORY R T, GOULD R T, PECLET M, et al. The mangled extremity syndrome (MES): a severity grading system for multisystem injury of the extremity [J]. Journal of Trauma, 1985, 25 (12): 1147-1150.

[4] PARMAKSIZOGLU F, UNAL M B, CANSU E, et al. Functional results of limb salvage in below knee type Ⅲ C open fractures or traumatic amputations [J]. Journal of Reconstructive Microsurgery, 2012, 28 (9): 607-614.

[5] POLLAK A N, JONES A L, CASTILLO R C, et al. The relationship between time to surgical debridement and incidence of infection after open high-energy lower extremity trauma [J]. Journal of Bone and Joint Surgery (American Volume), 2010, 92 (1): 7-15.

[6] KIM Y C, PARK C I, KIM D Y, et al. Statistical analysis of amputations and trends in Korea [J]. Prosthetics and Orthotics International, 1996, 20 (2): 88-95.

[7] POOJA G D, SANGEETA L. Prevalence and aetiology of amputation in Kolkata, India: A retrospective analysis [J]. Hong Kong Physiotherapy Journal, 2013, 31 (1): 36-40.

[8] LOW E E, INKELLIS E, MORSHED S. Complications and revision amputation following trauma-related lower limb loss [J]. Injury, 2016, 48 (2): 364-370.

[9] KOBAYASHI L, INABA K, BARMPARAS G, et al. Traumatic limb amputations at a level I trauma center [J]. European Journal of Trauma and Emergency Surgery, 2011, 37 (1): 67-72.

[10] 窦晨浩. 创伤性截肢的流行病学特征及其一种常见原因（创面血管破裂）的临床分析 [D]. 河北医科大学硕士学位论文，2016.

[11] 刘勇，裴国献. 严重创伤保肢与截肢的标准指征研究进展 [J]. 中华创伤骨科杂志，2014，16（4）：345-347.

[12] AKULA M, GELLA S, SHAW C J, et al. A meta-analysis of amputation versus limb

salvage in mangled lower limb injuries the patient perspective [J]. Injury, 2011, 42 (11): 1194-1197.

[13] BONDURANT F J, COTLER H B, BUCKLE R, et al. The medical and economic impact of severely injured lower extremities [J]. Journal of Trauma, 1988, 28 (8): 1270-1273.

[14] 战杰, 吴锦生, 孙鹏. 严重肢体损伤保肢与截肢的治疗选择 [J]. 中国骨与关节杂志, 2015, 4 (12): 935-940.

[15] 李佐华, 陶圣祥, 谭金海. 肢体严重创伤保肢与截肢治疗的研究进展 [J]. 临床外科杂志, 2015, 23 (5): 387-389.

[16] MCNAMARA M G, HECKMAN J D, CORLEY F. Severe open fractures of the lower extremity: a retrospective evaluation of the Mangled Extremity Severity Score (MESS) [J]. Journal of Orthopaedic Trauma, 1994, 8 (2): 81-87.

[17] KRETTEK C, SEEKAMP A, KSNTOPP H, et al. Hannover Fracture Scale'98-re-evaluation and new perspectives of an established extremity salvage score [J]. Injury, 2001, 32 (4): 317-328.

[18] GREGORY R T, GOULD R J, PECLET M, et al. The mangled extremity syndrome (MES): a severity grading system for mutisystem injury of the extremity [J]. Journal of Trauma, 1985, 25 (12): 1147-1150.

[19] HOWE H R, POOLE G V, HANSEN K J, et al. Salvage of lower extremities following combined orthopedic and vascular trauma. A predictive salvage index [J]. The American Surgeon, 1987, 53 (4): 205-208.

[20] RUSSELL W L, SAILORS D M, WHITTLE T B, et al. Limb salvage versus traumatic amputation. A decision based on a seven-partpredictive index [J]. Annals of Surgery, 1991, 213 (5): 473-480.

[21] SLAUTERBECK J R, BRITTON C, MONEIM M S, et al. Mangled Extremity Severity Score: An accurate guide to treatment of the severely injured upper extremity [J]. Journal of Orthopaedic Trauma, 1994, 8 (2): 282-285.

[22] VENKATADASS K, GRANDHI T S P, RAJASEKARAN S, et al. Use of ganga hospital open injury severity scoring for determination of salvageversus amputation in open type ⅢB injuries of lower limbs in children-An analysis of 52 type ⅢB open fractures [J]. Injury, 2017, 48 (11): 2509-2514.

[23] 李士光, 周东生, 仇道迪, 等. 改良MESS评分量表的信度和效度 [J]. 中国矫形外科杂志, 2019, 27 (4): 299-304.

[24] 何志, 李靖, 蒋立, 等. MESS评分在肢体严重软组织损伤治疗中的应用评估 [J]. 现代生物医学进展, 2015, 15 (1): 100-103.

[25] EGE T, UNLU A, TAS H, et al. Reliability of the mangled extremity severity score in combat-related upper and lower extremity injuries [J]. Indian Journal of Orthopaedics, 2015, 49 (6): 656-660.

[26] FOCHTMANN-FRANA A, BINDER H, RETTL G, et al. Third degree open fractures

and traumatic sub-/total amputations of the upper extremity: outcome and relevance of the Mangled Extremity Severity Score [J]. Orthopaedics and Traumatology Surgery and Research, 2016, 102 (6): 785 – 790.

[27] 施鸿飞, 熊进. 肢体毁损伤选择保肢还是截肢的争论 [J]. 国际骨科学杂志, 2012, 33 (4): 261 – 262.

[28] 赵光锋, 张茂. 美国西部创伤学会关于肢体毁损伤处理的指南 [J]. 中华急诊医学杂志, 2012, 21 (9): 957 – 958.

[29] PAPE H C, GIANNOUDIS P, KRETTEK C. The timing of fracture treatment in polytrauma patients: relevance of damage control orthopedic surgery [J]. American Journal of Surgery, 2002, 183 (6): 622 – 629.

[30] TAGER G, RUCHHOLTZ S, WAYDHASC C, et al. Damage control orthopedics in patients with multiple injuries is effective, time saving, and safe [J]. Journal of Trauma, 2005, 59 (2): 409 – 416.

[31] BONDURANT F J, COTLER H B, BUCKLE R, et al. The medical and economic impact of severely injured lower extremities [J]. Journal of Trauma, 1988, 28 (8): 1270 – 1273.

[32] GEORGIADIS G M, BEHRENS F F, JOYCE M, et al. Open tibial fractures with severe soft-tissue loss. Limb salvage compared with below-the-knee amputation [J]. Journal of Bone and Joint Surgery (American Volume), 1993, 75 (10): 1431 – 1441.

伴有多发伤的严重肢体损伤的救治

侯建玺　董其强　吴召森

郑州仁济医院

随着现代工业和交通运输业的发展，合并严重肢体损伤的多发伤的发生率不断增加，占全部创伤的 1.0%～1.8%，具有较高的致残率和死亡率，在城市为第 4 位，农村第 5 位[1]。对于同时伴有皮肤、肌肉、骨骼、神经、血管等重要组织损伤，一直是创伤骨科治疗的难题[2]，该类保肢截肢争议大，目前尚无真正意义上能得到广泛认同并涵盖所有情况的评估标准或规范。我院近年来，坚持"爱心呵护生命、以专业保肢减残"和"以患者为中心，救命第一，保肢第二，评估兼顾"的救治原则，通过积极探索、多学科协作成功救治多例严重合并伤的患者，并取得较满意的治疗效果，现总结如下。

一、多发伤情的评估

多发伤通常为单一机械致伤因素作用下，同时或相继遭受 2 个或 2 个以上解剖部位（脏器）的损伤，至少有 1 处损伤可危及生命或肢体[3]。目前对于多发伤、肢体严重创伤常用伤情评估尚无统一的标准，临床常用的评估方法有简明创伤分级标准及创伤严重程度评分（AIS and ISS）[4]、肢体损伤伤情评分[5]（Mangled Extremity Severity Score，MESS）。对于合并开放性骨折通常采用 Gustilo-Anderson 分类（1976）、改良 Gustilo 开放性骨折分型[6]（顾立强，2017），后者补充了Ⅲd 型、Ⅳ型、Ⅴ型等。

临床上，我们采用的是简明创伤分级标准及创伤严重程度评分（AIS and ISS），对头颈部、胸部、面部、腹部及盆腔、四肢及骨盆和体表由轻至重评 1～6 分。ISS 评分（创伤严重程度评分）为 3 个不同部位最高 AIS 分值的平方和。当患者存在 1 处或多处 AIS 分值 6 分时，自动确定为最高 ISS 值 75 分。轻伤：ISS≤16 分；重伤：ISS＞16 分；严重伤：ISS＞25 分。ISS＞20 分，病死率明显升高。

二、多发伤的救治策略

随着显微外科技术的发展，断肢（指）再植适应证不断扩大，GustiloⅢc 型损伤保肢成功率也不断提高；对于多发伤合并肢体严重创伤的救治，我们的经验是成立大肢体离断救治中心，组建多学科多技术协作团队，优化急救流程，高效发挥团队配合作用，建立科学动态保肢评估模式，不错过保肢机会。

（一）成立大肢体离断救治中心

坚持"以患者为中心，救命第一、保肢第二，评估兼顾"。医院成立由骨科、胸外、普外、影像、神外、泌尿、妇产、急诊、重症、显微等各科主任、专家组成的大肢体离断救治中心，同时检验科、输血科全力配合。

（二）优化急救流程

ISS 评分（创伤严重程度评分）>16 分及以上者，启动急诊绿色通道，优先处理头胸腹部危急重症。多学科共同参与会诊救治，边抢救，边检查；边诊断，边评估；争取在 30 min 内完成术前准备工作，分组同台手术。

（三）多学科共同参与会诊救治

24 h 保证各学科专家的在院率，根据伤情需要，及时会诊、讨论分析病情，确定手术方案，并相互配合组台。对于手术时间长，严重复杂的创伤，专家组成员轮流操作，保证旺盛的精力和体力，减少因劳累、体力不支导致的不必要操作，保证手术的质量和效果。同时麻醉与手术医师的良好配合，解决出血与抗凝的矛盾、升压与扩血管的矛盾等。

（四）坚持科学合理救治原则

我们坚持"以患者为中心，救命第一、保肢第二，评估兼顾"的救治原则，重点做好"伤情评估、清创彻底、血管重建、骨折稳定"。对于严重创伤，彻底清创，降低术后感染风险，同时高质量修复一组动、静脉主干恢复肢体血供和软组织覆盖，利于损伤先成活，为后期功能重建奠定基础。赵广跃等[7]研究则认为在保命的基础上，其核心技术就是清创、固定和覆盖。

严重复杂创伤常因坏死需要截肢治疗，在保肢过程中若处理不当，可能造成急性肾功能衰竭、严重感染，甚至危及患者生命[8]。战杰等[9]对 166 例（169 肢）严重肢体损伤分成 3 组进行保肢与截肢的回顾性分析认为显微外科技术是保肢的技术保证，MESS 评分系统是目前比较客观、有效判断是否保肢的标准。临床中，我们依据显微外科 MDT 四步动态诊疗评估模式，结合 MESS 评分、顾立强改良 Gustilo 分型评估标准判断是否保肢；初次评估肢体毁损严重无保肢条件时果断截肢；初次评估肢体有保肢条件时启动四步动态诊疗评估保肢模式：既院前评估、院内抢救后评估、头胸腹重症手术急救后评估、保肢术后管理评估。坚持保肢标准：头胸腹部创伤危急重症已处理，生命体征稳定，ISS 评分 <20 分，肢体创伤 MESS 评分 <10 分，改良 Gustilo Ⅲd 型以内有具备保肢条件；血红蛋白、红细胞、血小板等在危急值以上、有充足血源备用，评估预后肢体功能要优于假肢，患者保肢意愿强烈，经济条件允许，术后无因保肢引起危及生命的严重并发症的发展趋势。

对于伴有多发伤的肢体严重创伤的急诊患者，坚持"抢救生命，积极保肢 – 果断截肢，防治感染并发症，后期功能重建，恢复功能"的保肢策略，遵循"争分夺秒、减少出血与创伤、尽可能缩短保肢手术时间"原则。着力应用 8 项技术[6]：暂时性血管灌流（TIVS）与血管移植，预防性肢体骨筋膜室切开，NPWT（VSD、VAC）创面一期覆盖技术，一期 Flow-through 皮瓣技术，一期健侧血管转位患肢原位寄养术，二期功能性肌肉移植重建技术，二期复合组织移植（骨皮瓣等）重建，二期骨延长 – 骨搬运技术。为严重肢体创伤救治提供更为科学先进的技术指导。结合损伤控制外科（Damage Control Surgery，DCS）理念，采取诸如改进固定方式：采用内外结合分布组合固定法，简单固定，损伤控制：①先简单内（单边外）固定，不影响再植手术操作；②再微创增补穿针组合外固定，弥补简单固定不牢；③再植后期结合治疗需要灵活调整（再生控制）。

根据伤情采用合适手术方案和改进手术技巧是提高救治效果的前提和保证。诸如分期手术：一期缩短再植，先保成活，二期矫形肢体功能重建；血管吻合方式改进：三、四定点褥式外翻连续血管吻合方法。临床上，我们通过理念更新和技术的创新，大大提高了严重肢体创伤救治效果。蔡伟俊等[10]通过对 160 例严重创伤患者随机分为观察组和对照组，每组 80 例，分别给予常规方式救治和给予 DCS 技术，观察组患者的抢救成功率（91.25%），明显高于对照组的（66.25%），观察组患者的并发症总发生率为（16.25%），明显低于对照组的（43.75%），差异有统计学意义（$P<0.05$），认为在急诊外科多发伤救治中应用 DCS 技术可有效提高患者的抢救成功率、降低并发症发生率。

术后 ICU 持续监护治疗，严密观察各项检测指标，防治各种并发症，多学科参与查房，结合各项动态检测指标，及时科学评估，随时做好截肢准备，多发伤肢体严重创伤保肢病例分享。

三、结　语

通过建立大肢体离断救治中心，优化多发伤救治流程，采用动态评估保肢模式，积极保肢（果断截肢），多学科与多技术结合优化救治策略，可以提高伴有多发伤的肢体严重创伤再植率与救治成功率，值得推广和应用，但同时我们也充分地认识到，目前对于伴有多发伤的肢体严重创伤的诊疗过程中仍有许多有待讨论和值得探索的问题[11]。

参 考 文 献

[1] 夏秋欣，陈建裕. 多发伤的急救与护理［J］. 中华急诊医学杂志，2001，10（2）：144.

[2] 刘勇，裴国献. 严重创伤保肢与截肢的标准指征研究进展［J］. 中华创伤骨科杂志，2014，16（4）：345 – 347.

[3] 张连阳，白祥军. 多发伤救治学［M］. 北京：人民军医出版社，2010.

[4] 陈小凤，阳文新，孙守松，等. ISS 评分与 CRAMS 评分在多发伤患者预后评估中的应用［J］. 中华急诊医学杂志，2017，26（6）：664 – 668.

[5] JOHANSEN K H, DAINES M, HOWEY T, et al. Objective criteria accurately predict amputation following lower extremity trauma［J］. Trauma，1990，30（5）：568 – 572.

[6] 顾立强，朱庆棠，戚剑. 开放性骨折改良 Gustilo 分型与保肢策略［J］. 中华显微

外科杂志, 2017, 40 (1): 13-15.

[7] 赵广跃. 严重开放性骨折治疗的新理念——骨整形 [J]. 中华显微外科杂志, 2019, 42 (6): 521-523.

[8] 王明君, 苗卫东, 陈明国, 等. 严重肢体损伤的保肢治疗 [J]. 河南外科杂志, 2002, 8 (6): 76-77.

[9] 战杰, 吴锦生, 孙鹏, 等. 严重肢体损伤保肢与截肢的治疗选择 [J]. 中国骨与关节杂志, 2015, 4 (12): 935-940.

[10] 蔡伟俊, 谢扬, 黄铿. 损伤控制外科理念在严重多发伤抢救中的临床应用 [J]. 海南医学, 2020, 31 (9): 1125-1127.

[11] 徐永清, 范新宇. 再议肢体严重创伤的修复和重建 [J]. 中华创伤骨科杂志, 2018, 20 (8): 645-647.

(作者: 侯建玺　董其强　吴召森　谷国俊　刘伟强　尹大海　谢书强
郑州仁济医院)

严重创伤肢体血管损伤的分型与修复
——血管修复和重建就是肢体损伤的 CPR

邓佩军　戚　剑　朱庆棠

中山大学附属第一医院显微创伤手外科

中山大学附属第一医院显微创伤手外科（以下简称"我科"）已经连续 30 余年举办显微外科小血管吻合技术培训班，我们认为小血管吻合技术是显微外科、骨科医生的基本功。而且，在我科的临床工作中，血管吻合技术和血管修复重建在严重肢体创伤的治疗当中也占有相当重要的地位，我们认为血管修复和重建就是肢体损伤的 CPR（cardiopulmonary resus citation，心肺复苏术）。

一、血管损伤分型的研究历史

有文献记载的历史表明，公元 2 世纪，盖伦医生首次发现人体动脉有血液流动。从 Artery 这个单词的词源（起源于希腊文：空心管道）也可以看出，动脉是指含血液的管道；之后经过 1 000 余年，到 16 世纪中期，法国医生帕雷发现血管损伤可以用结扎的方法予以处理；到 17 世纪，哈维发现并提出了心血管循环理论；1902 年，法国医生 Alexis Carrel 首次对血管损伤进行了血管吻合；1960 年，美国学者首次揭开了小血管吻合的历史序幕；而血管外科作为一门学科，是在第二次世界大战期间形成的。

经过近 2 000 年的发展，人们对血管以及血管损伤的认识逐步完善，而目前血管损伤的分型仅针对其病理改变，主要分为五型：①内膜损伤；②完全壁缺损；③完全横断；④动静脉瘘；⑤痉挛。为了更全面地描述血管损伤，指导治疗策略，方便同道之间的交流，张英泽院士于 2008 年提出了四肢动脉损伤的编码与分型。该分型结合了部位编码及病理特点，并对各类型提出了相应的治疗策略。目前，该分型方法在临床中已逐渐被人们所接受和使用。在编码部分，该分型参照骨折 AO 分型系统，按上臂、前臂、大腿、小腿、躯干、骨盆、手部、足部等不同部位的动脉进行了编码，同时对各个部位的不同位置进行了进一步编码；在分型部分，血管损伤主要分为 A 型：血管连续性存在 A1. 血管痉挛；A2. 内膜损伤、血栓形成；A3. 血栓形成、血流中断；B 型：部分断裂（破口长度/周径）B1. <10%；B2. 10%～50%；B3. >50%；C 型：完全断裂 C1. 可直接端端吻合；C2. 屈曲关节可直接吻合；C3. 需行血管移植。同时，对各类型提出了相应治疗策略。A 型：解痉、血管松解、介入治疗、切开探查；B 型：血管修补或吻合；

C型：直接吻合或血管移植。

二、严重肢体创伤合并血管损伤时基于血管损伤和软组织覆盖条件的分型

但是，我们在临床实践中发现，以上分型指导治疗策略有个前提，即血管损伤周围软组织损伤不重，清创后有足够活力软组织的覆盖。但如果血管损伤合并严重的软组织损伤，其治疗策略就变得更加复杂多变。根据我科10余年治疗严重肢体创伤的临床经验总结出：在严重肢体创伤中，血管损伤常伴有严重的软组织损伤；在该类型损伤的治疗中，如果仅仅关注于血管损伤，忽略软组织损伤的评估和处理，将带来相当大的隐患，其治疗效果通常欠佳，且有造成肢体坏死、感染，甚至截肢等严重后果的可能。

因此，我科在总结严重肢体创伤合并血管损伤的诊疗经验的基础上，提出应结合血管损伤软组织覆盖的情况，以及血管损伤的病理状态对血管损伤进行分型（表1）。

表1　严重肢体创伤合并血管损伤时基于血管损伤和软组织覆盖条件的分型

根据血管覆盖情况分型：
Ⅰ型：损伤血管可被有活力的软组织覆盖，且无死腔残留
Ⅱ型：软组织缺损，血管裸露，无健康软组织覆盖，或血管周围形成死腔
Ⅲ型：血管损伤区软组织广泛挫伤，组织坏死边界不清，无法彻底清创，或合并损伤区严重感染，一期修复血管的失败率高

根据血管损伤的病理状态再分型：
A型：连续性存在
B型：部分断裂
C型：完全断裂

三、Ⅰ型血管损伤处理

对于Ⅰ型血管损伤，即损伤血管可被有活力的软组织覆盖，且无死腔残留的血管损伤。其软组织损伤轻，传统的分型方法可完整描述其损伤特点并指导治疗方案，因此，结合我科临床实践，我们建议Ⅰ型血管损伤的修复方式仍为传统的手术方式：

ⅠA型：予解痉、血管松解、介入治疗（取栓、支架）、切开取栓等；
ⅠB型：予直接血管修补或吻合；
ⅠC型：予直接吻合，若缺损较大则考虑血管移植。

这是基于我院在处理Ⅰ型损伤方面积累的经验总结出来的。介入治疗是较常用的治疗方法，尤其是继发于周围血管疾病的动脉栓塞，用介入治疗的方法比较理想；而创伤导致的动脉栓塞，我科常采取开放取栓的手术方式。因为该类型损伤往往合并血管内膜的损伤，仅介入取栓而不处理血管内膜损伤的问题，该类病例往往再次出现血栓形成，所以在必要时我们需要切除内膜损伤严重的血管段＋静脉旁路移植来治疗；断肢（指）

是另外一种比较极端的Ⅰ型血管损伤，尤其是锐利切割伤导致的断肢（指），其软组织损伤往往较轻微，在重建血运后很容易保证断肢（指）的存活，1964年我院黄承达教授完成的我国首例小腿断肢移植即属于这一类型。

四、Ⅱ型血管损伤处理

但对于Ⅱ型血管损伤，我们发现了不同手术所导致的结局之间的差异。对于损伤血管周围软组织缺损，无健康软组织覆盖的病例，在彻底清创后若勉强关闭伤口，少数病例术后肢端血运得以恢复，但多数会发生肢端局部甚至全部的坏死，需再次清创、甚至再次行血管重建手术和二期软组织重建手术，才能保肢成功。究其原因，这种差异主要来源于该型血管损伤周围软组织损伤严重程度不同，软组织损伤对血管修复后的病理生理变化产生重大影响。对于Ⅱ型血管损伤，即血管损伤伴有软组织缺损，血管裸露，无健康软组织覆盖，或血管周围形成死腔。该类型损伤常由高能量损伤引起，高能量损伤不仅直接导致组织挫伤、撕裂等肉眼可见的损伤，还导致其损伤部位周围软组织内发生炎症反应；若仅重视血管损伤的修复而忽略其周围软组织损伤的处理，其内发生的炎症反应会影响已修复血管的通畅性。其次，无论修复后血管裸露还是血管周围残留死腔，其生理环境更易遭到破坏，管腔内极易形成血栓，影响血液再通；若修复后的血管周围发生迟发性坏死或/及继发性感染，该部位的坏死物质刺激促炎因子的聚集，必定影响已修复血管的通畅性。因此，对于Ⅱ型血管损伤，合理处理血管周围软组织损伤与损伤血管的修复同等重要。我们认为在修复血管的同时尽早重建损伤部位的软组织覆盖，为修复后血管提供良好的软组织覆盖，提供接近正常的生理环境，保证其术后通畅。结合我科的临床实践经验，我们建议一期行彻底清创加Flow-through皮瓣移植术，或血管移植＋组织瓣修复术。

五、Ⅲ型血管损伤处理

而Ⅲ型血管损伤，即血管损伤区软组织广泛挫伤，组织坏死边界不清，无法彻底清创，或合并损伤区严重感染，虽然发病率较前两型低，但其治疗更为困难和复杂。其一期修复血管的失败率相当高，以往常常认为是"不可保肢"的一类损伤。在我科以前接诊的病例中，有一部分外院转诊而来的病例即属于该类型损伤，这些病例的共同点是在外院治疗时，因早期对血管损伤部位软组织损伤的认识不充分、处理不完善等原因，一期行人工血管或自体静脉移植后出现软组织进一步坏死甚至感染，其一期修复的血管往往发生栓塞而导致肢体远端再次出现血运障碍，影响肢体存活。我们认为，该类型损伤因损伤部位软组织损伤严重，其血运重建相当困难，而血管修复和重建就是肢体损伤的CPR，必须在第一时间以合理、安全的方法重建患肢的血液循环。我们尝试一期使用健侧肢体血管转位、患肢原位寄养术以对患肢提供临时的血液循环，当患者全身情况稳定，局部软组织坏死、感染等控制良好后再二期行血管、软组织重建手术。该组病例取得了良好效果。在总结过去诊疗经验的基础上，我科建议对该类型损伤采取一期行健侧肢体血管转位、患肢原位寄养术，待患肢远端血运暂时恢复，软组织坏死及感染控制良好后,二期断蒂,患肢予 Flow-through 皮瓣移植修复术重建其血运和软组织覆盖(与Ⅱ型血管损伤治疗方式相同)。

对于此类严重肢体血管损伤的治疗,国内同行们也有宝贵的经验。例如,河南省人民医院谢振军教授采用管型皮瓣包绕血管旁路移植的方法处理伴有软组织感染的Ⅲ型血管损伤;南方医科大学团队采用健侧肢体长段血管移植的方法重建Ⅲ型血管损伤患肢的血运,均取得了良好疗效,对我们处理Ⅲ型血管损伤提供了一些启发。

六、总　结

我科在处理严重肢体创伤合并血管损伤的病例时,坚持以血管为核心的救治理念;我们提出应结合血管损伤软组织覆盖的情况,以及血管损伤的病理状态对血管损伤进行分型;四肢动脉损伤的修复也应根据该改良后的分型方法来制订治疗方案。我们建议:

Ⅰ型损伤:损伤血管可被有活力的软组织覆盖,且无死腔残留;可采用常规修复方法。

Ⅱ型:软组织缺损,血管裸露,无健康软组织覆盖,或血管周围形成死腔;可采用 Flow-through 皮瓣移植修复术,或血管移植+组织瓣修复术。

Ⅲ型:血管损伤区软组织广泛挫伤,组织坏死边界不清,无法彻底清创,或合并损伤区严重感染;建议一期行健侧肢体血管转位、患肢原位寄养术,二期处理与Ⅱ型相同。

严重肢体创伤的固定策略：文献回顾及上海交通大学附属第六人民医院经验

鲍丙波　郑宪友

上海交通大学附属第六人民医院骨科

一、严重肢体创伤概况

严重肢体创伤的定义目前尚不统一，但多涉及肢体骨骼、血管、神经、肌肉及皮肤等多个重要结构的损伤。近半个世纪以来，随着我国现代化程度不断提高和交通工具不断发展，高能损伤所致严重肢体创伤的数量也日益激增。据统计，在1951—2008年期间，我国因道路交通事故导致的损伤便增长了58倍，且多伴有严重的下肢创伤[1-5]；近年来由于各种因素降低了高能损伤致死率，但相反对临床救治提出了更高的要求。对于肢体创伤严重程度的评估，通常包括骨折分类、皮肤损伤、神经血管损伤以及肌肉肌腱损伤四个方面。骨折分类常用AO分类系统及Gustilo-Anderson分类系统，其中GustiloⅢ型骨折通常被认为是严重的肢体创伤，面临极高的截肢风险；针对皮肤损伤与皮肤缺损严重程度，可分别分为1～5五个不同等级；神经、血管和肌肉、肌腱的损伤也可被具体划分为五个不同等级。综合这四个方面对患肢进行评估，可有效量化损伤程度，用于临床诊治与预后评估。2010年，Agel等[5]领导的骨科创伤协会提出OTA开放骨折分类系统，其分类标准包括皮肤损伤、血管损伤、肌肉损伤、污染程度以及骨缺损五大方面，该分类系统更加注重损伤的病理解剖学并适用于所有人群。在前期研究工作中证实此分类系统更加优于Gustilo-Anderson分类系统[6]，可以更好地指导临床救治[7]；同时完善了AO的骨折软组织分类系统，但仍需更多的临床研究进一步证实。

实际的临床工作中，肢体创伤的严重程度多取决于临床医师对伤情的判断，主观因素比较大。为追求更为客观的肢体创伤量化指标，多种量化评分系统得到不同程度的运用。目前使用较多的有：①预测保肢指数（Predictive Salvage Index，PSI）；②毁损肢体严重性评分（Mangled Extremity Severity Score，MESS）；③保肢指数（Limb Salvage Index，LSI）；④NISSSA评分（Nerve Injury, Ischemia, Soft-tissue Injury, Skeletal Injury, Shock, and Age）；⑤Hannover骨折量表—97（Hannover fracture Scale－97，HFS－97）。其中最为常用的是由Johansen等[8]于1990年提出的MESS评分量表，因其简便、客观、准确性高等特点而得到学术上的广泛认可，其根据骨骼软组织损伤程度、休克程度、肢体缺血时间及年龄等参数进行分类,对应分值累加得到总评分,最初的原则是对总评分<5分的建议采取保肢手术,总评分>7分建议采取截肢手术,对于5～7分则根据个体情况决定是否保肢或截肢,评分越高,越倾向于截肢手术。而随着医疗救治条件的发展及显微外科技术的进步,对与MESS评分<10分的创伤肢体都可以试行保肢治疗,Hsuan-Keng等认为MESS评分在7～9之间的患者同时ISS评分低于17分是潜在的保肢抢救患者。因此,目前多种肢体创伤评分系统不尽完善,给临床工作也带来了挑战。因此具体到实际医疗工作中,还要结合当地医疗条件、患者个体差异以及医生临床技术等因素,综合判断严重创伤肢体的手术方案。

当前严重肢体创伤救治的几大问题包括:
(1) 严重肢体创伤保肢还是截肢?
(2) 严重肢体创伤的手术顺序?
(3) 严重肢体创伤缺血救治的时限?
(4) 严重肢体创伤暂时性血管分流的应用与否?
(5) 严重肢体创伤固定方法的选择?
(6) 严重肢体创伤软组织覆盖的选择?

严重肢体创伤保肢与截肢的选择,通常是临床医师最为棘手的问题,简单的截肢手术对患者的心理造成极大的创伤,而严重创伤的保肢手术可能面对延期截肢及多种并发症的风险。以往受限于骨折内固定、显微外科修复等技术,截肢多为严重肢体创伤患者的第一选择。而近年来随着材料的更新与技术的发展,保肢逐渐替代截肢成为了我国严重肢体创伤患者的首选治疗方案[10]。目前,多项研究显示我国不同地区的保肢手术疗效差异较大,整体的延期截肢率为17.4%～40.0%,并发症发生率为10.0%～36.7%。如何提高对严重肢体创伤的疗效,有待更进一步的探讨。我院近年来也开展多项严重肢体创伤保肢治疗研究,通过多项显微技术的应用使得保肢成功率达到64.43%,明显高于文献报道的32.43%。此外,我院正在开展严重肢体创伤保肢治疗的前瞻性研究,拟提出新的保肢评分系统[11],进而为救治更多的严重肢体创伤患者贡献出力量。

严重肢体创伤的保肢治疗中其中颇有争议的一点就是骨折固定方法的选择,笔者受顾立强教授委托,参与《中国显微外科传承与创新论坛2020》一书的撰写,笔者回顾相关文献做系统性的严重肢体创伤固定策略的阐述,同时结合笔者救治患者进行病例分享并抛砖引玉地给出相关方法与建议,希望同骨科同道一起探讨严重肢体创伤的固定策略。

二、严重肢体创伤固定策略的文献回顾

严重肢体创伤在稳定生命体征后争取早期手术治疗,骨折有效可靠的固定可以为患者从急性期到重建期提供良好的过渡,并为复杂肢体创伤二期修复提供有利条件,尤其是对于肢体严重开放性损伤的患者。因此,严重肢体创伤的固定显得格外重要,一期骨折固定需在复杂条件下短时间内决策并完成,并且要求不影响患者病情稳定之后的进一步治疗;二期骨折固定及骨重建则更需充分评估患者的特殊性,给出最佳的

治疗方案。

严重肢体创伤骨折的固定无外乎包括内固定与外固定两大系统，其中内固定包括螺钉、钢板、髓内钉等。外固定包括单边支架、组合支架、环形支架等。在临床的应用中多涉及一期骨折固定与二期骨折固定与重建，因此，骨折的固定贯穿了严重肢体创伤救治的全过程。Tunali 等在 2000—2009 年间对 22 例 Gustilo-Anderson ⅢC 开放性胫骨骨折的保肢手术进行了回顾性分析，所有患者均接受了血管重建和骨折外固定手术，其中 16 例患者使用单侧外固定支架，6 例患者使用组合外固定支架，经平均 27 d 的软组织愈合后，所有外固定均改为环形支架进行永久固定并取得了良好疗效。Hollenbeck 等对 29 例开放性骨折（其中 Gustilo-Anderson ⅢB 23 例）均采用 Ilizarov 环形外固定支架进行骨折固定并作为终极治疗，取得了良好疗效。Hu[14] 等对 25 例 Gustilo-Anderson ⅢB/C 型开放性胫骨骨折伴严重软组织缺损患者（4 例ⅢC 型），一期均采用外固定支架固定，并在 3 周后采用内固定替换外固定治疗，其中 9 例换钢板、7 例换髓内钉、6 例用 Ilizarov 环形外固定支架，3 例 Orthfix 单侧外固定支架，随访结果也均取得了满意疗效。Conserva 等对一例上肢 Gustilo-Anderson ⅢC 开放性肱骨骨折的保肢手术一期采用了外固定支架固定，二期更换成髓内钉治疗，取得了满意疗效。Chen[16] 等对 1 例下肢 Gustilo-Anderson ⅢC 开放性胫骨骨折的保肢手术中，一期采用外固定支架暂时稳定骨折，二期采用 Masquelet 技术对骨缺损进行骨水泥的填充并进行双钢板固定，也取得了良好疗效。杨照教授[17] 对 4 例 Gustilo-Anderson ⅢC 型损伤患者采用了外固定支架固定联合 Flow-through 技术一期重建骨与软组织损伤，随访中骨与软组织均得到了良好愈合并恢复了满意的功能。郑晓菊教授[18] 对 17 例 Gustilo-Anderson ⅢC 型损伤患者均采用了外固定支架固定联合 Flow-through 技术，一期完全重建骨与软组织损伤，后期虽然有 2 例患者进行了截肢手术，但总体满意度值得肯定。Zheng 等[19] 对 28 例 Gustilo-Anderson ⅢB/C 型开放性胫骨骨折伴严重软组织缺损患者采用游离腓骨瓣一期重建骨与软组织损伤，其中骨内固定采用皮质钉进行固定，随访结果无骨感染，所有患者均获得满意疗效。

综上所述，严重肢体创伤骨折的固定方式多种多样，但目前对于一期骨折固定多数采用外固定支架，其优点在于一期骨折固定手术使用外固定支架快速而便捷，为血运重建提供了时间窗。同时，一期使用外固定支架对稳定血管重建起到了重要作用。此外，一期外固定支架的使用为二期创面及骨修复提供了有利条件。当然，外固定支架的使用亦有相关并发症与弊端，诸如钉道感染、骨折不稳定、延迟骨愈合、骨不愈合及影响创面覆盖手术等。虽然存在上述相关问题，但对于严重肢体创伤骨折一期固定仍推荐使用外固定支架作为首选。严重肢体创伤骨折二期固定目前方法亦多种多样，诸如外固定支架作为终极治疗、更换成钢板内固定或髓内钉内固定、Ilizarov 环形外固定支架骨矫形骨延长技术以及 Masquelet 技术等，但目前对于是否需要更换外固定支架，何时进行更换、更换何种固定方式仍然均存在较大分歧，目前尚无统一定论。因此，笔者将根据自己临床实践进行相关病例分享并与骨科同道一起探讨相关问题。

三、病例分享与讨论

（一）早期重视肢体伴发血管神经损伤

病例1：患者，男，22岁。右上臂机器牵拉旋转伤，当地医院诊断右肱骨干骨折合并桡神经损伤。患者及家属考虑桡神经术后功能恢复欠佳可能，患者于伤后第4天要求转至我院就诊。查体：右上肢石膏托固定中，右上肢无皮肤破损，右上臂肿胀，可及骨擦音骨擦感，伴异常活动；右手抓握可，伸指、伸拇、伸腕活动受限；右手各指末端充盈可，皮温较对侧低，尺、桡动脉不可扪及。辅助检查：X线片：右肱骨干骨折；CT：右肱骨干骨折（图1）。

患者入院后第1次查房见尺、桡动脉不可扪及，遂嘱急诊行右上肢DSA造影术，DSA结果示：右上肢肱动脉连续性断裂，考虑肱动脉断裂或栓塞（图1）。遂急诊安排手术行右肱骨干骨折切开复位内固定术＋右上臂血管神经探查修复术＋右肘外固定支架术；术中探查见右肱动脉断裂伴缺损、右上臂肌皮神经、腋神经断裂伴缺损，行右上臂肱动脉修复术＋大隐静脉移植术＋右上臂肌皮神经、腋神经修复缝接术＋腓肠神经移植术＋右前臂切开减压术；术中为保护血运等考虑，未行右上臂桡神经探查，但根据术中情况判断桡神经断裂损伤可能性大。

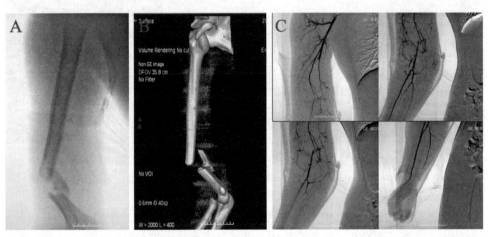

图1　A. X线片显示右肱骨干骨折；B. CT显示右肱骨干骨折；C. DSA显示右上肢肱动脉连续性断裂，考虑肱动脉断裂或栓塞

患者术后2个月复查查体见：右腕垂腕明显，右拇背伸不能，右手拇背侧麻木伴感觉异常；右腕尺桡动脉可扪及（图2）。辅助检查：B超示右侧桡神经自腋下大圆肌深方开始增粗肿胀，至上臂中上1/3交界骨折处连续性中断，局部见创伤性神经瘤。肌电图示右前臂桡神经完全累及，正中神经严重累及，臂肌皮神经完全累及；并可见神经新生现象。患者再次入院后行右臂桡神经损伤探查修复术，术中见右臂桡神经断裂，局部粘连伴神经瘤形成；术中予以粘连松解、神经瘤切除后桡神经缺损达8.5 cm，遂进行腓肠神经移植17.0 cm两股修复桡神经缺损（图3）。术后患者多次随访，获得良好疗效（图4）。

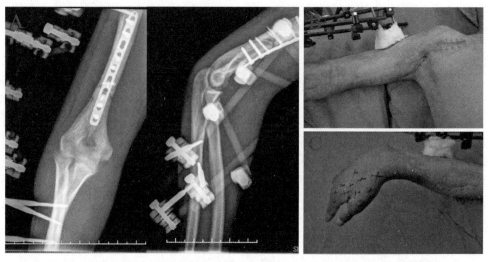

图2　A. X线片显示右肱骨干骨折内外固定牢靠；B. 右上臂外固定支架固定中，并可见陈旧性瘢痕；C. 右腕垂腕明显

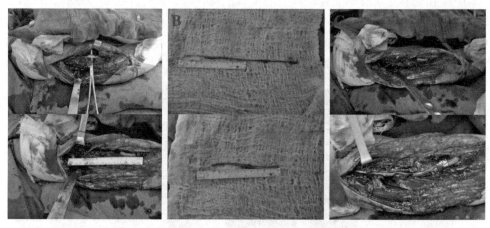

图3　A. 术中探查桡神经予以松解，神经瘤切除后桡神经断端缺损达8.5 cm；
B. 游离腓肠神经17 cm，并双股进行移植修复；C. 自体神经移植，无张力神经吻合

讨论：此患者的救治过程中可以在第一时间诊断出合并血管、神经损伤，并对其进行的积极处理，进而可能挽救了患者的肢体，并通过多种技术进行肢体的修复重建进而使得患者获得了满意的功能。当前文献中报道创伤骨科中血管损伤发生率高达1.6%[20]；股骨骨折伴随血管损伤少于1.0%～2.0%[21]；胫骨骨折伴随血管损伤达1.5%～2.8%，而在开放性胫骨骨折可高达10%[22]；而在膝关节脱位中，血管损伤高达16%～25%，同时在血管损伤中具有好发青年男性的特点，因此，骨科医生必须高度重视血管损伤。大多数临床医生对开放伤损伤是否伴随血管损伤高度重视，但血管损伤在闭合性骨科创伤中亦非常常见，多数受伤机制包括旋转伤、钝性压砸伤等引起的血管断裂或栓塞[26]。因此，在临床中务必高度重视此类损伤是否合并血管损伤。有意思的是，此类患者虽存在血管损伤但却没有特别明显的体征，查体可以明确诊断的仅有5%～15%[27]，包括动脉的触诊与软组织的血运评估；因此，当怀疑存在血管损伤时必须按血管损伤来处理，明确血管损伤的辅

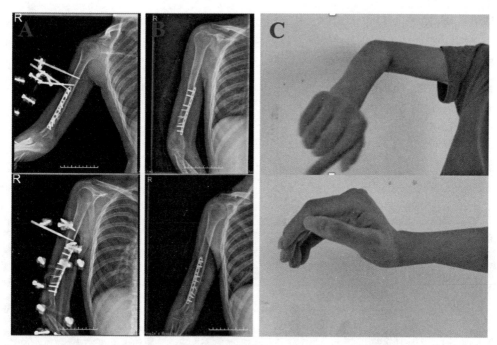

图4 A. 外伤后4个月复查内外固定牢靠，骨折愈合良好，予以外固定拆除；B. 外伤后8个月复查内固定牢靠，骨折愈合良好；C. 外伤后14个月获得了良好的屈肘、腕伸功能

助检查包括快速CDU、CTA和DSA等[28]；而无相关检查条件的医疗机构建议快速转运到更大的创伤中心进行救治，进而为血运重建创造时间窗。因此，不管在面对开放伤还是闭合伤，对可能存在血管损伤的患者务必做到详细的问诊和仔细的查体，辅助于相关检查做到明确诊断后积极快速手术处理，方可获得优良的救治疗效。

（二）严重肢体创伤一期固定方法的选择

严重肢体创伤一期固定方法的选择正如前面所述，对于闭合性损伤，可以考虑外固定、一期内固定或外固定结合有限内固定等多种方法；但对于开放性损伤，特别是Gustilo-Anderson Ⅱ～Ⅲ度骨折，推荐一期使用外固定支架。

单纯外固定支架固定适用于伴发严重软组织损伤的Gustilo-Anderson Ⅱ～Ⅲ度开放性骨折的治疗，包括涉及血管修复的Gustilo-Anderson ⅢC损伤；对于延迟就诊的开放性骨折、伤口污染的开放性骨折，外固定是治疗的金标准[29]。AO原则指出外固定支架的优势总结在于对骨的血运破坏小；对骨折软组织覆盖的影响小；在急诊条件下可以迅速应用；可固定开放和污染的骨折；可以在不需手术的情况下对骨折再次复位和稳定固定；在感染风险高或已经存在感染的情况下是骨折固定的好方法；与标准的切开复位内固定相比外固定支架对经验和手术技巧要求较低；可以同时进行骨搬运和畸形矫正。闭合性严重肢体创伤应按照骨科损伤控制理论来处理[30]，以及合并皮肤软组织潜性损伤者，外固定支架固定都是最好的选择，当然也可结合有限内固定，亦可在损伤控制后更换固定方式来恢复肢体最大功能。外固定支架可简单地分为单边支架、组合支架和环形支架3种。根据其应用特点，在严重肢体创伤一期固定中更倾向于单边支架或组合支架，具有简单、快速、相对稳定等优势。外固定支架的使用中应注意：①熟悉解剖，安全区置钉；②预钻孔，手动拧入固定针，以降低热坏死；③固定针勿倒拧，防止松动；④固定针周围不适当的软组织张力应予以松解[31]。术后合理的外固定护理和随访，可有效地预防感染和制定下一步的治疗方案，在骨折复位及愈合良好的情况下，外固定支架可作为终极治疗方式。相反，合理准确地制定更换固定方式可更好地帮助恢复肢体功能。

在骨科损伤控制理论的指导下，对于严重肢体创伤一期进行外固定支架结合有限内固定可以起到稳定血管和软组织的同时更加有效的复位和固定骨折，亦为二期手术创造了有利条件。有限内固定的选择建议还是以克氏针、螺钉以及空心钉为主，在损伤较小的同时创造了更好的复位与固定（图5）。在条件允许的情况下，闭合性严重肢体创伤一期内固定亦可选择。

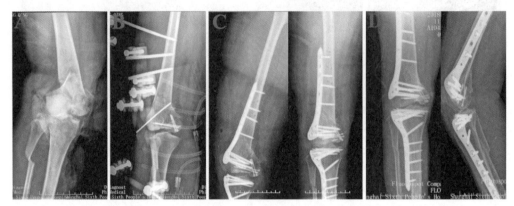

图5　A. X线片显示右股骨胫腓骨多发骨折；B. 急诊予以外固定+有限内固定治疗；
C. 术后4周更换钢板内固定；D. 术后1年内固定牢靠，骨折愈合

病例2：女，56岁。高空坠落伤10 d来我院就诊。查体：双下肢肿胀疼痛，无明显皮肤破损，双下肢可及骨擦音骨擦感，伴异常活动，双下肢活动受限；双下肢皮温正常，足背动脉可扪及。辅助检查：CT：双下肢多发骨折；CTA：双下肢未见明显异常（图6）。

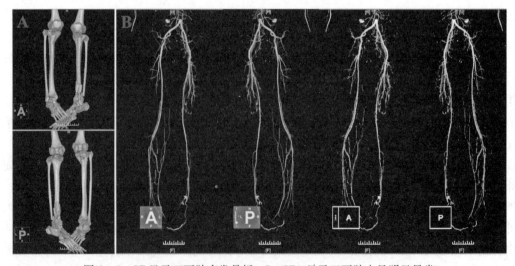

图6　A. CT显示双下肢多发骨折；B. CTA显示双下肢未见明显异常

患者入院后在ICU进行损伤控制并完善检查后，遂一期行双下肢多发骨折切开复位内固定术（图7），手术顺利，术后安返ICU。手术当日晚ICU医生告知左足血运欠佳，左足趾皮肤苍白，足背动脉搏动弱；考虑左下肢血管损伤或栓塞可能。当晚行急诊CTA显示左踝胫后动脉显影欠佳（图7）。于是，当晚再次急诊手术行左下肢血管探查修复术，术中见左小腿胫后动脉扭曲伴血管栓塞，予以切开取栓后吻合胫后动脉，急诊术后左足血运恢复，足趾红润，创面一期关闭；术后3 d观察血运良好，创面干燥（图8）。

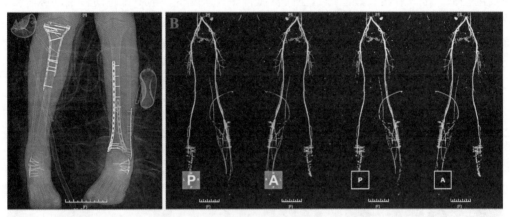

图7　A. X片示双下肢多发骨折内固定后；B. CTA显示左踝胫后动脉显影欠佳

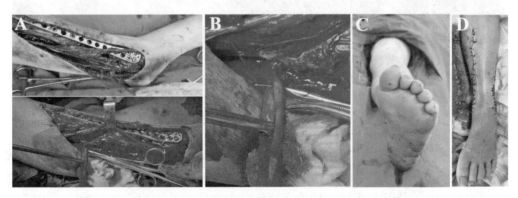

图8　A. 术中探查见左小腿胫后动脉扭曲伴栓塞；B. 胫后动脉栓塞处；
　　　C. 取栓血管吻合后左足血运重建；D. 术后3 d创面干燥

讨论：对于闭合性的严重肢体创伤，在骨科损伤控制的基础上可以一期行内固定治疗。但术后仍然可能会存在病例所述的血管栓塞等情况，应予以重视。因此，对于可能存在血管损伤的严重肢体创伤应当按血管损伤来处理，虽然此病例中术前CTA明显无血管损伤，术后仍出现血管危象，但血管损伤在救治严重肢体创伤的全程中都应高度重视。肢体血运的术前重视，术中的仔细操作，术后的密切观察结合合理的固定方式选择，往往都可为肢体的功能康复奠定坚实的基础。

（三）严重肢体创伤二期更换内固定的时机及方式

病例3：患者，男，59岁。左腕试植术＋外固定支架术后1个月再次入院，查体：

左前臂外固定支架固定在位，左前臂肿胀，可触及骨擦音骨擦感，有反常运动存，局部压痛明显，患肢活动功能受限，感觉未见异常，患肢末梢血运可。治疗经过：1个月前受伤当日急诊予以左腕试植术+左腕外固定支架术（急诊术中修复左前臂尺桡动脉）；后多次行清创手术后左腕创面干净，现再次入院拟行手术治疗。入院后完善相关检查后行左陈旧性尺桡骨远端骨折切开复位内固定术，手术顺利。术后安返病房后当晚出现左手皮温低，血运存在，予以烤灯、扩血管、抗痉挛等对症处理。术后第1天晨查房见左手皮温仍低，未见好转，遂急诊行左前臂血管探查修复术；术中见左前臂桡动脉多处损伤伴大段栓塞，予以栓塞血管取栓+血管修补+大隐静脉移植血运重建；术后即刻左手血运恢复，充盈良好。术后观察左手皮温恢复，血运良好（图9）。

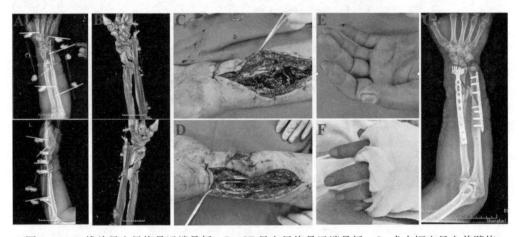

图9　A. X线片见左尺桡骨远端骨折；B. CT见左尺桡骨远端骨折；C. 术中探查见左前臂桡动脉多处损伤伴大段栓塞；D. 术中予以栓塞血管取栓+血管修补+大隐静脉移植血运重建；E. 术后即刻见左手血运恢复；F. 术后第3天左手血运良好；G. 术后X线片见左尺桡远端骨折术后，内固定牢靠，立线可

讨论：严重肢体创伤在一期使用外固定支架后二期是否需要更换内固定，何时更换内固定，选择何种内固定目前都存在着较大的争议。对于是否更换内固定需要充分考虑以下十大因素[29]：①软组织的条件；②初始损伤情况；③是否需要清创术；④筋膜切开术后的伤口条件；⑤外固定支架钉道的情况；⑥外固定架的稳定性；⑦骨与软组织的缺损与否；⑧血管损伤情况；⑨是否存在感染；⑩患者的生理状态。但目前国外的理念更多地偏向于一期使用外固定支架后需更换成内固定，外固定的优势在于快速而便捷的控制损伤，而不再将外固定更多地作为终极治疗方式。

对于何时更换内固定，AO原则指出如果决定更换为内固定，必须尽早进行（2～3周内），因为相比晚期更换，其并发症发生率明显降低。而目前的多项研究都显示更换内固定不要迟于6周，条件允许的情况下越早越好。在更换内固定前我们需要注意以下事项：①对于血运重建后的肢体建议更换内固定前先行血管造影，明确血运稳定后再行内固定手术；②术前2～3 d拆除外固定支架，予临时藤托固定，并进行伤口换药护理；③术前复查感染指标，如CRP、ESR等，明确无明显感染方可手术；④内固定术中置钉应注意避开外固定支架钉道；⑤术后早期行功能康复锻炼。

对于更换何种内固定目前争论较大,争议最大的就是使用钢板还是髓内钉。支持更换髓内钉的观点认为钢板内固定可能会破坏骨折端的血运,对肢体的创伤更大,不利于骨折的愈合;而支持更换钢板的观点则认为对于存在感染风险的肢体应用髓内钉,一旦发生感染将是灾难性的。此外,钢板内固定也有了 MIPO 技术,可以减少创伤。而有意思的是,最新的文献报道不管采用髓内钉还是钢板更换外固定支架,其结果与并发症均无明显差异。因此,选择何种内固定更换外固定仁者见仁,智者见智。个性化的选择可能是最佳的选择。

在更换内固定的同时,仍然需要高度重视血管损伤的风险。上述分享病例在外固定支架稳定 4 周后改行内固定手术,仍出现了血管危象,积极的手术探查是必需的,等待往往可能会丧失最佳的救治时机。因此,在严重肢体创伤的救治过程中,血管损伤必须全程重视。

(四) 严重肢体创伤二期手术并发症及其处理

病例4:患者,男,48 岁,左腕试植术+外固定支架术后 2 周伴软组织部分坏死缺损再次入院,查体:左前臂外固定支架固定在位,左前臂软组织缺损,创面达 10 cm×6 cm;左前臂触压部分空虚感,患肢活动功能受限,感觉未见异常,患肢末梢血运可。治疗经过:2 周前受伤当日急诊予以左腕试植术+左腕外固定支架术(急诊术中修复左前臂尺桡动脉,左桡骨部分缺损,达 5 cm);后左前臂掌侧部分皮肤软组织坏死,现再次入院拟手术治疗。入院后完善相关检查后行游离腓动脉骨皮瓣修复左腕部骨-软组织复合缺损。术后骨与软组织缺损修复,皮瓣塑形可,骨折愈合良好(图 10)。

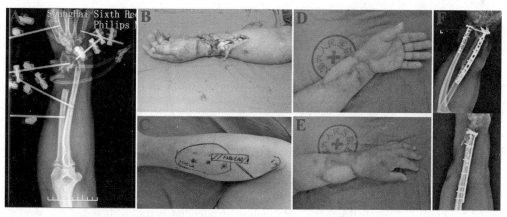

图 10 A. X 线片见左尺桡骨远端骨折伴桡骨缺损;B. 左前臂软组织缺损,创面达 10 cm×6 cm;C. 术中设计游离腓动脉骨皮瓣;D. 术后 3 个月功能照(掌侧);E. 术后 3 个月功能照(背侧);F. 术后 3 个月 X 线片显示腓骨瓣存活,骨折愈合良好

讨论:严重肢体创伤二期并发症仍主要围绕骨-软组织的感染与缺损,对于骨-软组织的感染,多种措施的治疗后仍将回归到骨-软组织缺损的问题上。对于骨组织缺损,目前可采取髂骨植骨、游离骨瓣、骨延长以及 Masquelet 等技术;对于软组织的缺损可采取游离植皮、带蒂皮瓣、游离皮瓣等显微修复技术;对于骨-软组织同时缺损的部分患者可采取骨皮瓣等复合组织移植技术修复,亦可通过分多次手术修复骨-软组织

缺损，目前推荐先修复软组织缺损后再修复骨缺损。

四、小　结

在严重肢体创伤的救治过程中，血管损伤的问题务必全程予以重视，早发现早处理，进而可在救治中抢得先机。对于闭合性的严重肢体创伤一期可采取外固定、有限内固定结合外固定的方法进行损伤控制，亦可进行内固定治疗；而对于开放性的严重肢体创伤，一期建议使用外固定支架固定。一期外固定支架固定后建议早期行内固定更换；更换时间建议在6周内，条件允许的情况下越早越好；内固定的选择可根据实际情况与个人习惯决定，但个人推荐使用钢板内固定。对于后期的骨-软组织缺损，需根据患者的实际情况进行个体化治疗。骨缺损的修复在缺损<8 cm时推荐使用髂骨植骨及游离腓骨瓣，当缺损达>8 cm时推荐使用骨搬运技术进行骨延长；软组织的缺损在创面<10 cm×10 cm时推荐使用局部游离植皮、带蒂皮瓣及游离腓动脉穿支皮瓣，当创面缺损>10 cm×10 cm时推荐使用游离背阔肌皮瓣与游离股前外皮瓣。当然，随着骨科与显微技术的日益发展，各项技术欣欣向荣，新技术亦层出不穷，严重肢体创伤的救治方法更是多种多样，在此也希望与广大骨科同道们一起讨论学习。

在严重肢体创伤的救治过程中无不体现出显微外科技术的应用，显微外科技术的传承需势在必行，骨科的创新发展亦任重道远，我辈显微外科工作者们需砥砺前行。

参 考 文 献

［1］ZHANG X, XIANG H, WHEELER K K, et al. Road traffic injuries to foreigners in the People's Republic of China, 2000—2008 ［J］. Journal of Safety Research, 2010, 41 (6)：521 - 523.

［2］WANG L, NING P, YIN P, et al. Road traffic mortality in China：analysis of national surveillance data from 2006 to 2016 ［J］. Lancet Public Health, 2019, 4 (5)：e245 - e255.

［3］GUSTILO R B, GRUNINGER R P, DAVIS T. Classification of type Ⅲ (severe) open fractures relative to treatment and results ［J］. Orthopedics, 1987, 10 (12)：1781 - 1788.

［4］GUSTILO R B, ANDERSON J T. Prevention of infection in the treatment of one thousand and twenty-five open fractures of long bones：retrospective and prospective analyses ［J］. Journal of Bone and Joint Surgery (American Volume), 1976, 58 (4)：453 - 458.

［5］EVANS A E, AGEL J, DECOSTER TA. A new classification scheme for open fractures ［J］. Journal of Orthopaedic Trauma, 2010, 24 (8)：457 - 464.

［6］AGEL J, EVANS A R, MARSH J L, et al. The OTA open fracture classification：a study of reliability and agreement ［J］. Journal of Orthopaedic Trauma, 2013, 27 (7)：379 - 384; discussion 384 - 385.

［7］AGEL J, ROCKWOOD T, BARBER R, MARSH JL. Potential predictive ability of the orthopaedic trauma association open fracture classification [J]. Journal of Orthopaedic Trauma, 2014, 28 (5): 300 -306.

[8] JOHANSEN K, DAINES M, HOWEY T, et al. Objective criteria accurately predict amputation following lower extremity trauma [J]. Journal of Trauma, 1990, 30 (5): 568 -572; discussion 572 -573.

[9] YEH H K, FANG F, LIN Y T, et al. The effect of systemic injury score on the decision making of mangled lower extremities [J]. Injury, 2016, 47 (10): 2127 -2130.

[10] ZHAO D. Introduction: Microsurgery in China [J]. Microsurgery, 2013, 33 (8): 591 -592.

[11] LU S, HAN P, WEN G, et al. Establishing an evaluation system and limb-salvage protocol for mangled lower extremities in China [J]. Journal of Bone and Joint Surgery (American Volume), 2019, 101 (18): e94.

[12] TUNALI O, SAGLAM Y, BALCI H I, et al. Gustilo type ⅢC open tibia fractures with vascular repair: minimum 2-year follow-up [J]. European Journal of Trauma and Emergency Surgery, 2017, 43 (4): 505 -512.

[13] HOLLENBECK S T, WOO S, ONG S, et al. The combined use of the Ilizarov method and microsurgical techniques for limb salvage [J]. Annals of Plastic Surgery, 2009, 62 (5): 486 -491.

[14] HU R, REN Y J, YAN L, et al. Analysis of staged treatment for Gustilo anderson ⅢB/C open tibial fractures [J]. Indian Journal of Orthopaedics, 2018, 52 (4): 411 -417.

[15] CONSERVA V, VICENTI G, ABATE A, et al. Management of a humeral shaft nonunion after a Gustilo ⅢC fracture [J]. Injury, 2015, 46 Suppl 7: S11 -S16.

[16] CHEN C Y, CHIU Y C, HSU C E. Reconstruction of Gustilo type ⅢC tibial open fracture caused by shotgun injury using combination Masquelet technique and cross-leg pedicle flap [J]. International Journal of Surgery Case Reports, 2020, 72: 391 -396.

[17] YANG Z, XU C, ZHU Y, et al. Flow-through free anterolateral thigh flap in reconstruction of severe limb injury [J]. Annals of Plastic Surgery, 2020, 84 (5S Suppl 3): S165 -S170.

[18] ZHENG X, ZHAN Y, LI H, et al. Emergency repair of severe limb injuries with free Flow-through chimeric anterolateral thigh perforator Flap [J]. Annals of Plastic Surgery, 2019, 83 (6): 670 -675.

[19] ZHEN P, HU Y Y, LUO Z J, et al. One-stage treatment and reconstruction of Gustilo Type Ⅲ open tibial shaft fractures with a vascularized fibular osteoseptocutaneous flap graft [J]. Journal of Orthopaedic Trauma, 2010, 24 (12): 745 -751.

[20] BARMPARAS G, INABA K, TALVING P, et al. Pediatric vs adult vascular trauma: a National Trauma Databank review [J]. Journal of Pediatric Surgery, 2010, 45 (7): 1404 -1412.

[21] KOOTSTRA G, SCHIPPER J J, BOONTJE A H, et al. Femoral shaft fracture with in-

jury of the superficial femoral artery in civilian accidents [J]. Surgery, Gynecology and Obstetrics, 1976, 142 (3): 399 - 403.

[22] CAUDLE R J, STERN P J. Severe open fractures of the tibia [J]. Journal of Bone and Joint Surgery (American Volume), 1987, 69 (6): 801 - 807.

[23] MULLENIX P S, STEELE S R, ANDERSEN C A, et al. Limb salvage and outcomes among patients with traumatic popliteal vascular injury: an analysis of the National Trauma Data Bank [J]. The Society of Vascular Surgery, 2006, 44 (1): 94 - 100.

[24] MEDINA O, AROM G A, YERANOSIAN M G, et al. Vascular and nerve injury after knee dislocation: a systematic review [J]. Clinical Orthopaedics and Related Research, 2014, 472 (9): 2621 - 2629.

[25] PERKINS Z B, DE'ATH H D, AYLWIN C, et al. Epidemiology and outcome of vascular trauma at a British Major Trauma Centre [J]. European Journal of Vascular and Endovascular Surgery, 2012, 44 (2): 203 - 209.

[26] MAVROGENIS A F, PANAGOPOULOS G N, KOKKALIS Z T, et al. Vascular injury in orthopedic trauma [J]. Orthopedics, 2016, 39 (4): 249 - 259.

[27] HALVORSON J J, ANZ A, LANGFITT M, et al. Vascular injury associated with extremity trauma: initial diagnosis and management [J]. Journal of the American Academy of Orthopaedic Surgeons, 2011, 19 (8): 495 - 504.

[28] BARNES C J, PIETROBON R, HIGGINS L D. Does the pulse examination in patients with traumatic knee dislocation predict a surgical arterial injury? A meta-analysis [J]. Journal of Trauma, 2002, 53 (6): 1109 - 1114.

[29] BIBLE J E, MIR H R. External fixation: principles and applications [J]. Journal of the American Academy of Orthopaedic Surgeons, 2015, 23 (11): 683 - 690.

[30] GUERADO E, BERTRAND M L, CANO J R, et al. Damage control orthopaedics: State of the art [J]. World Journal of Orthopedics, 2019, 10 (1): 1 - 13.

[31] HADEED A, WERNTZ R L, VARACALLO M. External Fixation Principles and Overview. StatPearls. Treasure Island (FL): StatPearls Publishing Copyright© 2020, StatPearls Publishing LLC. ; 2020.

[32] ELNIEL A R, GIANNOUDIS P V. Open fractures of the lower extremity: Current management and clinical outcomes [J]. Efort Open Reviews, 2018, 3 (5): 316 - 325.

[33] CARMACK D B. Conversion from external fixation to definitive fixation: periarticular injuries [J]. Journal of the American Academy of Orthopaedic Surgeons, 2006, 14 (10 Spec No.): S128 - S130.

[34] BHANDARI M, ZLOWODZKI M, TORNETTA P 3RD, et al. Intramedullary nailing following external fixation in femoral and tibial shaft fractures [J]. Journal of Orthopaedic Trauma, 2005, 19 (2): 140 - 144.

[35] NOWOTARSKI P J, TUREN C H, BRUMBACK R J, et al. Conversion of external fixation to intramedullary nailing for fractures of the shaft of the femur in multiply injured patients [J]. Journal of Bone and Joint Surgery (American Volume), 2000, 82

(6): 781-788.

[36] LAVINI F, CARITÀ E, DALL'OCA C, et al. Internal femoral osteosynthesis after external fixation in multiple-trauma patients [J]. Strategies in Trauma and Limb Reconstruction, 2007, 2 (1): 35-38.

[37] GALAL S. Minimally invasive plate osteosynthesis has equal safety to reamed intramedullary nails in treating Gustilo-Anderson type Ⅰ, Ⅱ and Ⅲ~A open tibial shaft fractures [J]. Injury, 2018, 49 (4): 866-870.

(作者：鲍丙波　宋家林　魏海峰　柴益民　张长青　曾炳芳　郑宪友
上海交通大学附属第六人民医院骨科)

肢体严重开放损伤软组织覆盖重建的时限问题讨论

赵广跃 邹继伟

空军军医大学西京医院骨科

开放性骨折是指骨折附近皮肤或黏膜破裂，骨折处与外界相通，为创伤骨科常见病、多发病。随着社会发展，现代化高速工具所造成的开放性骨折日趋严重，病情越发复杂，治疗更加困难。

目前，尚无一种评价体系能够全面评价开放性骨折损伤程度。最常用的分类方法为 Gustilo 分型。Ⅰ型：伤口长度 < 1 cm，骨折局部感染和软组织损伤程度均较轻者；Ⅱ型：伤口长度 > 1 cm，中等程度软组织损伤，伤口有足够的组织覆盖，骨膜剥脱程度不广泛；Ⅲ型：软组织损伤广泛，肌肉、皮肤及血管、神经有严重污染；Ⅲ型又分为 3 个亚型，ⅢA 型：高能量损伤所致，伴有软组织广泛性损伤，伤口污染程度较重，清创后伤口仍有足够的组织覆盖；ⅢB 型：损伤程度与ⅢA 型似，但伤口没有足够的组织覆盖，需用皮瓣移植修复创面；ⅢC 型：伴有需要修复的动脉损伤。尽管存在一定局限性，但临床实践证实 Gustilo 分型仍是一种实用性较好的分类方法，因为该分型与感染及其他并发症关系密切。

对于开放骨折的治疗，其重点在于彻底清创后变开放骨折为闭合骨折，其含义既包括闭合损伤又包括闭合愈合，即通过对开放伤口的闭合覆盖，减少组织液渗出、污染及感染等，同时重建损伤处血运以利愈合。伤口闭合方法包括直接缝合、植皮及皮瓣覆盖等。采用哪种方式闭合伤口，术后早期还是延迟闭合，均存在争议。

本文旨在对以 Gustilo ⅢB 型以上肢体损伤的软组织覆盖时机进行讨论，尤其是对于清创后残留的需行软组织移植或转移覆盖的病例，对于目前出现的如创面负压处置、骨水泥填塞或覆盖等有助于保护深层重要软组织、促进创面新鲜化，从而为延迟创面闭合等手段未进行深层的探讨，但并不否认其在创伤控制、创面改善等治疗方面，甚至减少医生长时间、熬夜手术等方面的贡献。

对于进行软组织移植重建、覆盖创面的时限问题的讨论，其基本前提在于确保肢体存活且创面被彻底清创，以此确保软组织移植重建的成功率。所谓时机、原则均应建立在此前清创足够彻底、创面新鲜的前提下，否则，深部感染、组织坏死等问题不可避免。

正如对于开放伤口的清创时机的讨论，在遵从"尽早、彻底"原则前提下，也出现众多试图规定清创时限的文献报道，从 6～24 h，尽皆有理有据，体现了各方对于

"尽早"及"彻底清创"之间平衡的考量。而对于早期从动物实验得出的"黄金6小时"的标准则有所取舍。以至于BOAST指南的2009至2020版中也将伤情程度、污染类别、清创医师资质等进行区别并不断调整。

同样，在对于软组织重建覆盖时间的探索上，或许是因伤情差别不一、送医时机不等、医疗准备不同等条件限制，在软组织移植覆盖应尽早进行的问题上，各医疗团队均发生了不同程度的妥协。一方面是因受伤现场条件、转运条件及不同等级医疗机构治疗条件实在不便苛求；另一方面也是出自于对延迟覆盖所产生的时间窗内进行分期、彻底清创可确保的良好的创基与早期覆盖优点之间的取舍。因此，规范并优化软组织覆盖时机的标准具有明确的临床指导意义。

1986年，MarkoGodina在其里程碑式的报道中，通过回顾分析超过500例游离皮瓣移植病例，总结出凡是在72 h内完成软组织覆盖者，其皮瓣存活率及术后感染的发生率明显优于延迟覆盖组，随后，该时限标准则逐渐演变为各中心都为之效仿的"金标准"。此后，随着伤口负压处理技术的引入及发展，在最终进行创面覆盖前，可进行创面负压处置以减少组织肿胀及失活，并可促进创面肉芽形成，是进一步推迟最终创面覆盖的可行性大大加强，以至于在后续软组织覆盖时限认定中，将"延迟"的定义扩大到数月之久，而在被定义为"晚期重建"的伤后超过90 d行创面覆盖的病例中，也仅有10%的患者出现皮瓣坏死。

对于延期或晚期进行游离皮瓣移植覆盖手术的担忧，主要集中于伤区纤维粘连及瘢痕形成，且其随着时间延长而趋于广泛化并难于分离的特性。因静脉血管的结构、低压特性及纤维粘连等，使得皮瓣血管蒂中静脉走行更易受到损害及影响，成为皮瓣失败的主要原因。在准备受区血管蒂时，其主要原则在于"远离损伤区域"，因此，结合纤维粘连及瘢痕形成的理论，则早期行皮瓣移植覆盖创面的皮瓣存活率高等优越性则愈发突显。同时，早期完成创面覆盖，也可避免因长时间暴露而导致的骨及软组织坏死、感染、骨者延迟愈合等问题。

但不可否认的现状是，现阶段大多数患者都在大于72 h后接受了皮瓣移植，即"延迟闭合"，在一项汇集了共计约723篇有关严重肢体创伤行皮瓣移植覆盖创面的病例报告的Meta分析中，在共计约990例病例中，其中862位患者均在伤后72 h到3个月间接受皮瓣移植以完成最终覆盖，其皮瓣失败率及感染率稍低于135例在伤后72 h内行皮瓣移植的患者，分别为9.63%：2.96%及12.76%：2.96%，但其在骨折愈合时间及住院天数方面无统计学差异。但因该分析中各组间病例数差别过大，故所得结论尚不足以说明统计学差异及组间优劣性对比。

早期缝合伤口的要求较高。Rajasekaran等提出开放性骨折一期缝合伤口的标准：①清创术在伤后12 h内完成者；②无原发或继发性软组织缺损；③局部伤口能在无张力下缝合；④无水沟污泥污染的田间劳作伤；⑤清创较为彻底；⑥无肢体供血不足。当前，国内外学者更倾向于这种观点：对于软组织条件好、损伤轻的骨折（一般为Gustilo Ⅰ、Ⅱ型骨折）均考虑一期闭合伤口，对一些损伤特别严重的Gustilo Ⅲ型骨折则考虑二期闭合。随着显微外科技术的发展，对于无法达到一期缝合伤口的患者，可考虑一期皮瓣覆盖，这种做法虽然相对比较激进，但考虑到一期闭合伤口可有效地减少院内感染，目前已被越来越多学者所推荐。

结合本专业具体实践结果，在充分回顾病例治疗过程、患者恢复情况、患病周期、治疗花费、各阶段手术难度及医生医疗付出等结果后，通过不断调整、总结，我们逐渐形成并确定了"同期骨整形手术"这一理念，即经过彻底清创、骨重建、预防感染等处置后，争取急诊同期完成创面覆盖，包括上述直接缝合、植皮及肌、皮瓣转移、移植等。

总体思路及理论考量如下：

对于单一肢体严重损伤患者，在全面评估患者伤情、伤前生命状态，确保患者生命无虞的前提下，同期完成骨与软组织重建，无疑具有巨大的治疗优势，即广泛的软组织损伤可提供充分的术中视野，是彻底清创及受区构建的绝佳机会，此后的手术操作均需在彻底清创与减少剥离间折中进行，且外伤后的瘢痕包裹、组织粘连等均对二期重建带来不便。此外，通过更早期的软组织重建，可以最大程度地为伤区提供血运，以促进局部软组织恢复、减少组织液外渗及缩短炎症刺激时长。再者，目前尚无充分的研究及统计学差异体现，但通过具体的治疗分析可以得出，早期软组织重建，虽在理论上因缺少了数次清创而被质疑会因清创不彻底而增加感染可能，但在实际工作中，并未出现感染增加的趋势，甚至可以确定的说，正因为早期恢复了软组织覆盖及血运，恰恰减少了组织坏死、降低了瘢痕包裹等反复清创的需求。

文献支持如下：Godina 团队 1986 年的研究表明，早期游离皮瓣移植修复，优点在于：①充足血供的游离组织覆盖创面能很好地控制术后感染；②早期的伤口组织结构清晰，血管血流正常，实施血管吻合容易。后期的伤口因为纤维化血管分离困难，血流动力学也不正常，游离皮瓣移植失败率高。另外，骨整形方案由于治疗有效而使得医院降低了患者的花费并增加了他们的满意度。Filippo Boriani 等通过多中心前瞻性队列研究对比骨整形与传统非骨整形治疗严重肢体创伤疗效，结果发现传统非骨整形治疗的患者软组织修复时间、住院时间、额外手术次数、骨愈合时间、伤肢完全负重时间均远大于骨整形组患者，而在术后深部组织感染、骨髓炎发生率方面，骨整形组患者显著低于传统非骨整形组患者，该研究总结对于处理严重开放性骨折，骨整形治疗的临床预后较好。

在我国，随着经济水平的飞速提高，汽车广泛普及，一方面提高了人民的生活水平，另一方面严重创伤，尤其是伴有严重软组织损伤的开放性骨折的发生率越来越高。单纯骨折或单纯软组织损伤由创伤骨科或整形外科都能得到高水平的治疗。而肢体严重开放性骨折的治疗需要骨和软组织损伤的整体治疗。我们国内目前存在着单一组织损伤治疗能力强，复合组织损伤治疗能力弱的现状。主要问题表现在：①现场救治团队（以120 急救中心为主）与专科救治团队信息不对称，伤者第一时间往往后送不到专业的救治团队；②救治医院缺乏专业的骨整形治疗中心（或团队），也缺乏先进的骨整形治疗理念。绝大多数伤者仍然被采用清创、临时固定、临时覆盖，再次清创、临时或皮瓣覆盖。再次骨损伤修复、固定、软组织覆盖等，治疗周期长，并发症多，感染率高。因此，在国内推广应用骨整形治疗理念，势在必行。

实际工作中，如何打造一支可快速响应的，接受统一领导的，既精通清创及骨重建，又能顺利完成急诊软组织重建的医疗队伍，成为严重肢体创伤救治工作的重点，通过信息共享、无缝对接、序贯治疗，可为患者提供最优良的治疗。

严重损伤肢体的修复与重建

王 欣 潘佳栋

宁波市第六医院

随着我国经济社会发展水平的提升,交通事故、工业外伤等高能量损伤的发生率已开始缓慢下降。但由于庞大的人口基数,在很长一段时间内,四肢严重创伤仍将是造成患者身心残疾的重要原因。合并多发伤、休克、肢体缺血、主干神经损伤,广泛软组织或骨结构缺损等危重病症是此类患者的特点。虽然,目前仍欠缺高质量的 RCT 临床证据来指导相关的治疗策略,但是做好损伤控制,减少截肢率,提升保肢效果,使患者能重返正常的工作与生活,一直是医患双方共同遵从的原则。近30年来,得益于在重症抢救、显微修复重建、康复治疗等学科领域不断发展的理念与技术,严重损伤肢体的救治水平已显著提升。

一、严重损伤肢体截肢指征的掌握

"身体发肤受之于父母"是我国的传统观念。因此,我们的文化决定了绝大部分患者都难以接受被截肢的命运。"尽一切可能保肢"是一个道义正确的决定,但它并不一定是临床正确的选择。目前,虽然已很少再有因保肢而置患者于生死边缘的情况,但是以高昂的生理、心理、时间和经济成本为代价,仅仅换取一个功能不如假肢的治疗却时而出现。因此,为了获得高质量的保肢效果,寻求可靠的保肢评判标准是第一步。

现已报道的评价方法有损伤肢体严重程度评分(Mangled Extremity Severity Score,MESS)、预测挽救指数(the Predictive Salvage Index,PSI)、肢体挽救指数(the Limb Salvage Index,LSI)和患者综合评分(the Nerve Injury, Ischemia, Soft Tissue Injury, Skeletal Injury, Shock and Age of Patient Score, NISSSA)等。这些评分的指标各有不同(表1)。目前,最常用的 MESS 评分在1990年被提出,主要对软组织损伤、肢体缺血时间、患者年龄、休克严重程度进行评估。虽然 MESS >7 分是被截肢的标准(表2),但是,有学者认为其敏感度和特异性仍不够理想。他们有报道 MESS 评分 >7 分的肢体经保肢后大部分获得了良好的功能恢复,也有 MESS 评分 <7 分的患者不得不在二期被截肢。另外,保肢的效果还受到患者的心理素质、经济能力、工作性质和疼痛程度等因素影响。因此,现有的评分标准只能作为参考,是否一期进行保肢还需多学科综合评估,同时考虑患者的意见。

表 1　不同评分中选择的变量

	MESS	LSI	PSI	NISSSA
年龄	●			●
休克	●			●
热缺血时间	●	●	●	●
骨损伤		●	●	
肌肉损伤		●		●
皮肤损伤		●		
神经损伤		●		●
深静脉损伤		●		
骨骼/软组织损伤	●			●
污染				●
治疗时间		●		
合并症			●	

表 2　截肢的 MESS 绝对指征：>7 分

能量	低	1
	中	2
	高	3
	很高	4
缺血	有灌注	1
	无脉	2
	冷的、麻木的、无感觉的	3
休克	收缩压 >90	0
	短暂休克	1
	持续性低血压	2
年龄（年）	<30	0
	30～50	1
	>50	2

因假肢远远达不到上肢的功能要求，所以，与下肢相比，上肢的保肢适应证应更为宽松些。对于下肢，一般来说以下几点可为保肢的临床决策提供参考：①膝关节平面以上肢体因肌肉易大量坏死，可能使患者面临巨大的 MODS 风险；同时，由于神经损伤平面过高，后期功能的恢复常常不如假肢。②高能量、高污染的创伤只有在一期充分清创的前提下，才能为成功保肢奠定基础。不然后期出现的骨髓炎、肌肉坏死、肢体挛缩和皮肤溃疡等会增加不必要的手术次数与治疗时间，甚至不得不在二期再次截肢。③单侧离断下肢如需短缩大于 10 cm，则不宜进行再植手术。④肢体热缺血时间大于 8 h 保肢预后不佳。

二、严重损伤肢体的急诊救治

在生命体征平稳的前提下，可对患者的损伤肢体行急诊手术，此时彻底清创是第一位的，然后再分别评估骨与软组织缺损的程度。根据伤情，可通过适当短缩骨折或者一期移植带蒂或游离组织瓣的方式，使修复后的血管、神经等重要结构获得安全可靠的覆盖。同时，利用外固定或内固定对肢体的骨结构进行可靠固定。如存在骨缺损，可旷置或用骨水泥填充。肢体在伤后获得一个稳定的力学环境，有利于稳定患者的生命体征、控制肢体疼痛和感染、促进局部组织愈合。稳定肢体、重建血供以后，还需评估缺血再灌注对远端肢体可能带来的损伤。如术前存在较长的热缺血时间，那么对远端肢体充分切开减张必不可少。为了尽可能减少肢体的缺血时间，临时使用输液的硅胶管，在手术前桥接于主干动静脉远近端实现早期通血，已在临床中获得明显疗效。

神经恢复的程度与保肢效果密切相关。如果勉强保留严重挫伤的神经；在高张力下缝合神经；或没有良好的组织床覆盖神经，那么患者就很可能出现顽固性神经痛、神经失用等并发症。如此，前期努力挽救的肢体，很可能会转变成患者一生的负担。因此，如无一期缝合神经的客观条件，建议留待二期通过带或不带血供的自体神经移植、组织瓣覆盖等方法修复。

骨科、整形外科医生合作，共同一期处理严重损伤的肢体，完成急诊修复骨结构和软组织的任务，进而减少患者的手术次数和住院时间，这就是近些年部分学者提出的"骨整形"理念。在我国，许多骨科、手外科医生拥有成熟的显微外科技术，这一理念更容易被推广和实施。不过，它需满足以下条件：①患者能承受长时间的手术。②具有配合良好，技术扎实的医护团队。③拥有充足的输血和术后监护资源。如果不顾客观条件限制，勉强实践"骨整形"理念，很可能造成事与愿违的严重后果。

三、严重损伤肢体的亚急诊修复与重建

当严重损伤肢体的稳定性和血供被重建后，为了防止感染和缩短病程，肢体残留的皮肤、肌腱、神经或骨组织等缺损应被尽早修复。

穿支皮瓣因"受区修复重建好，供区破坏损失小"的优势，是近30年来肢体显微重建的首要选择。基于穿支的筋膜蒂岛状皮瓣、螺旋桨皮瓣及不同类型的游离皮瓣为复杂肢体组织缺损提供了多种可靠的修复选择。

下肢胫后动脉与腓动脉沿途发出许多穿支血管，它们供养着小腿周围的软组织。选择这些穿支营养的带蒂组织瓣，能简单、快速、可靠地修复胫骨前方、踝关节周围及足背部的中小面积缺损。如能把腓肠神经或隐神经作为皮瓣轴线，穿支螺旋桨皮瓣的可修复范围还能进一步增加，最远可覆盖前足背侧创面。同样的，上肢各种类型的带蒂皮瓣顺行或逆行转移也能简单、安全地覆盖腕、肘等关节周围中小面积的软组织缺损。不过，值得注意的是，严重创伤肢体实际损伤范围往往大于表面所见。因此，在这类患者手术前，术者应利用超声、CTA等探测手段准确评估穿支血管信息，避免穿支受损导致的手术失败。

肢体主干血管由深部向浅层发出不同层级的穿支血管，它们有各自的供养组织和范围，形成相应的血管体区。利用这一解剖特点，同一血管蒂可形成包含不同组织及数量的复合组织瓣（图1）。严重损伤肢体创面具有形状不规则、累及组织多的特点。游离分叶型穿支皮瓣不仅可同时修复多处创面，而且能通过相互组合、拼接皮瓣分叶的方法，覆盖不同形状的创面，同时又使皮瓣供区能被直接缝合关闭。如此，利用将皮瓣长度转变成宽度的方法，切实减小了皮瓣供区的病损（图2a）。游离嵌合型穿支皮瓣（同时包含穿支营养的骨瓣或肌瓣），能一期重建多种复合组织的缺损（图2b、2c）。包含腓骨瓣的腓动脉穿支皮瓣、携带髂骨瓣的旋髂浅动脉穿支皮瓣是目前临床上修复骨、皮复合缺损的常用手段。它们分别被用于含长管骨或短管骨缺损的复合创面修复（图3）。包含长段源动脉的桥接型穿支皮瓣则适用于存在肢体主干血管缺损的创面重建。针对严重损伤肢体创面的复杂性，术者可在以上3种典型的穿支皮瓣形式基础上灵活设计，切取符合创面要求的组织瓣。笔者曾在急诊一期使用包含肌瓣、分叶瓣和源血管的穿支皮瓣挽救了伴有多种组织缺损的离断小腿（图4）。为了确保此类手术的成功，术者除了需具备扎实的显微外科技能和解剖知识外，充分利用CDU、CTA、DSA或红外热成像等

方法对皮瓣供区进行综合评估也非常重要。

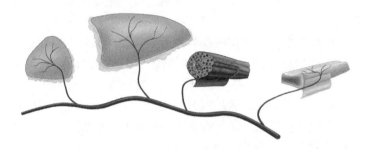

图1　穿支血管供养的组织瓣类型

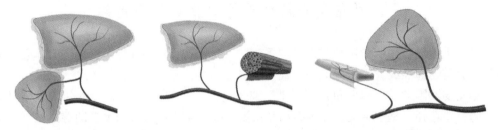

图2　a. 分叶穿支皮瓣；b. 嵌合肌瓣的穿支皮瓣；c. 嵌合骨瓣的穿支皮瓣

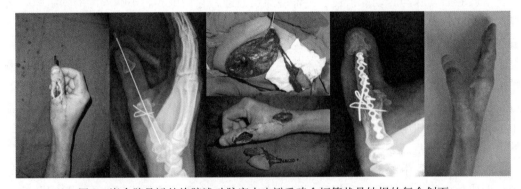

图3　嵌合髂骨瓣的旋髂浅动脉穿支皮瓣重建含短管状骨缺损的复合创面

尽管穿支皮瓣有许多种切取形式能满足不同类型创面的重建需求，但对于一些脱套性、大范围的复杂缺损，移植单个组织瓣常常难以重建。此时，通过血管蒂"并联"或"串连"的方式，将两个或多个组织瓣组合移植是不错的选择。例如，将胸背动脉的前锯肌支与腓骨瓣的血管蒂吻合，可以一期重建含大面积创面的长段胫骨缺损（图5）。需注意的是，行组合移植时，术者应避免分支漏扎、血管蒂受压等常见错误，尽可能提升手术的安全性。

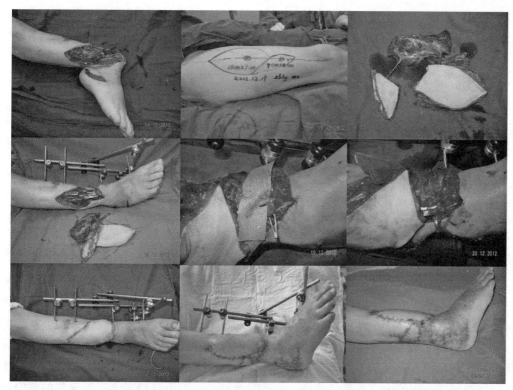

图4 包含肌瓣、分叶瓣和源动脉的穿支皮瓣急诊一期重建严重损伤的小腿

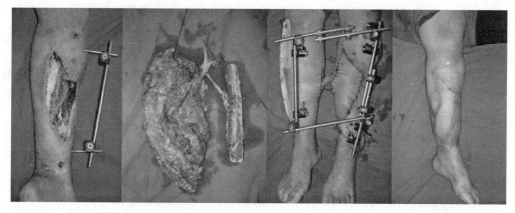

图5 腓骨瓣与背阔肌皮瓣并连,桥式交叉供血一期重建长段胫骨复合缺损

严重损伤肢体的重建有时需要大量的肌腱或特殊的骨腱复合组织。如果这些结构无法获得修复,肢体的功能就会大打折扣。然而,患者自身可供移植的肌腱组织却非常有限,尤其是带止点的跟腱缺损,自体组织无法供给,因此,寻找合适的替代物是所有重建外科医生的任务。经脱细胞处理的同种异体肌腱或骨腱复合组织无明显抗原性,生物力学强度可,作为移植物可有效重建肢体的活动功能。笔者所在单位已使用同种异体肌腱十余年,病例积累近千例,实践证明术后很少出现排异、感染等并发症,而且后期力学特性和滑动性与自体肌腱相比并不逊色。另外,对于同时伴有皮肤和肌腱缺损的患

者，笔者认为在彻底清创的前提下，将同种异体肌腱与皮瓣一起移植的安全性和可靠性是有保证的，如此可以明显减少手术次数和住院时间，降低患者经济负担（图6）。

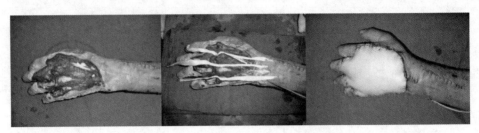

图6　同种异体肌腱与 ALTPF 一起移植，重建含 2～5 指伸肌腱缺损的手背创面

四、严重损伤肢体的后期治疗与康复

严重肢体损伤后期常见的并发症有：顽固性疼痛、难治性骨髓炎、肢体畸形、肢体活动或感觉功能丧失、骨性关节炎和严重瘢痕挛缩等。虽然保肢治疗的结果很大一部分与肢体创伤程度相关，但是，恰当的早期处理往往能帮助患者避免后期的肢体疼痛、骨髓炎、畸形和严重瘢痕挛缩等问题。比如，一期彻底清创可显著降低感染和骨髓炎发生率；早期用带血供的组织瓣覆盖神经、血管和骨腱结构可为它们提供营养充分的愈合环境，进而减少后期出现神经性疼痛、骨不连和挛缩性瘢痕的可能。同时，在病情允许的前提下，尽早让康复医生介入可明显提升患者肢体功能恢复的程度。通过主、被动活动及感觉恢复训练，佩戴支具和穿弹力裤等方式，可有效防止出现许多诸如关节、跟腱、瘢痕挛缩的问题。

尽管早期预防肢体并发症的方法和经验已被广大临床医生采用，但是，由于严重肢体损伤患者伤情的复杂性和其他社会经济因素的影响，现实中仍存在较多保肢残留的并发症。后期对这些病症的有效治疗是保肢手术成功的最后保障。

难治性骨髓炎是保肢手术最严重的并发症之一，病程长、病情反复是其特点。为根治感染并重建骨结构常需多次手术治疗。精确评估骨髓炎病灶范围，彻底清除炎性、失活和硬化组织是治疗的关键。"红辣椒征"是目前临床常用提示清创彻底程度的可靠指标。借助创面持续负压吸引技术（VSD），在静脉使用敏感抗生素的同时，对创面反复灌洗，有助于控制感染。待创面炎症消退后，可予带蒂或游离肌皮瓣、皮瓣移植，同时行植骨或骨瓣转移治疗。对清除大段坏死骨后的骨髓炎病例，将游离皮瓣和骨搬运技术相结合的治疗方式已获得良好效果。

神经缝合或移植修复技术仅仅重建了周围神经的解剖连续性，而神经原和许旺细胞等关键结构仍需自然生长。因而，除桡神经外，其他主干神经的再生存在时间长，效果差的缺点。高位神经损伤的患者尤其如此。靶肌肉由于长时间的失神经支配，神经肌接口出现不可逆改变，终端肌肉的功能常无法恢复。另外，高能量致伤因素也常造成肢体部分肌肉或肌腱组织的毁损。因此，如何提高肢体的活动功能是骨科、显微外科医生在保肢后期需面对的常见问题。肌腱转位、神经转位、功能性肌瓣游离移植或关节融合是常用方法。但是，在运用这些手段前，对肢体进行整体评估是保证重建效果的前提，而肢体被动活动良好则是关键。限制被动活动范围的因素有关节僵硬、皮肤瘢痕挛缩和拮抗肌对抗等。比如，在利用胫后肌腱转位重建足背伸时，需评估跟腱挛缩的程度，必要时应同时进行跟腱延长手术。如果患者的踝关节已出现严重的创伤性骨关节炎，踝关节融合就代替肌腱转位成为了最合适的选择。

神经转位是指利用健康神经的肌支，或者从神经主干分离部分束支，与靶肌肉的肌支缝接，短期内重建靶肌肉运动功能的方法。与在神经损伤部位原位修复相比，通过神经转位的方法，可使高位神经损伤患者的康复时间明显缩短。另外，肌腱转位也是一种有效的功能重建方法。选择肌力强、肌腱滑动性好的协同肌作为动力肌，通过滑车改道、止点重建后，许多手、足部位的活动功能可获得恢复。肌腱转位常被用于重建拇对掌功能、伸拇伸指和伸腕功能、足背伸功能等。

五、结束语

对于严重肢体损伤的治疗，目前仍缺乏大样本、高质量的循证医学证据。虽然义肢在下肢的应用效果明显，但是患者对保留自己肢体的要求仍非常强烈。在临床工作中，以 MESS 评分为基础，考虑神经、关节损伤后肢体后期功能恢复的因素，同时与患者和家属充分沟通，可做出是否保肢的临床决定。显微外科技术是严重肢体损伤保肢手术成功的保证。无论是重建肢体血运，还是各种组织缺损的修复重建都离不开它。可以说，只要肢体没有完全毁损，通过显微外科技术就有保肢成功的可能。凭借再植再造、穿支皮（骨）瓣、神经转位、肌腱转位、康复治疗等技术，积极开展高成本效益的保肢手术，是目前普遍认同的治疗原则。

参 考 文 献

[1] 王欣，潘佳栋，黄耀鹏，等. I 期移植复合股前外侧穿支皮瓣治疗ⅢC 型开放性损伤 [J]. 中华创伤杂志，2014，30（5）：433 – 437.

[2] SADDAWI-KONEFKA D, KIM H M, CHUNG K C. A systematic review of outcomes and complications of reconstruction and amputation for type ⅢB and ⅢC fractures of the tibia [J]. Plastic and Reconstructive Surgery, 2008, 122 (6): 1796 – 1805.

[3] MAVROGENIS A F, COLL-MESA L, GONZALEZ-GAITAN M, et al. Criteria and outcome of limb salvage surgery [J]. Journal of the Balkan Union of Oncology, 2011, 16 (4): 617 – 626.

[4] FLUCK F, AUGUSTIN A M, BLEY T, et al. Current treatment options in acute limb ischemia [J]. RoFo Nuklearmedizin, 2020, 192 (4): 319 – 326.

[5] HIGGINS T F, KLATT J B, BEALS T C. Lower extremity assessment project (LEAP)—the best available evidence on limb-threatening lower extremity trauma [J]. Orthopedic Clinics of North America, 2010, 41 (2): 233 – 239.

[6] ARNEZ Z M, PAPA G, RAMELLA V, et al. Limb and flap salvage in gustilo iiic inju-

ries treated by vascular repair and emergency free flap transfer [J]. Journal of Reconstructive Microsurgery, 2017, 33 (S01): S03 – S07.

[7] JASON R K, DAVID P Z, RANJAN G. Limb salvage with major nerve injury: current management and future directions [J]. Journal of the American Academy of Orthopaedic Surgeons, 2011, 19 (Suppl. 1): S28 – S34.

[8] MÄRDIAN S, SCHASER K D, WICHLAS F, et al. Lower limb salvage: indication and decision making for replantation, revascularization and amputation [J]. Acta Chirurgiae Orthopaedicae et Traumatologiae Cechoslovaca, 2014, 81 (1): 9 – 21.

[9] ROSARIO S G, SERGIO S, ANDREA P, et al. Primary amputation vs limb salvage in mangled extremity: a systematic review of the current scoring system [J]. BMC Musculoskelet Disorders, 2015, 16 (1): 372.

[10] LEIT M E, TOMAINO M M. Principles of limb salvage surgery of the upper extremity [J]. Hand Clinics, 2004, 20 (2): 167 – 179.

[11] SCOTT B S, JOHN J K, JOANNA B, et al. The mangled foot and leg: salvage versus amputation [J]. Foot and Ankle Clinics, 2010, 159 (1): 63 – 75.

[12] 王欣, 潘佳栋, 李苗钟, 等. 穿支皮瓣游离移植术后淤血危象的临床分型与救治 [J]. 中华创伤杂志, 2017, 33 (2): 111 – 117.

[13] 王欣, 潘佳栋, 胡皓良, 等. 分叶型穿支皮瓣在四肢皮肤软组织缺损修复中的临床应用 [J]. 中华显微外科杂志, 2013, 36 (4): 327 – 330.

[14] 陈宏, 王欣, 徐吉海, 等. 桥式交叉联合游离背阔肌肌皮瓣及游离腓骨修复小腿复合组织缺损 [J]. 中华创伤杂志, 2013, 29 (3): 262 – 266.

[15] 李文东, 王欣, 陈宏, 等. 严重卷轧伤所致上肢动脉血管损伤的血供重建 [J]. 中华手外科杂志, 2012, 28 (4): 253.

[16] 章伟文, 王欣, 潘佳栋. 严重下肢创伤的保肢策略 [J]. 中华显微外科杂志, 2012, 35 (3): 177 – 179.

第四章

皮瓣移植

特殊形式穿支皮瓣衍生术式命名专家共识
（征求意见稿）

唐举玉[1]　徐达传[2]　徐永清[3]

1. 中南大学湘雅医院骨科手显微外科；2. 南方医科大学临床解剖研究所；3. 解放军联勤保障部队第九二〇医院骨科

　　穿支皮瓣是一种在传统轴型皮瓣基础上发展而来，以穿支血管供血、仅包括皮肤与浅筋膜组织的新型皮瓣[1-3]，由于改变了深筋膜血管网是皮瓣赖以生存的传统观点，使皮瓣的设计和形成更具灵活性和多样性。2012年唐举玉在国际上首次提出的特殊形式穿支皮瓣是应用传统穿支皮瓣的"微创与美学"理念，根据受区修复要求对皮瓣供区的一级源血管及其分支和相应供养的组织（皮肤、筋膜、肌肉、骨组织）进行优化设计、无创解剖、分割和重组，根据受区创面重建需要切取不同组织块（嵌合）或相同组织块（分叶），然后再削薄、组装、拼接成与受区创面内容和形状匹配的新皮瓣[4]。特殊形式穿支皮瓣是传统穿支皮瓣的衍生和发展，是穿支皮瓣的更高形式，丰富了穿支皮瓣的内涵，扩大了穿支皮瓣的适应证[5-13]。

　　特殊形式穿支皮瓣分为基本术式与衍生术式，基本术式包括Flow-through穿支皮瓣、显微削薄穿支皮瓣、分叶穿支皮瓣、嵌合穿支皮瓣和联体穿支皮瓣5种术式[14]。衍生术式是由特殊形式穿支皮瓣5种基本术式中两种或两种以上技术的组合而产生[13]，包括Flow-through-显微削薄穿支皮瓣、Flow-through-分叶穿支皮瓣、Flow-through-嵌合穿支皮瓣[15,16]、Flow-through-联体穿支皮瓣、显微削薄-分叶穿支皮瓣[17-20]、显微削薄-嵌合穿支皮瓣、显微削薄-联体穿支皮瓣、分叶-嵌合穿支皮瓣[9]、嵌合-联体穿支皮瓣、Flow-through-显微削薄-分叶穿支皮瓣、Flow-through-显微削薄-嵌合穿支皮瓣、Flow-through-显微削薄-联体穿支皮瓣、Flow-through-分叶-嵌合穿支皮瓣、Flow-through-嵌合-联体穿支皮瓣、显微削薄-分叶-嵌合穿支皮瓣、显微削薄-嵌合-联体穿支皮瓣、Flow-through-显微削薄-分叶-嵌合穿支皮瓣、Flow-through-显微削薄-嵌合-联体穿支皮瓣18种术式。为便于交流与推广，中国显微外科传承与创新论坛第二站于2020年7月11日在长沙召开，重点讨论了特殊形式穿支皮瓣18种衍生术式的命名问题，既能体现中国原创，又力求简单，达成以下命名共识。

　　湘雅Ⅰ式（Xiangya 1，XY-1）：即Flow-through-显微削薄穿支皮瓣，系Flow-through穿支皮瓣和显微削薄穿支皮瓣技术的组合，适合于合并受区主干血管缺损、供区皮下脂肪肥厚患者的手（腕）、足（踝）、胫前、肘部、膝部、颈部、头面等区域浅表创面修复。该术式既可重建受区主干血管缺损，又可获得满意的皮瓣受区外形，避免二期手术修薄整形。

湘雅Ⅱ式（Xiangya 2，XY-2）：即 Flow-through-分叶穿支皮瓣，系 Flow-through 穿支皮瓣和分叶穿支皮瓣技术的组合，适合于合并主干血管缺损的相邻两个或多个创面、洞穿性缺损或宽大创面修复，该术式既可重建受区缺损的主干血管，又可避免牺牲第二供区，修复足跟等特殊区域能够更好重塑外形。

湘雅Ⅲ式（Xiangya 3，XY-3）：即 Flow-through-嵌合穿支皮瓣，系 Flow-through 穿支皮瓣和嵌合穿支皮瓣技术的组合，适合于合并主干血管缺损和深部无效腔的创面修复。该术式吸取了嵌合穿支皮瓣血供好、抗感染能力强、术式多样、可实现立体修复等优点，同时可重建受区缺损的主干血管。

湘雅Ⅳ式（Xiangya 4，XY-4）：即 Flow-through-联体穿支皮瓣，系 Flow-through 穿支皮瓣和联体穿支皮瓣技术的组合，适合于合并主干血管缺损的超长或环形创面修复。该术式只需牺牲一个供区即可修复超长或肢体环形创面，显微削薄可以一期获得良好的皮瓣受区外形，同时可重建受区缺损的主干血管。

湘雅Ⅴ式（Xiangya 5，XY-5）：即显微削薄-分叶穿支皮瓣，系显微削薄穿支皮瓣与分叶穿支皮瓣技术的组合，适合于皮瓣供区脂肪肥厚患者的手（腕）、足（踝）、胫前、肘部、膝部、颈部、头面等区域的宽大浅表创面或相邻两个（或多个）浅表创面修复。该术式既可改善皮瓣受区外形，避免二期皮瓣削薄整形，同时又可实现皮瓣供区的直接闭合，有效避免第二供区损害。

湘雅Ⅵ式（Xiangya 6，XY-6）：即显微削薄-嵌合穿支皮瓣，系显微削薄穿支皮瓣和嵌合穿支皮瓣技术的组合，适合于皮瓣供区皮下脂肪肥厚患者合并深部无效腔的浅表创面修复。该术式吸取了嵌合穿支皮瓣血供好、抗感染能力强、术式多样、可实现立体修复等优点，同时也整合了显微削薄穿支皮瓣改善皮瓣受区外形、避免二期皮瓣削薄整形手术的优点。

湘雅Ⅶ式（Xiangya 7，XY-7）：即显微削薄-联体穿支皮瓣，系显微削薄穿支皮瓣和联体穿支皮瓣技术的组合，适应于皮瓣供区皮下脂肪肥厚患者超长创面或四肢环形创面的修复。该术式只需牺牲一个供区即可修复超长创面或肢体环形创面，并可一期获得良好的皮瓣受区外形。

湘雅Ⅷ式（Xiangya 8，XY-8）：即分叶-嵌合穿支皮瓣，系分叶穿支皮瓣和嵌合穿支皮瓣技术的组合，适合于合并深部无效腔的相邻两个或多个创面、宽大创面或洞穿性缺损修复。该术式整合了分叶穿支皮瓣和嵌合穿支皮瓣的优点，术式灵活多样，可实现创面立体修复，避免第二供区损害。

湘雅Ⅸ式（Xiangya 9，XY-9）：即嵌合-联体穿支皮瓣，系嵌合穿支皮瓣和联体穿支皮瓣技术的组合，适合于合并深部无效腔的超长创面或四肢环形创面修复。具备联体穿支皮瓣和嵌合穿支皮瓣的优点，可以实现创面的立体修复，牺牲一个供区即可修复超长创面或四肢环形宽大创面。

湘雅Ⅹ式（Xiangya 10，XY-10）：即 Flow-through-显微削薄-分叶穿支皮瓣，系 Flow-through 穿支皮瓣、显微削薄穿支皮瓣和分叶穿支皮瓣三种技术的组合，适合于皮瓣供区皮下脂肪肥厚患者合并四肢主干血管缺损的相邻两处（或多处）创面或宽大创面修复。该术式既可避免第二供区损害，又可重建受区缺损的主干血管，还可改善皮瓣受区的外形和功能，避免二期皮瓣削薄整形。

湘雅Ⅺ（Xiangya 11，XY–11）：即 Flow-through–显微削薄–嵌合穿支皮瓣，系 Flow-through 穿支皮瓣、显微削薄穿支皮瓣和嵌合穿支皮瓣三种技术的组合，适合于皮瓣供区脂肪肥厚患者合并主干血管缺损和深部无效腔的浅表创面修复。该术式既可实现创面的立体修复重建，又可重建受区主干血管缺损，还可改善皮瓣受区的外形和功能，避免二期皮瓣削薄整形。

湘雅Ⅻ式（Xiangya 12，XY–12）：即 Flow-through–显微削薄–联体穿支皮瓣，系 Flow-through 穿支皮瓣、显微削薄穿支皮瓣和联体穿支皮瓣三种技术的组合，适合于皮瓣供区脂肪肥厚患者合并主干血管缺损的超长创面或四肢环形浅表创面修复。该术式牺牲一个供区即可修复超长创面或四肢环形创面，又可重建受区主干血管缺损，还可获得良好皮瓣受区外形。

湘雅ⅩⅢ式（Xiangya 13，XY–13）：即 Flow-through–分叶–嵌合穿支皮瓣，系 Flow-through 穿支皮瓣、分叶穿支皮瓣和嵌合穿支皮瓣三种技术的组合，适合于合并主干血管缺损和深部无效腔的相邻两个（或多个）创面、宽大创面或洞穿性缺损修复。该术式既可实现创面的立体修复重建，又可重建受区主干血管缺损，还可避免第二供区损害。

湘雅ⅩⅣ式（Xiangya 14，XY–14）：即 Flow-through–嵌合–联体穿支皮瓣，系 Flow-through 穿支皮瓣、联体穿支皮瓣和嵌合穿支皮瓣三种技术的组合，适合于合并主干血管缺损和深部无效腔的超长创面或四肢环形创面修复。该术式可以实现创面的立体修复，牺牲一个供区即可修复超长创面或四肢环形宽大创面，又可重建受区主干血管缺损。

湘雅ⅩⅤ式（Xiangya 15，XY–15）：即显微削薄–分叶–嵌合穿支皮瓣，系显微削薄穿支皮瓣、分叶穿支皮瓣和嵌合穿支皮瓣三种技术的组合，适合于皮瓣供区脂肪肥厚患者合并深部无效腔的相邻两个或多个创面、合并深部无效腔的宽大创面或洞穿性缺损修复。该术式既可实现创面的立体修复重建，还可一期获得良好的皮瓣受区外形和避免第二供区损害。

湘雅ⅩⅥ式（Xiangya 16，XY–16）：即显微削薄–嵌合–联体穿支皮瓣，系显微削薄穿支皮瓣、嵌合穿支皮瓣和联体穿支皮瓣三种技术的组合，适合于皮瓣供区脂肪肥厚患者合并深部无效腔的超长创面或四肢环形创面修复。该术式既可实现创面的立体修复重建，只需牺牲一个供区即可修复超长或肢体环形创面，还可一期获得良好的皮瓣受区外形。

湘雅ⅩⅦ式（Xiangya 17，XY–17）：即 Flow-through–显微削薄–分叶–嵌合穿支皮瓣，系 Flow-through 穿支皮瓣、显微削薄穿支皮瓣、分叶穿支皮瓣和嵌合穿支皮瓣四种技术的组合，适合于皮瓣供区脂肪肥厚患者合并主干血管缺损和深部无效腔的相邻两个（或多个）创面、宽大创面或洞穿性缺损修复。该术式既可实现创面的立体修复重建，又可重建受区主干血管缺损，还可一期获得良好的皮瓣受区外形，避免第二供区损害。

湘雅ⅩⅧ式（Xiangya 18，XY–18）：即 Flow-through–显微削薄–嵌合–联体穿支皮瓣，系 Flow-through 穿支皮瓣、显微削薄穿支皮瓣、嵌合穿支皮瓣和联体穿支皮瓣四种技术的组合，适合于皮瓣供区脂肪肥厚患者合并主干血管缺损和深部无效腔的超长浅表创面或四肢环形浅表创面修复。该术式只需牺牲一个供区即可修复超长或肢体环形创面，既可重建皮瓣受区缺损的主干动脉，又可实现创面的立体修复重建，还可一期获得良好的皮瓣受区外形。

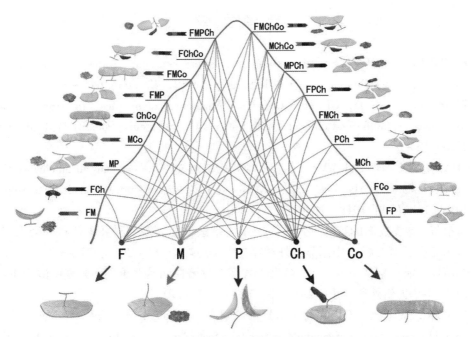

特殊形式穿支皮瓣树形图

注：
F：Flow-through perforator flap，Flow-through 穿支皮瓣
M：Microdissected thin perforator flap，显微削薄穿支皮瓣
P：Polyfoliate perforator flap，分叶穿支皮瓣
Ch：Chimeric perforator flap，嵌合穿支皮瓣
Co：Conjoined perforator flap，联体穿支皮瓣
FM：XY-1，Flow-through-显微削薄穿支皮瓣
FP：XY-2，Flow-through-分叶穿支皮瓣
FCh：XY-3，Flow-through-嵌合穿支皮瓣
FCo：XY-4，Flow-through-联体穿支皮瓣
MP：XY-5，显微削薄-分叶穿支皮瓣
MCh：XY-6，显微削薄-嵌合穿支皮瓣
MCo：XY-7，显微削薄-联体穿支皮瓣
PCh：XY-8，分叶-嵌合穿支皮瓣
ChCo：XY-9，嵌合-联体穿支皮瓣
FMP：XY-10，Flow-through-显微削薄-分叶穿支皮瓣
FMCh：XY-11，Flow-through-显微削薄-嵌合穿支皮瓣
FMCo：XY-12，Flow-through-显微削薄-联体穿支皮瓣
FPCh：XY-13，Flow-through-分叶-嵌合穿支皮瓣
FChCo：XY-14，Flow-through-嵌合-联体穿支皮瓣
MPCh：XY-15，显微削薄-分叶-嵌合穿支皮瓣
MChCo：XY-16，显微削薄-嵌合-联体穿支皮瓣
FMPCh：XY-17，Flow-through-显微削薄-分叶-嵌合穿支皮瓣
FMChCo：XY-18，Flow-through-显微削薄-嵌合-联体穿支皮瓣

参 考 文 献

[1] KOSHIMA I, SOEDA S. Inferior epigastric artery skin flaps without rectus abdominis muscle [J]. British Journal of Plastic Surgery, 1989, 42 (6): 645-648.

[2] TANG M, YANG D, GEDDES C, et al. Anatomical techniques: In perforator flaps: Anatomy, technique and clinical applications [M]. St. Louis: Quality Medical, USA, 2006: 53-67.

[3] ZHANG Y X, HAYAKAWA T J, LEVIN L S, et al. The economy in autologous tissue transfer: Part 1. The kiss flap technique [J]. Plastic and Reconstructive Surgery, 2016, 137 (3): 1018-1030.

[4] 唐举玉. 穿支皮瓣的特殊形式 [C]. 宁波市医学会显微外科并手外科分会 2012 年学术年会暨第二届"中国显微外科穿支皮瓣高峰论坛", 2012: 27-37.

[5] 李苗钟, 潘佳栋, 王欣, 等. 特殊形式穿支皮瓣在四肢严重创伤修复中的应用进展 [J]. 中华创伤外科杂志, 2017, 33 (2): 137-140.

[6] QING L, WU P, LIANG J, et al. Use of Flow-through anterolateral thigh perforator flaps in reconstruction of complex extremity defects [J]. Journal of Reconstructive Microsurgery, 2015, 31 (8): 571-578.

[7] QING L M, WU P F, ZHOU Z B, et al. The concept of the special form perforator flap and its role in the evolution of reconstruction [J]. Xiangya Medicine, 2019, 10 (4): 1-12.

[8] LUO Z, QING L, ZHOU Z, et al. Reconstruction of large soft tissue defects of the extremities in children using the kiss deep inferior epigastric artery perforator flap to achieve primary closure of donor site [J]. Annals of Plastic Surgery, 2019, 82 (1): 64-70.

[9] QING L, WU P, ZHOU Z, et al. Customized reconstruction of complex three-dimensional defects in the extremities with individual design of vastus lateralis muscle-chimeric multi-lobed anterolateral thigh perforator flap [J]. Journal of Plastic Surgery and Hand Surgery, 2019, 53 (5): 271-278.

[10] QING L, WU P, ZHOU Z, et al. A design for the dual skin paddle circumflex scapular artery perforator flap for the reconstruction of complex soft-tissue defects in children: Anatomical study and clinical applications [J]. Annals of Plastic Surgery, 2019, 83 (4): 439-446.

[11] QING L, WU P, YU F, et al. Use of a sequential chimeric perforator flap for one-stage reconstruction of complex soft tissue defects of the extremities [J]. Microsurgery, 2020, 40 (2): 167-174.

[12] 唐举玉. 中国特殊形式穿支皮瓣的临床应用教程 [J]. 中华显微外科杂志, 2013, 36 (2): 201-205.

[13] 唐举玉, 吴攀峰, 俞芳, 等. 特殊类型穿支皮瓣在创伤骨科的临床应用 [J]. 中华创伤杂志, 2014, 30 (11): 1085-1088.

[14] 唐举玉,章伟文,张世民,等. 中国特殊形式穿支皮瓣的名词术语与定义专家共识［J］. 中华显微外科杂志,2013,36(2):113-114.

[15] 唐举玉,杜威,卿黎明,等. Flow-through嵌合旋股外侧动脉降支穿支皮瓣的临床应用［J］. 中国修复重建外科杂志,2018,32(8):1052-1055.

[16] 段超鹏,何俊娥,梁高峰,等. Flow-through腓动脉嵌合穿支皮瓣治疗上肢感染性骨缺损［J］. 中华手外科杂志,2019,35(4):303-304.

[17] 董玉金,张铁慧,钟声,等. 带神经削薄的游离股前外侧穿支分叶皮瓣修复足踝部软组织缺损［J］. 中华骨科杂志,2016,36(13):826-832.

[18] 游兴,魏在荣,金文虎,等. 分叶显微削薄旋股外侧动脉降支穿支皮瓣修复手足复杂创面［J］. 中华整形外科杂志,2016,32(4):303-305.

[19] 李书俊,聂开瑜,王达利,等. 修薄股前外侧穿支分叶皮瓣修复手部创面［J］. 中华手外科杂志,2018,34(2):81-83.

[20] 牟勇,黎路根,胡春兰,等. 削薄分叶股前外侧穿支皮瓣修复四肢复杂软组织缺损［J］. 中华显微外科杂志,2019,42(3):218-222.

(唐举玉[1]　徐达传[2]　徐永清[3]　汪华侨[4]　张世民[5]　朱庆棠[4]　唐茂林[6]　丁小珩[7]　芮永军[8]　赵广跃[9]　章一新[10]　王欣[11]　战杰[12]　谢松林[13]　郭峰[1]　李赞[14]　刘鸣江[15]　刘俊[16]　吴攀峰[1]　张兴[17]　卿黎明[1]　陶友伦[18]　穆广态[19]　顾立强[4]　刘小林[4]　侯春林[20]

1. 中南大学湘雅医院骨科-手显微外科；2. 南方医科大学临床解剖研究所；3. 解放军联勤保障部队第九二〇医院骨科；4. 中山大学附属第一医院期刊中心《中华显微外科杂志》编辑部；5. 同济大学附属杨浦医院骨科；6. 温州医科大学人体解剖学教研室；7. 中国人民解放军海军第九七一医院；8. 无锡市第九人民医院；9. 第四军医大学西京医院；10. 上海交通大学医学院附属第九人民医院整复外科；11. 宁波市第六医院手外科；12. 沈阳医学院附属中心医院；13. 南华大学附属南华医院；14. 湖南省肿瘤医院；15. 南华大学附属长沙市中心医院；16. 郴州市第一人民医院；17. 湘雅博爱医院；18. 徐州市中心医院；19. 武警宁夏总队医院；20. 海军军医大学长征医院骨科)

旋股外侧动脉降支 Flow-through 穿支皮瓣修复四肢软组织缺损

战 杰 吴锦生 孙 鹏

沈阳医学院附属中心医院手外科

高能量创伤经常会造成复杂的、大面积的、单一皮瓣无法覆盖的软组织缺损，同时还有可能伴有远端肢体血运障碍。因此，如何在覆盖创面的同时恢复或保留肢体远端的血运是一个巨大的挑战。在这种情况下，传统的治疗方案需要两个阶段，包括血管血流的重建以及皮瓣覆盖软组织。然而，Flow-through 皮瓣的双重功能对于此类病例来说是非常理想的。不仅可以大大提高保肢的成功率，避免单独移植皮瓣或单独移植血管所带来的术后并发症，还可以减少患者的手术次数、缩短病程、减轻其家庭经济负担，使其更早的回归社会。另外，Flow-through 皮瓣的出现与发展为临床医生提供了更多的灵感与方法，其可以被用于桥接串联其他游离皮瓣并为其供血，形成多个皮瓣的组合移植，以修复大面积、复杂的组织缺损。结合临床的实际情况，加深对 Flow-through 皮瓣的理解，推广其应用，对于复杂性肢体创伤保肢治疗方面具有积极的作用。

一、Flow-through 皮瓣的发展

Soutar 在 1983 年首次提出了 Flow-through 皮瓣这一概念。Soutar 等[1]通过前臂桡侧皮瓣（"中国皮瓣"）重建颈外动脉与面远端动脉之间的动脉血供修复头颈部软组织缺损。1984 年，Foucher 等[2]报道了前臂桡侧 Flow-through 皮瓣在手外伤中的应用，在覆盖肢体创面的同时还重建了缺损的动脉，取得了满意的效果。Ozkan 等[3]描述了使用背阔肌 Flow-through 肌皮瓣重建 1 名 8 岁儿童的断肢再植后的畸形腿。随访 10 个月，患儿步态稳定，能独立行走。Miyamoto[4]应用背阔肌 Flow-through 皮瓣修复身体不同部位的伴有血管损伤的软组织缺损，下肢 13 例，头颈部 7 例，上肢 6 例，骨盆 6 例，胸部 1 例。Shimpei 认为背阔肌 Flow-through 皮瓣通过一次手术即可完成恢复肢体血运与覆盖组织缺损两个问题，避免了静脉移植，提高了重建的成功率。Tseng 等[5]通过 Flow-through 皮瓣完成了肢体再植。他们使用前臂桡侧 Flow-through 皮瓣对几乎完全离断的足部进行再植和血管重建。Brandt 等[6]描述了 11 例复杂手部损伤患者，他们使用颞顶、足背和腓骨 Flow-through 皮瓣进行重建。虽然 Flow-through 皮瓣的最常见适应证是肢体重建，但也可用于头颈部重建。肿瘤消融和放疗后的头颈部重建可能非常复杂，通常需要在受者血管床上做多个皮瓣。在这些情况下，Flow-through 皮瓣可能非常有用。Costa 等[7]采用

18块游离皮瓣应用于9例患者的头颈部重建，其中前臂桡侧皮瓣9块，腓骨皮瓣8块，髂骨皮瓣1块。前臂桡侧皮瓣被用作Flow-through皮瓣为远端的游离腓骨皮瓣及髂骨皮瓣供血。结果2例失败，余下7例患者在吞咽、咀嚼方面均有明显改善，语言能力和外观也获得满意效果。Ceulemans等[8]描述了一个病例，在这个病例中，腓骨皮瓣不足以进行下颌骨的复合重建，因此，采用股前外侧Flow-through皮瓣桥接血管和覆盖创面。这样，Flow-through皮瓣就可以用来作为一种手段，按顺序连接到第2个皮瓣。此外，Flow-through皮瓣还可用于血管疾病的治疗。Russin等[9]应用Flow-through前臂桡侧皮瓣治疗了1例28岁患有烟雾病的男性。

近年来，国内一些学者在Flow-through皮瓣的临床应用上也做了大量工作。唐举玉等[10]在262例骨科创伤中应用Flow-through皮瓣，修复复杂组织缺损，取得了良好的效果。刘刚义等[11]应用股前外侧Flow-through皮瓣同时修复肢体软组织合并主干血管缺损，在修复肢体创面或复合组织缺损的同时，桥接重建肢体主干血管。将本来需要分期多次或牺牲多个供区才能完成的手术，应用一个供区一次性完成，缩短了病程，为患肢功能康复赢得了时间，而且减轻了患者的痛苦和家庭的经济负担。邓国权等[12]利用Flow-through腕部掌侧桡动脉掌浅支穿支皮瓣可用于对伴有皮肤、血管，神经缺损的断指桥接再植，不仅重建血运使再植指体成活，并且恢复指体感觉及长度，治疗效果良好。段超鹏等[13]应用Flow-through腓动脉嵌合穿支皮瓣治疗上肢感染性骨缺损，解决了骨髓炎造成的骨缺损与皮肤缺损的同时，保证或重建了肢体动脉的完整。

二、概 念

Flow-through皮瓣的概念是指通过血管蒂为远端组织提供血液的游离皮瓣。1989年Koshima等[14]首次报道了穿支皮瓣。穿支皮瓣是以穿过深筋膜的细小穿支血管供血，仅包括皮肤、浅筋膜和皮下组织的皮瓣，皮瓣不携带深筋膜和深筋膜下方的深部组织。2005年在《中国临床解剖学杂志》中发表的穿支皮瓣及相关术语的专家共识中描述：Flow-through穿支皮瓣是利用穿支的源血管，在修复创面的同时重建受区主干血管或为其他组织瓣提供血管吻合部位，将其串联成一个序列进行移植。其特征是血管蒂较长较粗，远近两端均可吻合。Flow-through皮瓣是穿支皮瓣的一种特殊形式[15]。

三、旋股外侧动脉降支Flow-through穿支皮瓣的解剖学基础

旋股外侧动脉降支可发自旋股外侧动脉（80.80%）、股动脉（11.54%）或股深动脉（7.70%），随后沿股外侧肌前缘于股直肌深层向下走行。在距起始处（9.0±3.5）cm处分为内、外两侧支，内侧支主要营养股中间肌、股内侧肌；外侧支为降支主干的延续，穿入股外侧肌内侧面营养股外侧肌。降支的外侧支在股外侧肌中上1/3入肌处发出向外的粗大肌支；主干在股外侧肌中段肌内行走的全程发出肌支或肌皮支。旋股外侧动脉降支的肌支为旋股外侧动脉降支Flow-through穿支皮瓣提供了解剖学的基础。这些肌支可以被切取下来用以桥接肢体损伤或缺损的主干血管，亦可用携带肌支的旋股外侧动脉降支为另一皮瓣提供血流。而这些相邻的肌支分支间在肌内有明显的吻合。因此，不

会因为切取其中的一条肌支导致肌肉的缺血性坏死[16]。

四、旋股外侧动脉降支 Flow-through 穿支皮瓣临床常用的四种形式

四肢高能量创伤造成的需要穿支皮瓣或 Flow-through 穿支皮瓣修复的伴有或不伴有主干血管损伤的大面积皮肤软组织缺损，其多发生于上肢肘关节以下及下肢膝关节以下的部位，因为大多数上臂及大腿的皮肤缺损通常可通过游离皮片移植来解决，因此，上肢的尺、桡动脉，下肢的胫前、胫后动脉连续性的保护及重建是 Flow-through 穿支皮瓣作为受区应用最多的主干血管。以下是我们通过具体病例介绍 Flow-through 穿支皮瓣不同的应用形式：

1. 桥接受区主干动脉（受区主干动脉正常）

病例 1 患者　男，38 岁，因左前臂交通肇事伤入院。入院后完善相关检查，急诊行左尺、桡骨骨折复位外固定架固定术，左前臂桡神经吻合术，伸指、伸腕肌（肌腱）修复术。桡动脉缺损，起始段损伤，无法修复。术后左前臂皮肤部分坏死，经过清创、VSD 处理，患者左前臂创面新鲜无感染（图 1A）。根据左前臂创面形状与旋股外侧动脉降支穿支点位置于右侧大腿设计、切取皮瓣（图 1B），穿支血管携带一级源动脉供桥接吻合使用（图 1C）。覆盖左前臂创面（图 1D），一级源动脉及伴行静脉分别桥接吻合尺动脉及伴行静脉（图 1E）。术中观察皮瓣血运良好，毛细血管充盈迅速，缝合创口。术后 3 个月回访，左前臂皮瓣血运良好，质地与受区相近，外形满意（图 1F、1G）。

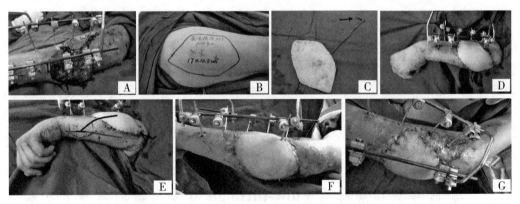

图 1

2. 重建受区主干动脉（受区主干动脉缺损）

病例 2 患者　女，45 岁，因右小腿交通肇事伤入院。入院后完善相关检查，术中探查见右小腿胫、腓骨骨折，肌肉碾挫伤，胫后动脉连续性存在，胫前动脉断裂，缺损约 20 cm（图 2A、2B）。急诊予以右胫、腓骨骨折复位外固定架固定。根据右小腿创面形状与旋股外侧动脉降支穿支点位置于双侧大腿设计并切取嵌合肌肉的复合组织穿支皮瓣 F1（图 2C）与 F2（图 2D），穿支血管携带旋股外侧动脉降支供桥接吻合使用。皮瓣重新组合覆盖外露胫、腓骨及肌腱组织（图 2E、2F）。皮瓣 F1 的旋股外侧动脉降支及

伴行静脉的近端分别与胫前动脉及其伴行静脉的近端吻合，其远端与皮瓣 F2 的旋股外侧动脉降支及伴行静脉的近端吻合，随后皮瓣 F2 的旋股外侧动脉降支及伴行静脉的远端与胫前动脉及其伴行静脉的远端吻合，使胫前动脉、静脉得以重建（图 2G）。术中观察皮瓣血运良好，毛细血管充盈迅速，缝合创口，残余肌肉创面游离皮片移植覆盖。术后 3 个月回访，右小腿皮瓣血运良好，外形满意（图 2H）。

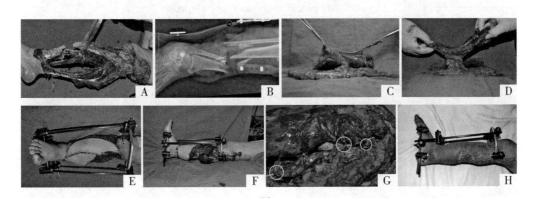

图 2

注：感谢该病例由赵广跃教授提供

3. 桥接受区动静脉（肢体环形软组织缺损）

病例 3 患者 男，41 岁，因交通肇事伤致左足开放性损伤，当地医院急诊行骨折复位内固定术，肌腱修复术，VSD 处理。术后 2 周转入我院，我院以"左足软组织缺损伴足背动脉缺损"为诊断收入院。入院后完善相关检查，再次行左足清创，VSD 处理，患者左足创面新鲜无感染，远端足趾肿胀明显（图 3A～3C）。根据左足创面形状分别设计右股前外侧穿支皮瓣与右腹壁下动脉穿支皮瓣（图 3D）。切取皮瓣，其中股前外侧穿支皮瓣携带旋股外侧动脉降支近端及远端 a 与远端 b（图 3E、3F）。旋股外侧动脉降支近端与胫后动脉吻合，远端 a 与腹壁下动脉吻合，远端 b 与胫后动脉远端吻合，同时吻合相应的伴行静脉，足背静脉（2 条）与腹壁下动脉穿支皮瓣浅静脉吻合（图 3G）。术中观察皮瓣血运良好，毛细血管充盈迅速，缝合创口（图 3H、3I）。术后 14 d 左足皮瓣成活，无血管危象发生，远端足趾肿胀程度得到改善。（图 3J、3K）。

4. 串联另一组织瓣（组合移植）

病例 4 患者 男，67 岁，因交通肇事伤致左足皮肤撕脱伤入院。入院后急诊行左足清创，撕脱皮肤修复术。术后左足内侧与背外侧部分皮肤坏死，行清创术，肌腱外露（图 4A、4B）。根据左足创面形状及大小于双侧大腿设计左旋股外侧动脉降支穿支皮瓣 F1 与右旋股外侧动脉降支穿支皮瓣 F2（图 4C、4D），切取皮瓣，左旋股外侧动脉降支穿支皮瓣携带旋股外侧动脉降支近端与远端（图 4E、4F）。左旋股外侧动脉降支穿支皮瓣的旋股外侧动脉降支近端与左胫后动脉吻合（图 4G），远端通过皮下隧道与右旋股外侧动脉降支穿支皮瓣的旋股外侧动脉降支近端吻合，同时吻合其伴行静脉（图 4H、4I）。术中观察皮瓣血运良好，毛细血管充盈迅速，缝合创口。

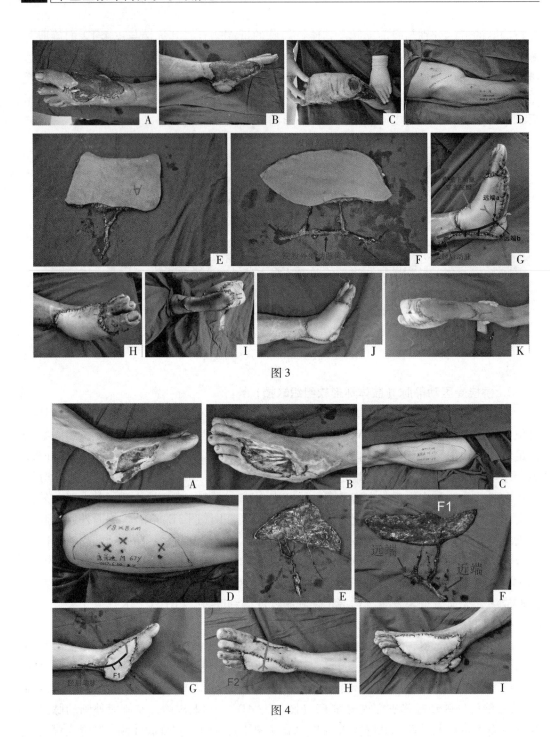

图 3

图 4

五、结 论

  Flow-through 皮瓣是指利用穿支皮瓣源血管（一级源血管，非主干血管，如旋股外侧动脉降支）的近端主干与受区主干血管（如尺、桡动脉与胫前、后动脉）近端吻合、其远端与受区主干血管远端吻合、在重建穿支皮瓣循环的同时避免牺牲（或重建）受区主干血管的一种特殊穿支皮瓣[17]。Flow-through 穿支皮瓣需要携带一级源动脉，临床不宜选用一级源动脉为四肢主干动脉的穿支皮瓣（如桡动脉穿支皮瓣等），避免在重建受区主干动脉的同时又造成供区主干动脉的损害[11]。笔者强烈推荐使用旋股外侧动脉降支 Flow-through 穿支皮瓣作为首选的供区，该皮瓣供区损伤小，血管解剖位置恒定，其穿支动脉的一级源动脉为非主干血管，应用旋股外侧动脉降支 Flow-through 穿支皮瓣可以在覆盖创面的同时重建远端肢体的血供，或是避免单一供血的肢体因皮瓣移植导致的肢体坏死。亦可应用其桥接串联额外的游离组织瓣，为其提供血流，修复更为复杂、更大面积的组织缺损，设计上更加自由。

参 考 文 献

[1] SOUTAR D S, SCHEKER L R, TANNER N S, et al. The radial forearm flap：A versatile method for intra-oral reconstruction [J]. British Journal of Plastic Surgery，1983，36（1）：1-8.

[2] FOUCHER G, VAN GENECHTEN F, MERLE N, et al. A compound radial artery forearm flap in hand surgery：An original modification of the Chinese forearm flap [J]. British Journal of Plastic Surgery，1984，37（2）：139-148.

[3] OZKAN O, OZGENTAS H E, DIKICI M B. Flow-through, functioning, freemusculocutaneous flap transfer for restoration of a mangled extremity [J]. Journal of Reconstructive Microsurgery，2005，21（3）：167-172.

[4] MIYAMOTO S, FUJIKI M, SAKURABA M, et al. Clinical analysis of 33 Flow-through latissimus dorsi flaps [J]. Journal of Plastic Reconstructive and Aesthetic Surgery，2015，68（10）：1425-1431.

[5] TSENG W S, CHEN H C, HUNG J, et al. "Flow-through" type free flap for revascularization and simultaneous coverage of a nearly complete amputation of the foot：case report and literature review [J]. Journal of Trauma，2000，48（4）：773-776.

[6] BRANDT K, KHOURI R K, UPTON J. Free flaps as Flow-through vascular conduits for simultaneous coverage and revascularization of the hand or digit [J]. Plastic and Reconstructive Surgery，1996，98（2）：321-327.

[7] COSTA H, GUIMARAES I, CARDOSOA, et al. One-staged coverage and revascularization of traumatized limbs by a flow through radial mid-forearm free flap [J]. British Journal of Plastic Surgery，1991，44（7）：533-537.

[8] CEULEMANS P, HOFER S O. Flow-through anterolateral thigh flap for a free osteocutaneous fibula flap in secondary composite mandible reconstruction [J]. British Journal of Plastic Surgery，2004，57（4）：358-361.

[9] RUSSIN J, CAREY J. Radial artery fascial Flow-through free flap for combined revascularization in moyamoya disease [J]. Operative Neurosurgery（Hagerstown），2018，14（2）：139-144.

[10] 唐举玉, 吴攀峰, 俞芳, 等. 特殊类型穿支皮瓣在骨科创伤的临床应用 [J]. 中华创伤杂志, 2014, 30 (11): 1085-1088.

[11] 刘刚义, 荣向科, 刘宗义, 等. 应用股前外侧 Flow-through 皮瓣同时修复肢体软组织并主干血管缺损 [J]. 中华手外科杂志, 2019, 36 (6): 448-451.

[12] 邓国权, 朱锐昌, 叶翠梅, 等. Flow-through 桡动脉掌浅支穿支皮瓣在软组织缺损的断指再植中的应用 [J]. 中华显微外科杂志, 2018, 41 (6): 586-588.

[13] 段超鹏, 何俊娥, 梁高峰, 等. Flow-through 腓动脉嵌合穿支皮瓣治疗上肢感染性骨缺损 [J]. 中华手外科杂志, 2019, 35 (4): 303-304.

[14] KOSHIMA I, SOEDA S. Inferior epigastric artery skin flaps without rectus abdominis muscle [J]. British Journal of Plastic Surgery, 1989, 42 (6): 645-648.

[15] 唐举玉, 章伟文, 张世民, 等. 中国特殊形式穿支皮瓣的名词术语与定义专家共识 [J]. 中华显微外科杂志, 2013, 36 (2): 113-114.

[16] 陈胜华, 徐达传, 周小兵, 等. 以旋股外侧动脉降支为蒂分叶股前外侧肌皮瓣设计的解剖学研究 [J]. 中国临床解剖学杂志, 2010, 28 (3): 237-241.

[17] 唐举玉. 特殊形式穿支皮瓣的临床应用教程 [J]. 中华显微外科杂志, 2013, 36 (2): 201-205.

不同类型的游离穿支皮瓣修复下肢大面积软组织缺损

谢振荣[1,2]　江吉勇[1]　晏桂明[1]

1. 广州和平骨科医院；2. 广东和迈骨科研究所

随着工业和交通运输业的不断发展，下肢的严重肢体创伤日益多见。此类损伤往往由高能量所致，常伴随严重的软组织、血管及神经损伤，甚至骨的多发性骨折或者缺损。创伤后软组织的坏死或者缺损，引起下肢血管、神经、肌腱、骨骼的外露，如何修复创面，是保肢成功与否、下肢功能恢复的关键[1-3]。随着显微外科技术的不断发展以及穿支皮瓣解剖学的研究不断深入，穿支皮瓣现已经成为创伤骨科、显微外科修复创面的主流方式之一[4]。我院于2009年5月至2020年6月应用不同类型的穿支皮瓣游离移植修复下肢大面积软组织缺损35例，效果良好，现报道如下。

一、资料与方法

（一）临床资料

本组共35例，其中男22例，女13例，年龄在6～55岁。致伤因素：车祸伤20例，重物压伤10例，机器挤压伤5例。损伤部位：膝关节周围8例，小腿10例，足部17例。软组织缺损面积为8 cm×15 cm～15 cm×38 cm。合并骨质缺损5例，8例急诊合并有远端肢体血液循环障碍，一期重建肢体血运后，择期移植皮瓣修复创面，余创面均为择期修复。应用显微削薄联体ALTPF 8例，双侧ALTPF串联组合5例，显微削薄分叶ALTPF修复6例，胫后动脉为蒂的桥式ALTPF 4例，ALTPF+足底内侧穿支皮瓣组合修复6例，足底皮肤预构ALTPF修复5例，ALTPF+腓动脉嵌合穿支骨皮瓣修复3例，旋髂深动脉嵌合骨皮瓣修复2例。所有皮瓣修复手术均择期手术，感染创面待创面干洁，炎性指标正常后进行手术。

（二）手术方法

急诊患者先行下肢创面彻底清创，克氏针固定足部骨骨折或单边外固定支架固定骨折，恢复肢体力线，修复断裂肌腱。合并远端主干动脉损伤的予急诊吻合断裂动脉重建肢体远端血运。同时修复断裂肌腱神经。创面予VSD处理，二期手术行皮瓣修复创面。对外伤后组织坏死入院者，创面予彻底清创，创面覆盖抗生素骨水泥控制感染，待创面干洁后,二期行皮瓣修复。

1. 损伤部位及皮瓣类型的选择

(1) 膝关节周围及小腿、足背处软组织缺损:根据受区创面的大小在健侧或者双侧设计 ALTPF。术前行受伤肢体 CTA 检查或者急诊手术时探查明确受伤肢体主干动脉损伤情况。根据创面的长度、宽度决定是否选择两侧供区;对于宽大的创面,尽量设计分叶皮瓣将创面"化宽度为长度",从而实现供区的直接闭合;对于超长创面,对于体型较为高大者,单一大腿供区可以覆盖创面,可以切取不同穿支体区的 ALTPF,通过内增压或者外增压方式,形成联体穿支皮瓣,从而扩大皮瓣的切取范围,对于单一供区不能满足创面修复要求者,将皮瓣分割成两个样布,于双侧大腿设计 ALTPF,皮瓣切取后,通过将两个皮瓣的旋股外侧动脉降支串联吻合的方式将两个皮瓣重新组合形成大面积皮瓣修复创面。

(2) 足底足跟部软组织缺损:足跟部皮肤固定、耐磨,根据受区创面及足跟部软组织缺损的大小和形状将创面分割成两个皮瓣,分别于健侧大腿及足内侧设计皮瓣。皮瓣切取后将足底内侧动脉与旋股外侧动脉降支吻合串联组合形成新的皮瓣修复受区,足底内侧穿支皮瓣修复足跟部软组织缺损,ALTPF 修复其余软组织缺损,供区直接闭合或者游离植皮。

(3) 足部撕脱伤皮肤无再植条件者:足部彻底清创,尽量保留前足骨支架。受区创面 VSD 密闭材料覆盖。将足底皮肤彻底清创,修剪至真皮层下。于健侧大腿处利用 HHD 探查穿支血管,确定好穿支穿皮点后,于大腿前穿支血管穿出点旁 3 cm 处纵行切开至阔筋膜,在切口处将内侧皮肤向内侧在阔筋膜分离,彻底止血后将足底皮肤回植在阔筋膜上,留置长线,纱团加压打包。术后 10~12 d 拆除纱团,观察植皮成活情况。若植皮成活,术后 3~4 周设计包含足底皮肤预构的 ALTPF 修复受区创面。

(4) 下肢软组织缺损合并骨缺损:下肢创面彻底清创,骨折、骨缺损处利用克氏针简单内固定或单边外固定支架固定,恢复肢体长度和力线,创面利用 VSD 密闭材料负压吸引。待创面干洁,WBC、ESR 等炎性指标恢复正常,创面分泌物细菌培养阴性后行二期手术治疗。将创面分割成两个皮瓣样布,于健侧小腿中上端设计腓动脉穿支嵌合骨皮瓣修复骨缺损及小面积软组织缺损,腓动脉穿支嵌合骨皮瓣的宽度以供区能闭合为宜。分割的另一样布于健侧大腿设计切取 ALTPF,皮瓣切取后将腓动脉穿支嵌合骨皮瓣的腓动脉血管蒂与旋股外侧动脉降支吻合串联组合形成新的皮瓣修复受区。

(5) 足跟部软组织缺损合并骨缺损:足跟部创面彻底清创,创面利用 VSD 材料负压吸引。待创面干洁,WBC、ESR 等炎性指标恢复正常,创面细菌培养阴性后行二期手术治疗。于髂腹部设计旋髂深动脉穿支骨皮瓣修复,术前常规应用 HHD 探查旋髂深动脉穿支穿出点。

(6) 受区肢体仅存 1 条主干动脉或者受区创面周围软组织条件差者:术前先做双侧下肢 CTA 检查,探明双下肢主干血管及供区穿支血管情况。于对侧小腿胫后动脉走行线上设计"U"型皮瓣,宽度不超过 5 cm,长度以自然体位到达对侧受区为宜,先做皮瓣前侧切口,解剖分离出胫后动脉、伴行静脉,然后切开周围皮瓣,形成包含胫后动脉、伴行静脉的带蒂皮瓣,将皮瓣缝合形成皮管备用,依照创面大小在对侧或者同侧大腿设计切取 ALTPF,皮瓣血管蒂与对侧胫后动脉血管蒂吻合,形成胫后动脉为蒂的桥式

ALTPF。术后 5～6 周断蒂，供血胫后动脉蒂部与原血管断端吻合。

（三）术后处理及随访

手术后按照显微外科术后常规护理，石膏托制动，抬高患肢。给予抗感染、抗凝、扩血管等常规治疗，同时纠正贫血及低蛋白血症，补充足够血容量以防止低血容性血管痉挛，骨移植者定时复查血常规、血沉及 C 反应蛋白。烤灯保暖，穿支皮瓣成活后，根据损伤骨、肌腱等情况指导患者主被动功能锻炼，根据患者术后 X 线片骨折愈合情况，指导患者行功能锻炼。出院后对患者进行门诊或者微信随访，观察患者皮瓣外观、质地、感觉及患肢功能情况。

二、结　果

本组 35 例皮瓣全部成活，其中 2 例发生了静脉危象，1 例经拆线换药，清除血肿压迫后危象缓解，1 例经手术探查，重新移植血管吻合静脉后成活。术后随访 3～36 个月，皮瓣外形美观，无溃疡，不臃肿，旋髂深动脉嵌合骨皮瓣少许色素沉着，质地柔软，皮瓣恢复保护性感觉。下肢恢复正常行走功能，无明显的畸形与跛行。末次随访采用美国足踝外科协会评分（AOFAS）后足评分[1]，优 25 例，良 8 例，中等 2 例。

（一）典型病例 1

患者　女性，32 岁，因车祸伤致左下肢活动受限、肿痛出血 2 h 入院。入院查体：左下肢自膝关节内侧至内踝远端皮肤大面积擦伤，肢体肿胀明显，挫伤皮肤呈皮革样改变，内踝处软组织缺损面积为 7 cm×5 cm，内踝部分缺损，肌腱外露，足背动脉搏动减弱，末梢趾体血运尚可。主动跖曲踝关节受限，被动活动踝关节受限伴剧烈疼痛。X 线片提示：左内踝部分缺损。入院诊断：①左下肢骨筋膜室综合征；②左下肢软组织擦挫伤伴部分软组织缺损；③左内踝部分组织内踝骨折。入院后急诊在腰硬联合麻醉下行下肢骨深筋膜室切开减压术，内踝骨折复位克氏针内固定术，VSD 处理。术后 1 周拆除 VSD 见左下肢大面积软组织坏死，面积为 46 cm×13 cm（图 1）。再次行坏死组织切除，VSD 处理。10 d 拆除 VSD，行双侧 ALTPF 串联皮瓣修复创面术＋腹部取皮，皮瓣的血管蒂于胫后动脉内踝近端处吻合。左小腿游离植皮术（图 2）。皮瓣供区直接拉拢缝合。术后 2 个月，皮瓣成活良好，外形美观，供区仅遗留线状瘢痕。左下肢功能基本恢复（图 3）。

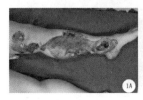 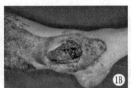 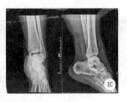 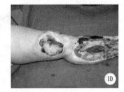

图 1　左下肢大面积软组织缺损
A. 左下肢内侧大面积软组织擦伤并缺损　B. 左内踝处复合组织缺损　C. 术前 X 线片：
左内踝骨折合并骨缺损　D. 术后左下肢内侧大面积软组织坏死并缺损

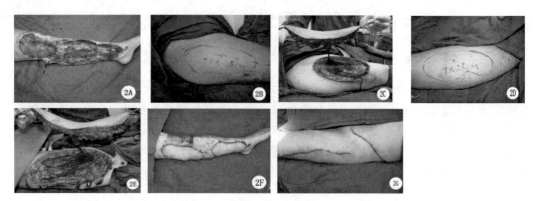

图 2 皮瓣修复
A. 扩创后创面情况；B. 右侧 ALTPF 设计；C. 右侧 ALTPF 切取；D. 左侧 ALTPF 设计；
E. 左侧 ALTPF 切取；F. 术毕小腿外观；G. 皮瓣及植皮供区直接闭合

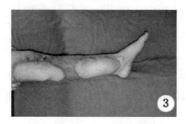

图 3 术后 2 个月左小腿外观

（二）典型病例 2

患者　男，32 岁，因车轮碾压伤致左前足毁损，足底皮肤撕脱入院。入院查体：左足自跖骨中段以远毁损，足底皮肤自近端逆行向远端剥脱。X 线片提示：左足前足跖骨、趾骨多发性骨折。入院后急诊在腰硬联合麻醉下行左前足毁损组织切除，残端 VSD 处理，左足底皮肤修剪成全厚皮后，回植在右侧大腿前外侧阔筋膜上（图 4）；术后 3 周，左足创面肉芽组织生长良好，拟行左前足再造术。对创面缺损形状进行分割，设计腓动脉嵌合骨皮瓣联合预构足底皮肤的 ALTPF 修复。于右侧小腿设计腓动脉嵌合骨皮瓣，移植重建前足骨缺损，修复足背软组织缺损，按照足底皮肤缺损的大小，于右大腿设计 ALTPF，移植修复足底软组织缺损，预构的足底皮肤修复前足负重部位。腓动脉血管蒂与预构足底皮肤的 ALTPF 的旋股外侧动脉降支血管远端吻合，ALTPF 的旋股外侧动脉降支近端与内踝后方的胫后动脉血管吻合（图 5）。术后 10 个月，预构足底皮肤的

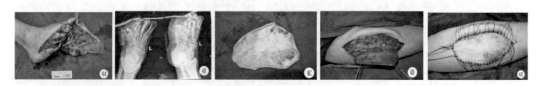

图 4 第 1 次手术情况
A. 左前足毁损；B. 术前 X 线片；C. 足底撕脱皮肤削薄预构；D. 预构皮瓣受区准备；
F. 足底皮肤预构在阔筋膜上

ALTPF 及腓动脉嵌合骨皮瓣成活良好，外形美观，无溃疡，腓骨与跖骨愈合良好，足部行走功能基本正常（图 6）。

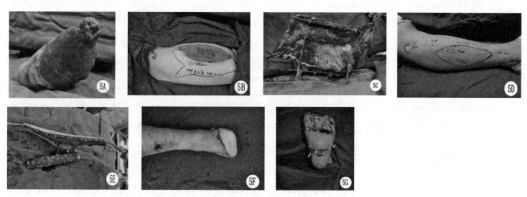

图 5　第 2 次手术情况

A. 左前足复合组织缺损；B. 设计足底皮肤预构 ALTPF；C. 切取足底皮肤预构 ALTPF；D. 设计腓动脉穿支嵌合骨皮瓣；F. 术毕足背观；G. 术毕足底观

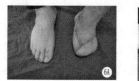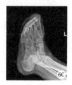

图 6　术后 10 个月随访

A. 足背观；B. 足底观；C. 术后 10 个月 X 线片

三、讨　论

（一）下肢软组织缺损修复方式的选择

由于小腿及足部的特殊解剖因素，高能量损伤易致复合组织缺损，如何预防创面骨感染、及时覆盖创面是肢体功能及外形恢复的关键。传统的换药促进肉芽生长后植皮，治疗周期长，常容易导致慢性骨髓炎的发生，术后植皮及瘢痕挛缩等影响了肢体功能的恢复。随着 VSD 的应用和显微外科技术的不断发展，四肢软组织缺损的修复选择方式增多[5-7]。自 Koshima 等[8]报道穿支皮瓣以来，穿支皮瓣在修复重建外科应用广泛。皮瓣外科学的研究不断深入，穿支皮瓣的数量、类型不断增多，采用皮瓣移植修复四肢软组织缺损创面，及利用其供应皮瓣的血管来重建肢体血运，既能闭合创面、根治感染，又能较好地恢复肢体功能[9-11]。因此，我们在选择皮瓣修复下肢软组织缺损时，术前需要科学的评估和设计，根据患者受区组织的质地、组织损伤的层次及受区可供吻合和缝接的血管、神经，供区穿支体区的类型，结合患者的性别、年龄等因素做出个性化的设计，选择不同供区的皮瓣修复。要以最大得失比原则为前提，以最小的供区功能与外形损害获得最佳的受区功能和外形恢复[12]。

（二）不同类型软组织缺损的个性化选择

下肢的功能主要为负重及行走，不同区域软组织特点存在差异。对于小面积的软组织缺损，穿支螺旋桨皮瓣局部转移就能取得很好的效果，既简化了手术流程，又降低了手术风险，还能取得较好的外观及功能[13-15]。高能量损伤所致下肢软组织损伤，除软组织坏死、缺损面积大外，往往合并有不同层次组织的主干动脉、骨骼损伤与缺损。在修复创面时，应根据缺损创面的大小、部位、功能需要以及周围组织条件综合考虑，选择不同的皮瓣或不同的修复方法才能获得让人满意的临床效果。术前除详细的体格检查外还要完善受区 CTA 等检查，明确受区血管缺损及可供吻合血管的情况，若受区存在小节段主干血管缺损，我们选择 Flow-through 皮瓣进行桥接，既能重建血管，又能修复创面，可以减少供受区的损伤。对于肢体远端仅剩 1 条主干动脉供血时，创周软组织条件又欠佳，可以利用健侧肢体的胫后动脉为血管蒂进行桥式皮瓣修复。足底、足跟处皮肤为适应下肢的负重功能，结构上致密，耐磨。这一特点是我们身体其他部位的组织难以替代的，移植后往往容易出现臃肿、滑动及不耐磨等缺点，对足底、足跟处软组织撕脱，可以对挫伤不严重的皮肤回植在二期要移植的皮瓣上，既可增加皮瓣切取的面积，二期可将其修复足底特定组织缺损；对于足跟处软组织缺损，设计健侧足底内侧皮瓣与其他皮瓣串联组合修复，可以更好地恢复下肢站立行走功能。下肢软组织缺损修复重建时，要充分考虑到各区域软组织结构不相同的特点，将其分割、重新组合，实现"缺多少、补多少，缺什么、补什么"的目标，是下肢功能及外形恢复的保障。

（三）下肢大面积软组织缺损修复的注意事项

注意事项有：①下肢的高能量损伤往往为多处伤，伤情复杂。保肢治疗要遵循生命第一、肢体第二的救治原则。早期重点是保肢体存活（血管快速重建以恢复供血、组织修复和防治血管危象、感染等并发症）、后期重点为组织重建与功能恢复[16]。②制定个性化治疗方案。不同部位、面积、年龄、性别的软组织缺损修复时，兼顾供区、受区平衡，达到受区修复好，供区损伤小的要求。③皮瓣切取时，特别是切取游离皮瓣时要具有扎实的显微外科基础和解剖学知识，要明确所选择皮瓣穿支穿出位置、数目分布、走行和口径等，防止盲目性，以免对供区主干血管和神经造成损伤[17]。④皮瓣移植后，重视对供区的处理，穿支皮瓣技术的精髓是"微创与美学"，关爱供区是显微外科技术发展的趋势和热点[18]。修复大面积软组织缺损时，完善供区、受区血管检查，可设计联体穿支皮瓣扩大皮瓣切取面积，亦可通过皮瓣的分叶技术、串联组合等多种技术实现供区的直接闭合，减少供区损伤。⑤术后结合皮瓣成活、骨折愈合等情况，尽早进行康复治疗，以利于下肢功能的恢复。

综上所述，高能量损伤所致下肢损伤，常合并大面积软组织缺损，组织损伤重，层次深。在处理这类创伤时我们通过术前科学的评估和设计，充分利用显微外科技术，根据不同类型的软组织缺损情况，应用不同类型、方式的穿支皮瓣组合修复，是减少供区损伤，最大程度恢复下肢肢体功能和外形的优选的修复重建方式。

参 考 文 献

[1] CÖSTER M C, ROSENGREN B E, BREMANDER A, et al. Comparison of the self-reported foot and ankle score (SE-FAS) and the American orthopedic foot and ankle socie-ty score (AOFAS) [J]. Foot and Ankle International, 2014, 35 (10): 1031 – 1036.

[2] 胡浩良, 李学渊, 费剑荣, 等. Free-style 概念在小腿穿支螺旋桨皮瓣设计及切取中的应用 [J]. 中华显微外科杂志, 2017, 40 (2): 190 – 192.

[3] 朱朝均, 莫松全, 安明和, 等. 负压封闭吸引联合股前外侧穿支游离皮瓣修复下肢软组织缺损 [J]. 中国矫形外科杂志, 2020, 28 (14): 1334 – 1336.

[4] 张世民, 徐达传, 顾玉东. 穿支皮瓣 [J]. 中国临床解剖学杂志, 2004, 22 (1): 32 – 33, 35.

[5] 邓光茂, 李平, 陈小虎, 等. 修薄的股前外侧穿支皮瓣修复四肢皮肤软组织缺损 18 例 [J]. 中华显微外科杂志, 2017, 40 (6): 607 – 609.

[6] 丰波, 武宇赤, 张志, 等. 负压封闭引流联合游离皮瓣修复四肢大面积软组织缺损 [J]. 中华显微外科杂志, 2011, 34 (6): 496 – 498.

[7] 黄彬, 陈伟明, 黄勇仪, 等. 游离皮瓣联合 VSD 技术治疗前臂大面积皮肤软组织缺损 [J]. 中华显微外科杂志, 2015, 38 (1): 90 – 92.

[8] KOSHIMA I, SOEDA S. Inferior epigastric artery skin flaps without rectus abdominis muscle [J]. British Journal of Plastic Surgery, 1989, 42 (6): 645 – 648.

[9] 厉孟, 高秋明, 刘兴炎, 等. 应用穿支皮瓣修复小腿下 1/3 软组织缺损 26 例 [J]. 中华显微外科杂志, 2012, 35 (6): 503 – 504.

[10] 傅杨, 汤样华, 徐灿达. VSD 联合皮瓣移植修复足背软组织缺损 32 例的临床体会 [J]. 中华显微外科杂志, 2018, 41 (3): 304 – 305.

[11] 朱华, 陈鑫, 马光义, 等. 薄型股前外侧穿支皮瓣修复足背软组织缺损九例 [J]. 中华显微外科杂志, 2019, 42 (4): 377 – 379.

[12] 唐举玉, 魏在荣, 张世民, 等. 穿支皮瓣的临床应用原则专家共识 [J]. 中华显微外科杂志, 2016, 39 (2): 105 – 106.

[13] 李明恒, 陈荣春, 顾后筠, 等. 胫后动脉穿支蒂螺旋桨皮瓣修复足踝内侧软组织缺损 [J]. 中华显微外科杂志, 2020, 43 (4): 386 – 388.

[14] 林涧, 吴立志, 刘蔡钺, 等. 大腿远端穿支蒂螺旋桨皮瓣修复膝关节周围创面 72 例 [J]. 中华显微外科杂志, 2020, 43 (3): 227 – 232.

[15] 崔轶, 李国栋, 杨曦, 等. CTA 联合手持彩色多普勒超声设计小腿穿支螺旋桨皮瓣的临床应用 [J]. 中华显微外科杂志, 2019, 42 (3): 232 – 236.

[16] 顾立强, 朱庆棠, 戚剑. 开放性骨折改良 Gustilo 分型与保肢策略 [J]. 中华显微外科杂志, 2017, 40 (1): 13 – 15.

[17] SAINT-CYR M, SCHAVERIEN M, WONG C, et al. The extended anterolateral thigh flap: Anatomical basis and clinical experience [J]. Plastic and Reconstructive Surgery,

2009, 123 (4): 1245 - 1255.

[18] 唐举玉, 汪华侨, Hallock GG, 等. 关注皮瓣供区问题——减少皮瓣供区损害专家共识 [J]. 中华显微外科杂志, 2018, 41 (1): 3 - 5.

(作者：谢振荣[1,2]　江吉勇[1]　晏桂明[1]　李　栋[1]　古欣庆[1]　兰荣玉[1]　黄　东[1]
1. 广州和平骨科医院；2. 广东和迈骨科研究所)

穿支皮瓣应用于口腔颌面头颈部修复重建的风险管控与对策

蒋灿华

中南大学湘雅医院口腔医学中心

近年来，随着显微外科技术的发展，口腔颌面头颈部重建外科取得了可喜的进步。由于各类组织瓣技术的日臻成熟与广泛应用，口腔颌面头颈部缺损的修复重建目标已由以往的单纯创面覆盖、外形恢复发展为现在的外形与功能恢复的高度统一。20世纪80年代以前，口腔颌面头颈部缺损多采用随意皮瓣和带蒂轴型皮瓣进行修复，其中20世纪70年代末80年代初是肌皮瓣发展的黄金时期，用以修复较大的缺损，关闭创面，填塞死腔，但存在受区外形臃肿（如胸大肌肌皮瓣、背阔肌皮瓣等）、供区肌肉损伤等缺点。1981年，杨果凡等首次报道了前臂皮瓣的临床应用，并很快风靡全球，被誉为"中国皮瓣"，然而该皮瓣的制备需牺牲前臂的主干血管，且供区关闭困难，常需通过移植第二供区（如腹部或臂内）皮片的方式来关闭前臂创面，术后供区外形与功能较差。20世纪80年代后期，Koshima等制备出只包括皮肤及皮下组织而不携带腹直肌的腹壁下动脉皮瓣，发现只要保留穿过肌肉的营养血管，皮瓣即可成活，创造了不同于传统筋膜皮瓣和肌皮瓣的这一全新"穿支皮瓣"技术。20世纪90年代以来，众多国内外文献报道了许多新型穿支皮瓣及经典穿支皮瓣的改良方式，为缺损的修复重建提供了更多的选择性和更大的自由度。最为重要的是，穿支皮瓣实现了以最小的皮瓣供区损伤获得最佳的皮瓣受区外形与功能，并逐步成为修复重建外科的首选。

一、穿支皮瓣的定义

穿支皮瓣（perforator flap）是指由深部源血管发出的管径细小（穿动脉在深筋膜平面口径为0.5mm左右）、穿经肌肉/肌间隔/肌间隙和深筋膜的皮肤穿支血管供血、切取范围仅包括皮肤与浅筋膜组织（血管蒂除外）的一种特殊皮瓣，属轴型皮瓣范畴，其轴心血管为穿支血管，即穿动脉与穿静脉。因此，穿支皮瓣被认为是在肌皮瓣和筋膜皮瓣的基础上发展而来的一种只包括皮肤和皮下组织的皮瓣。

二、口腔颌面头颈部缺损修复重建常用的穿支皮瓣

解剖学研究发现人体有400多个皮穿支，每一个穿支理论上均可制备成穿支皮瓣。

近年来，新的穿支皮瓣及经典穿支皮瓣改良方法的报道越来越多。根据文献报道，人体潜在的由知名血管供血的穿支皮瓣多达60种，目前口腔颌面头颈外科常用穿支皮瓣包括股前外侧穿支皮瓣（anterolateral thigh perforator flap，ALTPF）、股前内侧穿支皮瓣（anteromedial thigh perforator flap，AMTPF）、腹壁下动脉穿支皮瓣（deep inferior epigastric artery perforator flap，DIEPF）、胸背动脉穿支皮瓣（thoracodorsal artery perforator flap，TAPF）、颏下动脉穿支皮瓣（submental artery perforator flap，SMAPF）、旋髂深动脉穿支皮瓣（deep iliac circumflex artery perforator flap，DCIPF）、腓肠内侧动脉穿支皮瓣（medial sural artery perforator flap，MSAPF）等。其中，ALTPF早在1984年由宋业光报道，现已成为修复全身软组织缺损的理想皮瓣之一，由于可以提供皮肤、筋膜、肌肉或多种复合组织，因此，被称为"万能皮瓣"。

三、穿支皮瓣应用于口腔颌面头颈部修复重建的优缺点

一方面穿支皮瓣技术使皮瓣移植实现了供区选择自由化、皮瓣切取微创化、皮瓣受区与供区美观化，达到了"成活、功能、外形和供区微创"的完美统一，真正地融合了"微创"与"美学"理念，代表了皮瓣外科的最新发展方向。另一方面，穿支皮瓣在口腔颌面头颈部修复重建的应用中，也存在自身所固有的一些缺点，这些缺点也是患者与医生在术前、术中、术后需要共同面对的风险，是影响穿支皮瓣成活乃至手术成功与否的重要因素。因此，采取相应的对策对穿支皮瓣的风险进行合理的管控显得尤为重要。

穿支皮瓣的优点包括：①供区损伤小：沿拟切取的皮瓣周缘设计供区切口，多数情况下无需增加额外的切口长度；保留深筋膜的完整性，不切取肌肉，保留供区皮神经和浅静脉主干，对供区的静脉回流及功能影响小，有利于患者术后供区的恢复。②皮瓣设计灵活：穿支向深部解剖可获得足够长的血管蒂，根据穿支的数目、位置，设计成不同大小和多种形式。

穿支皮瓣的缺点：①制备技术复杂、手术时间长，穿支可能存在变异；②血管管径较为细小，吻合难度大、对术者的显微外科技术要求较高；③皮瓣切取过大时，供区创面的关闭存在发生并发症的可能。

四、穿支皮瓣应用于口腔颌面头颈部修复重建的风险管控与对策

（一）穿支皮瓣制备过程中的风险与对策

1. 穿支血管或源血管的变异

穿支皮瓣供区广泛，各个供区的解剖差异很大。有时发现在显露范围内寻找不到合适的穿支或被损伤。

相应对策：①术前采用穿支血管定位技术对穿支血管的位置进行定位。在目前精准医疗的大趋势下，皮瓣外科医生已借用多种成熟的影像学技术来辅助手术。目前临床常用的技术包括：HHD、CDS、CTA、MRA等（图1）。近年来，许多新技术也尝试应用

于指导穿支皮瓣手术，如热成像、激光多普勒、荧光造影等。研究发现 CTA 能够显示旋股外侧动脉系统主干及部分粗大的肌皮或肌间隙穿支，已经被广泛用于 ALTPF 的三维可视化构建。精准的穿支血管定位技术能提前发现穿支缺如或变异，了解穿支位置、分布、走行、数目及口径，从而降低手术难度，保障皮瓣的安全切取。②注意选择合适的皮瓣源动脉。旋股外侧动脉通常从股深动脉上端外侧壁发出，有时可直接从股动脉发出，或者与旋股内侧动脉共干起自股动脉。旋股外侧动脉起始点一般位于腹股沟韧带下方 6.0～9.0 cm 处，发出后在股直肌深面走行，并逐步分出升支、横支和降支。其中，降支是股前外侧穿支皮瓣最常见的供血动脉，与两支静脉伴行共同包裹在结缔组织鞘内，切取时血管蒂长度可达 8～12 cm。制备皮瓣时，需注意穿支可能来自不同的源动脉，尽管多数情况下来源于降支，但也可能来源于横支，甚至来源于旋股内侧动脉，因此，在没有完全显露好穿支血管时，不要轻易损伤或结扎这些可能的皮瓣源血管。此外，还要根据受区需要（如血管蒂是否足够长，供受区管径是否匹配，是否需要制备成分叶皮瓣、嵌合皮瓣，是否需要应用 Flow-through 技术等），选择在合适的位置离断血管蒂。

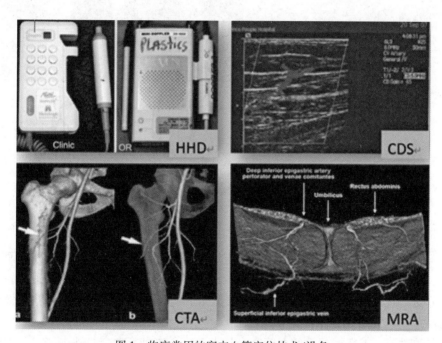

图 1　临床常用的穿支血管定位技术/设备

2. 穿支血管受损

穿支血管细小、管壁薄而脆弱，术中操作不慎极易损伤。

相应对策：在皮瓣的切取过程中，显露出合适的穿支后，可在穿支入皮点的皮肤面用缝线标记穿支的位置，并以此为依据来设计皮瓣的切取位置、大小及形状，也有利于时刻提醒术者对穿支的保护；整个制备过程中，应强调显微外科器械的使用，借助手术放大镜可实现对穿支血管的精细解剖，最大程度避免其受到损伤；双极电凝结合钛夹的使用，可准确快速地对细小出血点进行止血，以保证术野的清洁；在寻找到最佳穿支前,注意保留好优势穿支,根据我们的经验,优势穿支最好有肉眼可见的搏动、有足够大管径、皮下组织内走行方向与皮瓣长轴一致、皮下分布广泛。

3. 血管蒂扭曲

穿支血管发生扭曲时,会影响管腔内血流的通畅。此外,当血管蒂较长时,容易打折形成锐角,这两种情况均是血栓形成的重要原因。

相应对策:①对于容易形成扭转的单穿支皮瓣,在皮瓣完全游离前,将皮瓣的近中或远中与血管蒂上的筋膜用丝线悬吊缝合1针,由于该丝线与穿支走向平行,我们称之为"穿支平行缝线法",这样就能及时发现并预防血管蒂的扭转(图2)。②血管蒂较长时,可选择颈横血管为受区血管,避免血管蒂打折形成锐角,并可将血管蒂妥善固定在颈部术区,使其走行更直。③引流管的放置尽量远离血管蒂,可利用"皮钉"将引流管固定在适宜的位置,防止术后引流管在创口内移动。

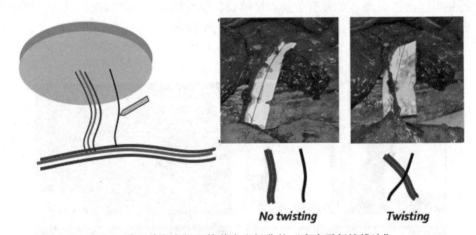

图2 防止单穿支长血管蒂发生扭曲的"穿支平行缝线法"

(二) 血管吻合过程中的风险与对策

众所周知,血管吻合的成功与否是决定组织瓣能否成活的关键。就口腔颌面头颈部缺损而言,受区动脉多选择甲状腺上动脉、面动脉、舌动脉,静脉则选择颈外静脉或颈内静脉分支。通常来说,动脉管径的匹配度较好,吻合难度也不大,而静脉的管径差异则往往较大,容易发生吻合口狭窄。

相应的对策:①掌握娴熟的血管吻合技术。缝合法血管吻合的基本技术,主要方法有两定点或三定点间断缝合、连续缝合、褥式缝合、套叠缝合等,其中间断缝合被认为是端端显微血管吻合的"金标准"。无论采用何种方法进行缝合,需遵循两个原则,其一是要切除多余的外膜,避免外膜进入管腔内引起血栓形成;其二是要行全层缝合,不能漏掉血管内膜。②采用合适的血管吻合方式。端端吻合应用最为广泛,当没有合适的受区静脉时,亦可与颈内静脉进行端侧吻合。③供受区静脉口径差异较大时,可采用侧方切开成形、Y-T成形等方法对小管径静脉进行改形,加大其管径,亦可对大管径静脉进行楔形缩口改形(图3)。④微血管吻合器的使用,血管吻合时间较传统手工吻合明显缩短并且降低了对术者的技术要求。

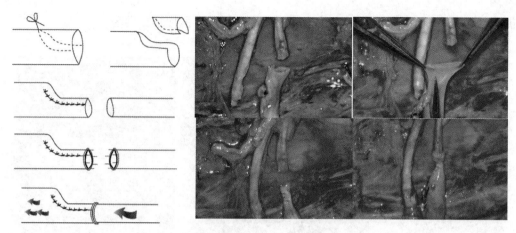

图3 对大口径血管进行改形的"楔形缩口"技术

（三）发生于供区的风险与对策

以往皮瓣移植追求的主要目标是皮瓣成活和创面愈合，对受区的外形与功能恢复特别是对皮瓣供区的损害问题未引起足够重视。近年来，随着"皮瓣经济学"理念的提出，皮瓣的选择与切取应遵循"最大得失比"原则，即以最小的供区损害获得最佳的受区外形和功能。2017年第七届中国穿支皮瓣高峰论坛（长沙）的参会专家深入探讨了皮瓣供区损害问题，一致认为可以从多个方面关爱供区，进一步减少皮瓣供区损害。

1. 供区创面闭合困难

皮瓣的选择除遵循"功能相对次要、皮瓣血供可靠、供区尽量隐蔽"以及颜色、质地、感觉、厚度、移动度是否符合受区重建要求外，供区能否一期闭合不可忽视。皮瓣切取过宽是导致供区关闭时张力过大甚至无法关闭、术后伤口愈合延迟的主要原因。

相应对策：①因不同患者的供区皮肤松弛程度存在差别，术前可使用"提捏法"初步评估可切取的宽度，从而判断能否直接拉拢缝。②若发现直接缝合张力过大，可通过皮肤扩展器或牵张器的辅助来实现创面的闭合。前者通过对创面周围皮肤反复牵拉，使其失去粘弹性，适用于直接缝合存在明显张力的较小面积创面；后者利用Ilizaroy技术原理，皮肤牵张后扩张、迁移、再生，实现供区创面直接闭合，可修复较大面积供区创面。两者均能避免皮肤移植和损害第二供区。③皮瓣供区的预扩张，利用张应力下组织扩张和再生原理，在选定的皮瓣供区埋置皮肤扩张器，通过间断向扩张囊内注射生理盐水增加扩张器容量，使其对表面皮肤软组织产生压力，导致组织和表皮细胞扩张和分裂增殖再生，从而增加皮瓣供区可切取面积。④优化皮瓣设计。当受区缺损宽度大于供区皮瓣时，可设计为分叶穿支皮瓣或组合穿支皮瓣，"化长度为宽度"（图4）。针对超宽的创面，必要时可选择植皮修复。⑤利用皮瓣外科技术，通过局部旋转皮瓣、带血管蒂皮瓣或游离皮瓣移植来修复。局部旋转皮瓣操作简单快捷，但修复范围有限，仅适用于局部小面积创面修复。局部旋转皮瓣不能闭合的创面，可以采用邻近的穿支带蒂皮瓣转移修复，此类皮瓣不需吻合血管，但可切取的皮瓣面积亦相对有限。当供区遗留大面积创面时，自隐蔽供区切取皮瓣游离移植修复（如髂腹股沟部切取DCIPF移植）也可获得较好的外形和功能，但手术难度、风险增加，且需牺牲第二供区。

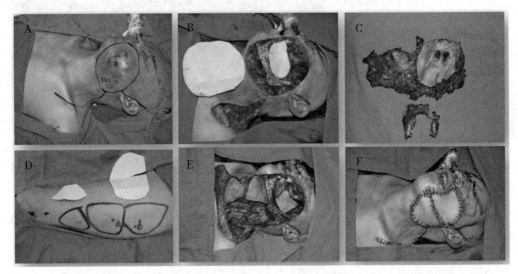

图4 股前外侧三分叶穿支皮瓣修复颊癌术后缺损，供区一期闭合
A. 右颊鳞癌原发灶；B. 肿瘤根治术后形成右颊部大型洞穿性软组织缺损；C. 肿瘤标本；
D. 股前外侧三分叶穿支皮瓣的设计，供区可一期闭合；E. 一块皮瓣用于口腔黏膜面缺损的修复；
F. 另外两块皮瓣进行拼接用于面部皮肤的修复

2．供区术后常见并发症

穿支皮瓣的制备，供区除受到损伤外，有时也会出现一些并发症，如术后血肿、感染、活动和感觉功能异常、瘢痕增生等，这些并发症有时会导致患者住院时间延长，治疗费用增加，甚至严重影响患者生活质量。

相应对策：①细致的止血可以预防血肿形成；严格遵循无菌原则，可以避免供区感染。②减少供区肌肉的损伤，皮瓣切取过程中尽量保留更多的肌筋膜，有利于供区创区的减张闭合、预防肌疝形成和肌皮粘连的发生。对于无需携带肌肉的皮瓣，"pull-through"技术的应用，可以尽量少切断肌肉，从而减少对肌肉的损伤。③减少供区神经的损伤，若无需携带股外侧皮神经，在皮瓣制取过程中应尽可能保护该神经，以免术后出现局部麻木不适。同时注意勿损伤运动神经支，避免术后供区肌力减退。④供区瘢痕的最小化。术前精确定位穿支，尽量缩小切口长度。术后辅助药物、激光、放射等措施，尽量减少供区瘢痕的范围和程度。

（五）发生于受区的风险与对策

1．外形臃肿

外形臃肿在皮瓣移植术后较为常见，不仅影响受区美观，对功能也会造成较大影响。近年来有报道应用皮瓣下抽脂和内镜下去脂来改善臃肿皮瓣的外形，虽然切口小、恢复快、操作简单，但仍有术后皮肤凹凸不平、多余的皮肤需手术切除等不足。

相应对策：①显微削薄穿支皮瓣技术。尽管对于术后皮瓣臃肿者，可二期对臃肿皮瓣削薄整形，但更好的选择则是在一期手术中应用显微削薄穿支皮瓣技术（图5）。

②合理选择皮瓣切取部位。当需要薄型皮瓣时,除皮瓣修薄外,还有其他一些方法可供选择。如股前外侧穿支皮瓣在有多条穿支血管存在的情况下,尽量选择股前外侧下 1/3 部位皮肤,此部位皮下脂肪较中上部皮下脂肪薄 1/3 ~ 1/2。此外,术前对修复部位及患者供区情况做权衡,可以在前臂、上臂、小腿、大腿等多个部位进行选择。

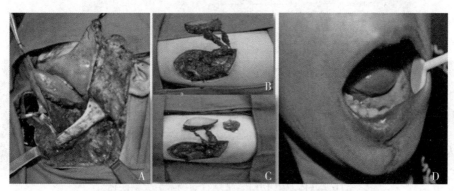

图 5 应用显微修薄穿支皮瓣修复左口底癌术后缺损
A. 左口底癌根治术后;B. ALTPF 修薄前;C. ALTPF 修薄后;
D. 口底外形满意,口腔容积与功能不受影响

2. 皮瓣组织量不足

对于大面积尤其是伴有死腔的缺损,如后颊癌根治术后,单纯的皮瓣修复常存在组织量不足导致修复重建后局部凹陷等问题。

相应对策:采用嵌合穿支皮瓣技术,皮瓣修复黏膜或皮肤缺损时,肌肉岛可以转移至离皮岛较远的颅底、口底、颌下区、后颊部等部位,填充后消灭死腔,减少感染,改善外形。

3. 多部位的缺损

多原发口腔癌或肿瘤累及多个解剖部位,根治手术后常遗留多部位缺损,如颊部的洞穿性缺损。

相应对策:采用分叶穿支皮瓣技术,通过携带相应数量的皮岛,分别进行重建。

4. 超大型缺损

当颌面部及颈部均存在大面积缺损时,皮瓣的切取范围可能超出某个单一血管体区的供血范围。

相应对策:采用联体穿支皮瓣技术,如双侧 DIEPF(图 6)。

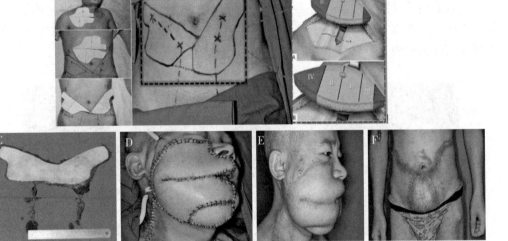

图 6 联体双侧 DIEPF 修复右颊癌术后大型缺损

A. 患者术后缺损面积与形态的模拟；B. 联体双侧 DIEPF 的设计；C. 制备完成的联体双侧 DIEPF；
D. 皮瓣移植后；E. 术后 3 个月受区侧面图；F. 术后 3 个月供区正面图

（六）颈部受体血管制备困难或缺乏

一般来说，颈部血管数量众多，口径粗大，且位于口腔癌根治手术野，非常有利于受区血管的解剖与制备。但对于口腔癌手术和（或）放疗后复发、颌骨坏死、发生第二原发癌或部分外伤、感染后组织缺损或畸形的患者而言，颈部适合进行吻合的血管往往因前次手术被切除、结扎或因放疗、外伤、感染而受损，受区血管可能出现制备困难或缺乏而影响游离组织瓣的应用。

相应对策：①仔细寻找合适的受区血管。曾行口腔颌面部游离组织瓣移植手术者，尽量利用原组织瓣血管蒂；曾行同侧功能性或肩胛舌骨肌上颈清扫术者，动脉选用结扎的面动脉残端、甲状腺上动脉、甲状腺下动脉或颈横动脉。静脉选用结扎的颈内静脉或颈外静脉残端，或与颈内静脉端侧吻合；曾行同侧根治性颈清扫术者，选用对侧颈部血管。颈部血管缺乏时，胸廓内血管因其变异少、易于分离制备、远离放疗区等优点可作为备选；头静脉流量高、压力低，能有效防止血流瘀滞与血栓形成，且位置恒定、不受放疗及根治手术影响，故当颈部无适宜静脉时，亦可分离出同侧头静脉转移至颈部作为受区静脉。②制备超长组织瓣血管蒂：组织瓣断蒂前，测量所需血管蒂的长度，如长度不足，则通过制备超长血管蒂、受区血管转位、血管移植等方法解决。③血流桥接穿支皮瓣：当有两块或以上组织瓣移植而受区血管数目不足时，可采用血流桥接穿支皮瓣技术（图7）。

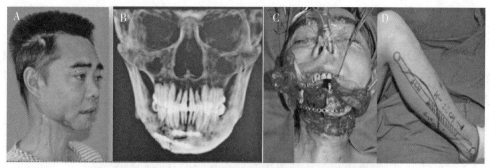
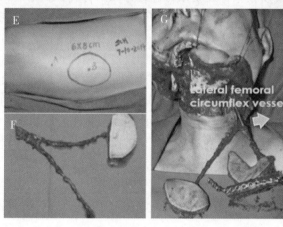

图7　血流桥接穿支皮瓣重建下颌骨复合缺损

A. 右侧舌癌术后放疗后放射性颌骨骨髓炎；B. 术前 CBCT 显示患者右下颌骨坏死；C. 病灶切除后遗留下颌骨及口内、外软组织缺损；D. 腓骨皮瓣设计；E. ALTPF 设计；F. 制备完成的 ALT-PF；G. 腓动脉和 ALTPF 的旋股外侧动脉降支分别与甲状腺上动脉和面动脉吻合。静脉的吻合采用血流桥接技术，先将 ALTPF 的旋股外侧静脉降支近心端与颈外静脉吻合，远心端再与腓骨皮瓣的腓静脉吻合

（七）高龄或全身状况较差者应用穿支皮瓣的风险与对策

游离穿支皮瓣制备技术复杂，手术时间长，且存在吻合口栓塞、皮瓣坏死及供区损伤的风险。尤其对于高龄或合并糖尿病、高血压、冠心病、脑梗死等全身性疾病患者而言，甚至可能导致非常严重的后果。

相应对策：①将穿支皮瓣供区选择在组织缺损区域的周围，制备成带蒂穿支皮瓣，直接转移重建受区，不但能够省去耗时较长的血管吻合步骤，也规避了吻合口血栓、皮瓣坏死等风险。②SMAPF 可修复面下 1/2、颊部、舌体、口底、软腭、颈前区等缺损；甲状腺上动脉穿支皮瓣可用于修复舌体、口底、下颌牙龈及咬合线水平以下颊部黏膜或皮肤缺损，该皮瓣转移的高度要稍低于颏下动脉穿支皮瓣；面动脉穿支皮瓣可用于修复口腔颌面部中下 2/3 中小范围缺损，如鼻旁区、口周，尤其适用于前颊部黏膜缺损，但不适用于缺损宽度超过 4 cm 或缺损深度超过肌层的患者；胸廓内动脉穿支皮瓣可用于修复颈前区皮肤及气管造瘘口、胸部前壁的缺损；胸肩峰动脉穿支皮瓣可用于修复颈中下部、下咽及喉的组织缺损。

（八）穿支皮瓣术后发生血管危象的风险与对策

与传统皮瓣相比，穿支皮瓣由于蒂部血管细小，术后更易受局部寒冷刺激、蒂部压迫等导致血管危象的发生。皮瓣颜色苍白，或同时伴有皮温降低、毛细血管回流反应缓慢，考虑为动脉危象；若瓣颜色逐渐发紫，或伴有张力增高，毛细血管回流反应快，考虑为静脉危象。血管危象的原因除血管吻合过程中发生血管栓塞、吻合口不通畅等情况外，还可能与皮瓣蒂部受到引流管、敷料或绷带压迫、术区积液压迫血管蒂、皮瓣局部低温、患者疼痛及情绪过度紧张、皮瓣张力过大等原因有关。

相应对策：①术区疼痛剧烈、情绪紧张的患者，可予止痛、抗焦虑等药物处理。②松解或移除压迫蒂部的引流管、敷料或绷带；术区引流不畅者要及时建立引流通道。③动脉血管低温痉挛时肌注血管解痉药物，借助烤灯加强保暖。④静脉危象者可酌情拆除部分缝线，并用手指在皮瓣远端向近心端移动，反复按摩，以促进血液回流。如皮瓣面积较小、经过上述处理皮瓣颜色未明显转为红润、在排除血栓形成的可能时，可在皮瓣颜色最深的区域，作一至数条长约 0.5 cm 小切口，护理人员需定时在切口处注射低分子肝素钠以保持血液持续渗出，直至血管危象解除、皮瓣侧支循环建立为止，多数皮瓣经此小切口放血处理，可获得成活。⑤若考虑为吻合口栓塞，需及时行手术探查处理。⑥对穿支皮瓣移植术后血管危象患者的观察与护理十分重要，根据患者的不同情况采取相应的护理措施，同时要做好预防血管危象的基础护理，来提高皮瓣移植的成活率。

五、总　结

穿支皮瓣技术作为皮瓣外科领域一场微创技术和美学理念的革新，实现了皮瓣供区选择自由化、皮瓣切取微创化、皮瓣供区受区美观化，解决了各种以往传统皮瓣不能解决的难题，并取得了非常满意的临床效果。尽管存在一定的风险，但只要做好管控，掌握应对措施，穿支皮瓣同样可以取得与常规皮瓣相同的成功率。

参 考 文 献

[1] 蔡志刚，郭传瑸. 口腔颌面部缺损修复与重建 30 年回顾 [J]. 中华耳鼻咽喉头颈外科杂志，2011，46（5）：358–361.

[2] CHO A, HALL F T. Review of perforator flaps in head and neck cancer surgery [J]. Current Opinion in Otolaryngology and Head and Neck Surgery, 2016, 24 (5): 440–446.

[3] GONG Z J, WANG K, TAN H Y, et al. Application of thinned anterolateral thigh flap for the reconstruction of head and neck defects [J]. Journal of Oral and Maxillofacial Surgery, 2015, 73 (7): 1410–1419.

[4] KOSHIMA I, SOEDA S. Inferior epigastric artery skin flaps without rectus abdominis muscle [J]. British Journal of Plastic Surgery, 1989, 42 (6): 645–648.

[5] 杨果凡，陈宝驹，高玉智，等. 前臂皮瓣游离移植术（附56例报告）[J]. 中华医学杂志，1981，61（3）：139-141.

[6] 唐举玉，魏在荣，张世民，等. 穿支皮瓣的临床应用原则专家共识[J]. 中华显微外科杂志，2016，39（2）：105-106.

[7] 周征兵，潘丁，唐举玉. 穿支皮瓣术前影像学导航研究进展[J]. 中国现代医学杂志，2020，30（9）：49-54.

[8] MIYAMOTO S, ARIKAWA M, FUJIKI M. Deep inferior epigastric artery perforator flap for maxillary reconstruction [J]. Laryngoscope, 2019, 129 (6): 1325-1329.

[9] 陈洁，蒋灿华，闵安杰，等. 旋髂深动脉穿支嵌合髂骨皮瓣修复下颌骨复合性缺损[J]. 华西口腔医学杂志，2015，33（3）：276-280.

[10] 吴立萌，蒋灿华，陈洁，等. 口腔颌面部游离组织瓣移植受区血管制备困难时的处理[J]. 中华显微外科杂志，2016，39（2）：114-118.

[11] 唐举玉，汪华侨，HALLOCK G G，等. 关注皮瓣供区问题——减少皮瓣供区损害专家共识[J]. 中华显微外科杂志，2018，41（1）：3-5.

[12] 范亚伟，付志新，王晓飞，等. 腓骨双叠结合钛种植体重建下颌骨大型缺损的临床研究[J]. 现代口腔医学杂志，2014，28（4）：222-225.

[13] HE Y, ZHU H G, ZHANG Z Y, et al. Three-dimensional model simulation and reconstruction of composite total maxillectomy defects with fibula osteomyocutaneous flap Flow-through from radial forearm flap [J]. Oral Surgery Oral Medicine Oral Pathology Oral Radiology and Endodontology, 2009, 108 (6): e6-e12.

[14] LI H, GALE B K, SANT H, et al. A Novel vascular coupling system for end-to-end anastomosis [J]. Cardiovasclar Engineering Technology, 2015, 6 (3): 294-302.

[15] RIFAÏ S E I, BOUDARD J, HAÏUN M, et al. Tips and tricks for end-to-side anastomosis arteriotomies [J]. Hand Surgery and Rehabilitation, 2016, 35 (2): 85-94.

[16] 陈元庄，黄远翘，莫华贵. 微血管吻合器在游离皮瓣移植术中的应用[J]. 中华显微外科杂志，2014，37（2）：167-169.

[17] 陈洁，蒋灿华，尹乓，等. 股前外侧free-style穿支皮瓣在口腔颌面部缺损修复重建中的应用[J]. 中华显微外科杂志，2015，38（1）：20-24.

[18] 蒋灿华，李再晔，陈洁，等. 应用带蒂穿支皮瓣修复口腔颌面部软组织缺损[C]. 第十四次中国口腔颌面外科学术会议论文汇编，2018.

[19] 李海，邓呈亮，魏在荣，等. 分叶股前外侧穿支皮瓣在血管蒂保护中的作用研究[J]. 中国修复重建外科杂志，2017，31（10）：1245-1249.

[20] BHADKAMKAR M A, WOLFSWINKEL E M, HATEF D A, et al. The ultra-thin, fascia-only anterolateral thigh flap [J]. Journal of Reconstructive Microsurgery, 2014, 30 (9): 599-606.

[21] 陈洁，蒋灿华，李宁，等. 静脉改形联合微血管吻合器在头颈部缺损重建口径不等血管吻合中的应用[J]. 中华显微外科杂志，2015，38（6）：546-549.

[22] WONG J K, DEEK N, HSU CC, et al. Versatility and "flap efficiency" of pedicled perforator flaps in lower extremity reconstruction [J]. Journal of Plastic Reconstructive

and Aesthetic Surgery,2017,70(1):67-77.
[23] 凌素舫,杨瑛艳,杜开丽,等. 游离穿支皮瓣移植术后血管危象的观察及护理[J]. 中国实用医药,2013,8(28):206-207.

联体双侧血管蒂腹壁下动脉穿支皮瓣行乳房重建

宋达疆[1] 李 赞[1] 章一新[2]

1. 湖南省肿瘤医院肿瘤整形外科；
2. 上海交通大学医学院附属第九人民医院整形修复外科

1994年Allen等[1]最先报道腹壁下动脉穿支皮瓣（DIEPF）应用于乳房再造，该技术优点显著，目前成为乳腺癌术后乳房再造的最常用方法。然而，DIEP还是有某些不足和争议，在某些情况下应用可能弊大于利。这些情况包括皮瓣坏死的风险、静脉回流不畅和脂肪液化坏死，这些风险的发生和皮瓣血运不足都有密切关系[2-4]。为弥补皮瓣血运不足的问题，临床医生发明了很多方法。1982年，Song等[5]应用联体额部皮瓣行鼻再造成功，后来Zuker等[6]报道"conjoined twins"，Hallock[7-8]又成功地将此方法引入穿支皮瓣领域。将皮瓣联体后，一块穿支皮瓣即能修复超长创面，相应减少了皮瓣供区损害。联体穿支皮瓣（conjoined perforator flap）是指切取的两个或多个穿支皮瓣，其皮肤和浅筋膜结构连续，但皮瓣切取长度超出了任一血管体区穿支血管所能供应的范围，必须在皮瓣的远端或近端重建其他血管体区穿支方能保证皮瓣成活的一种特殊穿支皮瓣。临床常用的有携带2套或携带3套血管蒂的联体穿支皮瓣。双侧血管蒂的联体DIEPF技术也被报道应用以增加皮瓣血运，尤其是对所需重建乳房较大、身材苗条或者腹部有手术史的患者尤为推荐[9-12]。

在我们临床工作中更深刻的体会是，对于所需重建乳房较大时，切取全下腹部组织是非常重要的，Ⅰ～Ⅳ区所有组织都需要基本保留，否则重塑乳房外形可能会有不对称和空虚不足的问题。应用双侧蒂腹直肌皮瓣行乳房再造可以增加组织量，但是将对患者供区造成严重的损伤，这些问题可以通过切取双侧血管蒂DIEPF得以完美解决，联体皮瓣可以最大程度地降低皮瓣血运不足的风险。2007年8月—2017年2月，本院对41例乳腺癌患者选择联体双侧血管蒂DIEPF移植行术后即刻或者二期行乳房再造，报道如下。

一、资料与方法

（一）临床资料

本组共41例，年龄27～49（34.5±2.7）岁。22例为一期乳腺癌术中即刻乳房再造，19例为乳腺癌术后二期乳房再造。

病理诊断：浸润性导管癌27例，浸润性小叶癌14例。病例纳入标准为：乳房缺如情况需要乳房再造，且乳腺癌的分期适合乳房再造，患者要求乳房再造，腹部皮下脂肪较多适合采用DIEPF，乳房容量较大，二期再造需要较大皮岛，腋窝需要组织填塞，以及患者有丰胸的要求。尤其适用于需要充足的体积量与对侧乳房匹配的偏瘦型患者以及接受过纵行切口剖宫产的患者。对于之前有胸部放疗史、受区血管可选择不多的患者不推荐选择本方法作为乳房再造手段。在供区能够提供足够的组织量进行乳房重建的情况下，既往的腹壁手术史不是绝对禁忌证。本研究经湖南省肿瘤医院伦理委员会审批（文号201 701），并与患者签署知情同意书。

（二）手术方法

1. 皮瓣设计

术前影像学检查常规采用CTA定位双侧下腹部的腹壁下动脉穿支大小、数量及位置（图1）。皮瓣上缘为脐上2.0 cm左右，皮瓣下缘为下腹部自然水平皱襞平面，双侧可达髂前上棘垂直上方，夹捏试验确定供区可以直接闭合。术前1 d常规以可听式多普勒进一步验证穿支血管位置数量并标记。

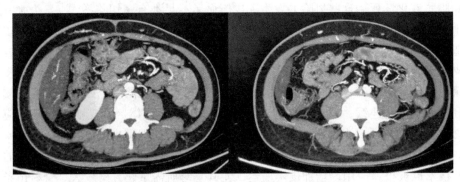

图1　CTA定位双侧下腹部的腹壁下动脉穿支

2. 肿瘤切除、受区准备

准备可折叠手术病床和病房用床，患者取仰卧位，髋关节平面位于手术床折叠轴位置，双上肢外展固定于支架上以防滑落导致关节脱位。全身麻醉气管插管后，手术分两组同时进行：第一组行乳腺癌病灶切除，彻底切除肿瘤及其周围安全范围内正常组织，行腋窝淋巴结清扫术时注意保留胸外侧血管和胸背血管备用。送快速冰冻切片报告切缘无癌后，重新消毒、铺巾，制备受区血管，以同侧胸廓内血管作为受区血管时，标记第2、3肋软骨肋间，去除肋间肌肉，切除第3肋软骨约2.0 cm，显露胸廓内动、静脉备用。以同侧胸背血管作为受区血管时，显露前锯肌后循着胸背血管前锯肌支找到胸背血管主干，显露并长段分离胸背血管动、静脉备用，胸背神经注意牵开保护。以同侧胸外侧血管作为受区血管时，在分离腋窝过程中在胸大肌外侧缘小心仔细分离，保留进入胸大肌的营养血管和神经，进一步显露腋静脉后循腋静脉找到胸外侧静脉和其深面发出的胸外侧动脉，长段分离备用。对二期乳房再造患者则先完成胸壁瘢痕松解，瘢痕组织送病检，无需重新消毒铺巾，直接行受区血管制备，方法同一期手术。

3. 皮瓣切取

皮瓣组根据乳房继发缺损的面积和形状设计制备游离双侧血管蒂 DIEPF。首先切开皮瓣上缘皮肤至皮下组织浅层，进一步向上方斜行分离组织至前鞘表面，避免皮瓣形成阶梯状，转而切开皮瓣下缘皮肤至皮下组织浅层，分离双侧腹壁浅静脉约 3.0 cm 后，结扎并携带于皮瓣内备用。从腹外斜肌腱膜表面将一侧皮瓣掀起，沿途结扎离断旋髂浅动、静脉和肋间血管穿支，到达腹直肌前鞘区域，小心分离显露腹壁下动脉穿支后，在其外侧缘纵行切开前鞘，于腹直肌内逆行分离穿支至腹壁下血管主干，于穿支血管以远平面结扎离断主干远端，逆行分离主干至足够长度，暂不结扎离断血管蒂主干。同法掀起对侧皮瓣并在腹直肌前鞘表面游离穿支，至此整块 DIEPF 仅通过双侧穿支与供区相连。暂时夹闭对侧穿支血管，检查皮瓣血运，皮瓣血运良好则制备一侧皮瓣即可，皮瓣血运不佳则完成制备双侧血管蒂 DIEPF。确定联合皮瓣血运良好后结扎、离断血管蒂，将穿支皮瓣用肝素盐水纱布包裹转移至乳房切除后缺损区域，供瓣区予以彻底止血后，间断缝合修补前鞘，完成脐重建，留置 2 条负压引流管，逐层缝合皮下、皮肤，无菌敷料覆盖。

根据穿支血管蒂类型将双侧血管蒂 DIEPF 分为 3 种类型：①外侧支型：双侧腹壁下动脉外侧支穿支皮瓣。②内侧支型：双侧腹壁下动脉内侧支穿支皮瓣。③内、外侧型：腹壁下动脉内、外侧支穿支皮瓣（图 2）。

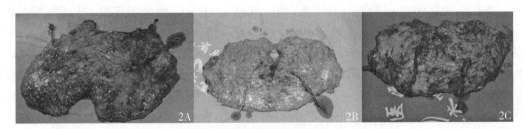

图 2　皮瓣双侧穿支类型
A. 外侧支型；B. 内侧支型；C. 内、外侧型

4. 乳房重建及血管吻合

将皮瓣放置于乳房切除后缺损区域，并根据受区实际软组织范围去除表皮，以 4-0 可吸收缝线间断缝合固定于受区，于显微镜下吻合血管，双侧血管蒂分别与受区两套血管蒂吻合（图 3），确认皮瓣血运良好后将皮瓣填塞缺损，确认血管蒂无迂曲扭转后进一步皮瓣塑形后，以 4-0 可吸收缝线间断缝合固定，再次确认创面无活动性渗血，留置 3 条负压引流管，创缘分层缝合。

5. 术后处理

术后常规处理，并定期进行随访，具体随访内容包括乳房外形、质地、色泽和痛温觉、触觉，以及皮瓣供区瘢痕生长情况和腹直肌肌力。

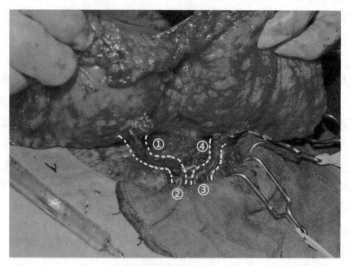

图 3 双套血管蒂吻合
①左侧腹壁下血管蒂；②胸廓内血管远端；③胸廓内血管近端；④右侧腹壁下血管蒂

二、结　果

本组共切取移植 41 例游离双侧血管蒂 DIEPF，包括 12 例外侧支型、9 例内侧支型和 20 例内、外侧型，皮瓣长（24.5±0.5）cm、宽（10.8±2.8）cm、厚（5.5±0.4）cm，血管蒂长度为（12.5±0.6）cm。皮瓣平均重量为 565（365～1 050）g；皮瓣平均缺血时间为 65（45～80）min。受区血管组合包括：①胸廓内血管近、远端 18 例；②胸廓内血管近端加胸外侧血管 11 例；③胸廓内血管近端加胸背血管 8 例；④胸背血管加胸外侧血管 4 例。为了进一步促进皮瓣静脉回流，有 3 例额外将腹壁浅静脉与受区胸肩峰静脉吻合。

所有皮瓣均一期顺利成活，无边缘坏死或感染发生，再造乳房外形，质地良好。41 例获随访平均为 15.8（12～50）个月，所有乳房外形质地和色泽恢复都为佳，全部恢复痛温觉和触觉，患者满意度高。腹部供区仅遗留线形瘢痕，腹壁功能无明显受限，所有患者双侧腹直肌肌力都为 5 级。

三、典型病例

患者 女，37 岁，发现右乳肿物伴乳头破溃 1 年入院。穿刺活检：导管内癌。乳房较大，腹部脂肪不多，采用右侧乳腺癌改良根治加两侧血管蒂 DIEPF 移植一期再造乳房（图 4 A、4 B）。保留左侧腹壁下浅静脉长约 7.0 cm；血管蒂联体方式为右侧腹壁下动、静脉血管与胸廓内动、静脉的近端行端端吻合，左侧腹壁下血管与胸背血管吻合，左侧腹壁浅静脉与左侧胸肩峰静脉吻合（图 4 C～4 G）。术后皮瓣成活顺利，术后 9 个月随访，再造乳房外观满意，质地柔软，腹部供区外观功能好，双侧腹直肌肌力 5 级，未见腹壁疝发生，未见其他并发症（图 4 H）。

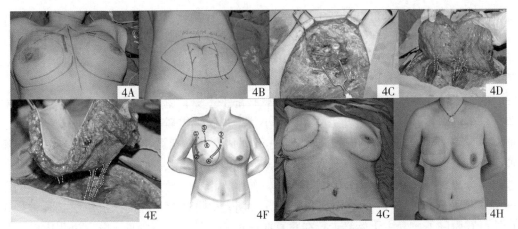

图 4 典型病例

A. 术中设计；B. 双侧蒂 DIEPF 设计；C. 右侧胸廓内血管、胸肩峰血管及胸背血管解剖备用，未见较大胸外侧血管；D. 双侧腹壁下血管蒂及穿支分离完毕；E. 携带约 7.0 cm 长左侧腹壁下浅静脉于皮瓣内；F. 血运重建示意图：1. 胸背血管；2. 左侧腹壁下血管；3. 胸廓内血管；4. 右侧腹壁下血管；5. 胸肩峰静脉；6. 腹壁浅静脉；G. 术中重建后即刻外观；H. 术后 9 个月右侧乳房外观

四、讨 论

（一）双蒂 DIEPF 自体乳房再造的意义

对于自体乳房重建来说，下腹部仍然是重建过程中的理想供区[1]。但在单侧乳房重建中，同侧腹壁下穿支蒂的单侧皮瓣通常不能为乳房重建提供与对侧乳房体积匹配的足够组织量。单蒂 DIEPF 结合假体再造较大乳房是临床应用较多的方法，但是很多女性患者拒绝接受假体再造乳房，而且很多患者在接受乳腺癌改良根治术后需要进一步放疗，不适合接受假体乳房再造[13-14]。此时，联合对侧带蒂的 DIEPF 是最好的增加脂肪和皮肤组织量的方法[2]。本文发现与之前的报道一致，足够大的双蒂皮瓣能够更好地实现重建后乳房的对称性及其适度下垂性，因此，此类手术特别适用于与对侧乳房相比存在显著缺损的放疗后或延期乳房重建的患者，同时在对侧乳房大而下垂时应用此术式也能使重建后的乳房与之匹配[11-12]。

制备双侧血管蒂联体游离 DIEPF 不是简单的仅仅在手术中加入另一个 DIEPF，增加的第 2 个皮瓣会使重建工作的复杂性倍增[15]。此时，我们一般不采用中间腹壁切口获取两个皮瓣，因而其穿支入路更为有限。决定选择双侧血管蒂方法的因素包括术前血管蒂穿支评估情况和下腹部组织量评估情况。临床上最常用的还是联体方式[7]。在我们的大量临床病例中，在临床需要时充分利用双侧血管蒂以确保 DIEPF 血运的技术被广泛应用，再造的乳房获得更加满意的效果。

（二）本术式的优点、缺点和注意事项

联体双侧血管蒂 DIEPF 的最大优点是适合大乳房再造以及腹部组织量不多的患者，

提供更加丰富的组织量可以保证重建乳房的对称性和美观,同时可以避免假体植入手术和对侧乳房缩乳手术。我们的临床效果评估证明,无论穿支来自于腹壁下血管外侧支还是内侧支,制备的联体皮瓣血运都可以得到保证。缺点是需要准备两套受区血管,延长手术和麻醉时间,而且增加手术难度和风险,对术者水平要求较高。

本手术的注意事项包括:①很多患者有腹部手术史,遗留的瘢痕会影响穿支血管对跨区皮瓣的血供,限制再造乳房的容积大小,增加腹部皮瓣移植再造乳房的难度。②术前CTA影像学检查对腹壁浅动脉也需要进行评估。③二期乳房再造则需要彻底去除瘢痕组织以获取最佳的皮袋分离和乳房塑形。④完成保留皮肤的乳腺癌根治术一期乳房再造需要分离皮袋至足够范围,要特别小心,勿暴力牵拉,导致皮缘术后坏死。皮袋的厚度至少保留5 mm,以避免皮瓣坏死[16]。⑤二期乳房再造时切除的瘢痕组织必须常规送病检。⑥腹壁下血管主干始终走行在腹直肌靠内侧的情况并不少见,分离过程中应当尽量顺肌纤维走向切开腹直肌,做到最大程度减小供区损伤。⑦术中常规夹闭试验,确定必须切取双侧血管蒂,避免不必要的供区损伤和过度手术。⑧在设计切取和修整皮瓣时,皮瓣外侧和下缘的供血必须保证充分,这两处是临床上皮瓣部分坏死最容易发生的区域。皮瓣塑形是乳房再造最重要的一步,需要在患者于坐位状态下完成。⑨分离双侧血管蒂也预示着需要分离和解剖额外的受区血管,还需将第一个血管蒂的摆放纳入考虑。增加的显微外科技术难点包括皮瓣的摆放以及术后监测时必须考虑到皮瓣的双重血供。⑩首先间断缝合固定皮瓣,多角度观察皮瓣外形。根据所需皮岛实际大小进行皮瓣大部分区域去表皮。双侧血管蒂吻合后发生牵拉、扭转、迂曲的风险增高,在吻合血管蒂之前一定要彻底松解血管蒂的动、静脉并且摆放于自然无张力状态;塑形过程中时刻注意血管蒂是否有扭转卡压。引流管摆放要注意避免对血管蒂造成损伤同时要充分有效的引流。

总之,应用双侧血管蒂联体游离DIEPF进行乳房重建,对于患者来说是更有效和获得更多的手术方式。合理的皮瓣选择和技术改进目标应该是完成对称的乳房再造、最大程度减少供区损伤并且能最小程度影响患者术后功能恢复。而到底切取多大范围最为安全同时又合理? 这是我们始终需要考虑的问题。

参 考 文 献

[1] ALLEN R J, TREECE P. Deep inferior epigastric perforator flap for breast reconstruction [J]. Annals of Plastic Surgery, 1994, 32 (1): 32 – 38.

[2] NAHABEDIAN M Y, MOMEN B, GALDINO G, et al. Breast reconstruction with the free TRAM or DIEP flap: patient selection, choice of flap, and outcome [J]. Plastic and Reconstructive Surgery, 2002, 110 (2): 466 – 475; discussion 476 – 477.

[3] KROLL S S. Fat necrosis in free transverse rectus abdominis myocutaneous and deep inferior epigastric perforator flaps [J]. Plastic and Reconstructive Surgery, 2000, 106 (3): 576 – 583.

[4] BLONDEEL P N, ARNSTEIN M, VERSTRAETE K, et al. Venous congestion and blood flow in free transverse rectus abdominis myocutaneous and deep inferior epigastric

perforator flaps [J]. Plastic and Reconstructive Surgery, 2000, 106 (6): 1295 – 1299.

[5] SONG R, LING Y, WANG G, et al. One-stage reconstruction of the nose. The island frontal flap and the "conjoined" frontal flap [J]. Clinics in Plastic Surgery, 1982, 9 (1): 37 – 44.

[6] ZUKER R M, FILLER R M, LALLA R. Intra-abdominal tissue expansion: an adjunct in the separation of conjoined twins [J]. Journal of Pediatric Surgery, 1986, 21 (12): 1198 – 1200.

[7] HALLOCK G G. Branch-based conjoined perforator flaps [J]. Plastic and Reconstructive Surgery, 2008, 121 (5): 1642 – 1649.

[8] HALLOCK G G. The complete nomenclature for combined perforator flaps [J]. Plastic and Reconstructive Surgery, 2011, 127 (4): 1720 – 1729.

[9] BLONDEEL P N, BOECKX W D. Refinements in free flap breast reconstruction: the free bilateral deep inferior epigastric perforator flap anastomosed to the internal mammary artery [J]. British Journal of Plastic Surgery, 1994, 47 (7): 495 – 501.

[10] ALI RS, GARRIDO A, RAMAKRISHNAN V. Stacked free hemi-DIEP flaps: a method of autologous breast reconstruction in a patient with midline abdominal scarring [J]. British Journal of Plastic Surgery, 2002, 55 (4): 351 – 353.

[11] HAMDI M, KHUTHAILA D K, VAN LANDUYT K, et al. Double-pedicle abdominal perforator free flaps for unilateral breast reconstruction: new horizons in microsurgical tissue transfer to the breast [J]. Journal of Plastic Reconstructive and Aesthetic Surgery, 2007, 60 (8): 904 – 912; discussion 913 – 914.

[12] AGARWAL J P, GOTTLIEB L J. Double pedicle deep inferior epigastric perforator/muscle-sparing TRAM flaps for unilateral breast reconstruction [J]. Annals of Plastic Surgery, 2007, 58 (4): 359 – 363.

[13] Healy C, Sr A R J. The evolution of perforator flap breast reconstruction: twenty years after the first DIEP flap [J]. Journal of Reconstructive Microsurgery, 2014, 30 (2): 121 – 125.

[14] 穆蘭, 刘岩, 毕晔, 等. 脱目镜三维可视技术在两例乳腺癌根治术后乳房缺损修复中的初步应用 [J]. 中华显微外科杂志, 2019, 42 (5): 434 – 437.

[15] Wong C, Saint-Cyr M, Mojallal A, et al. Perforasomes of the DIEP flap: vascular anatomy of the lateral versus medial row perforators and clinical implications [J]. Plastic and Reconstructive Surgery, 2010, 125 (3): 772 – 782.

[16] Torresan R Z, dos Santos C C, Okamura H, et al. Evaluation of residual glandular tissue after skin-sparing mastectomies [J]. Annals of Surgical Oncology, 2005, 12 (12): 1037 – 1044.

(本文发表于《中华显微外科杂志》2020 年第 5 期)

(作者：宋达疆[1] 李赞[1] 章一新[2] 彭小伟[1] 周波[1] 吕春柳[1] 伍鹏[1] 唐园园[1] 易亮[1] 罗振华[1]

1. 湖南省肿瘤医院肿瘤整形外科；2. 上海交通大学医学院附属第九人民医院整形修复外科)

特殊形式穿支皮瓣的临床应用进展

卿黎明 吴攀峰 唐举玉

中南大学湘雅医院骨科（手显微外科）

穿支皮瓣是近几十年来显微外科领域内发展出来的一种新型皮瓣，它使皮瓣更加精细、微型、美观，符合微创外科的最新理念。自1989年Koshima等[1]首次成功应用穿支皮瓣于临床以来，穿支皮瓣在临床的应用已十分盛行[2-6]。穿支皮瓣技术秉持"美观、微创"的理念，在改善皮瓣受区外形和功能的同时，最大限度地减少了对皮瓣供区外观和功能的损害，目前已被广泛应用于乳房重建及头、颈、躯干与四肢创面的修复[3,7-10]。然而，随着穿支皮瓣在临床应用中的深入推广与研究，越来越多的医务工作者发现传统的穿支皮瓣仍然存在一定的局限性。具体表现在以下几个方面：①虽然穿支皮瓣切取不携带肌肉和深筋膜，但部分患者皮瓣供区浅筋膜脂肪肥厚，修复表浅创面外形臃肿，影响受区的美观。②穿支皮瓣只包括皮肤与浅筋膜组织，适合浅表创面修复，不适合修复合并深部死腔的创面。③部分穿支皮瓣可以采用穿支与受区主干血管的分支吻合，或与受区主干血管端侧吻合，但由于皮瓣受区主干血管无合适分支或者位置特殊不能完成端侧吻合，因此，临床应用更多的是采用穿支皮瓣的一级源血管与受区主干血管端端吻合，需要牺牲受区一组主干血管。④受穿支血管血管体区的限制，在只切取一级源血管的前提下皮瓣切取面积有限。⑤对于一些复杂的创面，传统穿支皮瓣设计方式不能满足创面的修复要求或者对供区损伤大。鉴于传统穿支皮瓣的上述缺点，特殊形式穿支皮瓣应运而生[11-12]。特殊形式穿支皮瓣的出现，打破了传统穿支皮瓣的使用局限，进一步丰富了穿支皮瓣的内涵，扩大了穿支皮瓣的适应范围。笔者就近年来特殊形式穿支皮瓣的临床应用情况及特点归纳如下。

一、特殊形式穿支皮瓣的产生背景

1988年，Kroll等[13]首先提出了以穿支为基础获取皮瓣的概念。由于穿支皮瓣减轻了供区的损伤，提高了受区的修复效果，使皮瓣由"粗犷的关注皮瓣成活、创面覆盖"向"精致的微创、美观"转变。1989年Koshima等[1]率先报道了不携带腹直肌的腹壁下动脉穿支皮瓣，因其突破了深筋膜血管网是皮瓣赖以生存基础的传统观念，使皮瓣切取获得了自由，明显改善了皮瓣受区的外形和功能，最大程度减少了皮瓣供区外观和功能的损害。Allen等[7]于1994年率先把穿支皮瓣技术带入了乳房再造领域。2001年9月在比利时"根特"举行的第一届国际穿支皮瓣会议上把穿支血管分为五类，分别为：

只穿过深筋膜的直接穿支血管、主要供应皮下组织的间接肌穿支血管、主要供应肌肉有二级分支供应皮下组织的间接肌穿支、间接肌外膜穿支、间接肌间隙穿支。在这届"根特"会议上学术界对穿支皮瓣的定义达成了基本共识[14]。"根特共识"对穿支皮瓣的研究起到了很大的推动作用。2009 年 Saint-Cyr 等[15]从单穿支造影出发，通过数字化技术三维或四维重建了全身 217 块穿支皮瓣，提出了穿支皮瓣血运分布的四条规律：穿支间有直接和间接通路相互连接吻合，形成独特的血管链接轴；穿支血管之间的血管链接轴与肢体纵轴方向一致，与躯干的中线垂直；穿支血管有其特定的供血区域即穿支体区，穿支血管优先供应自己区域，再通过交通支供应临近的穿支体区；穿支血液的流动都有一定的方向性。动态观察单穿支血管供应的血管体区以及与旁边穿支血管体区的关系，提出了穿支体区（perforatersome）概念，完善了穿支皮瓣的基础理论。至此，穿支皮瓣在国内外开始蓬勃发展，被广泛应用于乳房重建及头颈躯干与四肢创面的修复。但随着临床应用的推广与深入研究，发现传统的穿支皮瓣仍然存在诸多问题，临床应用存在一定的局限性。比如如何减少供区损伤，如何修复超长创面或精准修复合并死腔创面，此外部分皮瓣仍显臃肿、需要牺牲受区主干血管等问题，成为皮瓣外科领域医生重点关注的问题。为解决传统穿支皮瓣存在的上述问题，先后出现了 Flow-through 穿支皮瓣、显微削薄穿支皮瓣、分叶穿支皮瓣、嵌合穿支皮瓣、联体穿支皮瓣的相关文献报道[16-21]。

二、特殊形式穿支皮瓣概念提出与术式发展

为了区别于传统穿支皮瓣，2012 年 9 月在宁波召开的第二届中国穿支皮瓣高峰论坛上，唐举玉等[12]一批与会专家就上述各种形式穿支皮瓣的命名术语及定义达成共识，并提出了特殊形式穿支皮瓣。特殊形式穿支皮瓣是指依据创面的特点与重建要求，应用穿支皮瓣的微创技术和美学理念对骨皮瓣、肌皮瓣和筋膜皮瓣进行合理分割使其能够实现创面的立体修复，或对传统穿支皮瓣进行组合拼接、显微削薄等以进一步提高临床疗效和减少皮瓣供区损害，此类穿支皮瓣类型称为特殊形式穿支皮瓣或穿支皮瓣的特殊形式。2013 年唐举玉[22]在《中华显微外科杂志》上报道了特殊形式穿支皮瓣的临床应用教程，详细介绍了特殊形式穿支皮瓣 5 种基本类型的应用原则，并于 2014 年总结了 480 例特殊形式穿支皮瓣在创伤骨科的临床应用经验，首次提出了特殊形式穿支皮瓣的衍生类型的概念[23]，进一步扩大了特殊形式穿支皮瓣的内涵及适应证。特殊形式穿支皮瓣的 5 种基本类型的应用解决了许多传统穿支皮瓣不能解决或治疗效果不好的难题，取得了更好的治疗效果，但在随后的临床工作中发现部分特殊创面（如合并深部死腔的宽大创面、供区皮瓣浅筋膜层脂肪肥厚的患者合并深部死腔的浅表创面等）仍不能很好解决，为此，将上述 5 种特殊形式穿支皮瓣术式中的 2 种或 2 种以上技术组合应用从而衍生了多种新的术式[24]，如为了不牺牲受区主干血管同时又能填充深部死腔衍生了 Flow-through – 嵌合穿支皮瓣[25]，为了能在填充深部死腔的同时修复浅表宽大的创面衍生了分叶 – 嵌合穿支皮瓣[26]，为了减少皮瓣供区损伤，使皮瓣供区直接闭合而又合并脂肪肥厚的患者获得美学修复衍生了显微削薄 – 分叶穿支皮瓣等[27]。

三、特殊形式穿支皮瓣的分类与适应证

特殊形式穿支皮瓣分为基本类型即 Flow-through 穿支皮瓣、显微削薄穿支皮瓣、联体穿支皮瓣、分叶穿支皮瓣和嵌合穿支皮瓣[12,22-23]。在秉承穿支皮瓣的"微创与美学"核心理念基础上，依据创面的特点与重建要求，将同一血管体区的骨皮瓣、肌皮瓣或筋膜皮瓣合理分割成由同一源血管供血的两块或多块独立的组织瓣（穿支皮瓣、肌瓣、筋膜瓣或骨瓣），使其能够实现深部死腔和浅表创面的立体修复，由此衍生了嵌合穿支皮瓣；依据一级源血管发出多个穿支并间隔一定距离供养皮瓣的解剖特点将同一血管体区穿支皮瓣分割成两块或多块穿支皮瓣，吻合一组血管、牺牲一个皮瓣供区即能同时修复邻近的两个或多个创面，由此衍生了分叶穿支皮瓣；为了避免皮瓣臃肿，对传统的穿支皮瓣进行显微削薄去除肥厚的浅筋膜层脂肪以进一步提高受区修复效果和减少皮瓣供区损害，由此衍生了显微削薄穿支皮瓣；为了不牺牲受区主干血管或同时重建受区缺损的主干血管，衍生了 Flow-through 穿支皮瓣；为了克服血管体区的界限限制，牺牲一个供区即能实现超长创面的修复衍生了联体穿支皮瓣。近年来也有作者相继报道上述 5 种基本类型中 2 种或 2 种以上技术结合应用的皮瓣类型，这种形式被唐举玉等[23]命名为特殊形式穿支皮瓣衍生类型，比如 Flow-through - 嵌合穿支皮瓣、削薄分叶穿支皮瓣、分叶嵌合穿支皮瓣、显微削薄联体穿支皮瓣、血流桥接嵌合穿支皮瓣、血流桥接显微削薄分叶穿支皮瓣等。

四、特殊形式穿支皮瓣的临床应用

1. Flow-through 穿支皮瓣

Flow-through 穿支皮瓣是指利用穿支皮瓣源血管（一般为一级源血管，非主干血管，如旋股外侧动脉降支）的近端与受区主干血管（如桡动脉）近端吻合、其远端与受区主干血管远端吻合、在重建穿支皮瓣血液循环的同时避免牺牲（或重建）受区主干血管的一种特殊穿支皮瓣。Soutar 等[28]于 1983 年报道应用桡动脉皮瓣重建头颈部缺损时将桡动脉桥接颈外动脉和面动脉，首先提出 Flow-through 皮瓣的概念。随后，Foucher 等[29]于 1984 年应用于修复四肢皮肤软组织缺损并同时重建缺损的主干血管。1995 年 Koshima 等[16]首次报道了 Flow-through 股前外侧皮瓣在修复肢体血管缺损的同时一期覆盖创面。1997 年 Ao 等[30]首次报道了应用 Flow-through 股前外侧皮瓣修复足踝部软组织缺损时保留胫后动脉。从此，Flow-through 穿支皮瓣被广泛地应用于四肢创伤修复、乳房重建等领域[31-35]。然而，Flow-through 穿支皮瓣的应用大多为了不牺牲主干血管或修复主干血管损伤。2014 年 Qing 等[36]报道了 Flow-through 穿支皮瓣的 4 种血流重建方式，进一步扩大了该术式的适用范围。目前临床主要应用于以下 4 种情况：①皮瓣受区主干血管正常，以皮瓣的一级源动脉嵌入受区主干动脉，建立皮瓣血运同时重建受区主干动脉连续性，此种情况临床最常用。②皮瓣受区主干动脉节段缺损，以皮瓣一级源动脉移植桥接受区节段缺损动脉的近、远端，重建穿支皮瓣血运的同时重建了节段性缺损的动脉主干，此为 Flow-through 穿支皮瓣的最佳适应证。③肢体套脱伤，浅静脉缺损，以皮

瓣的一级源动脉及其伴行静脉嵌入受区主干动、静脉，建立皮瓣血运同时重建受区主干动、静脉的连续性。④创面巨大，需采用穿支皮瓣组合移植[9,10,37]，以皮瓣的一级源动脉近端与受区主干动脉近端吻合，一级源动脉远端与另一皮瓣供血动脉吻合，或一级源动脉远端与受区主干动脉远端吻合，其粗大分支与皮瓣供血动脉吻合（第二皮瓣供血动脉较为细小时）。特别是最近"骨整形"理念的提出[38]，需要急诊一期修复四肢主干血管损伤合并软组织缺损等严重创伤的患者，Flow-through 穿支皮瓣将发挥更加重要的作用[39]。

2. 联体穿支皮瓣

1982 年 Song 等[40]在运用额部皮瓣一期重建鼻子时首次提出联体皮瓣的概念。1987 年 Taylor 等[41]首先提出了血管体区的概念，根据血管体区血供界限，在切取超出源血管血管体区时，为避免皮瓣局部坏死，需要吻合其他营养血管重建辅助的血液供应。在此基础上，Takayanagi[42]于 1989 年首先提出了扩大的横形腹直肌皮瓣应用于乳房再造，为减少皮瓣的远端坏死，该作者通过吻合旋髂浅血管与受区胸背血管来扩大皮瓣的供血，接着于 1993 年把这种通过吻合多组血管来扩大皮瓣供血的方式命名为"supercharged"技术，即外增压技术[42]。同年，Semple 通过吻合皮瓣源血管的分支与对侧腹壁下血管来扩大横形腹直肌皮瓣的供血，并把这种方式称为"tubercharged"技术，即内增压技术[43]。从此，利用外增压或内增压技术来获取联体皮瓣被广泛地报道[44-45]，这种术式最常见于利用联体 DIEPF 行自体乳房再造[46]，但是，这些作者并没有提出联体穿支皮瓣的概念。直至 2008 年，Hallock[47]在对其过去 5 年 522 例穿支皮瓣进行回顾性分析时，从穿支血管体区的角度出发分析其中 5 例基于穿支血管的联体穿支皮瓣，提出两个或多个邻近的穿支皮瓣可联合在一起形成联体穿支皮瓣，系统地阐述了联体穿支皮瓣的可行性，从此将联体皮瓣概念引入到穿支皮瓣的领域中。联体穿支皮瓣是指切取的一级源血管供应的穿支皮瓣长度超出了该血管所能供应的范围，必须在皮瓣远端吻合营养血管重建辅助的血液供应才能保证皮瓣成活的一种特殊形式穿支皮瓣。在四肢创面的修复领域，临床常用通过外增压或内增压技术联体旋股外侧动脉横支、降支等血管构建超长穿支皮瓣来修复肢体狭长创面。近年来，Yoshimatsu 等[21]报道 1 例超长腹壁下动脉联体穿支皮瓣，该皮瓣切取长达 72 cm。Qing 等[20]报道了采用联体腹壁下动脉穿支皮瓣修复肢体环形软组织缺损，进一步扩大了联体穿支皮瓣的使用适应证。近年来随着穿支血管体区概念的提出，跨血管体区的穿支皮瓣的静脉回流受到了关注，有学者提出了联体穿支皮瓣的静脉重建分内引流和外引流两种新方法[48]。Xi 等[49]通过动物模型实验发现，通过静脉的外引流技术，可增加联体皮瓣动脉灌注，改善皮瓣的成活质量。

3. 分叶穿支皮瓣

分叶（多叶）穿支皮瓣是指在同一血管体区（供区）切取的两个或两个以上的同类穿支皮瓣，移植时只需吻合一组血管蒂（即母体血管）即可重建两个或多个穿支皮瓣的血液循环。2004 年，Tasi 等[50]首先报道了应用分叶股前外侧皮瓣修复宽大创面实现供区直接闭合。2010 年，Marsh 等[18]详细介绍了通过转换皮瓣长度为宽度，修复宽大创面且实现创面的直接闭合。2008 年，唐举玉成功应用分叶穿支皮瓣修复足踝部宽大创面，并于 2012 年提出其理论体系，"对宽大创面进行剪裁分割、将皮瓣化宽度为长度"从而实现皮瓣供区的直接闭合，有效避免第二供区损害，此后，该技术在临床得到了推广应用[22-23,51]。除此之外，2018年通过系统性的回顾旋股外侧动脉降支分叶穿支皮瓣修复足踝部软组织缺损时，提出了分叶穿支皮瓣不仅可用于宽大创面的修复，还可用于异形创面、贯通伤创面、多个邻近创面的修复，进一步扩展了分叶穿支皮瓣的使用范围[52]。Zhang 等[53-54]先后报道了带蒂骨间后及胸背动脉分叶床支皮瓣的应用。接着 Li 等[55]报道了游离骨间后分叶穿支皮瓣修复多指软组织缺损的临床应用，均获得了可靠的疗效。既往分叶穿支皮瓣的设计均停留在通过化皮瓣长度为宽度，修复宽大的创面，但是在临床实际运用中传统的设计方式有时并不能满足创面的修复要求，为进一步扩大供区皮瓣的切取范围且供区能一期闭合，近年来多个作者对分叶穿支皮瓣的设计方式进行了优化，Li 等[56]提出了花叶形设计骨间后穿支皮瓣修复多指损伤，可进一步扩大皮瓣的切取长度。最近，Qing 等[57]结合旋肩胛动脉穿支的解剖学特点，提出根据创面特点，可选择横形、斜形及"T"形设计的方式设计旋肩胛动脉分叶穿支皮瓣，这样可真正实现个性化、精准化修复，同时减少对供区的损伤。Luo 等[58]首先报道了小儿分叶 DIEPF 的临床应用，并提出可根据创面个性化选择斜形、"S"形及"T"形设计的方式修复创面，在扩大皮瓣切取面积的同时使得供区能直接闭合。

越来越多的皮瓣外科医生关注到皮瓣供区损伤的问题，如何在有效、精准修复创面的同时减少供区的损伤备受关注[59-60]。Zhang 等[3]提出了经济的自体组织移植的新理念，介绍了 Kiss 皮瓣技术，并根据皮瓣的血管供应基础对分叶穿支皮瓣进行了分型，基本上可总结为：亚穿支血管为基础型、穿支血管基础型、分支血管基础型以及混合型。

4. 嵌合穿支皮瓣

嵌合皮瓣的概念最早由 Hallock[61]于1991年首次提出，嵌合（chimeric）一词最早起源于希腊神话，是指一种喷火的怪物，由狮头、羊身、蛇尾三部分连成的一个整体，因此，嵌合皮瓣必须包含2种及2种以上不同类型的组织瓣，但其中至少含有皮瓣，不同类型的组织瓣通过一组血管蒂相连接。嵌合穿支皮瓣不仅能够修复浅表创面，而且能同时实现深部结构的修复，做到创面的三维立体重建，一经提出就受到了临床的广泛关注[62-67]。然而，嵌合皮瓣概念从提出后便经历了前期的质疑，中期的百家争鸣，比如诸多作者提出"ridge flaps""polyflaps""conjoint flaps""mosaic"或"chain-circle"皮瓣等[68]，后逐渐被接受的过程。嵌合穿支皮瓣是在嵌合皮瓣的基础上发展而来，Koshima 等[69]于1993年首先提出了以穿支为基础的嵌合皮瓣的概念并介绍了旋股外侧动脉系统嵌合皮瓣的临床应用经验。但他是通过显微吻合的链接方式构建穿支蒂嵌合皮瓣，不属于真正的嵌合穿支皮瓣。目前，国内外对嵌合穿支皮瓣的定义仍存在较大分歧，有作者把它分为2类即："预制的嵌合皮瓣"（prefabricated）和"内在固有的嵌合皮瓣"（intrinsic）[70]。先锋 Hallock、Wei、Huang 等对嵌合穿支皮瓣应用进行了扩展并对该皮瓣的命名进行了规范[19,71-75]。Hallock 提出嵌合穿支皮瓣是指在同一血管体区切取、包含有多个不同种类的独立组织瓣，每个组织瓣都由独立的穿支供血，而每个穿支都来源于同一源血管，是复合皮瓣（compound flap）的一种。这与国内学者提出的嵌合穿支皮瓣的概念相近，现已逐渐被广大学者所接受。

2003年 Huang 等[75]首先对嵌合皮瓣进行分型，他们把嵌合穿支皮瓣的分为：穿支血管基础的嵌合穿支皮瓣；分支血管基础的嵌合穿支皮瓣；显微吻合预制的嵌合穿支皮瓣。近年来，Kim 在此基础上根据是否行血管显微吻合预制以及皮瓣的血供特点对嵌合穿支皮瓣提出的系统分型：经典型、吻合型、穿支嵌合型以及混合型穿支皮瓣[62]。2018 年，Wu 在既往嵌合穿支皮瓣分型的基础上提出了亚穿支为基础的嵌合穿支皮瓣。最近，唐举玉等介绍了股前外侧穿支嵌合皮瓣的一种新的分型方法[26]。Type AⅠ亚穿支为基础型，穿支发出亚穿支血管，营养皮瓣的亚穿支血管穿经肌瓣，由穿支血管发出的亚穿支分别支配皮瓣与肌瓣，无需冗长的穿支血管分离，可快速切取皮瓣，手术时间短，对供区创伤少，但是皮瓣的各组成部分的自由度小，适合于需修复深部结构位于创面中心的患者；Type AⅡ穿支发出亚穿支血管，营养皮瓣的亚穿支血管穿经肌瓣，由穿支血管发出的亚穿支分别支配皮瓣与肌瓣；Type B 穿支血管为基础型，由主干血管发出的穿支血管分别支配皮瓣与肌瓣；Type C 分支血管为基础型，由不同的主干分支血管发出的穿支血管分别支配皮瓣与肌瓣。该种类型皮瓣与肌瓣的血管蒂长，自由度大，但是需要冗长的穿支血管分离，手术时间长，对供区的损伤先对较大。该种类型适合于需修复深部结构位于创面边缘的患者。该种分型可根据创面特点实现创面的个性化修复，更贴合于临床皮瓣的临床应用，有利于该技术的推广应用。

5. 显微削薄的穿支皮瓣

显微削薄穿支皮瓣系日本学者 Kimura[17]于 2002 年首先提出，是指保留穿支血管及其浅筋膜内分支和真皮下血管网、应用显微外科器械在放大镜（或手术显微镜）下剔除了大部分浅筋膜层脂肪的穿支皮瓣。该术式的核心是将穿支的解剖自肌内、深筋膜延伸到了浅筋膜层，皮瓣除了不携带肌肉、深筋膜，还不携带大部分浅筋膜层脂肪组织。技术核心、难点、风险主要在于浅筋膜层的穿支解剖。目前主要存在有两种类型手术方式，一种在皮瓣切取后显微镜下一次性整体削薄。该种手术方式首先由 Kimura 介绍[17,76-77]，然而，他们首先通过显露皮瓣穿支血管，在显微镜下应用显微剪刀锐性切除穿支周围的纤维膜状结构，再用显微镊钝性去除脂肪小叶，然后再来行皮瓣切取，但是，作者并没有提出具体的皮瓣切取层面。2006 年 Yang 等[78]对此方式进行了改良，采用皮瓣整体切除后，在断血管蒂前显微镜下去除皮瓣的大脂肪颗粒，从而进行皮瓣一次性整体削薄。最近，Narushima 等[79]报道采用该种方式切取显微削薄的旋髂浅动脉穿支皮瓣，可成功获取单纯的皮穿支皮瓣（pure skin perforator flap），皮瓣厚度可小于 2 mm。国内报道的显微削薄方法如阶梯样削薄，漏斗样削薄大多与 Yang 等提取的方法类似。近年来，Xie 等[80]利用显微削薄的技术切取带神经的旋股外侧动脉穿支皮瓣，结果显示该方法可获取的皮瓣的平均厚度为 4.55 mm，用于修复足踝部的创面缺损可获得满意外观。他们还提出根据穿支血管的不同分布类型采用不同皮瓣削薄方法，该作者将穿支血管分为三型：直接皮支型、筋膜皮支型、筋膜支型。直接皮支型修薄皮瓣时解剖简单快捷，可以将穿支蒂部完全修薄，仅保留真皮下 2～3 mm 厚细小脂肪颗粒。筋膜皮支型的皮支相对细小，显微解剖皮支比较费时。蒂部完全修薄对皮瓣血供有一定影响，有时为了保证皮瓣血供蒂部难以避免的带有部分筋膜脂肪组织。筋膜支型则难以修薄穿支蒂部，只能在手术显微镜下抽取蒂部大的脂肪球，以蒂部为中心向周边进行斜坡型修薄。另一种通过调整皮瓣切取的层次，来获取显微削薄的穿支皮瓣。2014 年，Hong 等[81]报道了一种新的显微削薄穿支皮瓣的切取方法。通过调整皮瓣的切区层次，在浅筋膜（小颗粒脂肪层）与深筋膜层（大颗粒脂肪层）之间切取皮瓣，最后在穿支轴线上保留一小条全厚的脂肪束，该脂肪束于阔筋膜表面分离，探查穿支并追踪至穿出深筋膜处，而后在放大镜下去除穿支周围的大颗粒脂肪，此种方法不切取大颗粒脂肪从而减少了供区损伤，避免了供区感觉神经的损伤。Kim 等[82]利用该技术切取了显微削薄的胸背动脉穿支皮瓣，认为传统的显微削薄皮瓣技术限制了穿支皮瓣的多样性，增加了手术时间，而在大小颗粒脂肪层之间掀起皮瓣，仅保留少量穿支周围的大颗粒脂肪，减少了对供区的损伤，而且切取的皮瓣更柔软，具备更好伸展性，修复效果更美观。

6. 特殊形式穿支皮瓣的衍生形式

对于高能创伤与肿瘤根治术后导致的复杂创面的患者，单一特殊类型穿支皮瓣的作用往往十分局限，这时特殊形式穿支皮瓣的衍生形式发挥的作用凸显十分重要[10]。然而，特殊形式穿支皮瓣的衍生形式需要 2 种或 2 种以上的基本类型特殊形式穿支皮瓣技术的组合应用，手术的实施难度大，学习曲线长，对术者提出了更高的要求[9,37]。因此，目前临床上的文献报道较少。2014 年，唐举玉等[12,22-23]率先介绍了特殊形式穿支皮瓣的衍生形式的临床应用。随后游兴等[83]、孙广峰等[84]先后报道了显微削薄的股前外侧分叶穿支皮瓣修复手部缺损的临床应用，结果显示该术式可一次性修复手术不规则或多个邻指软组织缺损创面，对供区损伤小，是修复手部创伤的一种理想术式。董玉金等[85]带神经削薄的游离股前外侧穿支分叶皮瓣可重建皮瓣感觉，经削薄处理后可避免二次手术整形，根据受区情况制成分叶皮瓣，不但减少了皮瓣的切取面积，而且使皮瓣外形更加美观，该皮瓣是修复足踝部创面的理想皮瓣之一。段超鹏等[86]报道了使用 Flow-through 腓动脉嵌合穿支皮瓣修复上肢感染性骨缺损 24 例，获得满意的手术效果。近年来，Qing 等[26]采用个性化设计的分叶嵌合旋股外侧动脉降支穿支皮瓣修复四肢复杂的皮肤软组织缺损获得成功。这种手术设计方式即可修复深部死腔同时又可修复宽大或多个邻近浅表创面，该作者还根据创面特点，详细地归纳了该术式的设计曲线。

五、总结与展望

穿支皮瓣的出现，提高了修复效果，实现了皮瓣由"粗制"向"精制"的转变。其术式不牺牲供区的主干血管、神经，浅筋膜层脂肪可厚可薄，在改善受区外形与功能的同时大大减少了对皮瓣供区的损害，实现了"功能、外观、成活、微创"的完美统一，已成为修复和重建领域重要的术式。传统的穿支皮瓣移植存在切取面积有限，不适合超长创面、宽大创面或合并死腔创面修复，部分皮瓣仍显臃肿、需要牺牲受区主干血管等问题，限制了穿支皮瓣的临床应用。此外，随着近年来人们生活水平的提高与显微外科技术的发展，显微重建外科医生已不再只停留在创面的覆盖、皮瓣外形方面，而是同时需要关注皮瓣供区的损伤[87]。特殊形式穿支皮瓣扩大了穿支皮瓣的适用范围，进一步提高了穿支皮瓣的临床疗效，值得临床推广应用。然而，特殊穿支皮瓣的应用需要一个长的学习曲线过程，熟悉了解潜在的穿支血管的特点及解剖知识可缩短学习曲线[88-92]，增加特殊穿支皮瓣具体设计的可预测性有助于术中选择合适的穿支皮瓣形式以实现创面的个性化修复。进一步推广特殊形式穿支的临床应用，对于提高复杂创面修复的治疗水平具有重要意义和积极的推动作用。

参 考 文 献

[1] KOSHIMA I, SOEDA S. Inferior epigastric artery skin flaps without rectus abdominis muscle [J]. British Journal of Plastic Surgery, 1989, 42 (6): 645-648.

[2] KIM JT, KIM SW. Perforator flap versus conventional flap [J]. Journal of Korean Medical Science, 2015, 30 (5): 514-522.

[3] ZHANG Y X, HAYAKAWA T J, LEVIN L S, et al. The economy in autologous tissue transfer: Part 1. The kiss flap technique [J]. Plastic and Reconstructive Surgery, 2016, 137 (3): 1018-1030.

[4] GEDDES C R, MORRIS S F, NELIGAN P C. Perforator flaps: evolution, classification, and applications [J]. Annals of Plastic Surgery, 2003, 50 (1): 90-99.

[5] TANG J, FANG T, SONG D, et al. Free deep inferior epigastric artery perforator flap for reconstruction of soft-tissue defects in extremities of children [J]. Microsurgery, 2013, 33 (8): 612-619.

[6] 卿黎明, 唐举玉, 吴攀峰, 等. 个性化设计腹壁下动脉穿支皮瓣在修复四肢不同类别皮肤软组织缺损中的临床应用 [J]. 中华整形外科杂志, 2018, 34 (9): 709-714.

[7] ALLEN R J, TREECE P. Deep inferior epigastric perforator flap for breast reconstruction [J]. Annals of Plastic Surgery, 1994, 32 (1): 32-38.

[8] 唐举玉, 卿黎明, 吴攀峰, 等. 游离腹壁下动脉嵌合穿支皮瓣修复合并深部死腔的下肢皮肤软组织缺损 [J]. 中华整形外科杂志, 2015, 31 (6): 425-428.

[9] QING L, WU P, YU F, et al. Sequential chimeric deep circumflex iliac artery perforator flap and Flow-through anterolateral thigh perforator flap for one-stage reconstruction of complex tissue defects [J]. Journal of Plastic Reconstructive Aesthetic Surgery, 2019, 72 (7): 1091-1099.

[10] QING L, WU P, YU F, et al. Use of a sequential chimeric perforator flap for one-stage reconstruction of complex soft tissue defects of the extremities [J]. Microsurgery, 2020, 40 (2): 167-174.

[11] 李苗钟, 潘佳栋, 王欣, 等. 特殊形式穿支皮瓣在四肢严重创伤修复中的应用进展 [J]. 中华创伤杂志, 2017, 33 (2): 137-140.

[12] 唐举玉, 章伟文, 张世民, 等. 中国特殊形式穿支皮瓣的名词术语与定义专家共识 [J]. 中华显微外科杂志, 2013, 36 (2): 113-114.

[13] KROLL S S, ROSENFIELD L. Perforator-based flaps for low posterior midline defects [J]. Plastic and Reconstructive Surgery, 1988, 81 (4): 561-566.

[14] BLONDEEL P N, VAN LANDUYT K H, MONSTREY S J, et al. The "Gent" consensus on perforator flap terminology: preliminary definitions [J]. Plastic and Reconstructive Surgery, 2003, 112 (5): 1378-1383.

[15] SAINT-CYR M, WONG C, SCHAVERIEN M V, et al. The perforasome theory: Vas-

cular anatomy and clinical implications [J]. Plastic and Reconstructive Surgery, 2009, 124 (5): 1529 - 1544.
[16] KOSHIMA I, SAISHO H, KAWADA S, et al. Flow-through thin latissimus dorsi perforator flap for repair of soft-tissue defects in the legs [J]. Plastic and Reconstructive Surgery, 1999, 103 (5): 1483 - 1490.
[17] KIMURA N. A microdissected thin tensor fasciae latae perforator flap [J]. Plastic and Reconstructive Surgery, 2002, 109 (1): 69 - 77; discussion 78 - 80.
[18] MARSH D J, CHANA J S. Reconstruction of very large defects: a novel application of the double skin paddle anterolateral thigh flap design provides for primary donor-site closure [J]. Journal of Plastic Reconstructive Aesthetic Surgery, 2010, 63 (1): 120 - 125.
[19] HALLOCK G G. The complete nomenclature for combined perforator flaps [J]. Plastic and Reconstructive Surgery, 2011, 127 (4): 1720 - 1729.
[20] QING L M, TANG J Y. Use of intraflap and extraflap microvascular anastomoses in combination for facilitating bipedicled DIEP/SIEA free flap for reconstruction of circumference soft tissue defect of extremity [J]. Microsurgery, 2019, 39 (2): 190 - 191.
[21] YOSHIMATSU H, YAMAMOTO T, HAYASHI A, et al. Use of a 72-cm-long extended bilateral deep inferior epigastric artery perforator free flap for reconstruction of a lower leg with no suitable recipient vessel around the injury zone: A case report [J]. Microsurgery, 2018, 38 (1): 89 - 93.
[22] 唐举玉. 中国特殊形式穿支皮瓣的临床应用教程 [J]. 中华显微外科杂志, 2013, 36 (2): 202 - 206.
[23] 唐举玉, 吴攀峰, 俞芳, 等. 特殊类型穿支皮瓣在创伤骨科的临床应用 [J]. 中华创伤杂志, 2014, 30 (11): 1085 - 1088.
[24] QING L M, WU P F, ZHOU Z B, et al. The concept of the special form perforator flap and its role in the evolution of reconstruction [J]. Xiangya Medicine, 2019, 10 (4): 1 - 12.
[25] 唐举玉, 杜威, 卿黎明, 等. Flow-through 嵌合旋股外侧动脉降支穿支皮瓣的临床应用 [J]. 中国修复重建外科杂志, 2018, 32 (8): 1052 - 1055.
[26] QING L M, WU P F, ZHOU Z B, et al. Customized reconstruction of complex three-dimensional defects in the extremities with individual design of vastus lateralis muscle-chimeric multi-lobed anterolateral thigh perforator flap [J]. Journal of Plastic Surgery and Hand Surgery, 2019, 53 (5): 271 - 278.
[27] 牟勇, 黎路根, 胡春兰, 等. 削薄分叶股前外侧穿支皮瓣修复四肢复杂软组织缺损 [J]. 中华显微外科杂志, 2019, 42 (3): 218 - 222.
[28] SOUTAR D S, SCHEKER L R, TANNER N S, et al. The radial forearm flap: a versatile method for intra-oral reconstruction [J]. British Journal of Plastic Surgery, 1983, 36 (1): 1 - 8.
[29] FOUCHER G, VAN GENECHTEN F, MERLE N, et al. A compound radial artery

forearm flap in hand surgery: an original modification of the Chinese forearm flap [J]. British Journal of Plastic Surgery, 1984, 37 (2): 139 - 148.

[30] AO M, NAGASE Y, MAE O, et al. Reconstruction of posttraumatic defects of the foot by Flow-through anterolateral or anteromedial thigh flaps with preservation of posterior tibial vessels [J]. Annals of Plastic Surgery, 1997, 38 (6): 598 - 603.

[31] KIM J T, KIM C Y, KIM Y H. T-anastomosis in microsurgical free flap reconstruction: an overview of clinical applications [J]. Journal of Plastic Reconstructive Aesthetic Surgery, 2008, 61 (10): 1157 - 1163.

[32] SATAKE T, SUGAWARA J, YASUMURA K, et al. "Mini-Flow-Through" deep inferior epigastric perforator flap for breast reconstruction with preservation of both internal mammary and deep inferior epigastric vessels [J]. Archives of Facial Plastic Surgery, 2015, 42 (6): 783 - 787.

[33] TRINH B B, FRENCH B, KHECHOYAN D Y, et al. Designing a fibular Flow-through flap with a proximal peroneal perforator-free flap for maxillary reconstruction [J]. Plastic and Reconstructive Surgery Glob Open, 2017, 5 (11): e1543.

[34] FERNANDEZ-GARRIDO M, LOPEZ PENHA T R, QIU S S. Flow-through flaps in the absence of an arterial gap for extremity defect reconstruction: minimizing the donor-site morbidity [J]. Journal of Reconstructive Microsurgery, 2019, 35 (5): 329 - 334.

[35] WISECARVER I R, MUNDINGER G S, TARAKJI M S, et al. Microsurgical engineering: bilateral deep inferior epigastric artery perforator flap with Flow-through intraflap anastomosis [J]. Plastic and Reconstructive Surgery Glob Open, 2018, 6 (1): e1554.

[36] QING L, WU P, LIANG J, et al. Use of Flow-through anterolateral thigh perforator flaps in reconstruction of complex extremity defects [J]. Journal of Reconstructive Microsurgery, 2015, 31 (8): 571 - 578.

[37] QING L, LI X, WU P, et al. Customized reconstruction of complex soft-tissue defect in the hand and forearm with individual design of chain-linked bilateral anterolateral thigh perforator flaps [J]. Journal of Plastic Reconstructive Aesthetic Surgery, 2019, 72 (12): 1909 - 1916.

[38] 赵广跃. 严重开放性骨折治疗的新理念 - 骨整形 [J]. 中华显微外科杂志, 2019, 42 (6): 521 - 523.

[39] ZHENG X, ZHAN Y, LI H, et al. Emergency repair of severe limb injuries with free Flow-through chimeric anterolateral thigh perforator flap [J]. Annals of Plastic Surgery, 2019, 83 (6): 670 - 675.

[40] SONG R, LING Y, WANG G, et al. One-stage reconstruction of the nose. The island frontal flap and the "conjoined" frontal flap [J]. Clin Plast Surg, 1982, 9 (1): 37 - 44.

[41] TAYLOR G I, PALMER J H. The vascular territories (angiosomes) of the body: experimental study and clinical applications [J]. British Journal of Plastic Surgery,

1987, 40 (2): 113 – 141.

[42] TAKAYANAGI S. Extended transverse rectus abdominis musculocutaneous flap [J]. Plastic and Reconstructive Surgery, 1993, 92 (4): 757 – 758.

[43] CIVELEK B, KARGI E, AKÖZ T, et al. Turbocharge or supercharge? [J]. Plastic and Reconstructive Surgery, 1998, 102 (4): 1303.

[44] KOMOROWSKA-TIMEK E, GURTNER G, LEE G K. Supercharged reverse pedicle anterolateral thigh flap in reconstruction of a massive defect: A case report [J]. Microsurgery, 2010, 30 (5): 397 – 400.

[45] TEVEN C M, OOI A S, CHANG D W, et al. A novel strategy to supercharge a deep inferior epigastric artery perforator flap after port-a-cath removal [J]. Plastic and Reconstructive Surgery Glob Open, 2016, 4 (12): e1031.

[46] KOOLEN P G, LEE B T, LIN S J, et al. Bipedicle-conjoined perforator flaps in breast reconstruction [J]. Journal of Surgical Research, 2015, 197 (2): 256 – 264.

[47] HALLOCK G G. Branch-based conjoined perforator flaps [J]. Plastic and Reconstructive Surgery, 2008, 121 (5): 1642 – 1649.

[48] FUKUNAGA Y, MIYAMOTO S, KOBAYASHI E, et al. Venous-supercharged free-style posterior thigh flap without a descending branch of the inferior gluteal artery for reconstruction in the infragluteal region [J]. Journal of Plastic Reconstructive Aesthetic Surgery, 2014, 67 (12): 1740 – 1743.

[49] XI S, CHENG S, LOU J, et al. A preliminary study of the effects of venous drainage position on arterial blood supply and venous return within the conjoined flap [J]. Plastic and Reconstructive Surgery, 2019, 143 (2): 322e – 328e.

[50] TSAI F C, YANG J Y, MARDINI S, et al. Free split-cutaneous perforator flaps procured using a three-dimensional harvest technique for the reconstruction of postburn contracture defects [J]. Plastic and Reconstructive Surgery, 2004, 113 (1): 185 – 193; discussion 194 – 195.

[51] 唐举玉, 罗令, 何洪波, 等. 小儿腹壁下动脉穿支皮瓣移植修复足踝部软组织缺损 [J]. 中华显微外科杂志, 2008, 31 (4): 249 – 252.

[52] QING L, WU P, YU F, et al. Use of dual-skin paddle anterolateral thigh perforator flaps in the reconstruction of complex defect of the foot and ankle [J]. Journal of Plastic Reconstructive Aesthetic Surgery, 2018, 71 (9): 1231 – 1238.

[53] ZHANG Y X, MESSMER C, PANG F K, et al. A novel design of the multilobed latissimus dorsi myocutaneous flap to achieve primary donor-site closure in the reconstruction of large defects [J]. Plastic and Reconstructive Surgery, 2013, 131 (5): 752e – 758e.

[54] ZHANG Y X, QIAN Y, PU Z, et al. Reverse bipaddle posterior interosseous artery perforator flap [J]. Plastic and Reconstructive Surgery, 2013, 131 (4): 552e – 562e.

[55] LI K W, LIU J, LIU M J, et al. Free multilobed posterior interosseous artery perforator

flap for multi-finger skin defect reconstruction [J]. Journal of Plastic Reconstructive Aesthetic Surgery, 2015, 68 (1): 9 – 16.

[56] LI K W, SONG D J, LIU J, et al. Tripaddle posterior interosseous artery flap design for 3-finger defects: an evaluation of 3 surgical approaches [J]. Annals of Plastic Surgery, 2016, 77 (4): 406 – 412.

[57] QING L, WU P, ZHOU Z, et al. A design for the dual skin paddle circumflex scapular artery perforator flap for the reconstruction of complex soft-tissue defects in children: anatomical study and clinical applications [J]. Annals of Plastic Surgery, 2019, 83 (4): 439 – 446.

[58] LUO Z, QING L, ZHOU Z, et al. Reconstruction of large soft tissue defects of the extremities in children using the kiss deep inferior epigastric artery perforator flap to achieve primary closure of donor site [J]. Annals of Plastic Surgery, 2019, 82 (1): 64 – 70.

[59] 魏在荣，汪华侨，王达利，等. 穿支皮瓣供瓣区选择原则 [J]. 中华显微外科杂志, 2016, 39 (5): 417 – 419.

[60] 卿黎明，贺继强，唐举玉，等. 旋股外侧动脉降支穿支皮瓣供区直接闭合的可靠切取宽度及其影响因素分析 [J]. 中华显微外科杂志, 2017, 40 (2): 114 – 117.

[61] HALLOCK G G. Simultaneous transposition of anterior thigh muscle and fascia flaps: an introduction to the chimera flap principle [J]. Annals of Plastic Surgery, 1991, 27 (2): 126 – 131.

[62] KIM S W, KIM K N, HONG J P, et al. Use of the chimeric anterolateral thigh free flap in lower extremity reconstruction [J]. Microsurgery, 2015, 35 (8): 634 – 639.

[63] KIM S W, YOUN D G, KIM J T, et al. A thoracodorsal artery perforator chimeric free flap for prevention of microvascular pedicle compression in lower extremity reconstruction [J]. Microsurgery, 2018, 38 (1): 46 – 50.

[64] LEE K T, WIRAATMADJA E S, MUN G H. Free latissimus dorsi muscle-chimeric thoracodorsal artery perforator flaps for reconstruction of complicated defects: does muscle still have a place in the domain of perforator flaps? [J]. Annals of Plastic Surgery, 2015, 74 (5): 565 – 572.

[65] HENN D, ABOUARAB M H, HIRCHE C, et al. Sequential chimeric medial femoral condyle and anterolateral thigh Flow-through flaps for one-stage reconstructions of composite bone and soft tissue defects: Report of three cases [J]. Microsurgery, 2017, 37 (7): 824 – 830.

[66] MALDONADO A A, SILVA A K, HUMPHRIES L S, et al. Complex orofacial reconstruction with the intrinsic chimeric flap [J]. Jornal of Reconstructive Microsurgery, 2017, 33 (4): 233 – 243.

[67] AZOUZ S M, CASTEL N A, VIJAYASEKARAN A, et al. Lower-limb reconstruction with chimeric flaps: The quad flap [J]. Microsurgery, 2019, 39 (2): 182 – 187.

[68] KOSHIMA I. A new classification of free combined or connected tissue transfers: intro-

duction to the concept of bridge, siamese, chimeric, mosaic, and chain-circle flaps [J]. Acta Medica Okayama, 2001, 55 (6): 329-332.

[69] KOSHIMA I, YAMAMOTO H, HOSODA M, et al. Free combined composite flaps using the lateral circumflex femoral system for repair of massive defects of the head and neck regions: an introduction to the chimeric flap principle [J]. Plastic and Reconstructive Surgery, 1993, 92 (3): 411-420.

[70] AGARWAL J P, AGARWAL S, ADLER N, et al. Refining the intrinsic chimera flap: a review [J]. Annals of Plastic Surgery, 2009, 63 (4): 462-467.

[71] HUANG W C, CHEN H C, JAIN V, et al. Reconstruction of through-and-through cheek defects involving the oral commissure, using chimeric flaps from the thigh lateral femoral circumflex system [J]. Plastic and Reconstructive Surgery, 2002, 109 (2): 433-441; discussion 442-443.

[72] WEI F C, JAIN V, CELIK N, et al. Have we found an ideal soft-tissue flap? An experience with 672 anterolateral thigh flaps [J]. Plastic and Reconstructive Surgery, 2002, 109 (7): 2219-2226; discussion 2227-2230.

[73] HALLOCK G G. Further clarification of the nomenclature for compound flaps [J]. Plastic and Reconstructive Surgery, 2006, 117 (7): 151e-160e.

[74] HALLOCK G G. Chimeric gastrocnemius muscle and sural artery perforator local flap [J]. Annals of Plastic Surgery, 2008, 61 (3): 306-309.

[75] HUANG W C, CHEN H C, WEI F C, et al. Chimeric flap in clinical use [J]. Clinics in Plastic Surgery, 2003, 30 (3): 457-467.

[76] KIMURA N, SATOH K, HOSAKA Y. Microdissected thin perforator flaps: 46 cases [J]. Plastic and Reconstructive Surgery, 2003, 112 (7): 1875-1885.

[77] KIMURA N, SAITOH M. Free microdissected thin groin flap design with an extended vascular pedicle [J]. Plastic and Reconstructive Surgery, 2006, 117 (3): 986-992.

[78] YANG W G, CHIANG Y C, WEI F C, et al. Thin anterolateral thigh perforator flap using a modified perforator microdissection technique and its clinical application for foot resurfacing [J]. Plastic and Reconstructive Surgery, 2006, 117 (3): 1004-1008.

[79] NARUSHIMA M, IIDA T, KAJI N, et al. Superficial circumflex iliac artery pure skin perforator-based superthin flap for hand and finger reconstruction [J]. Journal of Plastic Reconstructive Aesthetic Surgery, 2016, 69 (6): 827-834.

[80] XIE S, DENG X, CHEN Y, et al. Reconstruction of foot and ankle defects with a superthin innervated anterolateral thigh perforator flap [J]. Journal of Plastic Surgery and Hand Surgery, 2016, 50 (6): 367-374.

[81] HONG J P, CHOI D H, SUH H, et al. A new plane of elevation: the superficial fascial plane for perforator flap elevation [J]. Jornal of Reconstructive Microsurgery, 2014, 30 (7): 491-496.

[82] KIM K N, HONG J P, PARK C R, et al. Modification of the elevation plane and de-

fatting technique to create a thin thoracodorsal artery perforator flap [J]. Jornal of Reconstructive Microsurgery, 2016, 32 (2): 142-146.

[83] 游兴, 魏在荣, 金文虎, 等. 分叶显微削薄旋股外侧动脉降支穿支皮瓣修复手足复杂创面 [J]. 中华整形外科杂志, 2016, 32 (4): 303-305.

[84] 孙广峰, 邓呈亮, 吴必华, 等. 修薄股前外侧穿支分叶皮瓣修复手部创面 [J]. 中华手外科杂志, 2018, 34 (2): 81-83.

[85] 董玉金, 张铁慧, 钟声, 等. 带神经削薄的游离股前外侧穿支分叶皮瓣修复足踝部软组织缺损 [J]. 中华骨科杂志, 2016, 36 (13): 826-832.

[86] 段超鹏, 何俊娥, 梁高峰, 等. Flow-through 腓动脉嵌合穿支皮瓣治疗上肢感染性骨缺损 [J]. 中华手外科杂志, 2019, 35 (4): 303-304.

[87] 唐举玉, 汪华侨, Hallock G G, 等. 关注皮瓣供区问题——减少皮瓣供区损害专家共识 [J]. 中华显微外科杂志, 2018, 41 (1): 3-5.

[88] TANG M, YANG D, GEDDES C, et al. Anatomical techniques: In perforator flaps: Anatomy, technique and clinical applications [J]. QMP, St Louis, USA, 2006: 53-67.

[89] SAINT-CYR M, SCHAVERIEN M, ARBIQUE G, et al. Three-and four-dimensional computed tomographic angiography and venography for the investigation of the vascular anatomy and perfusion of perforator flaps [J]. Plastic and Reconstructive Surgery, 2008, 121 (3): 772-780.

[90] SAINT-CYR M, SCHAVERIEN M, WONG C, et al. The extended anterolateral thigh flap: anatomical basis and clinical experience [J]. Plastic and Reconstructive Surgery, 2009, 123 (4): 1245-1255.

[91] 唐举玉, 卿黎明, 贺继强, 等. 数字化技术辅助分叶旋股外侧动脉穿支皮瓣设计的初步应用 [J]. 中华显微外科杂志, 2016, 39 (2): 123-126.

[92] WANG Z, YI X, HE J, et al. Catheter-based computed tomography angiography in anterolateral thigh perforator mapping of chinese patients [J]. Jornal of Reconstructive Microsurgery, 2019, 35 (3): 221-228.

(本文发表于《中华显微外科杂志》2021年第1期)

努力追求创面修复的"泳裤供区"理念

张敬良

广东顺德和平外科医院

从事显微创伤修复与重建工作多年,常有一些感悟和思考。比如20世纪90年代中期,我在《中华显微外科杂志》上发表了第一篇文章,谈的是显微外科医生的心理素质培养[1]。相信有多年工作经验的显微外科医生应该会感同身受。而今天的这个题目,大家可能会有疑惑,"泳裤供区"是什么意思呢?下面就跟大家一起来探讨。

软组织缺损的修复,最早是从公元前600年的印度额部皮瓣修复鼻部软组织缺损开始,经历了一个漫长的过程。直到20世纪初,人们又开始寻找更多供区的皮瓣,比如胸背动脉皮瓣等。但直至20世纪50年代之前,仍是以带蒂的随意皮瓣为主。20世纪60~70年代发展起来的轴型皮(肌)瓣概念,其最大的意义是打破了随意皮瓣的长宽比例限制,从某种意义上讲也为知名血管供养范围为基础的游离皮瓣打下了基础。1973年,Taylor等[2]首次报道了应用显微外科技术成功完成游离复合组织移植,使远距离修复成为可能。

在这期间,中国学者及前辈们的不懈努力和追求,使得我们能够处在世界显微修复领域发展的前沿。杨东岳于1973年完成中国首例腹股沟皮瓣游离移植,此后吻合血管的皮瓣移植术广泛采用,使各种创伤(面)的修复发生了很大的变革[3]。至20世纪80年代初,以徐达传等[4]的ALTPF为代表的非主干血管供血的皮瓣,以及骨间后动脉皮瓣、内踝上皮支皮瓣、螺旋桨皮瓣等游离、带蒂皮瓣开始大量涌现。

20世纪80年代后期出现的DIEAPF,于1989年由Koshima等[5]最先报道;2004年出现的自由型游离皮瓣(free-style free flaps)等。这些技术为皮瓣的自由选择与修复进入一个更高的境界打下了坚实的基础,也为对皮瓣供区美观的追求开拓了空间,有了更多的选择[6]。

在皮瓣切取及修复的不断发展过程中,临床上一直遵循着"能带蒂不游离、能局部不远处、以次要修复主要"的原则。但现在越来越多的学者开始关注和思考供区的选择及美观问题。20世纪90年代后期以来,采用前臂的各种局部转移皮瓣用于修复手部软组织缺损的方法因供区遗留较明显的瘢痕已趋于少用,因生活中前臂暴露的机会较多,难看的瘢痕十分影响美观,患者也很无奈[7]。王成琪等[3]在"皮瓣及组织瓣临床应用回顾与展望"一文中提到,各种形式皮瓣或组织瓣的组合可获得更好的效果,而且减少供区的损伤。这说明老一辈专家对供区是十分重视的。我相信,当年杨东岳教授首先选择完成腹股沟皮瓣这个血管细且不恒定却又非常隐蔽的区域作为供区,应该也是有所考虑的。

近年来，也许是对皮瓣供区美观选择问题的持续关注，我们发现对供区选择的隐蔽性和美观性的认识仍需进一步的重视，感觉在临床上也尚未达成与之相适应的共识和更新的供区选择理念，仍有较多采用手指、手背的局部皮瓣修复手指软组织缺损，也特别多见采用小腿部的各种岛状、带蒂皮瓣反转修复足部的各种创面（文献中常见报道），使得手部和小腿无形中增加了一些医源性的瘢痕，确实影响到了肢体的美观，患者不愿显露。特别是小腿的供区瘢痕，在穿短裙、短裤时影响确实较大（南方地区更是如此）。当然，这些手术本身无可厚非，非常符合传统的皮瓣选择原则，也都是一些经典、有一定难度的手术，而且手术做的也很漂亮。但不可否认的是，随着人们生活水平的不断提高，对生活质量及美的高需求日益强烈，我们在与患者的接触中也明显感受到他们对美观的需求、对供区隐蔽性的关注。

近年来，伤口美容缝合、瘢痕二次修复的兴起，下腹部皮瓣、旋髂浅皮瓣、穿支皮瓣等的广泛应用，都是患者这一需求的充分体现。因此，对皮瓣供区的选择不得不引起显微修复与重建外科医生进一步的重视。2016年，《中华显微外科杂志》刊登的"穿支皮瓣的临床应用原则专家共识"一文中强调了血管吻合瓶颈的突破，皮瓣的成活已不是核心问题，使得"以次要部位修复主要部位、宜近勿远、宜简勿繁、宜带蒂勿游离"这一传统的阶梯修复的皮瓣应用原则，已过渡到"以次要部位修复主要部位、皮瓣高质量成活、重视受区功能与形态重建、尽可能减少皮瓣供区外观与功能损害"的电梯修复原则，其中最大的变化是共识中明确提出了对供区外观与功能的重视[8]。所以，一是患者需求的提高，二是有技术的支撑，三是大家的共识，将关注供区隐蔽性、美观性的选择提升到更加重要的地位，并使得这一理念真正能够在临床上达成共识成为可能。

在综合考虑所需皮瓣的外观及功能的前提下，皮瓣选择哪里的供区切取最隐蔽、对美观影响最小呢？四肢的近端比远端隐蔽，躯干比四肢隐蔽，所以，我们身体最为隐蔽的区域是下腹部、臀部、腹股沟部、大腿近端（特殊的还有足底），而此区域恰是泳裤可以覆盖到的区域。所以，这就是我们提出并所追求和倡导的"泳裤供区"理念。这是一个简明、易记又可充分表达理念含义的说法，其直接表达的意思是，此处供区所造成的瘢痕可以穿上泳裤遮盖住，从而可放心大胆地去游泳！即我们在选择皮瓣时尽可能围绕"泳裤"所覆盖的区域。比如，旋髂浅皮瓣就是一个最为典型的符合"泳裤供区"理念的皮瓣，穿上较小的三角泳裤都可以覆盖此处的瘢痕。当然，如果穿上长直脚泳裤还可遮盖更多范围了（比如经典的"万能"皮瓣——ALTPF）。

一句不知名的名言说的好："追求是永无止境的，只要你不感到满足！"总之，我们在创面修复皮瓣切取的选择上，虽不必也不可能只选择"泳裤供区"，但如何努力去追求"泳裤供区"的理念，将每一个患者皮瓣供区所造成的对美观的影响降到最低，值得临床医生在创面修复时去追求和探讨。

参 考 文 献

[1] 张敬良，王庆良，王成琪. 浅谈显微外科医生的心理素质培养[J]. 中华显微外科杂志，1996，19（Z1）：75-76.

[2] TAYLOR G I, DANIEL R K. The free flap: composite tissue transfer by vascular anastomosis [J]. Australian and New Zealand Journal of Surgery, 1973, 43 (1): 1-3.

[3] 王成琪, 王剑利. 皮瓣及组织瓣临床应用回顾与展望 [J]. 中华显微外科杂志, 2008, 31 (2): 83-85.

[4] 徐达传, 钟世镇, 刘牧之, 等. 股前外侧皮瓣的解剖学 [J]. 临床应用解剖学杂志, 1984, 23 (3): 158.

[5] KOSHIMA I, SOEDA S. Inferior epigastric artery skin flaps without rectus abdominis muscle [J]. British Journal of Plastic Surgery, 1989, 42 (6): 645-648.

[6] 陶凯. 从皮瓣发展史看穿支皮瓣的发展方向 [J]. 中国美容整形外科杂志, 2016, 27 (3): 129-132.

[7] 黄耀鹏, 蔡晓明, 黄剑, 等. 前臂骨间后动脉逆行岛状皮瓣治疗29例虎口重度挛缩的体会 [J]. 全科医学临床与教育, 2011, 9 (5): 546-547.

[8] 唐举玉, 魏在荣, 张世民, 等. 穿支皮瓣的临床应用原则专家共识 [J]. 中华显微外科杂志, 2016, 39 (2): 105-106.

(本文发表于《中华显微外科杂志》2020年第1期)

腹股沟皮瓣的形式及其临床应用

王海文

东莞市茶山医院

1972年McGregor等[1]首先提出腹股沟皮瓣，1973年Daniel等[2]和杨东岳等[3]先后在临床成功施行了腹股沟皮瓣移植术，是临床应用最早的游离皮瓣之一。但因腹股沟皮瓣血管变异大、血管蒂短、血管蒂口径细小、解剖和吻合困难、体积臃肿等，临床应用逐渐减少。随着显微外科技术发展，小血管吻合技术逐步提高，腹股沟血管虽然解剖位置不恒定、变异比较多，但只要掌握其解剖特点，术中根据不同的血管走行，也能灵活地设计皮瓣。由于该皮瓣供区瘢痕隐蔽，可直接缝合，切取面积大，供区损伤小，不失为一个良好的皮瓣供区，近10年来已在颌面外科和四肢较多应用。对四肢小面积缺损，单纯的腹股沟皮瓣或穿支皮瓣就可以修复，但对一些较复杂的创面，如复合组织缺损、多处或较大面积软组织缺损等，就需要选择"个性化"的腹股沟皮瓣进行修复。因此，根据四肢不同部位的组织缺损，可设计以不同血管蒂供血的腹股沟皮瓣与特殊类型穿支皮瓣进行修复[4-7]。为促进腹股沟皮瓣在我国的推广及发展，系统总结腹股沟游离皮瓣的解剖、各种形式的设计、适应证、手术方法及其优点和缺点，侧重介绍在四肢软组织缺损修复的应用。

一、旋髂浅动脉为蒂的腹股沟皮瓣

1. 应用解剖

旋髂浅动脉主要在腹股沟韧带下1.0～4.0 cm处的股动脉外侧壁（75.1%）发出，外径平均为1.5 mm。主干发出后行于阔筋膜深面，约于股动脉外侧1.5 cm处分成深、浅2支：浅支随即穿深筋膜，走向髂前上棘，经过腹股沟淋巴结浅出，供应腹股沟区皮肤，浅支变异较大；深支继续在深筋膜下方、缝匠肌的表面走行，主干不进入缝匠肌内，沿途发出淋巴结支、肌支、骨膜支等[8-9]。

2. 适应证

适用于四肢较小面积软组织缺损的修复，特别是手、足部小面积软组织缺损修复。

3. 手术方法

①皮瓣设计：在腹股沟韧带下2.0 cm处触及股动脉搏动，以此点向髂前上棘顶点做连线，并沿髂嵴向外上延伸。②皮瓣切取与移植：于股动脉搏动点旁开1.5～2.5 cm寻找旋髂浅动脉的浅支和深支，根据动脉口径大小选择口径较大的支作为皮瓣供血动

脉，沿着该动脉逆行分离旋髂浅动脉至股动脉起始处再行离断。如旋髂浅动脉浅支或深支口径较粗，可直接切取穿支皮瓣。③皮瓣的静脉回流：皮瓣有两套静脉，为旋髂浅动脉伴行静脉和旋髂浅静脉。受区选择口径相应的血管与供区血管吻合，重建皮瓣血供。

4. 优点和缺点

该形式腹股皮瓣的优点是：切取方便，皮瓣供区隐蔽，且可以直接缝合。其缺点为：动脉变异较大，口径较小，蒂部较短；无适合的可供缝接的神经，较带神经的皮瓣而言感觉恢复慢。

二、腹壁浅动脉为蒂的腹股沟皮瓣

1. 应用解剖

腹壁浅动脉起自股动脉上段的前壁，越过腹股沟韧带浅面，穿过 Scarpa 筋膜，接近垂直方向进入腹前壁，一般分为内、外 2 支，分布达脐平面。

2. 适应证

适用四肢较小软组织缺损的修复及乳房再造。

3. 手术方法

①皮瓣设计：从腹股沟韧带中点向脐引连线，即为腹壁浅动、静脉的大致体表投影。②皮瓣切取与移植：沿着腹股沟韧带水平做一横行切口，切开皮肤至皮下，在 Scarpa 筋膜的下方找到腹壁浅动脉及回流静脉，并解剖追踪至其分别在股动脉起点和汇入大隐静脉处离断，如腹壁浅动脉内侧支或外侧支口径较粗，可直接切取皮瓣。腹壁浅动脉皮瓣的静脉回流主要是通过腹壁浅静脉和（或）动脉的伴行静脉，一般情况下腹壁浅静脉与其 2 条伴行静脉位于腹壁浅静脉的外侧深面。受区选择口径相应的血管与供区血管吻合，重建皮瓣血供。

4. 优点和缺点

优点为切取简单方便，供区可直接缝合。缺点为动脉变异较大，口径较小，蒂部较短，肥胖者切取皮瓣较厚；无适合的可供缝接的神经，较带神经的皮瓣而言感觉恢复慢。

三、旋髂深动脉为蒂的腹股沟皮瓣及穿支皮瓣

1. 应用解剖

旋髂深动脉在腹股沟韧带深面上（或下）起自髂外动脉或股动脉移行处，可分为腹股沟段、髂嵴内段和髂嵴上段[10-11]。腹股沟段走行于腹股沟韧带后缘由腹横筋膜和髂筋膜形成的纤维管内，沿腹股沟韧带外侧半的深面向外上方斜行至髂前上棘稍内侧，髂嵴内段为沿髂嵴前部内侧后行至髂嵴上缘，沿途发出 2～8 条肌骨支，髂嵴上段为髂嵴上缘折转向内、上侧穿出腹壁肌抵达皮肤，其中髂嵴内段为嵌合穿支骨皮瓣髂骨块切取位置，髂嵴上段为穿支皮瓣切取位置，以近端旋髂深动脉主干为蒂一同切取皮瓣和骨瓣，即构成旋髂深动脉嵌合穿支皮瓣。

2. 适应证

四肢小面积软组织缺损修复。

3. 手术方法

①皮瓣设计：术前使用 CDU 于髂嵴内侧探测穿支血管位置并标记，以此为布样中心设计皮瓣。②皮瓣切取与移植：根据设计线切开皮瓣外下侧并于深筋膜上方掀起皮瓣，注意保护旋髂浅静脉或皮瓣内走行的静脉，仔细分离标记点处的旋髂深动脉肌皮穿支。如穿支动脉口径较小，可带部分旋髂深动脉主干，切开腹外斜肌腱膜及腹内斜肌并小心解剖分离出旋髂深动脉主干，显露出旋髂深动脉及其伴行静脉，完全切开皮肤后观察皮瓣血运良好断蒂切取皮瓣。受区选择口径相应大小血管与供区血管吻合，重建皮瓣血供（图1）。

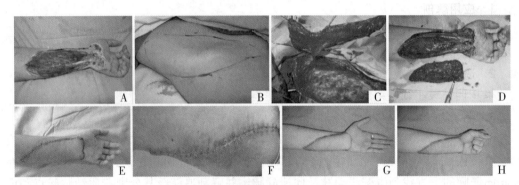

图 1　旋髂深动脉为蒂皮瓣的应用案例

A. 左前臂坏死组织切除后创面肌腱及神经外露；B. 术前皮瓣设计使用 CDU 标记穿支血管；C. 术中分离出旋髂深动脉肌皮穿支；D. 术中皮瓣移植；E. 术后 1 个月皮瓣外形；F. 术后 1 个月供区外形；G. 术后 24 个月随访，皮瓣质地柔软，外形良好；H. 术后 24 个月随访功能良好

4. 优点和缺点

优点：供区隐蔽、容易直接缝合、瘢痕较小。切取及吻合的穿支血管口径小，供区损伤小。缺点：无适合的可供缝接的神经，较带神经的皮瓣而言感觉恢复慢。

四、髂腹股沟嵌合穿支皮瓣

1. 应用解剖

①旋髂深动脉见前述。②应用解剖见前述，以旋髂浅动脉为蒂一同切取浅支营养皮瓣及深支营养髂骨则构成旋髂浅动脉嵌合穿支皮瓣。

2. 适应证

适用于四肢骨与软组织合并缺损修复及下颌骨缺损修复与重建。

3. 手术方法

①皮瓣设计：旋髂浅动脉蒂嵌合皮瓣设计同前述。旋髂深动脉蒂嵌合穿支皮瓣设计同前述。②嵌合皮瓣切取与移植：旋髂浅嵌合皮瓣切取：同前述。骨块切取：分离深支至髂前上棘位置，注意在深支周围携带部分筋膜组织以保护深支不被撕裂。此时注意深

支发出的骨膜支。并以此处作为凿取骨块的中心。按骨缺损大小稍长 1.0～1.5 cm，凿取髂骨块后，骨蜡封闭止血，严密缝合凿取骨块处筋膜。旋髂深动脉蒂嵌合穿支皮瓣切取：同前述。骨块切取：旋髂深动脉近端向远端肌皮穿支处分离暴露进入髂骨的穿支。注意保护髂前上棘下方处股外侧皮神经，至完全暴露旋髂深动脉及其伴行静脉走行后，以进入髂骨的 2～3 条穿支为中心，骨块切取及供区处理同上。将嵌合骨瓣置于受区创面处并注意防止牵扯血管蒂。调整骨瓣并咬除多余部分骨质后桥接于受区骨缺损处，旋髂浅、深动脉及其伴行静脉、旋髂浅静脉分别与受区标记动、静脉调整张力适合后吻合（图2）。

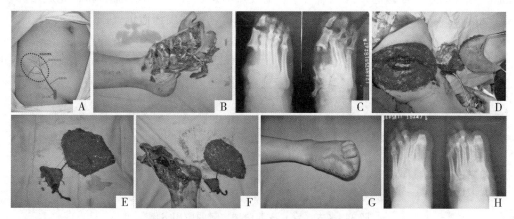

图 2　髂腹股沟嵌合穿支皮瓣的应用案例

A. 皮瓣设计；B. 左足前内侧部分毁损；C. 左足 X 线片；D. 术中嵌合穿支皮瓣切取；E. 术中游离嵌合穿支皮瓣；F. 术中嵌合穿支皮瓣移植；G. 术后 17 个月，皮瓣整形；H. 术后 X 线片显示移植骨已骨性愈合

4. 优点和缺点

优点为：①带血供的髂骨移植，其骨折愈合过程与一般的骨折愈合过程相似，愈合时间短，质量高，缩短康复锻炼时间。②据受区骨缺损大小选取旋髂浅动脉或旋髂深动脉为蒂，灵活运用。达到了尽可能降低供区创伤的目的。③采用嵌合穿支皮瓣的方式，骨与皮瓣活动度大，可修复受区不同位置的骨与软组织缺损，吻合蒂部血管即达到供血目的。同时易于观察明确血供是否稳定。④可附带肌肉填补受区空洞、死腔。⑤供区隐蔽，可直接缝合，不易损伤重要组织，并发症少。缺点是：①无适合的可供缝接的神经，较带神经的皮瓣而言感觉恢复慢。②有腹壁疝发生的可能。

五、多皮支腹股沟皮瓣

1. 应用解剖
见前述。

2. 适应证
四肢较大面积软组织缺损修复（宽度大于长度）。

3. 手术方法

①皮瓣设计：当皮瓣宽度大于长度时，单一的旋髂浅动脉或腹壁浅动脉供血面积有限，因此，同时切取旋髂浅动脉和腹壁浅动脉可增加皮瓣切取宽度。把腹壁浅动脉和旋髂浅动脉包含于皮瓣内。根据皮瓣大小，如切取皮瓣的宽度不大，可只切取腹壁浅动脉外侧支，如果切取宽度较大，应包含腹壁浅的内、外侧支，皮瓣切取宽度可超过腹中线。②皮瓣切取与移植：于股动脉上方前外侧找出旋髂浅动、静脉，向外游离并见进入皮瓣内。于股动脉上段找出腹壁浅动脉并向上分离，找出其外侧支并包含于皮瓣内，根据皮瓣切取大小决定是否腹壁下浅动脉的内侧支，见有动脉进入皮瓣后，切开皮瓣周围皮肤，在深筋膜平面掀起皮瓣至血管蒂，见皮瓣血运良好后，切断血管蒂，完成皮瓣切取。受区选择口径相应大、小血管与供区血管吻合，重建皮瓣血供（图3）。

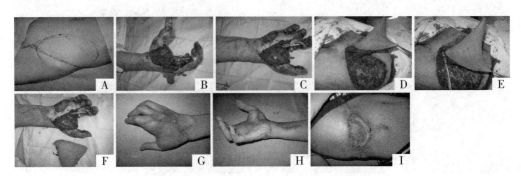

图3 多皮（穿）支腹股沟皮瓣的应用案例

A. 皮瓣设计；B. 右手掌部分毁损清创后创面；C. 右手掌部分毁损清创后创面；D. 术中皮瓣切取；E. 术中血管显示；F. 术中皮瓣移植；G. 术后3个月皮瓣外形（背面观）；H. 术后3个月，皮瓣外形（掌面观）；I. 术后供区外观

4. 优点和缺点

优点为：①皮瓣由多皮支提供血供，使皮瓣切取范围（面积）扩大，一期移植可覆盖大面积软组织缺损。②供区隐蔽，对供区功能及外观影响小。③皮瓣的动脉口径较小，与受区皮动脉吻合，不损伤受区的主干动脉。缺点是：①皮瓣供区无适合皮神经，不能制作成带感觉神经的皮瓣。②若患者较肥胖，受区外形臃肿。③皮瓣如切取较大，供区需植皮，影响美观。

六、腹股沟区联体穿支皮瓣

1. 皮瓣设计解剖学基础及方法

当皮瓣长度大于宽度时，单一采用旋髂浅动脉的浅支供血面积有限，因此，远端必须增加新的皮穿支供血，才能提供足够的血供。皮瓣设计：皮瓣近端设计同旋髂浅动脉皮瓣。远端穿支动脉的设计有两种方法：①旋髂浅动脉浅支投影轴心线的延长线与腋中线交叉点附近，约为第4腰动脉前支的皮穿支穿出点，此点作为皮瓣远端的供血点。皮瓣远端切取范围可超过腋后线。②选择肋间后动脉外侧支方法：皮瓣所需肋间后动脉外侧支体表投影位于腋中线肋间，以髂前上棘与同侧腋中线肋间隙处连线为皮瓣的轴线，远端切取可超过腋后线。在皮瓣的设计上主要是为了获得2条皮（穿）支动脉：①旋髂浅动脉浅支的切取同前述。②第4腰动脉前支或肋间后动脉外侧穿支的切取：第4腰动脉前支的切取稍困难。可以术前使用多普勒超声标记穿出点，则更为精确。相对而言，如果设计选择肋间后动脉外侧穿支则就比较容易获得。徐家钦等[12]对第6～10肋间后动脉外侧穿支进行解剖并临床运用，发现穿支平均外径（1.7±0.14）mm，解剖稳定，同时伴有肋间神经外侧皮支，临床切取获得皮瓣后疗效满意。上述基础解剖中可以看出，第6肋以下肋间后动脉外侧穿支解剖较为恒定，在皮瓣切取过程中也发现，以腋中线处肋间隙为圆心，直径3.0 cm范围内，均可比较容易而且稳定的分离出肋间后动脉外侧穿支。

2. 适应证

四肢较大面积软组织缺损修复（长度大于宽度）。

3. 手术方法

皮瓣近端的切取同前述。皮瓣远端切取：沿皮瓣设计线近腋中线处或多普勒超声标记处附近切开皮肤，在深筋膜平面掀起皮瓣仔细寻找第4腰动脉前支皮穿支，发现后可稍向下游离1.0～2.0 cm作为血管蒂，标记备用。如选择肋间后动脉外侧穿支为蒂，则在肋间隙与腋中线交叉点附近皮瓣设计线后方切开皮肤，分离皮下，显露肋间后动脉外侧支，寻找出穿支点后仔细分离约2.0 cm宽血管蒂，标记备用。此时可完全切开皮肤，保护好血管蒂部，掀起皮瓣观察皮瓣血运，发现皮瓣血运良好后断蒂，切取皮瓣。供区在两侧作充分游离后可直接缝合。将皮瓣置于受区，旋髂浅动脉浅支方向与创面近端对应，第4腰动脉前支或肋间后动脉外侧穿支与创面远端对应。选择受区相应血管与供区血管吻合，观察皮瓣血运恢复良好，边缘渗血良好，缝合皮肤（图4）。

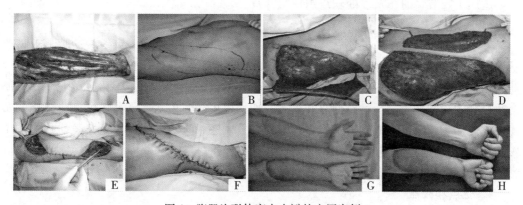

图4 腹股沟联体穿支皮瓣的应用案例

A. 术前右前臂外观，坏死组织切除术后，创面肌腱及神经外露；B. 皮瓣设计；C. 术中分离出旋髂浅动脉浅支与肋间后动脉外侧穿支；D. 皮瓣完全游离；E. 术中穿支动脉吻合完成；F. 术后供区直接缝合；G. 术后24个月，随访右前臂外观良好；H. 术后24个月，手和前臂功能良好

4. 优点及缺点

皮瓣的优点：①增加了皮瓣内腰部穿支动脉的供血，构筑成髂腹股沟联体穿支皮瓣后，皮瓣可切取的面积明显增加，可覆盖大面积软组织缺损。②术中采用旋髂浅动脉浅

支与第4腰动脉前支或与肋间后动脉外侧穿支，不损伤供区的主干动脉。③供区隐蔽，切取后供区可直接缝合，对供区的功能和外观影响较小。④受区供吻合的动脉均为穿支动脉，不损伤受区的主干动脉。缺点是：①皮瓣供区仅可切取肋间神经外侧皮支的一部分，支配范围小，不能制作成完全带感觉神经的皮瓣。②皮瓣移植于受区后都需调整，与受区穿支血管吻合，有可能发生血管蒂长度不够的情况，此时需要游离静脉桥接动脉，增加了手术风险及难度。③术中血管蒂部的调整和吻合均需要较为精细的显微外科技术。

七、腹股沟多叶皮瓣

1. 皮瓣设计解剖学基础及方法

①应用旋髂浅动脉与腹壁浅动脉共干、腹壁浅动脉分出的内侧支及外侧支、旋髂浅动脉发出深支和浅支3种形式，可分别设计双叶皮瓣。②旋髂浅动脉与腹壁浅动脉共干时，以旋髂浅动脉发出深支和浅支、腹壁浅动脉设计三叶皮瓣。

供血动脉干的选择：腹股沟区的旋髂浅动脉、腹壁浅动脉和阴部外浅动脉的主干及其发出的主支，除具有独自的起源外，任何1条动脉的干或主支与另1条动脉的干或主支合干也可能缺如。浅动脉的管径合干粗于不合干的相应动脉。在选择供血动脉干时，首先要考虑主干动脉的口径，动脉口径越粗越有利于吻合。因此，在切取皮瓣时，首先要考虑的是旋髂浅动脉和腹壁浅动脉共干的情况。在这两条动脉不共干时，才考虑应用腹壁浅动脉或旋髂浅动脉作为动脉主干来设计多叶皮瓣。

2. 适应证

适用于四肢贯通伤及多处软组织缺损修复。

3. 手术方法

于股内侧股动脉搏动点处做与股动脉平行的切口，切开皮肤，暴露股动脉。于股动脉上段找出旋髂浅动脉和腹壁浅动脉。如果这两条动脉共干，以此分叉处血管为蒂，设计并切取双叶皮或三叶皮瓣；如果两条动脉不共干，则根据起始处动脉口径大小，选择合适口径的动脉作为主干，设计双叶皮瓣。如切取皮瓣面积不大，供区可直接缝合；如切取皮瓣面积较大，则取大腿中厚皮片植皮修复供区。腹壁浅动脉和旋髂浅动脉共干或腹壁浅动脉或旋髂浅动脉与受区动脉吻合，动脉伴行静脉或腹壁浅静脉或旋髂浅静脉与受区深静脉或浅静脉吻合，重建皮瓣血供（图5）。

4. 优点和缺点

优点为：①皮瓣质地优良，可一期完成四肢多处软组织缺损的覆盖，切取面积较大。②病程短，可早期行功能锻炼。③供区隐蔽，可直接缝合。缺点是：①如应用腹壁浅动脉分出的内侧支及外侧支或旋髂浅动脉发出的深支和浅支作为供血动脉，动脉分支较细，分离时难度较大。②皮瓣供区无合适的皮神经，不能制成带感觉神经的皮瓣。③若患者较肥胖，受区臃肿，影响美观。

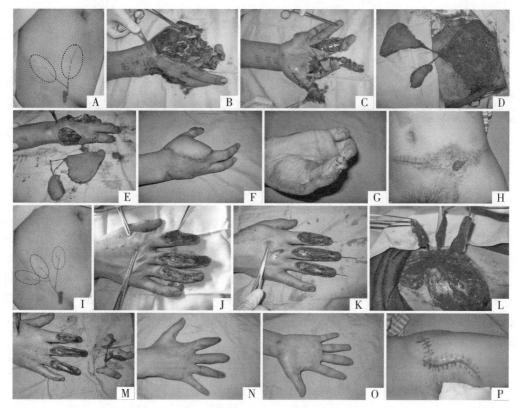

图5 腹股沟多叶皮瓣的应用案例

A. 双叶皮瓣设计;B. 术前右手背损伤情况;C. 术前掌侧观损伤情况;D. 术中分离出(共干)双叶皮瓣;E. 术中皮瓣移植;F. 术后4个月皮瓣外形良好,皮瓣稍臃肿;G. 术后4个月手部功能良好;H. 术后供区外观;I. 三叶皮瓣设计图;J. 术前右示、中、环指背侧复合组织缺损;K. 术中移植掌长肌腱修复手指伸肌腱;L. 术中分离出三叶皮瓣;M. 术中皮瓣移植;N. 术后3个月,皮瓣外形;O. 术后3个月右手指外形;P. 供区直接缝合,遗留线形瘢痕

八、"U"形修薄腹股沟皮瓣

1. "U"形修薄腹股沟皮瓣依据

肥胖者切取腹股沟皮瓣修复术后皮瓣臃肿,影响美观,常常需要去脂整形修薄手术。应用一期修薄皮瓣修复创面,则可避免再次手术,减少患者痛苦。肖添有等[13-14]对轴型真皮下血管网皮瓣的研究指出:不同血管类型的轴型真皮下血管网皮瓣,其修薄方法不应相同,这是由不同血管类型皮瓣的轴心血管在浅筋膜层的走行、分支及其构筑真皮下血管网方式的不同所决定。肌皮穿支穿出深筋膜层后,向周围不同方向发出分支,应采用"圆形"修薄法;直接皮肤血管皮瓣的轴心动脉在浅筋膜层的走行方向与皮瓣纵轴平行,主要向两侧及浅面发出分点,应采用"U"形超薄法。旋髂浅动脉属于直接皮动脉,应采用"U"形超薄法修薄:以旋髂浅动脉走行为轴,动脉两侧各1.5～2.0 cm范围内为非修薄区,给予保留,其余部分为修薄区,将其修薄成带真皮下2 mm左右脂肪颗粒层的薄皮瓣后,移植修复创面,修薄皮瓣既保留了皮瓣的轴心动脉,同时

也明显地改善了皮瓣的厚度及外观，达到术后薄而美观的效果（图6）。

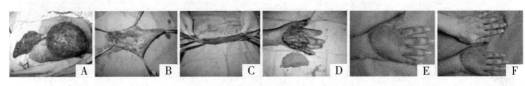

图6 修薄腹股沟皮瓣的应用案例
A. 腹股沟皮瓣切取；B. 皮瓣"U"形修薄后；C. 皮瓣修薄后；D. 术中皮瓣移植；
E. 术后45 d，手部皮瓣薄而平坦；F. 双手背侧比较，皮瓣外观不臃肿

2. 适应证

适合体胖患者四肢软组织缺损创面的修复。

3. 优点和缺点

优点是：皮瓣薄而美观，既一次手术修复创面，又无需断蒂及去脂整形，避免了再次手术的痛苦，减少了住院次数和天数的同时，更可以早期进行功能锻炼，利于患肢功能的恢复。缺点是：手术耗时长，修薄皮瓣时需仔细、小心，且由于皮瓣较薄，易发生血肿，在切取面积过大时皮瓣边缘易坏死。

九、髂腹股沟区血供检查方式与组织瓣设计的选择

临床经常遇到腹股沟区动脉变异的情况，切取皮瓣时耗时较长。近年来对血管影像学技术研究逐步发展，便携式多普勒超声可以探测穿支血流信号，以此来确定位置，有使用简便、无创的优点，但无法成像和提供血流动力学信息，假阳性、假阴性率相对较高；冯少清等[15]认为CDU下肢穿支血管的识别率分别为95.0%，建议下肢血管穿支血管术前评估首先CDU。CDU检查具有无创、实时、动态、廉价、多切面扫查的特点，能具体定位穿支位置，并能显示穿支的数量、起源、走行及穿出点，也可提供血管直径、速率等血流动力学参数，但其成像呈节段性，不连续，也不立体；DSA能清楚显示血管，但属于有创检查，且患者及操作者均需暴露在X线下；CTA能够显示管径较小血管，成像清晰，且可立体呈现动脉血管系统，对术前设计手术方案帮助较大。王珏等[16]应用MDCTA对术前穿支血管特征评估、指导穿支皮瓣临床应用，获得良好效果，但有辐射影响及造影剂过敏风险，并且费用较高。

掌握腹股沟皮瓣切取最重要的是血管解剖[17]。下腹部浅动脉在股动脉起源，由上而下依次发出旋髂浅动脉、腹壁浅动脉、阴部外浅动脉。旋髂浅动脉发出深支和浅支，腹壁浅动脉分出外侧支和内侧支，阴部外浅动脉也发出上支和下支，但也有共干和分裂。出现共干变异时，存在旋髂浅、腹壁浅动脉共干或腹壁浅、阴部外浅动脉共干；出现分裂变异时，腹股沟部浅动脉可能组成4支型、5支型、6支型[8]。根据不同的血管走行，可设计不同的腹股沟皮瓣：如果血管不出现变异，设计单纯的旋髂浅动脉、腹壁浅动脉皮瓣；如果出现变异，出现4支型、5支型、6支型，可选择1条口径较大的动脉作为供血动脉；如果出现旋髂浅、腹壁浅动脉共干，可设计下腹部多叶皮瓣，也可以用旋髂浅动脉深支和浅支、腹壁浅动脉外侧支和内侧支设计双叶皮瓣；如果皮瓣切取较

大,单条动脉供血不能满足皮瓣血供,可设计多皮支供血皮瓣及联体皮瓣。同时应用两条动脉进行组合,可以扩大皮瓣切取范围。如四肢骨与软组织合并缺损,可设计嵌合穿支皮瓣进行修复。

总之,根据不同部位组织缺损和不同血管蒂供血,可以设计腹股沟皮瓣与特殊类型穿支皮瓣进行修复,动脉选择多样,术式设计灵活。

参 考 文 献

[1] MCGREGOR I A, JACKSON I T. The groin flap [J]. British Journal of Plastic Surgery, 1972, 25 (1): 3 - 16.

[2] DANIEL R K, TAYLOR G I. Distant transfer of an island flap by microvascular anastomoses. A clinical technique [J]. Plastic and Reconstructive Surgery, 1973, 52 (2): 111 - 117.

[3] 杨东岳,顾玉东,吴敏明,等. 超长游离皮瓣的移植 [J]. 上海医学, 1979, 2 (5): 7 - 9.

[4] 王海文,顾荣,江新民,等. 游离下腹部双叶皮瓣修复前臂及手部多处皮肤软组织缺损 [J]. 中华手外科杂志, 2011, 27 (4): 244 - 245.

[5] 顾荣,王海文,江新民,等. 髂腹股沟联体穿支皮瓣移植修复上肢较大面积皮肤缺损 [J]. 中华显微外科杂志, 2017, 40 (5): 433 - 437.

[6] 王海文,顾荣,江新民,等. 髂腹股沟嵌合穿支骨皮瓣修复四肢骨和软组织缺损的临床应用 [J]. 中华显微外科杂志, 2019, 42 (1): 32 - 36.

[7] 顾荣,王海文,江新民,等. 髂腹股沟穿支皮瓣移植修复四肢皮肤软组织缺损 [J]. 中国临床解剖杂志, 2017, 35 (2): 211 - 216.

[8] 高士濂. 实用解剖图谱(下肢分册)[M]. 上海:上海科学技术出版社, 2003.

[9] 钟世镇,徐达传,丁自海. 显微外科临床解剖学 [M]. 济南:山东科技出版社, 2000.

[10] 郑和平,康庆林,张发惠. 旋髂深动脉嵌合组织瓣的解剖学基础 [J]. 中国临床解剖学杂志, 2008, 26 (1): 3 - 7.

[11] 康庆林,曾炳芳,柴益民,等. 旋髂深动脉供应的髂骨穿支皮瓣设计与应用 [J]. 中华骨科杂志, 2007, 27 (6): 442 - 445.

[12] 徐家钦,潘云川,梅劲,等. 肋间后动脉外侧穿支皮瓣的解剖与临床应用 [J]. 中华显微外科杂志, 2012, 35 (4): 279 - 281.

[13] 肖添有,肖能坎,司徒扑. 轴型真皮下血管网皮瓣的应用解剖 [J]. 解剖学研究, 2001, 23 (1): 11 - 13.

[14] 肖添有,肖能坎. 轴型真皮下血管网皮瓣的应用解剖及在深度烧伤创面修复中的应用 [J]. 中华烧伤杂志, 2002, 18 (6): 336 - 338.

[15] 冯少清,喜雯婧,王珏,等. 彩色多普勒超声与 CT 血管造影技术在下肢穿支血管定位中的比较 [J]. 中华显微外科杂志, 2016, 39 (1): 26 - 32.

[16] 王珏,田涛,冯少清,等. 多层螺旋 CT 血管造影技术在穿支皮瓣修复下肢软组织

缺损中的应用 [J]. 中华显微外科杂志, 2013, 36 (4): 314-321.
[17] 喜雯婧, 冯少清, 李华, 等. 旋髂浅动脉穿支皮瓣的重新评价和手术策略 [J]. 中华显微外科杂志, 2018, 41 (4): 313-318.

（本文发表于《中华显微外科杂志》2020年第2期）

基于"泳裤供区"理念的旋髂浅动脉穿支皮瓣的切取及临床应用

高增阳 刘 超 佘立军

广东顺德和平外科医院

20世纪70年代,McGregor首先报道了基于旋髂浅动脉(superficial circumflex iliac artery,SCIA)的腹股沟皮瓣[1]。2004年,Koshima等[2]报道了基于SCIP穿支皮瓣的切取。SCIP穿支皮瓣因为供区隐匿,皮瓣柔软,厚度适中,无毛发生长,近些年广泛应用在四肢、头颈面部、生殖器官的修复[3-6]。但在使用的过程中,医生也发现SCIA的解剖变异较大,血管蒂长度相对要短,并且血管直径较细,即使是在股动脉起始处,也仅有1mm左右[7],因此,更多的医生愿意选择万能的股前外侧穿支皮瓣。但随着术前检查的完善以及我国显微外科技术的提高,特别是2016年我国穿支皮瓣临床应用专家共识已经将工作重点转移至供区的外形与功能重建[8]。因此,基于"泳裤供区"理念下的SCIP穿支皮瓣焕发出新的活力,现将皮瓣的切取技巧及临床应用做如下报道,旨意在于推广此皮瓣的临床应用。

一、临床资料

(一)一般资料

本组共20例,男16例,女4例。年龄18～46岁,平均28岁。致伤机制:碾压伤7例,机器绞伤7例,重物压砸伤6例。组织缺损部位:手部10例,前臂4例,小腿4例,足部2例。创面缺损面积7.3 cm×5.6 cm至16.3 cm×7.7 cm。

(二)手术方法

1. 受区处理方法

本组患者创面挫灭污染均较严重,一期创面彻底清创,清创之后脉冲反复冲洗,对于合并骨与关节损伤且稳定性较差的骨折妥善固定折端,合并血管、神经、肌腱损伤的患者显微外科技术修复。残留创面予以VSD装置临时覆盖,二期行游离皮瓣修复。

2. 供区的处理方法

所有患者术前均行CTA及高频彩超检查,判断SCIA浅支及深支走行情况,高频彩超辅助定位穿支点情况并做好标记。SCIA从腹股沟韧带下2.5 cm左右股动脉搏动点发出,走行约 1.5 cm 又分为深支及浅支,浅支很快即穿出深筋膜,向外上方向走行于皮下脂肪层之中,深支走行于缝匠肌筋膜深层向外上方向走行,并于缝匠肌外侧缘穿出深筋膜走行于皮下脂肪内。腹股沟韧带下 2.5 cm 股动脉搏动点与髂前上棘的连线即为 SCIA 的体表投影,此体表投影往往与腹壁浅静脉相平行,因旋髂浅动脉伴行静脉口径往往较细,以腹壁浅静脉作为主要回流静脉。

根据创面缺损大小设计样布,将样布中上 1/3 的分割线置于 SCIA 的体表投影线上,根据样布画好皮瓣切取范围,皮瓣切取面积可适当放大 10% 左右。先从皮瓣的远心端切开皮肤及皮下组织,皮瓣尽可能在 Scarpa 筋膜之上切取,术中通过手术灯斜上方照射在皮瓣上,通过透光试验可以精准地看出 SCIA 的皮肤内的走行,还有穿支的数量、大小,然后在结合术前的检查判断出该患者该切取 SCIA 的浅支或者深支,如果浅支发育良好,则在 Scarpa 筋膜上切取皮瓣,如浅支发育不良,则在 Scarpa 筋膜下切取皮瓣,操作过程之中保持术区的无出血至关重要,根据皮支入皮点逆行分离 SCIA,切开皮瓣的近心端及外侧区域,切开皮瓣之时注意保留与旋髂浅动脉走行相近的腹壁浅静脉。将皮瓣完全游离,仅存留 SCIA 及腹壁浅静脉与身体相连,血管夹夹闭腹壁浅静脉远端,观察 30 min 后确定皮瓣血运情况。血运无异常之后根据受区血管长度情况将血管切断,丝线结扎供区血管断端。供区皮瓣切取宽度尽可能控制在 8 cm 之内,这样可直接拉拢缝合,如超过 8 cm 可屈曲髋关节进行拉拢缝合。

3. 皮瓣移植

将游离皮瓣移植至受区,吻合供区及受区相应血管,观察血供无障碍之后,冲洗缝合,安放引流。

4. 术后处理

术后常规应抗感染、抗痉挛、抗血栓、红外线持续照射治疗。抬高患肢促进回流,在术后的 2 d 内,每 2 小时观察血供 1 次,之后每天观察血供 1 次,注意引流情况,引流不畅将导致蒂部受压,注意包扎方式及换药方法,石膏中立位固定患肢。

二、结　果

20 例患者中以 SCIA 浅支为主干血管的皮瓣切取 18 例,以 SCIA 深支为主干血管的皮瓣切取 2 例,本组患者没有因 SCIA 细小转向 SIEA 切取的皮瓣,供区均直接拉拢缝合。所有皮瓣术后均无血管危象发生,其中 1 例患者皮瓣边缘发生部分坏死,经过换药后,完全成活,术后平均 1 年的随访,皮瓣外形及质地均良好。

典型病例

患者　男,47 岁。左上肢挤压伤致尺、桡骨及指掌骨多发骨折,前臂尺侧开放性创面合并血管、神经、肌腱损伤。一期急诊行清创骨折内外固定血管、神经、肌腱探查修复 VSD 处理。二期行扩创术,见前臂尺侧软组织缺损面积 15.5 cm×4.5 cm,合并肌腱外露,行游离旋髂浅动脉穿支皮瓣进行修复,并将切取皮瓣放大 10% 左右。术后皮瓣成活顺利,无血管危象发生,长期随访来看,皮瓣成活良好,皮瓣质地菲薄,且供区隐匿,仅存一条线形瘢痕,对美观影响不大(图 1~16)。

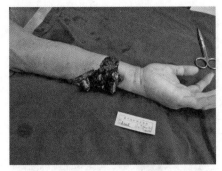

图1　术前患者创面及损伤情况（1）

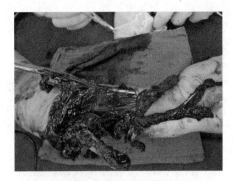

图2　术前患者创面及损伤情况（2）

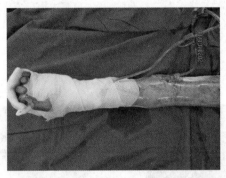

图3　急诊一期行清创骨折内外固定血管、神经、肌腱修复VSD处理

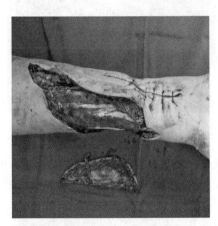

图4　前臂尺侧组织缺损合并肌腱外露

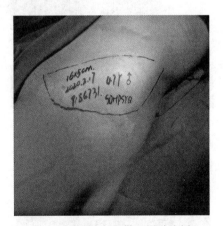

图5　根据样布在供区设计皮瓣

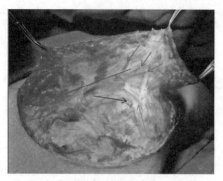

图6 Scarpa筋膜浅层由远心端向近心端掀起皮瓣，结合术前辅助检查及术中透光试验寻找穿支血管

（紫色：旋髂浅动脉及走行，红色：旋髂前动脉穿支及伴行静脉，蓝色：腹壁浅静脉，黑色旋髂浅动脉深支的穿支，绿色：皮神经）

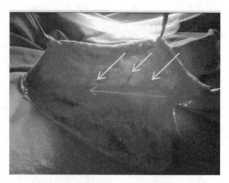

图7 术中将无影灯斜向45°照射在皮瓣之上，判断穿支及主干血管情况

（黄色：旋髂浅动脉穿支，蓝色：腹壁浅静脉）

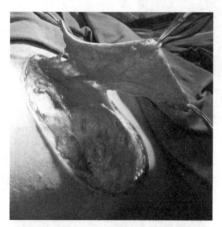

图8 判断好穿支血管无异常之后电凝不必要穿支血管，仅保留蒂部相连

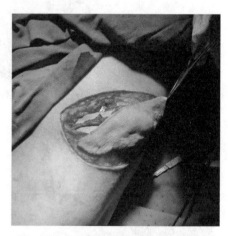

图9 观察皮瓣血供无异常之后，彻底游离皮瓣

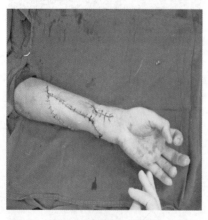

图10 端侧吻合法将皮瓣移植至受区

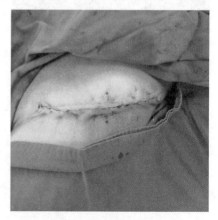

图11 供区术直接拉拢缝合

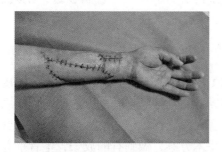

图12 术后14 d拆除缝线，皮瓣完全成活

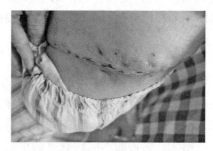

图13 术后14 d供区愈合情况

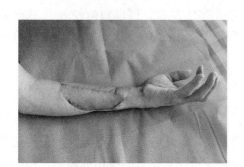

图15 术后3个月随访之时皮瓣外形良好

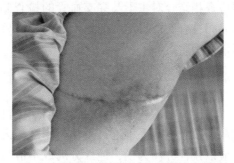

图16 术后3个月随访，供区仅存一条线形瘢痕

三、讨 论

（一）皮瓣发展的历史与"泳裤供区"概念的提出

皮瓣发展的历史最早可以追溯到公元前600年印度额部皮瓣修复鼻部软组织开始，20世纪50年代以前均已带蒂转移的随意型皮瓣为主，60年代出现的轴形皮瓣打破了传统随意皮瓣长宽比例的限制，70年代开始随着显微外科技术的提升，游离皮瓣得以临床应用。在皮瓣发展的历史过程中，通过我国学者及老前辈们的不懈努力及追求，使得我国的显微外科技术一直处于世界领先水平。1963年陈中伟完成世界首例断肢再植手术，1966年杨东岳完成世界首例第2足趾游离再造，1981年杨国凡报道的前臂桡动脉皮瓣更是被世界誉为"中国皮瓣"，1984年徐达传报道的股前外侧皮瓣至今仍是多数显微外科医生创面修复的首选，被誉为"万能皮瓣"[9]。美国显微外科之父Harry Buncke对我国学者对世界显微外科的贡献给予高度赞扬[10]。

随着显微外科技术的提高以及患者对美观的要求，皮瓣供区的选择上面已经从"以次要修复主要、宜近勿远、宜简勿繁、宜带蒂勿游离[11]"原则转变为"以次要修复主要、皮瓣高质量成活、重视供区功能与形态重建、尽可能减少皮瓣供区外观与功能的损害[8]"，其中最为主要的转变就是供区的功能与外观的重建。而下腹部及腹股沟区域相对身体其他部位最为隐匿，在此区域切取皮瓣，穿着泳裤可以完全覆盖术后瘢痕，这就是我们提出和追求的"泳裤供区"理念[12]。总而言之，在创面的修复上，虽不必也不可能只选择"泳裤供区",但对于显微外科医生来讲努力去追求"泳裤供区"的理念,尽可能小的损伤供区,尽可能小的美观破坏是我们长期追求的目标。

(二) 术前高频彩超联合 CTA 判断血管情况

限制 SCIP 穿支皮瓣广泛引用的一个最主要原因就是血管不恒定,腹股沟区域皮瓣主要存在三套供血系统,即旋髂浅动脉、腹壁浅动脉和旋髂深动脉,以前两套供血系统为主,此三套血管存在一定的代偿关系,其中一套血管管径较细之时,另外两套血管会代偿性增大。完善的术前检查有助于制定完善的手术方案,做到有的放矢,笔者推荐高频彩超联合 CTA 检查确定主干血管及穿支血管情况,结合实际术中情况进行分析,两项检查相结合对主干及穿支血管的检查阳性率可达 75% 左右,这也与何悦等[13]的研究结果相符合。值得注意的是术前的检查只为手术提供一定的参考,仍需以术中的血管实际情况为主。

(三) 皮瓣切取技巧及注意事项

关于皮瓣的切取笔者更加倾向于逆行切取,先从皮瓣的远心端,在 Scarpa 筋膜浅层切取,双极电凝妥善进行止血,术区的无血至关重要,向近心端寻找穿支血的分离过程中应以锐性分离为主,钝性分离或不恰当的牵拉会导致穿支血管的损伤或痉挛,影响皮瓣的成活质量。SCIA 浅支的穿支血管常在腹股沟韧带中点附近发出 1~2 支穿支血管,而 SCIA 深支的穿支血管常在髂前上棘内侧 2 cm 左右发出 2~3 支穿支血管,解剖至此区域时应格外小心,通过透光实验,仔细寻找并保护每一条穿支血管。术中对穿支血管质量进行判断,虽然已经被证实无论是 SCIA 浅支的穿支血管抑或 SCIA 深支的穿支血管,单独均能供应大面积腹股沟区域皮瓣血供[14-15],但笔者更推荐妥善保护好每一条穿支血管,在皮瓣基本上完全游离之后,血管夹夹闭部分穿支血管,判断血供无异常后,切断无关穿支血管。

如保留浅支则在 Scrap 筋膜浅层进行切取,皮瓣平均厚度约为 0.8 cm,如浅支发育不良或缺如则转向深筋膜深层进行切取,皮瓣平均厚度 1.5 cm,如 SCIA 系统均发育不良,则向内侧携带 SIEA 系统。逆行分离旋髂浅动脉,回流静脉选择与旋髂浅动脉走行相平行的腹壁浅静脉,因为伴行静脉均细小,吻合后静脉危象风险较高[16]。

对于携带深支或者浅支的问题上首先应该考虑解剖变异,此外还需考虑受区创面情况,质地菲薄的组织缺损应首先考虑 SCIA 浅支,缺损部位组织较厚则考虑 SCIA 深支,最后还应考虑血管蒂长短情况,SCIA 深支因穿支血管相对靠近外侧,因此,血管蒂要较 SCIA 浅支长,如果血管蒂仍不能满足需要,可将靠近血管蒂部分皮瓣去表皮化,将组织埋藏致受区内[17]。

综上所述,基于"泳裤供区"理念下的 SCIP,在综合的考虑了皮瓣的外观及功能的前提下也兼顾了美观,符合现阶段穿支皮瓣发展趋势。现有的术前检查以及术中应对血管变异及血管蒂过短的方法,使得此皮瓣的切取及成活不存在困难,值得推广应用。

参 考 文 献

[1] MCGREGOR I A, JACKSON I T. The groin flap [J]. British Journal of Plastic Surgery, 1973, 25 (1): 3 - 16.

[2] KOSHIMA I, NANBA Y, TSUTSUI T, et al. Superficial circumflex iliac artery perforator flap for reconstruction of limb defects [J]. Plastic and Reconstructive Surgery, 2004, 113 (1): 233 - 240.

[3] 黄耀鹏, 丁文全, 尹善青, 等. 游离旋髂浅动脉穿支嵌合骨皮瓣修复拇指再造术后的足部供区 [J]. 中华显微外科杂志, 2017, 40 (3): 229 - 233.

[4] 喜雯婧, 冯少清, 李华, 等. 旋髂浅动脉穿支皮瓣的重新评价和手术策略 [J]. 中华显微外科杂志, 2018, 41 (4): 313 - 318.

[5] 何悦, 金淑芳, 田卓炜, 等. 旋髂浅动脉穿支皮瓣的临床解剖学研究及其在舌癌缺损修复中的应用 [J]. 中国肿瘤临床, 2015, 42 (16): 813 - 816.

[6] YOO K W, SHIN H W, LEE H Y. A case of urethral reconstruction using a superficial circumflex iliac artery [J]. Archives of Facial Plastic Surgery, 2012, 39 (3): 253 - 256.

[7] YOSHIMATSU H, YAMAMOTO T, IIDA T. Deep branch of the superficial circumflex iliac artery for backup [J]. Journal of Plastic Reconstructive and Aesthetic Surgery, 2015, 68 (10): 1478 - 1479.

[8] 唐举玉, 魏在荣, 张世民, 等. 穿支皮瓣的临床应用原则专家共识 [J]. 中华显微外科杂志, 2016, 39 (2): 105 - 106.

[9] 张世民, 侯春林, 顾玉东. 我国学者对外科皮瓣发展的贡献及几点思考 [J]. 中华显微外科杂志, 2004, 27 (1): 6 - 7.

[10] BUNCKE H J. Forty years of microsurgery: What's next? [J]. Journal of Hand Surgery (American Volume), 1995, 20 (3 Pt 2): S34 - S45.

[11] 庞水发, 常湘珍, 张方晨, 等. 皮瓣移植临床应用应坚持原则 [J]. 中华显微外科杂志, 2010, 33 (1): 1 - 2.

[12] 张敬良. 努力追求创面修复的"泳裤供区"理念 [J]. 中华显微外科杂志, 2020, 43 (1): 3 - 4.

[13] 田卓炜, 周辉红, 冯少清, 等. 旋髂浅动脉穿支皮瓣的术前彩色多普勒超声与CT血管造影辅助设计研究 [J]. 中国肿瘤临床, 2015, 42 (16): 807 - 812.

[14] IIDA T, MIHARA M, YOSHIMATSU H, et al. Versatility of the superficial circumflex iliac artery perforator flap in head and neck reconstruction [J]. Annals of Plastic Surgery, 2014, 72 (3): 332 - 336.

[15] KOSHIMA I, NANBA Y, NAGAI A, et al. Penile reconstruction with bilateral superficial circumflex iliac artery perforator (SCIP) flaps [J]. Journal of Reconstructive Microsurgery, 2006, 22 (3): 137 - 142.

[16] 施权, 魏在荣. 旋髂浅动脉穿支皮瓣的应用进展 [J]. 中华显微外科杂志, 2018,

41(5): 519-522.

[17] CHAO W N, TSAI C F, WANG P H, et al. Freestyle groin flaps: the real axial flap design and clinical application [J]. Annals of Plastic Surgery, 2015, 74 Suppl 2: S75-S79.

(作者：高增阳　刘　超　佘立军　陈演志　段求兰　雷彦文　张敬良
广东顺德和平外科医院)

髂腹股沟游离皮瓣切取技巧及临床应用

古欣庆　周　洋　李孝根

广州和平骨科医院

随着现代化工、农业以及交通运输事业的发展，机械损伤、意外事故造成手、足部软组织缺损比较常见，对于合并骨关节、肌腱、神经、血管等重要组织外露创面处理有时比较棘手。显微外科的不断发展为临床修复提供了更好的方法选择及技术保证[1-2]。在临床上应用皮瓣移植进行修复手足部软组织缺损方案很多[3-6]。20世纪70年代，McGregor等[7]报道髂腹股沟皮瓣的临床应用，该皮瓣因血供恒定、供区损伤小、隐蔽等优点也被视为修复肢体软组织缺损的理想皮瓣之一[8]。自2017年9月至2019年12月，我们应用游离髂腹股沟皮瓣修复手、足部软组织缺损患者36例，效果满意，报道如下。

一、资料与方法

（一）一般资料

本组36例，其中男25例，女11例。年龄18～60岁，平均约32岁。致伤原因：碾压伤13例，车祸伤7例，机器绞伤9例，热烧伤4例，爆炸伤3例；软组织损伤部位：手背12例，指背6例，腕部4例，足背部10例，内、外踝部4例。缺损面积最大16.0 cm×8.0 cm，最小2.0 cm×2.0 cm。所有病例均为开放损伤伴有不同程度的污染，经清创换药或VSD至处理创面后应用髂腹股沟皮瓣游离移植进行修复，皮瓣切取面积为3.0 cm×2.0 cm至18.0 cm×9.0 cm。

（二）手术方法

1. 受区准备

手术仰卧体位，手部采用臂丛麻醉方式，足部采用腰硬联合麻醉方式，术中创面常规彻底清创，双氧水、盐水反复冲洗，修复骨关节、肌腱、韧带维持稳定，修复重要血管、神经，临床上一般VSD处理至创面干净时（3～7 d）选择皮瓣移植修复。根据受区血管条件，手部常选择桡动脉腕背分支、掌浅支、尺动脉腕上支、掌背动脉、指掌侧固有动脉等，足部常选择足背动脉分支、跖背动脉、内外踝前动脉等作为受区血管，静脉选择其伴行静脉及浅表静脉，找出后显微镜下游离好动、静脉显微线标记预留备用，同时创面彻底止血。

2. 髂腹股沟皮瓣的设计、切取技巧与修复

皮瓣一般设计在患肢对侧髂部。术前用 Doppler 探测仪探测旋髂浅动脉穿支点，根据缺损创面的形状和大小为参考制作布样设计皮瓣，以穿支为血供中心点，以股动脉搏动点与穿支投影点作连线为轴线，根据布样大小用美兰标记皮瓣形状和边界。皮瓣设计较创面放大 1～2 cm，采用腰硬联合麻醉。手术时以股动脉与腹股沟韧带交点为中心，逐层切开皮瓣内侧面在股三角靠近腹股沟韧带处显露股动脉鞘，探查旋髂深、浅动脉及静脉在股动脉及股静脉的发出点。选择旋髂浅动脉作为皮瓣血管蒂，沿其血管走行小心解剖，保护好沿途分支及股外侧皮神经。继续沿旋髂浅动脉走行游离出其穿支并进行保护，避免过度牵拉而影响皮瓣血运。于皮瓣深筋膜浅层皮瓣环形完全游离切取，观察皮瓣外周渗血情况，在血管断蒂前根据修复创面要求厚度行皮瓣肉眼削薄，保留旋髂浅血管蒂穿支点周径 1～2 cm 阶梯式削薄，注意保护血管穿支，电凝止血彻底，根据受区所需血管长度皮瓣血管离蒂切断细线结扎标记，移植皮瓣盐水纱包裹，在显微镜下进一步放大修薄皮瓣臃肿脂肪组织，保护真皮下血管网，修剪血管蒂多余组织，结扎细小血管分支，部分皮瓣切取中有细小皮支神经给予保护预留，将游离的髂腹股沟皮瓣移植到受区创面，缝线四边固定好皮瓣边缘，用 11-0 或 12-0 无损伤缝合线吻合旋髂浅动脉（与受区匹配动脉端或端侧吻合），用 11-0 或 10-0 无损伤缝合线吻合静脉，皮瓣由伴行静脉及浅表静脉两套回流系统（与受区匹配伴行静脉或浅表静脉吻合）。10-0 无损伤线吻合预留皮神经，盐水冲洗，常规皮瓣低位放置引流条引流，避免血肿形成，缝线缝合伤口完毕，松止血带皮瓣逐渐红润，石膏托固定制动于功能位。

3. 供区处理

创面宽度小于 8.0 cm 者可直接皮下 2-0 可吸收线拉拢缝合，4-0 美容线皮内连线美容缝合，大于 8.0 cm 可以先修剪伤口周围脂肪组织适当减容，将髋关节、膝关节屈曲体位下直接皮下 2-0 可吸收线拉拢缝合，4-0 美容线皮内连线美容缝合。

4. 术后处理

术后绝对卧床 1 周，予以患肢制动抬高，术后 1 周常规抗感染、抗凝血、抗痉挛、镇痛等治疗。局部烤灯保暖，注意观察皮瓣血运情况伤，及时换药。皮瓣供区同侧维持屈髋、屈膝体位 1～2 周，后逐渐伸髋、伸膝活动。皮瓣受区 2 周拆线，供区 3 周拆线。皮瓣受区拆线后开始适当保护性关节主动屈、伸功能锻炼，渐进性康复锻炼。对本组病例进行门诊或微信等方式随访。

二、结　果

本组中 2 例皮瓣于术后第 2 天出现肿胀，皮瓣边缘瘀暗给予及时拆线清除血肿解除压迫后逐渐缓解改善，二期扩创重新缝合伤口，愈合时间稍长，余 34 例皮瓣成活良好。随访时间 3 个月～2 年，肉眼及显微削薄皮瓣无明显臃肿，色泽、质地良好，无溃疡发生。无瘢痕挛缩，修复区域关节功能良好，皮瓣感觉恢复欠佳，3 例术后半年随访有臃肿情况，给予行皮瓣臃肿脂肪削薄整形。供区伤口隐蔽，愈合良好，伸髋关节、膝关节活动良好，患者对治疗效果表示满意。

典型病例：患者 男，28 岁，因机器绞伤软组织缺损入院。检查：右手背及示、中环指近节背侧软组织皮革样变伴缺损，清创修剪创缘可见大小9.0 cm×6.0 cm 软组织缺损见下各图。

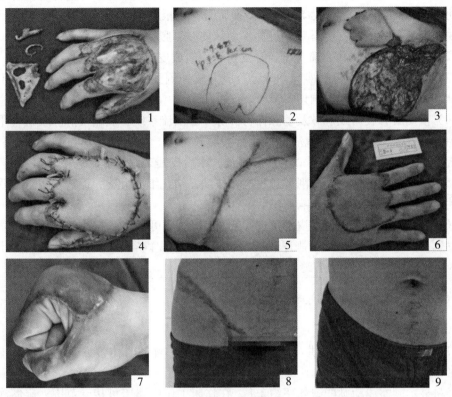

图①右手背清创术后创面软组织缺损情况；图②右腹部旋髂浅动脉皮瓣设计；图③皮瓣游离切取情况；图④皮瓣削薄后创面修复；图⑤术后腹部供区美容缝合；图⑥术后3个多月皮瓣恢复情况；图⑦术后半年手功能动脉；图⑧、⑨供区恢复情况

三、讨 论

（一）腹股沟皮瓣的应用解剖学基础

髂腹股沟皮瓣包含三套供血系统，即旋髂浅动、静脉和旋髂深动脉及伴行静脉或腹壁浅动、静脉。本术式采用的以旋髂浅动脉作为皮瓣主要的营养血管，其余穿支作为内增压辅助，旋髂浅动脉供血，属于直接皮血管皮瓣[9]。旋髂浅动脉多发自髂腹股沟韧带下 1～4 cm 处股动脉外侧（75.1%），平均 1.5 cm，其他的有发自旋髂深动脉（12.9%）、旋股外侧动脉（8.0%）、股深动脉（3.5%）。旋髂浅动脉沿髂腹股沟韧带下向外走行，行程中一般发出浅支及深支，浅支分布位置较高，到达腹股沟区外侧，深支分布位置较低，到达股上外侧。另有资料显示[10]：旋髂浅动脉与腹壁浅动脉分别起自股动脉的有 55%，旋髂浅动脉与腹壁浅动脉共干的有 39%，旋髂浅动脉与腹壁浅动脉分别缺如的各有 3%。旋髂浅动脉外径平均 1.5 mm（单干）或 2.1 mm（共干），主干平均长度

1.5 cm。皮瓣内有 2 套静脉回流系统，一套为浅表静脉，一套为旋髂浅动脉伴行静脉。

（二）手术操作注意事项

（1）旋髂浅动脉有一定的解剖变异，术前使用多普勒探查穿支血管定位可提高手术成功率。切取皮瓣时先在股动脉处显露血管蒂，再根据血管走行切取皮瓣，若旋髂浅动脉缺如则考虑其他穿支皮瓣（如旋髂深动脉皮瓣、腹壁浅动脉皮瓣等）。

（2）术中应仔细操作，避免牵拉穿支血管而造成皮瓣血运障碍。

（3）注意保护股外侧皮神经，避免造成大腿外侧浅感觉麻木；切取时尽量不伤及淋巴结，防止淋巴液外漏影响切口愈合。

（4）该皮瓣有旋髂浅静脉及动脉伴行静脉 2 套回流系统，旋髂浅静脉较粗（平均外径 2.1mm）为皮瓣的主要回流静脉；伴行静脉较细小，但也应该尽量吻合，有利于静脉回流[11]。本组患者均吻合了 2 套静脉系统，术后皮瓣未出现静脉危象。

（5）皮瓣进行肉眼及显微削薄过程操作仔细，结扎细小分支，保护真皮下血管网的连续性，以防皮瓣供血不足影响血供。

（6）供区需要彻底止血，皮下逐层尽可能用 2-0 可吸收线拉拢减张缝合，防止腹壁疝发生，同时修剪伤口周围肥厚脂肪组织，有利于皮内 4-0 美容缝合后伤口 I 期愈合。本组皮瓣供区均采用美容缝合修复。

（三）本术式的优、缺点

1. 优点

（1）血供相对恒定，血供可靠，血管蒂足够长，解剖时体位方便；且轴形皮瓣血供丰富，抗感染能力强[12-14]。

资料显示旋髂浅动脉的缺如率约 3%，在临床工作中属于可接受范围；旋髂浅动脉平均外径 1.5 mm，旋髂浅动脉的主干不长（约 1.5 cm），但该皮瓣的血管蒂并不短，本组 36 例皮瓣血管蒂长度 5～6 cm。

（2）对供区损害小，供区位置隐蔽，达到泳裤供区理念[15]，不造成供区明显的功能障碍。

（3）如合并骨缺损可制成带髂骨的复合组织皮瓣进行移植。

（4）与髂腹股沟带蒂轴型皮瓣相比：游离皮瓣可一期完成手术，大大缩短治疗时间；无需固定患肢，不造成邻近关节僵硬等并发症，患者舒适度明显提高；游离皮瓣还可以修复下肢损伤，扩大了髂腹股沟皮瓣的临床应用范围[16]。

2. 缺点

（1）肥胖患者皮瓣削薄后外观仍显得臃肿，需 II 期削薄。

（2）对术者要求熟悉的解剖学知识和熟练的显微外科小血管吻合技术。

（3）该皮瓣不携带皮神经，无法重建皮瓣感觉，因此不适用于一定要恢复感觉的创面。

（4）有腹壁疝发生的可能。

手足部软组织缺损患者，根据创面形状、大小不同，采用个性化髂腹股沟区游离皮瓣一期移植修复，达到"受区修复重建好，供区破坏损失小"的皮瓣显微修复理念[17]，在临床手足部创面修复中是较为理想选择之一。

参 考 文 献

[1] 侯春林,刘小林. 中国显微外科历史回顾 [J]. 中华显微外科杂志, 2015, 38 (5): 417-419.
[2] 许扬滨,庞水发,刘小林,等. 共同开拓显微外科发展的新局面 [J]. 中华显微外科杂志, 2013, 36 (1): 1-3.
[3] 崔晓康. 游离髂腹股沟皮瓣修复四肢严重创伤 [J]. 实用手外科杂志, 2005, 19 (3): 177.
[4] 寇伟,胡勇,朱磊,等. 游离髂腹股沟皮瓣在手足创面修复中的应用 [J]. 中华显微外科杂志, 2013, 36 (4): 400-402.
[5] 黄东,黄永军,吴伟炽,等. 应用游离髂腹股沟皮瓣修复四肢软组织缺损 [J]. 中华显微外科杂志, 2008, 31 (6): 447-448.
[6] 顾荣,王海文,江新民,等. 髂腹股沟联体穿支皮瓣移植修复上肢较大面积皮肤缺损 [J]. 中华显微外科杂志, 2017, 40 (5): 433-437.
[7] MCGREGOR I A, JACKSON I T. The groin flap [J]. British Journal of Plastic Surgery, 1972, 25 (1): 3-16.
[8] 王谦,刘光军,谭琪,等. 髂腹股沟皮瓣游离移植修复手背和前臂软组织缺损 [J]. 实用医药杂志, 2012, 29 (11): 987-988.
[9] 侯春林,顾玉东. 皮瓣外科学 [M]. 2 版. 上海:上海科技出版社, 2013.
[10] 刘伟,熊浩郑,左勇,等. VSD 联合旋髂浅动脉髂腹股沟皮瓣游离移植修复胫前大面积软组织缺损 [J]. 中国骨与关节损伤杂志, 2013, 28 (4): 369-370.
[11] 庞水发,于国中,刘均墀,等. 皮瓣移植修复组织缺损临床分析 [J]. 中华显微外科杂志, 1999, 22 (2): 104-106.
[12] 赵国红,谢振军,樊志强,等. 双侧髂腹股沟皮瓣转移瓦合修复阴囊皮肤缺损七例 [J]. 中华显微外科杂志, 2014, 37 (5): 495-496.
[13] 王海涛,丛海波,杨庆民. 单蒂双叶髂腹股沟皮瓣修复手部软组织缺损 [J]. 中华显微外科杂志, 2012, 35 (2): 488-490.
[14] 张敬良. 努力追求创面修复的"泳裤供区"理念 [J]. 中华显微外科杂志, 2020, 43 (1): 3-4.
[15] 谭斌,赵久岩,陈少华,等. 游离髂腹股沟皮瓣在足部皮肤缺损中的应用 [J]. 临床骨科杂志, 2013, 16 (5): 573-574.
[16] 顾玉东. 提倡用腹部皮瓣修复手部皮肤缺损 [J]. 中华手外科杂志, 2009, 25 (5): 257.

(作者:古欣庆 周 洋 李孝根 朱红亮 黄 东 广州和平骨科医院)

腹股沟皮瓣精准设计与切取

何　林　刘亚平　唐林俊

四川现代医院

1972年，McGregor等[1]首先提出了腹股沟皮瓣。1973年，澳大利亚的Daniel等[2]和我国的杨东岳等[3]先后在临床上成功施行了腹股沟皮瓣游离移植术。1989年，Koshima等[4]提出"穿支皮瓣"的概念，并于2004年首次报道了旋髂浅动脉穿支的临床应用成功[5]，将腹股沟皮瓣引入到超级显微外科时代。但在此术式出现后的很长一段时间内，腹股沟皮瓣更多地以带蒂皮瓣的方式活跃在临床一线的舞台上，主要用于手部创面的修复及会阴区创面的修复[6-9]。Crow等[10]从手术安全的角度，于1986年提出在吻合血管游离皮瓣移植或带蒂髂腹股沟皮瓣转移都能达到同样的效果时，应首选带蒂髂腹股沟皮瓣。这种观点在当时得到了很多人的认可。

由于理念的更新，技术的进步，腹股沟游离移植优点突出：①供区瘢痕隐蔽、不易察觉，不影响外观。②皮肤延展性好，可直接缝合，切取面积大。③皮瓣无毛发生长，皮肤质地较薄，弹性好。④与腹壁浅动脉组合，切取方式灵活多变。同时，腹股沟皮瓣的游离移植，具有住院时间短，没有肩肘关节长期固定造成僵硬的风险[11]。这些优点使得腹股沟皮瓣游离移植应用越来越广泛。

但在临床应用过程中，我们也会发现其中的一些问题会影响手术效果及手术安全性：①血管解剖变异。②皮瓣血管细小，供区及受区血管不匹配。③皮瓣脂肪层厚，较为臃肿。④皮瓣肿胀，静脉回流差，容易发生静脉危象。针对我们常见的几个问题，在2018年10月至2020年1月期间，我科应用腹股沟游离皮瓣进行创面修复过程中，通过术前精确的评估，利用评估结果进行精准设计，在术中进行适当精细修薄以及血管精密吻合，使手术安全性及手术效果得到提高。其间共治疗患者19例，效果满意，现报道如下。

一、资料与方法

（一）一般资料

本组患者共19例。其中男12例，女7例；年龄17～59岁，平均36岁。其中上肢创面5例，下肢创面14例。3例患者为踇甲瓣游离移植后踇趾创面修复。创面面积为2.5 cm×3.0 cm～7.0 cm×12.0 cm。所有创面均有不同程度的骨质及肌腱外露。7例患者为创面一期修复（其中3例为踇甲瓣切取后创面），12例患者为二期修复。

（二）治疗方法

1. 术前准备

术前利用CDS + CTA对皮瓣供区及受区血管情况做了精确的评估。了解旋髂浅动脉起始点位置、起始点血管口径、血管发出后穿筋膜进入脂肪层的位置、整体血管走行、旋髂浅静脉的走行方向与汇入点、汇入点血管口径、上述血管与周围血管的关系，以及受区血管口径，血流情况。主刀医生根据检查结果进行评估，设计皮瓣。

2. 手术方法

术中先解剖受区创面，找出术前检查中可以利用的分支血管及皮下浅静脉。按创面形状1∶1拓取样布。根据术前旋髂浅动脉及旋髂浅静脉走行方向设计皮瓣。使皮瓣长轴与血管走行保持一致。

于腹股沟韧带中点附近扪及股动脉搏动点，向下作纵行切口约3 cm。逐层分离，显露股动脉及股静脉。解剖出旋髂浅动脉及旋髂浅静脉，并与术前检查结果比对。根据实际血管走行，调整皮瓣方向及位置。沿设计线切开皮瓣，于Scarpa筋膜深层掀起皮瓣，避免损伤旋髂浅穿支血管，沿血管解剖至蒂部。断蒂前，在明确穿支血管位置后，在显微镜下剔除部分脂肪颗粒进行适当修薄。确保皮瓣血液循环正常后，将皮瓣蒂部离断，供区创面逐层缝合。

将皮瓣移至创面，缝合固定。于受区创面内选择口径相匹配的动脉及静脉分别与旋髂浅动脉及旋髂浅静脉进行吻合，旋髂浅动脉伴行静脉尽可能做吻合以降低静脉危象风险。

3. 术后处理及随访

术后卧床6～8 d，抬高患肢。给予抗感染、解痉及抗凝血液治疗，密切观察皮瓣血液循环变化。术后3个月随访，观察皮瓣血液循环、皮瓣质地、皮瓣感觉、皮瓣脂肪增生及供区瘢痕情况。

二、结　果

19例患者术中血管解剖与术前评估结果吻合，受区选择口径相匹配的血管利于血管吻合及提高吻合口通畅率，皮瓣切取及血管吻合约2 h。术后19例皮瓣成活良好。术后随访2～15个月，平均5个月，皮瓣血液循环正常，皮瓣色泽及质地良好，无明显色素增生，皮瓣感觉功能部分恢复，供区隐蔽，愈合良好。

三、典型病例

患者，男，45岁，车祸致左足背皮肤及伸肌腱缺损伴骨质外露入院，一期行清创固定后负压吸引（图1），术前利用CDS（图2）和CTA（图3）进行供区及受区血管检查。设计带旋髂浅动脉腹股沟游离皮瓣进行创面修复，术中先解剖出蒂部旋髂浅动脉及旋髂浅静脉。于Scarpa筋膜深层掀起皮瓣。断蒂前在显微镜下进行适当脂肪颗粒剔除

（图4），保留蒂部穿支血管周围部分脂肪组织（图5）。于受区解剖出相匹配的分支血管进行精密吻合，同时修复旋髂浅动脉细小伴行静脉1条（图6）。术后即刻皮瓣血液循环良好（图7），术6个月来院随访，皮瓣色泽、质地优良，外形满意。感觉部分恢复，供区仅线状瘢痕（图8）。

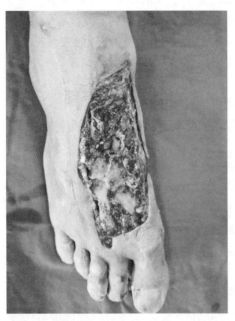

图1　左足背软组织缺损伴肌腱骨质外露

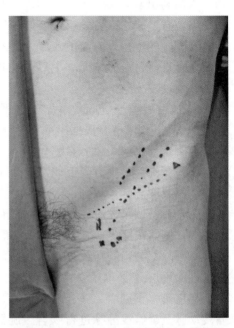

图2　术前行CDS检查了解供区血管情况

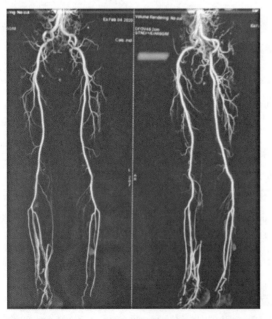

图3　术前行CTA检查了解供区及受区血管情况

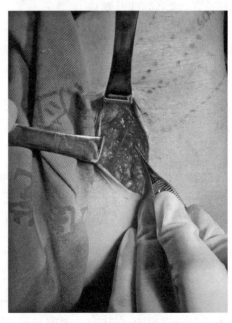

图4　术中解剖蒂部血管

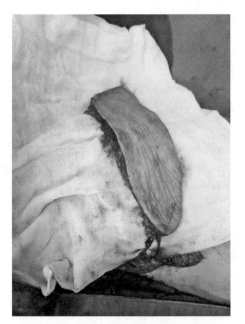

图5 断蒂前在显微镜下行皮瓣修薄

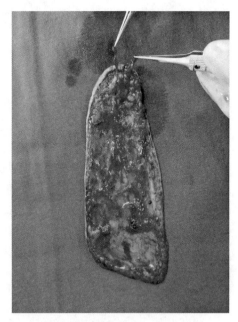

图6 皮瓣蒂部保留部分脂肪组织以防止穿支血管损伤

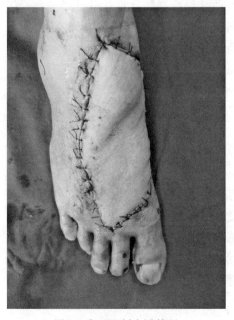

图7 术后即刻皮瓣外观

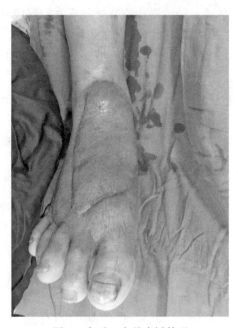

图8 术后3个月皮瓣外观

四、讨 论

(一) 术前精确的评估

目前 CDS 和 CTA 检查的精度不断提高,已经可以为临床提供准确的血管检查结果[12],包括旋髂浅动脉起始点位置、起始点血管口径、血管发出后穿深筋膜进入脂肪层的位置及整体血管走行、主要皮肤穿支血管发出的位置;旋髂浅静脉的走行方向与汇入点、汇入点血管口径;上述血管与周围其他血管的关系。以及受区血管口径,血流情况。但术前检查应由主刀医师同熟悉解剖的技师共同完成,这有助于主刀医师对供区及受区的血管产生更直观的认识。并借此做出更准确的手术设计。手术中先于腹股沟韧带下方股动脉搏动处作辅助切口,解剖出旋髂浅动脉起始点与旋髂浅静脉汇入点,了解血管是否存在解剖变异及与术前检查结果不一致的情况,并根据血管口径及走行调整皮瓣设计,有助于提高手术安全性。

(二) 重视静脉修复

皮瓣具有两套静脉回流系统,除知名旋髂浅静脉外,旋髂浅动脉还存在细小伴行静脉。这对于较小面积的皮瓣切取是非常有用的。在髂腹股沟区,旋髂浅静脉的属支分布稀疏,局部皮肤的静脉回流由旋髂浅静脉、旋髂浅动脉伴行静脉及腹外斜肌穿支血管伴行静脉共同完成。在小面积的皮瓣切取时,腹外斜肌穿支血管被切断结扎,旋髂浅静脉属支可能并未收集到足够的静脉回流血液,从而造成皮瓣静脉危象,或者皮瓣术后高度肿胀。旋髂浅动脉伴行静脉虽然细小,但随穿支血管进入到皮瓣内,收集穿支附近皮肤的静脉回流。对小面积皮瓣而言,旋髂浅动脉细小的伴行静脉所起到的静脉回流作用可能大于旋髂浅静脉。因此,应尽可能吻合旋髂浅动脉伴行静脉,有助于降低静脉危象风险、降低皮瓣肿胀以及减轻皮瓣术后瘢痕化程度。

(三) 适当的精细修薄

皮瓣修薄有利于创面良好覆盖以及达到优良的手术外观。旋髂浅动脉位于皮瓣深层,脂肪层的下方,由于主干血管发出的皮肤穿支血管位置不确定。因此在断蒂前,在确定皮肤穿支血管位置后,在显微镜下进行皮瓣修薄较为安全。为防止皮肤穿支血管损伤,穿支血管附近保留一定脂肪组织。对于较小面积的皮瓣进行修薄时,穿支血管损伤的风险会很高。因此,对面积小于 3 cm×3 cm 的髂腹股沟游离皮瓣修薄更应该慎重。

(四) 选择相匹配的血管进行精密的吻合

腹股沟游离皮瓣旋髂浅动脉起始点口径 0.67～1.92 mm、旋髂浅静脉汇入点口径 0.9～1.78 mm[13]。旋髂浅动脉伴行静脉血管口径 <0.5 mm[11]。这与供区通常吻合的血管口径差异较大。以往常采用喇叭口以及斜行切口增加血管缝合口径,将细小血管与粗大的主干血管进行匹配。也可以在主干血管做横切口,将细小血管与主干血管行端侧吻合。但上述的一些血管吻合方式中,由于血管口径的突然变化,血流在血

管吻合口附近产生涡流会加大血管危象的风险。也基于小血管吻合技术的进一步提升,小口径血管吻合通畅率已经较高的情况下。我们采用在受区寻找与旋髂浅动脉、旋髂浅静脉以及旋髂浅动脉伴行静脉血管口径相匹配的分支血管进行精密吻合,来提高血管通畅率。

综上所述,我们在利用腹股沟游离皮瓣进行创面修复的过程中,采用 CDS 联合 CTA 进行精确的术前评估,根据术前评估的结果做出精准的手术设计方案,在手术过程中先解剖蒂部血管以提高切取安全性,术中在断蒂前进行适当的精细修薄,在供区选择相匹配的血管与皮瓣血管进行精密的吻合,同时尽可能吻合旋髂浅动脉的细小伴行静脉来增加静脉回流。通过上述步骤提升了手术安全性,降低了血管危象风险,增加了皮瓣成活质量,值得临床推广。

参 考 文 献

[1] MCGREGOR I A, JACKSON I T. The groin flap [J]. British Journal of Plastic Surgery, 1972, 25 (1): 3-16.

[2] DANIELR K, TAYLOR G I. Distant transfer of an island flap by microvascular anastomoses. A clinical technique [J]. Plastic and Reconstructive Surgery, 1973, 52 (2): 111-117.

[3] 杨东岳, 顾玉东, 吴敏明, 等. 超长游离皮瓣的移植 [J]. 上海医学, 1979, 2 (5): 7-9.

[4] KOSHIMA I, SOEDA S. Inferior epigastric artery skin flaps without rectus abdominis muscle [J]. British Journal of Plastic Surgery, 1989, 42 (6): 645-648.

[5] KOSHIMA I, NANBA Y, TSUTSUI T, et al. Superficial circumflex iliac artery perforator flap for reconstruction of limb defects [J]. Plastic and Reconstructive Surgery, 2004, 113 (1): 233-240.

[6] 杜昭, 黄德征. 带旋髂浅血管蒂腹股沟削薄皮瓣修复手指皮肤脱套伤 [J]. 中华显微外科杂志, 1999, 22 (Z1): 64.

[7] 崔瑛, 郭玲, 张晓宁, 等. 带蒂双叶髂腹股沟皮瓣修复手或前臂软组织缺损 12 例 [J]. 中华显微外科杂志, 2017, 40 (6): 570-572.

[8] 李叶扬, 陆野, 汪锦伦, 等. 髂腹股沟部轴型皮瓣带蒂移植的临床应用 [J]. 中华显微外科杂志, 1998, 21 (4): 254.

[9] 姜凯, 焦鸿生, 丁小珩, 等. 双侧髂腹股沟皮瓣带蒂转移修复阴囊和阴茎皮肤撕脱伤二例 [J]. 中华显微外科杂志, 2013, 36 (3): 283-284.

[10] CHOW J A, BILOS Z J, HUI P, et al. The groin flap in reparative surgery of the hand [J]. Plastic and Reconstructive Surgery, 1986, 77 (3): 421-426.

[11] 施权, 魏在荣. 旋髂浅动脉穿支皮瓣的应用进展 [J]. 中华显微外科杂志, 2018, 41 (5): 519-522.

[12] 田卓炜, 周辉红, 冯少清, 等. 旋髂浅动脉穿支皮瓣的术前彩色多普勒超声与 CT 血管造影辅助设计研究 [J]. 中国肿瘤临床, 2015, 42 (16): 807-812.

[13] 陈尔瑜, 何光篪, 程耕历, 等. 腹股沟区皮瓣的血管——旋髂浅动脉和静脉的巨微解剖 [J]. 解剖学报, 1981, 29 (4): 337-345.

(作者: 何林 刘亚平 唐林俊 张飞飞 王加建 王柳 蒋明 四川现代医院)

腹股沟皮瓣的研究进展

石恩献[1] 顾立强[1] 徐达传[2]

1. 中山大学附属第一医院显微创伤手外科；
2. 南方医科大学人体解剖学教研室

自 1972 年 McGregor 等[1]首先提出含旋髂浅血管的腹股沟皮瓣，1973 年澳大利亚 Taylor 和 Daniel、中国杨东岳、日本 Harii 开展的吻合血管的游离腹股沟皮瓣移植已成为修复四肢尤其是手部及前臂软组织的主要方法之一。与传统皮瓣相比，其具有独立血液循环系统，通过吻合血管游离组织移植或带血管蒂皮瓣移位，可一期修复组织缺损。但是，由于其轴心血管起始和走行变异多且口径小、吻合难度大等，游离腹股沟皮瓣移植临床应用曾经一度受到限制。近十年来，随着显微外科器械发展、手术技术的不断提高和显微外科应用解剖学的深入发展，加上患者对供区美观性和隐蔽性的需求日益强烈，腹股沟皮瓣因供区隐蔽、符合"受区修复重建好，供区破坏损伤少"的皮瓣应用原则、可切取皮瓣面积大、皮瓣内含知名血管且切取面积不受长宽比例限制等优点，已广泛应用于颌面部、四肢及会阴部组织缺损修复和阴茎再造等[2-3]。腹股沟皮瓣主要以旋髂浅动脉、腹壁浅动脉和旋髂深动脉供血，可根据不同需求选择不同穿支动脉，个性化设计成不同类型的腹股沟皮瓣。单纯的腹股沟皮瓣或穿支皮瓣可用于修复四肢小面积缺损，也可根据不同需求设计特殊类型腹股沟皮瓣，修复较大面积软组织缺损、复合组织缺损或治疗淋巴水肿。为进一步推广腹股沟皮瓣在软组织修复重建中的应用，本文回顾髂腹股沟皮瓣的历史发展演变，总结腹股沟穿支皮瓣及特殊类型腹股沟皮瓣在软组织缺损修复重建中的临床应用。

一、腹股沟皮瓣的历史发展

在皮瓣外科发展过程中，腹部皮瓣是最早应用于临床的皮瓣，其中带蒂皮瓣（皮管）是严重肢体创伤后功能修复重建的重要方法。在 20 世纪 50 年代之前，临床修复软组织缺损仍以带蒂的腹部随意型皮瓣为主，此类型皮瓣内不含有轴心血管，切取皮瓣随意，有一定的长宽比例限制（1.5∶1.0）。因其操作简单、主要常用来修复手部及前臂的软组织，但需要长时间的肢体固定，有外观臃肿且需二期手术断蒂等缺点。

1972 年，McGregor 等[1]首次描述了以旋髂浅动脉供血的腹股沟皮瓣，并通过对该皮瓣及胸三角皮瓣、颞部皮瓣等皮瓣的深入研究，根据皮肤直接供血血管和肌皮血管的皮肤分支血管直径、血管走行及供血范围的不同，首次提出轴型皮瓣的概念，打破了随意皮瓣的长宽比例限制。1973年1月20日，澳大利亚Taylor和Daniel在澳大利亚墨尔本Preston & Northcote Community医院合作完成世界首例游离腹股沟皮瓣移植，成功修复1例创伤后踝关节骨外露的大面积软组织缺损（12 cm×7 cm）。完成此例手术时，Daniel正在墨尔本St. Vincent's医院显微外科学习（Research Fellow），其指导老师是Bernard O'Brien。随后两人相继在Aust NZ J Surg（1973年7月）[4]和Plast Reconstr Surg（1973年8月）[5]报道此病例。论文于1973年8月发表在PRS杂志时，Daniel博士已在蒙特利尔和Entin医生一起工作。与此同期在不知情的情况下，我国上海华山医院的杨东岳于1973年3月20日应用游离腹股沟皮瓣，成功修复1例面部乳头状癌切除术后的创面缺损[6]。1973年5月，北美再植显微外科代表团第一次访华，在中美显微外科学术交流中，Daniel（代表北美，已从澳大利亚留学回到蒙特利尔）和杨东岳（代表中国）分别报道了世界第1、2例游离腹股沟皮瓣病例。北美再植显微外科代表团团长、世界显微外科之父Harry Buncke给予了积极评价，高度肯定此2例手术成功开创了组织移植、皮瓣外科历史。同年3月28日，澳大利亚O'Brien也应用游离腹股沟皮瓣成功修复1例足背部大面积软组织缺损，并于1973年9月在Plast Reconstr Surg杂志报道[7]。1973年，日本Harii等[8]也是在不知情的情况下成功应用游离腹股沟皮瓣移植修复1例手部烧伤后陈旧性瘢痕挛缩。总之，同期相继成功完成游离腹股沟皮瓣的澳大利亚、中国、日本等学者，开创了游离皮瓣的先河，使得腹股沟区成为最早的游离皮瓣供区。随后Harii等[9]又于1975年报道47例应用游离腹股沟皮瓣移植修复软组织缺损病例，成功率近80%。1976年，英国Serafin等[10]报道14例游离腹股沟皮瓣移植成功修复颌面部和四肢软组织缺损病例，法国Baudent等[11]相继报道10例游离腹股沟皮瓣移植成功。1978年，中国杨东岳等[12]报道应用游离腹股沟皮瓣修复59例严重肢体创伤后软组织缺损，成功率为98%，处于当时的国际领先地位，将游离皮瓣移植提高到新的水平。

由于腹股沟皮瓣存在轴心血管变异大、血管蒂短、血管口径细小，以及皮瓣切取与血管吻合困难、皮瓣臃肿等缺点，随着新的皮瓣供区不断出现，游离腹股沟皮瓣在临床应用逐渐减少。但因为游离腹股沟皮瓣具有供区隐蔽、含知名血管、供区可直接缝合、皮瓣设计不受比例限制等优点，此皮瓣（带蒂移植）修复手部及前臂大面积缺损已日益普及[13]。近年来，随着显微器械和显微外科微血管吻合技术的不断提高以及显微外科应用解剖学的深入发展，显微外科医生通过熟练掌握轴心血管的解剖特点，根据不同血管起始和走行分布，灵活设计以不同血管蒂供血的腹股沟皮瓣以及特殊类型穿支皮瓣，拓展了其临床应用的范围。同时随着患者对美观的需求日益强烈和供区隐蔽性的关注，显微外科医生已越来越重视对供区外观与功能的重视，以遵循"受区修复重建好，供区破坏损伤少"的原则，视腹部为创面修复的良好供区，并不断提倡用腹部皮瓣来修复手部创面，日益重视腹股沟皮瓣在显微修复功能重建中的应用[14]。

二、腹股沟皮瓣供区的特点

腹股沟皮瓣是创面修复的经典皮瓣之一，除可切取皮瓣面积大、含有知名血管、血供丰富、抗感染能力强且切取面积不受长宽比例限制等优点外，其供区隐蔽，切取后不影响供区的外观及功能，符合"受区修复重建好，供区破坏损伤少"的原则。在皮瓣切取及修复的不断发展过程中，皮瓣应用原则已从"以次要部位修复主要部位、宜近勿远、宜简勿繁、宜带蒂勿游离"这一传统原则，过渡为"以次要部位修复主要部位、皮瓣高质量成活、重视受区功能与形态重建、尽可能减少皮瓣供区外观与功能损害"原则[14]。所以，目前显微外科医生对供区隐蔽性和美观性的选择日益重视，努力在创面修复皮瓣切取设计时，将患者皮瓣供区医源性瘢痕对美观的影响降到最小。而腹股沟皮瓣的隐蔽性及其皮瓣面积切取大，可使得皮瓣修复面积大，且移植后供区的医源性瘢痕可穿短裙或短裤等覆盖，从而不影响美观，符合"泳裤供区"理念[15]。这一特点使得腹股沟皮瓣成为创面修复皮瓣切取的最佳选择之一。

三、腹股沟穿支皮瓣的一般应用形式

腹股沟穿支皮瓣的穿支血管主要以旋髂浅动脉和腹壁浅动脉为主，临床应用中可根据创面需求分别设计以旋髂浅动脉为轴心血管的腹股沟皮瓣和以腹壁浅动脉为轴心的下腹壁皮瓣，或设计包含以上2条动脉的髂腹部皮瓣；以旋髂深动脉为穿支的腹股沟穿支皮瓣在临床上较少单独应用，主要应用旋髂深动脉穿支髂骨皮瓣，用以修复骨缺损合并软组织缺损[16-17]。

1. 旋髂浅动脉穿支皮瓣

旋髂浅动脉（口径0.8～1.8 mm）在腹股沟韧带下方约2.5 cm处起于股动脉，伴行静脉细小，其同名静脉是皮瓣的主要回流血管。旋髂浅动脉在股动脉外侧约1.5 cm处分为浅、深两支。浅支随即穿出深筋膜向髂前上棘走行，经腹股沟淋巴结浅出，供应腹股沟区皮肤；深支继续在深筋膜下方向上外走行，沿途发出淋巴结支、肌支、骨膜支等。旋髂浅动脉的浅支变异较大，深支通常恒定，其终末支发出皮支营养髂前上棘周围皮肤，同时发出骨膜支营养髂嵴前区[18]。旋髂浅动脉穿支皮瓣主要适用于四肢大面积软组织缺损的修复[2]；游离移植修复颌面头颈部组织缺损，以及皮瓣带髂骨块修复上肢骨皮缺损或拇指再造[19-21]。

2. 腹壁浅动脉穿支皮瓣

腹壁浅动脉起自腹股沟韧带以下的股动脉上段，跨腹股沟韧带向上行走，穿过Scarpa筋膜，几乎垂直向上进入腹前壁，具有内侧、外侧两条主支。腹壁浅动脉穿支皮瓣主要适用于四肢小面积软组织缺损修复和乳房再造，具有切取简易、供区隐蔽且可直接缝合的优点，但是动脉解剖变异大且口径小，对显微缝合技术要求高；并且无适合的可供缝接的神经，需组合其他神经血管蒂皮瓣修复创面，才可使受、供区的感觉部分恢复[22]。

3. 旋髂深动脉穿支皮瓣

旋髂深动脉在腹股沟韧带上或下1.5 cm发出，沿腹股沟韧带深面向外上方斜行走向髂前上棘内侧，可分为腹股沟段、髂嵴内段和髂嵴上段。腹股沟段走行于腹股沟韧带后，沿腹股沟韧带外侧深面向外上方斜行至髂前上棘，髂嵴内段为沿髂嵴前部内侧向后行至髂嵴上缘，沿途发出数条肌骨支。其中髂嵴上段为穿支皮瓣切取位置，髂嵴内段则为腹股沟嵌合穿支骨皮瓣髂骨块的切取位置。此皮瓣可用于四肢小面积软组织缺损修复，供区隐蔽、手术操作简单且供区损伤小，但是临床较少单独应用旋髂深动脉穿支皮瓣，多设计旋髂深动脉嵌合皮瓣，用以修复四肢骨和软组织缺损等[16,23-24]。

四、腹股沟皮瓣的衍生皮瓣形式

1. 腹股沟淋巴结皮瓣

不同于传统的腹股沟皮瓣，该皮瓣主要用于治疗乳腺癌术后导致的上肢淋巴水肿，尤其是术中进行腋窝淋巴结清扫或部分淋巴结切除的患者[25-26]。该皮瓣大多设计以旋髂浅动脉为蒂，并携带皮瓣脂肪组织内的腹股沟浅层淋巴结，也可取腹壁浅动脉为血管蒂设计下腹部的淋巴结皮瓣，将该皮瓣移植至腋窝或者腕部，可促进腋窝淋巴系统再生，促进局部抗炎作用和抗纤维化作用，从而对上肢淋巴水肿有较好的缓解效果。腹股沟淋巴结皮瓣联合下腹部皮瓣，更适合应用于乳腺癌术后乳房缺失伴上肢淋巴水肿的患者，可兼顾形态和功能重建，在进行乳房再造的同时，治疗上肢淋巴水肿。如携带髂腹股沟淋巴组织瓣的腹壁下动脉穿支皮瓣游离移植，可以 I 期再造乳房外形，同时进行腋窝淋巴管解剖结构重建，进一步重建肢体的淋巴功能[27-28]。

2. 腹股沟神经皮瓣

对于手足部、会阴部软组织和阴茎、阴道再造等，除了重建形态外，感觉功能的重建也十分重要。应用髂腹股沟皮瓣神经皮支营养血管皮瓣修复手足部或会阴部软组织缺损，不仅位置表浅、手术操作简单、血供可靠，还可重建受区感觉功能，切取皮瓣光滑无毛，可直接缝合[29]。临床也有应用髂腹股沟皮瓣组合指掌侧固有神经血管蒂皮瓣修复拇指皮瓣脱套伤，可使得拇指感觉恢复快，恢复效果好[30]。但在皮瓣移植中，将皮瓣神经和受区感觉神经端端缝接时，由于需切断受区感觉神经，可能使得创面周围正常皮肤感觉功能丧失。有学者在皮瓣移植时选择神经端侧无张力缝接修复手部创面，使得重建皮瓣感觉功能的同时，保护创面周围正常皮肤的感觉功能，这一方法可避免腹股沟神经皮瓣移植使用传统端端神经缝接的缺点[31]。

3. 髂腹股沟嵌合穿支皮瓣

以旋髂深动脉或旋髂浅动脉为蒂的腹股沟皮瓣，一同切取皮瓣及髂骨瓣，即构成旋髂深动脉嵌合穿支皮瓣或旋髂浅动脉嵌合穿支皮瓣。此类皮瓣可主要用于修复因创伤或肿瘤切除后四肢伴有骨和软组织缺损，以及修复和重建下颌骨肿瘤切除后组织缺损[16-17]。与传统髂骨肌皮瓣不同，髂腹股沟嵌合穿支皮瓣在受区方面，皮岛设计和放置更灵活，容积显著减小且可进行显微修薄处理，可避免术后臃肿和二期修薄；在供区方面，可改善传统髂骨肌皮瓣切取后供区显著凹陷的缺点，减小了供区的功能和外观损害。

4. 腹股沟多叶皮瓣

在皮瓣设计时，应用旋髂浅动脉与腹壁浅动脉共干、腹壁浅动脉内侧支及外侧支或旋髂浅动脉深支和浅支分别设计双叶皮瓣；或当旋髂浅动脉与腹壁浅动脉出现共干情况时，以旋髂浅动脉深、浅支及腹壁浅动脉设计三叶皮瓣。此类腹股沟多叶皮瓣切取面积大，可用于四肢贯通伤以及修复多处软组织缺损，能一期完成四肢多处软组织缺损修复，且供区隐蔽，可直接缝合[32-34]。但是供血动脉分支较细，分离难度大；肥胖患者因切取的皮瓣过于臃肿，导致美观性不佳；皮瓣供区无合适的皮神经，受区感觉恢复不佳。

五、展 望

从皮瓣外科的发展过程来看，根据"受区修复重建好，供区破坏损伤少"的原则来选择和设计皮瓣，以及如何在创面修复时，将患者皮瓣供区医源性瘢痕所造成的美观性影响降至最低，是每一名显微外科医生的至高追求。腹股沟皮瓣经过几十年的发展，因其供区隐蔽性高、可切取皮瓣面积大、含知名血管等优点，仍是综合效价较高的皮瓣供区，我们应该努力推广腹股沟皮瓣在软组织修复中的应用。根据不同部位组织缺损和不同血管蒂供血，个性化设计腹股沟皮瓣和特殊类型穿支皮瓣修复。虽然皮瓣的轴心血管变异大，吻合难度高，但随着显微外科技术的不断提高和临床解剖学研究的不断深入，可进一步提高腹股沟皮瓣的成活率，同时拓展其临床应用的范围和形式。

参 考 文 献

[1] MCGREGOR I A, JACKSON I T. The groin flap [J]. British Journal of Plastic Surgery, 1972, 25 (1): 3-16.

[2] KOSHIMA I, NANBA Y, TSUTSUI T, et al. Superficial circumflex iliac artery perforator flap for reconstruction of limb defects [J]. Plastic And Reconstructive Surgery, 2004, 113 (1): 233-240.

[3] 崔晓康. 游离髂腹股沟皮瓣修复四肢严重创伤 [J]. 实用手外科杂志, 2005, 19 (3): 177.

[4] TAYLOR G I, DANIEL R K. The free flap: composite tissue transfer by vascular anastomosis [J]. Australian and New Zealand Journal of Obstetrics and Gynaecology, 1973, 43 (1): 1-3.

[5] DANIEL R K, TAYLOR G I. Distant transfer of an island flap by microvascular anastomoses. A clinical technique [J]. Plastic And Reconstructive Surgery, 1973, 52 (2): 111-117.

[6] 上海第一医学院华山医院口腔外科, 上海第一医学院华山医院手外科. 带血管的游离皮瓣移植修复颊部缺损一例报告 [J]. 中华医学杂志, 1974, 54 (3): 163.

[7] O'BRIEN B M, MACLEOD A M, HAYHURST J W, et al. Successful transfer of a large island flap from the groin to the foot by microvascular anastomoses [J]. Plastic And Reconstructive Surgery, 1973, 52 (3): 271-278.

[8] HARII K, OMORI K, OMORI S. Successful clinical transfer of ten free flaps by microvascular anastomoses [J]. Plastic And Reconstructive Surgery, 1974, 53 (3): 259-270.

[9] HARII K, OMORI K, TORII S, et al. Free groin skin flaps [J]. British Journal of Plastic Surgery, 1975, 28 (4): 225-237.

[10] SERAFIN D, RIOS AV, GEORGIADE N. Fourteen free groin flap transfers [J].

Plastic And Reconstructive Surgery, 1976, 57 (6): 707-715.

[11] BAUDET J, LEMAIRE J M, GUIMBERTEAU J C. Ten free groin flaps [J]. Plastic And Reconstructive Surgery, 1976, 57 (5): 577-595.

[12] 杨东岳, 顾玉东, 郑忆柳. 游离皮瓣移植在四肢创伤中的应用 [J]. 中华医学杂志, 1978, 58 (3): 143-146.

[13] SABAPATHY S R, BAJANTRI B. Indications, selection, and use of distant pedicled flap for upper limb reconstruction [J]. Hand Clinics, 2014, 30 (2): 185-199.

[14] 唐举玉, 魏在荣, 张世民, 等. 穿支皮瓣的临床应用原则专家共识 [J]. 中华显微外科杂志, 2016, 39 (2): 105-106.

[15] 张敬良. 努力追求创面修复的"泳裤供区"理念 [J]. 中华显微外科杂志, 2020, 43 (1): 3-4.

[16] 陈洁, 蒋灿华, 闵安杰, 等. 旋髂深动脉穿支嵌合髂骨皮瓣修复下颌骨复合性缺损 [J]. 华西口腔医学杂志, 2015, 33 (3): 276-280.

[17] 韩金豹, 高宏阳, 杨磊. 髂腹股沟骨皮瓣修复虎口挛缩及一期拇对掌功能重建 [J]. 中国修复重建外科杂志, 2007, 21 (4): 346-348.

[18] 钟世镇, 徐达传, 丁自海, 等. 显微外科临床解剖学 [M]. 济南: 山东科技出版社, 2000.

[19] MA C, TIAN Z, KALFARENTZOS E, et al. Superficial circumflex iliac artery perforator flap for tongue reconstruction [J]. Oral Surgery Oral Medicine Oral Pathology Oral Radiology and Endodontology, 2016, 121 (4): 373-380.

[20] HE Y, TIAN Z, MA C, et al. Superficial circumflex iliac artery perforator flap: identification of the perforator by computed tomography angiography and reconstruction of a complex lower lip defect [J]. International Journal of Oral and Maxillofacial Surgery, 2015, 44 (4): 419-423.

[21] 侯春林, 顾玉东. 皮瓣外科学 [M]. 上海: 上海科学技术出版社, 2006.

[22] GAGGL A J, BÜRGER H, CHIARI F M. A combined superficial inferior epigastric artery flap and vascularized iliac crest flap in the reconstruction of extended composite defects of the posterior mandible and adjacent soft tissue: first clinical results [J]. International Journal of Oral and Maxillofacial Surgery, 2011, 40 (2): 162-168.

[23] ZHENG L, LV X, ZHANG J, et al. Deep circumflex iliac artery perforator flap with iliac crest for oromandibular reconstruction [J]. Journal of Cranio-maxillo-facial Surgery, 2018, 46 (8): 1263-1267.

[24] BISASE B, SLOANE J, COOMBES D M, et al. The deep circumflex iliac artery perforator flap (DCIAP) —a reconstructive option for the large composite oro-mandibular cutaneous defect [J]. British Journal of Oral and Maxillofacial Surgery, 2013, 51 (8): 962-964.

[25] CHENG M H, CHEN S C, HENRY S L, et al. Vascularized groin lymph node flap transfer for postmastectomy upper limb lymphedema: flap anatomy, recipient sites, and outcomes [J]. Plastic And Reconstructive Surgery, 2013, 131 (6): 1286-1298.

[26] SCHAVERIEN M V, CORONEOS C J. Surgical treatment of lymphedema [J]. Plastic And Reconstructive Surgery, 2019, 144 (3): 738-758.

[27] LIU H L, PANG S Y, LEE C C, et al. Orthotopic transfer of vascularized groin lymph node flap in the treatment of breast cancer-related lymphedema: Clinical results, lymphoscintigraphy findings, and proposed mechanism [J]. Journal of Plastic, Reconstructive and Aesthetic Surgery, 2018, 71 (7): 1033-1040.

[28] 李平,何波,杨羿,等. 血管化锁骨上窝淋巴结皮瓣移植治疗肢体淋巴水肿近期疗效 [J]. 中华显微外科杂志, 2017, 40 (3): 218-221.

[29] YOSHIMATSU H, YAMAMOTO T, HAYASHI A, et al. Use of the transverse branch of the superficial circumflex iliac artery as a landmark facilitating identification and dissection of the deep branch of the superficial circumflex iliac artery for free flap pedicle: Anatomical study and clinical applications [J]. Microsurgery, 2019, 39 (8): 721-729.

[30] 李锡生,王殷红. 髂腹股沟皮瓣指神经血管蒂皮瓣组合修复拇指皮肤脱套伤 [J]. 浙江中西医结合杂志, 2012, 22 (5): 388-389.

[31] 朱庆棠,戚剑,顾立强,等. 前臂背侧终末穿支游离皮瓣修复指端缺损 [J]. 中华显微外科杂志, 2011, 34 (5): 410-411.

[32] 王海涛,丛海波,杨庆民. 单蒂双叶髂腹股沟皮瓣修复手部软组织缺损 [J]. 中华显微外科杂志, 2012, 35 (6): 488-490.

[33] 刘刚义,袁建君,朱修文,等. 髂腹股沟分叶皮瓣修复多指皮肤软组织缺损 [J]. 中华手外科杂志, 2014, 30 (4): 307-308.

[34] 韩军涛,谢松涛,陶克,等. 旋髂浅动脉岛状分叶皮瓣修复下腹部及会阴区瘢痕挛缩22例 [J]. 中华烧伤杂志, 2012, 28 (2): 153-154.

(本文发表于《中华显微外科杂志》2020年第5期)

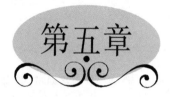

第五章

慢性创面显微修复

臀部不同部位压疮的治疗方法选择

徐永清 何晓清 范新宇

中国人民解放军联勤保障部队第九二〇医院全军创伤骨科研究所

压疮，美国国家压疮顾问小组（NPUAP）将其定义为：皮肤或皮下组织由于压力、剪切力或摩擦力而导致的皮肤、肌肉或皮下组织的局限性损伤，常见于昏迷、瘫痪或长期卧床的患者[1]，最常见的压疮部位包括骶骨、股骨大转子、坐骨结节，而对于Ⅲ、Ⅳ度坐骨结节压疮治疗困难，传统清创换药、植皮手术难以治愈。我们自2005年5月至2020年5月，共收治骶尾部压疮，坐骨结节压疮及股骨大转子压疮患者157例，共有压疮170处。根据臀部不同部位的压疮，采用臀上皮神经营养血管皮瓣、股后侧皮神经营养血管皮瓣、阔筋膜张肌皮瓣、股薄肌皮瓣修复，髋关节离断治疗大转子压疮同时合并髋关节外露，以及单纯插入式VSD治疗，取得良好效果，报道如下。

一、一般资料

本组157例，男135，女22例，年龄25～74岁，平均46.2岁。病因为脊柱外伤后的截瘫护理不当所致150例，昏迷所致3例，长期卧床所致3例，车祸所致1例。仅1处骶尾部压疮79例、1处坐骨结节压疮36例及1处股骨大转子压疮24例（无髋关节外露），1处股骨大转子压疮同时合并髋关节外露8例，2处股骨大转子压疮同时合并髋关节外露2例，2侧坐骨结节同时有压疮5例，骶尾部、2侧股骨大转子及2侧坐骨结节5处同时有压疮3例。共有压疮170处，其中骶尾部压疮82处，坐骨结节压疮52处，股骨大转子压疮（无髋关节外露）24处，股骨大转子压疮同时合并髋关节外露12处。压疮面积最大15 cm×30 cm，最小5 cm×8 cm，皮瓣最大面积17 cm×32 cm，最小10 cm×12 cm，均为Ⅳ度疮。根据臀部不同部位的压疮，采用臀上皮神经营养血管皮瓣修复骶尾部71例71处、股后侧皮神经营养血管皮瓣修复骶尾部压疮10例10处、修复坐骨结节压疮36例42处，阔筋膜张肌皮瓣修复股骨大转子压疮24例24处、修复骶尾部压疮1例1处、股薄肌皮瓣修复坐骨结节压疮2例2处、髋关节离断治疗大转子压疮同时合并髋关节外露10例12处、单纯插入式VSD治疗坐骨结节压疮8例8处。其中因骶尾部压疮面积大，使用2侧臀上皮神经营养血管皮瓣25例，使用臀上皮神经营养血管皮瓣101块，股后侧皮神经营养血管皮瓣52块，阔筋膜张肌皮瓣24块，股薄肌皮瓣2块。皮瓣最大面积17 cm×32 cm，最小10 cm×12 cm。

二、手术方法

手术在硬膜外阻滞麻醉或全身麻醉下进行,取侧卧位或俯卧位。首先扩创,彻底切除压疮创面周围感染、水肿的皮肤及腔内的肉芽组织、瘢痕组织、死骨,敞开压疮底部,依照生理盐水、双氧水、生理盐水、0.1%新洁尔灭、生理盐水次序冲洗干净,为皮瓣修复准备一个健康的基底。根据受区组织缺损范围设计不同皮瓣:

(一) 臀上皮神经营养血管皮瓣

皮瓣设计:①皮瓣轴线:骶棘肌外缘与髂嵴交角上1 cm处垂直向下为轴线;②皮瓣范围:内侧可达后正中线,外侧达腋后线,上界可在旋转轴点上方2.0~4.0 cm,下界可达臀股沟部。皮瓣的旋转点设计应距后正中线(7.1±1.6) cm,距髂嵴上缘(8.5±1.1) mm。皮瓣切取:切取皮瓣可先从远端向近端解剖。切开皮瓣远端及内、外侧皮肤至深筋膜深面,在深筋膜与臀肌筋膜之间进行分离。也可以带上部分臀大肌,这样血供更好。结扎臀上动脉的肌皮穿支。分离至髂嵴与骶棘肌交角时要特别小心,以免损伤血管蒂。在骶棘肌外缘,髂嵴上方纵行切开腰背筋膜,将骶棘肌向内侧拉开,在骶棘肌与腰方肌之间即可找到血管。在血管穿出深筋膜处的浅筋膜中即可找到臀上皮神经中支。若皮瓣旋转角度不大,可不必暴露血管蒂形成皮肤筋膜蒂皮瓣。若需要较大的旋转幅度,则解剖出血管神经蒂,将皮瓣作成岛状,其旋转弧度一般可达90°,掀起的皮瓣按顺时针方向旋转移位。可修复骶尾部压疮[2]。

(二) 股后皮神经营养血管皮瓣

轴心线为坐骨结节与大转子连线的中点向大腿后至腘中点的连线,旋转点在臀下皱褶处。皮瓣设计在轴心线两侧宽达8~10 cm,顺行切取,转位可以修复骶尾部压疮[3-4]。V-Y推进修复坐骨结节压疮,在臀下皱褶以下以轴心线"V"形切取皮瓣,充分游离皮瓣后,将皮瓣向上方的坐骨结节压疮创面推进后"Y"形缝合。

(三) 阔筋膜张肌皮瓣

术前用血流多普勒探测仪探明旋股外侧动脉升支血管穿入点,即为血管蒂的位置。在髂嵴上2 cm至膝上5 cm的范围内设计皮瓣,皮瓣前后界可超过阔筋膜张肌肌缘2 cm,从血管蒂至皮瓣最远端的距离应大于到创面最远端2 cm,按创面大小和形状绘出皮瓣轮廓;在皮瓣前上方做切口,先找出阔筋膜张肌和股直肌的间隙,再标记血管蒂的位置,仔细寻找穿过该间隙的旋股外侧动脉升支血管束,向后牵开阔筋膜张肌前缘,在其深面找出旋股外侧动脉升支血管束入肌点并加以保护,保留肌间隙的结缔组织及其深面的脂肪组织,按设计好皮瓣的形状切开皮瓣的远端,游离出髂胫束并在超过皮瓣3~5 cm处切断髂胫束,以便转移修复创面时返折填塞压疮底部,最后切取皮瓣的后缘和上缘,在切取皮瓣的过程中及时将皮瓣、筋膜和肌缘做暂时性固定,防止三者分离致肌皮瓣坏死,如需延长血管蒂,必要时可切断股直肌,待肌皮瓣转移后重新缝合,阔筋膜张肌的起点不需要切断,转移修复压疮创面,逐层与创面缝合固定,放置引流条,供区直接缝合或游离植皮[5]。

（四）股薄肌皮瓣

患者取俯卧位，在相邻的大腿内侧设计瓣，根据术前应用多普勒血管探测仪探测到穿支搏动点为中心点，以耻骨结节和股骨内侧髁连线为轴线，根据创面大小确定肌皮瓣面积。皮瓣切取：逐层切开皮肤和皮下组织，在股薄肌和长收肌肌腱间隙找到血管蒂，仔细分离股薄肌，在远端离断股薄肌，继续沿着血管蒂向近端解剖，彻底止血，根据创面大小，旋转股薄肌肌皮瓣修复创面[6]。供区直接拉拢缝合，若皮肤张力过大，可植皮修复。

（五）髋关节离断治疗大转子压疮同时合并髋关节外露

根据压疮及髋关节外露情况设计皮瓣，原则上是髋关节离断后，前后皮瓣缝合张力不大，一定要用肌瓣填塞髋臼死腔[7]。伤口内放置万古霉素骨水泥棒。

（六）单纯插入式 VSD 治疗坐骨结节压疮

对于坐骨结节压疮，根据压疮的大小、深度等不同情况，选择不同的诊疗方法。如果坐骨结节压疮窦道口子很小，里面残腔很大，采用插入式 VSD 治疗，每次 7 d，一般需要更换 VSD 治疗 4～6 次。

（七）其他

坐骨结节压疮或骶尾部压疮离肛门太近时，需要腹部造瘘。

三、结　果

本组臀上皮神经营养血管皮瓣 101 块，阔筋膜张肌皮瓣 24 块及股薄肌肌皮瓣 2 块全部成活；股后侧皮神经营养血管皮瓣转位修复坐骨结节压疮 42 块皮瓣全部成活；股后侧皮神经营养血管皮瓣转位修复骶尾部压疮 10 块有 4 块远端部分坏死，经换药后愈合。髋关节离断治疗股骨大转子压疮同时合并髋关节外露 10 例和单纯插入式 VSD 治疗坐骨结节压疮 8 例，压疮全部愈合。

本组患者共有 139 例 1 处压疮，其中，136 例压疮愈合，1 例骶尾部压疮和 1 例股骨大转子压疮患者，因年龄大，长期低蛋白及贫血致压疮长期不愈合，1 例坐骨结节压疮因骨髓炎伤口不愈合。术后最长随访时间为 15 年，最短为半年，平均为 7.5 年。随访发现除 3 例压疮未愈合外，其余 154 例患者压疮愈合，压疮无复发。

四、典型病例

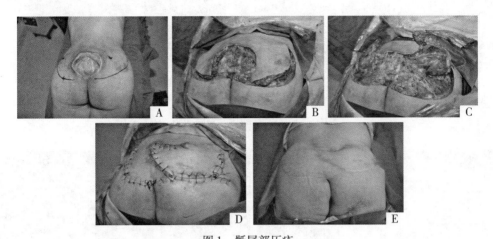

图1　骶尾部压疮
A. 术前设计两侧臀上皮神经营养血管皮瓣；B、C. 术中切取；D. 皮瓣缝合术后，皮瓣下放置万古霉素骨水泥棒；E. 术后随访

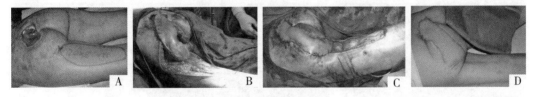

图2　骶尾部压疮
A. 术前设计股后侧皮神经营养血管皮瓣；B、C. 术中切取皮瓣及皮瓣转位修复骶尾部创面；D. 术后随访

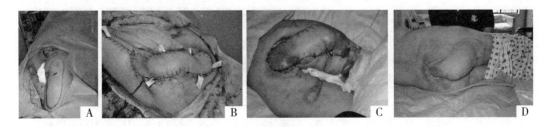

图3　骶尾部压疮
A. 术前设计股后侧皮神经营养血管皮瓣；B. 术后即刻；C. 术后7d皮瓣远端发黑，血运障碍；D. 经换药后皮瓣成活，术后随访伤口愈合

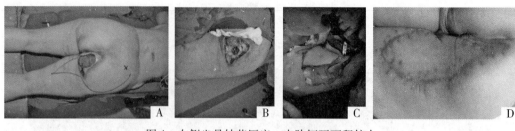

图 4 右侧坐骨结节压疮,皮肤坏死面积较大
A. 术前设计股后侧皮神经营养血管皮瓣;B. 术中清创,深达坐骨结节;C. 皮瓣 V-Y 推进;
D. 术后 2 个月随访,愈合良好

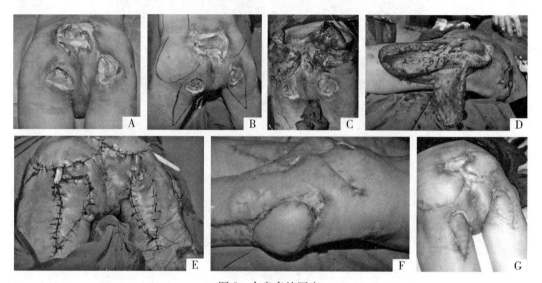

图 5 全身多处压疮
A. 术前外观;B. 设计皮瓣;C、D. 皮瓣切取移植;E. 术后即刻;F、G. 术后随访

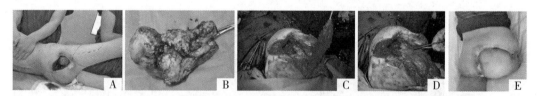

图 6 右侧股骨大转子压疮合并髋关节外露
A. 术前皮瓣设计;B. 术中离断髋关节,切除外露的股骨头及大转子;C、D. 术中切取肌瓣
及填塞髋臼死腔;E. 术后皮瓣成活,伤口愈合良好

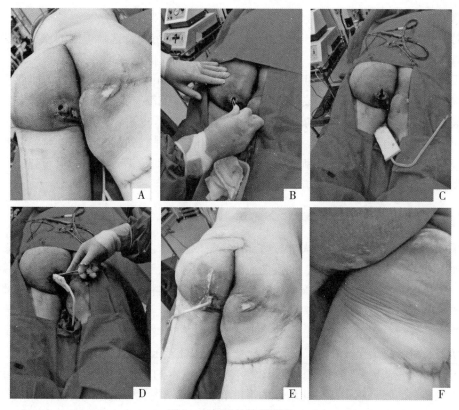

图7 左侧坐骨结节压疮

A. 术前压疮外形，窦道口子很小；B. 术中探查发现死腔很大；C. 术中准备放置的 VSD；D. 术中放置插入式 VSD；E. 放置 VSD 后封闭伤口，负压引流；F. 术后 2 个月随访压疮完全愈合

五、讨 论

（一）不同部位的压疮如何选择皮瓣

臀部常见的压疮主要有骶尾部压疮，坐骨结节压疮和股骨大粗隆压疮。对于骶尾部压疮，修复的皮瓣有：臀大肌肌皮瓣[8-12]、股后侧皮神经营养血管皮瓣[3-4,13-14]、臀部穿支皮瓣[12,15]、臀上皮神经营养血管皮瓣[2,16]、两侧臀部局部成对 Kiss 推进皮瓣[17]等。臀大肌肌皮瓣需要解剖臀上动脉或臀下动脉血管，部位很深，出血比较多，解剖时间长，现在已经很少使用。股后侧皮神经营养血管皮瓣，因为皮瓣转位距离比较远，容易出现皮瓣远端血运障碍，出现尖端部分坏死。本组患者使用股后侧皮神经营养血管皮瓣修复骶尾部压疮 10 例，有 4 例皮瓣远端出现部分坏死，经换药后方愈合。臀部穿支皮瓣，优点是蒂部不臃肿，缺点是解剖穿支费时。两侧臀部局部成对 Kiss 推进皮瓣修复面积有限，只能修复面积较小的骶尾部压疮。而臀上皮神经营养血管皮瓣，血管定位容易，皮瓣切取方便，可以修复大面积压疮，如果一侧皮瓣面积不够，可以同时取两侧的，同时皮瓣蒂部没有"猫耳朵"，不臃肿，同时皮瓣容易成活，所以推荐使用臀上皮

神经营养皮瓣修复骶尾部压疮。

对于坐骨结节压疮,根据压疮的大小、深度等不同情况,选择不同的诊疗方法。如果坐骨结节压疮窦道口子很小,里面残腔很大,根据我们的经验,采用插入式 VSD 治疗效果较好,一般需要更换 VSD 治疗 4～6 次,每次 7 d。也可以采用股薄肌肌皮瓣转位修复肌瓣填塞死腔或臀部穿支皮瓣转位填塞[18]。对于没有大的死腔的坐骨结节压疮,采用股后侧皮神经营养血管皮瓣 V-Y 推进,方法简单,皮瓣容易成活,效果较好。

对于股骨大粗隆处压疮,目前常用的治疗方法有:阔筋膜张肌皮瓣[19-20]、股后侧皮神经营养血管皮瓣、旋股外侧动脉穿支皮瓣、臀大肌肌皮瓣等转位修复重建,我们的体会是阔筋膜张肌皮瓣比较邻近,转位方便,皮瓣血供可靠,容易成活。

(二)臀部压疮长期难以愈合的原因

根据我们的临床观察,绝大部分臀部压疮可以愈合,但也有少数患者没有治愈,主要的原因有:患者全身情况差,低蛋白血症,血色素低,压疮清创不彻底,患者换药不及时,转位皮瓣张力太大,皮瓣血运差,部分坏死,坐骨结节骨髓炎,髋关节外露,化脓性髋关节炎,以及压疮伤口离肛门太近,容易污染等。针对上述问题,患者全身情况需要改善营养,总蛋白、白蛋白,需要调整至基本正常,血色素在 90 g/L 以上,术后患者换药及时,每天至少 1 次,每 2 h 翻身一次。对于压疮伤口清创一定要彻底,如果坏死组织多,先清创,然后 VSD 吸引[21,22]。VSD 技术的应用一期手术扩创后清除变性坏死的肌肉、筋膜、感染纤维化增厚的滑液囊、窦道及炎性瘢痕组织,骨外露或有局限骨髓炎应咬去骨皮质至出血后锉平,用 2.0% 过氧化氢溶液及 0.9% 无菌生理盐水反复冲洗 2～3 次,彻底止血,以常规方法安置 VSD 处理,压力控制在 0.02～0.04 Mpa,5～7 d 更换 VSD 敷料,若创底肉芽新鲜、干净,二期可行皮瓣移植修复创面。选用手术简单,容易成活的皮瓣。皮瓣转位修复时,常规放置万古霉素骨水泥棒,万古霉素骨水泥棒可以缓释万骨霉素,又可以引流分泌物。对于大粗隆压疮髋关节外露的患者,一般需要采用髋关节离断,肌瓣填塞方可愈合。对于压疮伤口离肛门太近的患者,采用腹部肛门造瘘,使伤口远离污染源。

(三)多处压疮如何选择皮瓣

对同时合并多处Ⅳ度压疮创面,特别是同时有骶尾部、双侧股骨大转子及双侧坐骨结节压疮较大创面时,上位臀大肌岛状肌皮瓣或穿支皮瓣往往无法覆盖骶尾部创面,即使可封闭,供瓣区亦很难拉拢缝合,可采用双侧臀上皮神经营养血管皮瓣旋转先封闭骶尾部创面,再以双侧阔筋膜张肌肌皮瓣转位修复股骨大转子处创面,对于坐骨结节压疮,可以利用双侧股后侧皮神经营养血管皮瓣 V-Y 推进修复创面。

参 考 文 献

[1] Rijswijk L V, BEITZ J M. Creating a pressure ulcer prevention algorithm: systematic review and face validation [J]. Ostomy Wound Management, 2013, 59 (11): 28-40.

[2] 徐永清,朱跃良,李军,等. 臀上皮神经营养血管皮瓣转位修复骶尾部褥疮 [J].

中华显微外科杂志, 2011, 34 (1): 29-30.
[3] 徐永清, 李军, 丁晶, 等. 不同皮神经营养血管皮瓣的临床应用 [J]. 中华显微外科杂志, 2007, 30 (1): 17-20.
[4] 郑和平, 徐永清, 张世民. 皮神经营养血管皮瓣 [M]. 天津: 天津科学技术出版社, 2006.
[5] 王忠信, 李森恺, 陈树廷, 等. 阔筋膜张肌肌皮瓣的解剖研究与临床应用 [J]. 中华整形外科杂志, 2000, 16 (1): 12-13.
[6] 林炳远, 郭峭峰, 黄凯, 等. 股薄肌肌瓣治疗老年人Ⅲ、Ⅳ度坐骨结节褥疮的疗效分析 [J]. 中华老年医学杂志, 2016, 35 (9): 982-985.
[7] 张展, 张春, 郭峭峰. 应用股骨剔骨皮瓣治疗复杂性褥疮九例 [J]. 中华显微外科杂志, 2016, 39 (6): 588-590.
[8] 郭峭峰, 黄凯, 张展, 等. 肌 (皮) 瓣转移修复臀骶部褥疮的临床疗效 [J]. 中华显微外科杂志, 2014, 37 (5): 515-517.
[9] CHIANG I H, WANG C H, TZENG Y S. Surgical treatment and strategy in patients with multiple pressure sores [J]. International Wound Journal, 2018, 15 (6): 900-908.
[10] 张春雷, 张春阳, 张建平, 等. 臀大肌肌皮瓣联合真皮皮瓣修复骶尾部褥疮 [J]. 中国修复重建外科杂志, 2011, 25 (6): 763-764.
[11] 罗旭超, 欧昌良, 邹永根, 等. 股薄肌肌皮瓣修复坐骨结节3、4期压力性损伤创面的疗效分析 [J]. 实用骨科杂志, 2019, 25 (4): 366-368.
[12] 于冶, 贾立平. 臀骶部褥疮皮瓣修复进展 [J]. 中华烧伤杂志, 2010, 26 (5): 405-406.
[13] DJEDOVIC G, MORANDI E M, METZLER J, et al. The posterior thigh flap for defect coverage of ischial pressure sores-a critical single-centre analysis [J]. International Wound Journal, 2017, 14 (6): 1154-1159.
[14] 杨帆, 郑梁, 刘薇, 等. 臀下动脉股后皮支复合组织瓣修复深度臀部褥疮的临床应用 [J]. 中国美容整形外科杂志, 2017, 28 (6): 358-360.
[15] 傅荣, 游晓波, 杜丽平. 臀部穿支皮瓣结合负压封闭引流治疗骶尾部褥疮 [J]. 中华显微外科杂志, 2012, 35 (3): 236-237.
[16] 吴志贤, 卫裴, 梁杰, 等. 臀上皮神经营养血管双叶筋膜皮瓣转位修复骶尾部褥疮 [J]. 中华显微外科杂志, 2013, 36 (3): 302-304.
[17] ZHAO J C, ZHANG B R, SHI K, et al. Couple-kissing flaps for successful repair of severe sacral pressure ulcers in frail elderly patients [J]. BMC Geriatrics, 2017, 17 (1): 285.
[18] LEGEMATE C M, KWAAK M V D, GOBETS D, et al. The pedicled internal pudendal artery perforator (PIPAP) flap for ischial pressure sore reconstruction: Technique and long-term outcome of a cohort study [J]. Journal of Plastic Reconstructive and Aesthetic Surgery, 2018, 71 (6): 889-894.
[19] 罗小庆, 张绍海, 唐秋华, 等. 阔筋膜张肌肌皮瓣在修复大转子褥疮中的应用

[J]. 实用骨科杂志, 2010, 16 (7): 554-555.

[20] BEJINARIU C G, MARINESCU S A. The role of myocutaneous flaps in the treatment of patients with multiple decubitus ulcers [J]. Journal of Medicine and Life, 2019, 12 (4): 453-456.

[21] 尹朝奇, 康智星, 罗成群, 等. 皮瓣修复褥疮术前术后应用封闭负压引流技术的比较研究 [J]. 中国医师杂志, 2017, 19 (5): 644-649.

[22] ANDRIANASOLO J, FERRY T, BOUCHER F, et al. Pressure ulcer-related pelvic osteomyelitis: evaluation of a two-stage surgical strategy (debridement, negative pressure therapy and flap coverage) with prolonged antimicrobial therapy [J]. BMC Infectious Diseases, 2018, 18 (1): 166.

肢体创伤慢性感染性创面的修复

戚 剑 王洪刚 秦本刚

中山大学附属第一医院显微创伤手外科

严重肢体创伤中的诸多临床问题对临床医生都是挑战,以顾立强教授为首的中山大学附属第一医院严重肢体创伤救治团队,基于10余年的救治经验,以"断肢再植的理念",以显微外科技术为核心技术,提出了针对严重肢体创伤的"1248"救治策略,其中对创面修复,既提倡急诊修复的原则性建议,也重视后期修复对防治继发性感染和利于二期功能重建的特殊意义,而且,由于严重肢体创伤救治的复杂性,在稳定生命和保肢初步稳定后,肢体创面常常被遗留为二期修复的临床常见难题。此时,创面常伴有不同程度的感染和炎症反应,为了指导肢体创伤慢性感染性创面的修复,本研究团队尝试提出一种分型方法,以指导临床治疗方案的选择。

2012年在重庆召开的中华医学会显微外科学分会中青年学术论坛上,首次设了青年医师的辩论学术环节,本次辩论的题目之一就是急诊肢体创面 I 期急诊修复还是 II 期择期修复,本中心作为正方进行了急诊肢体创面应该 I 期急诊修复的立论,现场众多国内显微外科、修复重建外科领域的专家积极参与了讨论,既有支持 I 期急诊修复者,但更多的参与者选择支持 II 期择期修复,所列举的原因不一而足,最终,国内显微外科领域的泰斗侯春林教授总结说:急诊修复创面是显微外科的核心要义,更是创伤外科组织修复的基本原则,如果经过半个世纪的发展,现代显微外科人不再主张肢体创面的急诊 I 期修复,这不是显微外科的进步,而是显微外科的倒退。2015年,美国麻省总医院骨科主任 R. Malcolm Smith 提供的一组研究数据表明,严重肢体创伤中的创面修复,24 h 内修复后的深部感染发生率仅为 3%,显著低于 72 h 内和 72 h 后修复的 11% 和 33% 的感染发生率。

然而,排除部分的人力、人为因素,肢体严重创伤的救治过程中确实面临诸多的现实困难,需要把创面留作后期修复,这既是临床现实,更是临床挑战。由于创面的延期修复,在后期必然会出现不同程度的炎症反应和较高的感染发生率,这就增加了创面修复的困难程度和手术风险。如何根据创面的不同特征,进行选择性的修复,目前已有大量的临床研究,但尚缺乏一种被广泛认可的分类方法以指导治疗方式的选择,本临床研究中心基于创面感染状态、修复方式需求及有无供/受区血管的特殊要求,将该类创面进行如下分型:

依据肢体创伤二期创面的关键特征,包括创面局部炎症或感染状态、创面修复的需求以及供、受区血管的可靠性,我们把创面分为三种类型: I 型为炎症性创面,其主要创面特征为感染轻微，当前具备创面修复条件，根据对创面局部有无重要组织结构外露和是否需要组织瓣的修复，又分为ⅠA型（无组织瓣修复需求）和ⅠB型（有组织瓣修复需求）；Ⅱ型为感染性创面，其主要创面特征为局部感染明确，当前尚不具备创面修复条件，根据对创面局部有无重要组织结构外露和是否需要组织瓣的修复，又分为ⅡA型（无组织瓣修复需求）和ⅡB型（有组织瓣修复需求）；Ⅲ型为特殊条件感染性创面，其主要创面特征为创面有组织瓣修复需求，但供、受区存在不安全的血管条件，包括：①同侧肢体无可靠的受区血管；②同侧肢体存在血管性基础病；③同侧肢体存在血液循环障碍；④健侧肢体亦存在特殊情况；等等（表1）。

表1 肢体创伤慢性感染性创面的分型

创面分型		主要特征	治疗策略
Ⅰ炎症性创面	A 无重要结构外露	1. 感染轻微； 2. 无组织瓣修复需求； 3. 当前具备覆盖时机	清创+植皮
	B 有重要结构外露	1. 感染轻微； 2. 有组织瓣修复需求； 3. 当前具备覆盖时机	清创+组织瓣
Ⅱ感染性创面	A 无重要结构外露	1. 局部感染明显； 2. 无组织瓣修复需求； 3. 当前不具备覆盖时机	反复清创+VAC过渡+转为ⅠA型创面
	B 有重要结构外露	1. 局部感染明显； 2. 有组织瓣修复需求； 3. 当前不具备覆盖时机	反复清创+VAC过渡+复合肌肉的组织瓣
Ⅲ特殊条件感染性创面		1. 有组织瓣覆盖需求； 2. 无安全的受区血管，创面覆盖时机/方式有特殊需求	结合特殊条件进行个性化修复

注：1. 同侧肢体无可靠的受区血管；2. 同侧肢体存在血管性基础病；3. 同侧肢体存在血循环障碍；4. 健侧肢体亦存在特殊情况

针对上述肢体创伤慢性感染性创面的分型，我们也提出了相对应的创面修复基本原则：

ⅠA型创面可进行清创后使用不同类型的皮片移植，但对于重要结构部位除选择全厚皮片移植修复外，亦可选择组织瓣进行修复，比如面部、关节部位、手掌、手指掌面、足底等；ⅠB型创面可在清创后选择局部带蒂或游离的穿支皮瓣进行修复；

Ⅱ型创面的主要处理原则是通过局部反复、彻底清创，抗感染治疗，结合全身支持治疗，尽快控制感染，为创面修复创造条件，尤其是当前广泛使用的封闭式负压引流，为此类创面提供了良好的过渡治疗方式，其早期治疗目标是尽早将Ⅱ型创面过渡为Ⅰ型创面，后期依照Ⅰ型创面的修复基本原则进行修复方式的选择。由于此种创面已存在明确的感染，即便是在创面感染基本控制的条件下，为提高组织瓣的成活率和有利于局部炎症的进一步改善，建议首选肌皮瓣类型的组织瓣进行创面修复。

Ⅲ型创面为特殊条件感染性创面，其最主要的特殊之处就在于创面有组织瓣修复需求和供、受区存在不安全的血管条件之间的矛盾。其中，以创面同侧肢体无可靠的受区血管情况较为多见，此种情况需要术前进行充分的知名动、静脉影像学评估，如果局部组织瓣，如肌瓣、肌皮瓣能够满足创面修复需求，应首选局部组织瓣，如局部条件不能满足要求，而不得不选择游离组织瓣修复时，需远离受区部位进行受区血管的选择，相应地在供区组织瓣设计就需要较长的血管蒂设计要求，如果仍然不能满足，血管移植或健侧肢体供血可作为备选方案，这一策略亦适用于同侧肢体存在血管性基础病的特殊创面；当同侧肢体同时存在血液循环不足或障碍时，若受区血管条件允许，首选 Flow-through 组织瓣的修复方法，既可修复创面，同时可重建肢体的主干动脉，以改善肢体血供不足或障碍；如果出现双侧上肢或双侧下肢同时存在肢体主干血管不可靠的罕见情况时，上肢创面的修复可选择股前外侧肌皮瓣或胫后动脉皮瓣进行修复，下肢可选择胸背动脉供血的背阔肌肌皮瓣，甚至联合腹部的腹壁下动脉或旋髂深动脉皮瓣进行修复。这些组织瓣的最大优点是供区血管蒂可以进行较长的设计，从而满足受区特殊血管的要求。当然，个别极端的情况下，可采取上肢创面组织瓣通过股动脉供血或跨肢体进行长段血管移植进行供血。

总结：严重肢体创伤所导致的肢体创面由于各种原因，常常遗留为需要二期处理的临床难题，对此类创面尽管临床修复方式多种多样，但目前尚缺乏一种被广泛认可的分类方法以指导治疗方式的选择，本临床研究中心基于创面感染状态、修复方式需求及有无供/受区血管的特殊要求，将该类创面分为三型，并给出了初步的创面修复策略。尽管，该种分型尚不能涵盖全部的严重肢体创伤所导致的慢性感染性创面，但基于感染状态决定修复时机、创面需求决定修复方式和特殊情况下的个性化修复理念，使得该分型方法不失为一种简单易掌握的临床分型，帮助本领域青年医师和基层医院医师领会肢体创伤慢性感染性创面的基本特征及修复策略。

(作者：戚　剑　王洪刚　秦本刚　杨建涛　周　翔　李　平　朱庆棠　顾立强　刘小林　中山大学附属第一医院显微创伤手外科)

优选组织瓣修复常见压疮

苏卫国

郑州大学附一院整形外科
（现调入天津市南开医院）

骶尾部、髋部、坐骨结节区是压疮发生的常见部位。对于 3～4 期压疮，目前仍首选皮瓣或肌皮瓣修复。对于年老体弱、营养不良的患者，宜采取损伤控制原则，即非切除性清创，然后应用负压封闭引流术控制局部感染、优化创面床，围手术期应用敏感抗生素或者经验性应用广谱抗生素。待营养指标达到血红蛋白 100 g/L，白蛋白 30 g/L，方考虑手术修复。

一、压疮修复前的清创

对于此类慢性创面，越来越多的依据证实由于微生物生物膜的存在，导致多种细菌微生物存在于深达 9 mm 的组织中，非切除性清创很难彻底清除微生物，所以对于拟应用组织瓣修复的 3～4 期压疮，我们一般采取切除性清创，清创范围达到创缘 1 cm 外，并且清创后创面没有明显硬化组织。清创前先用 1∶200 000 的肾上腺素注射液浸润注射于清创范围内的组织，这能有效减少术中出血量。对于变性和坏死的腱性组织、感染的骨质，以及创面基底形成的硬化纤维板，用普通的手术刀、电刀均不易清创，可以采用咬骨钳咬除或高压水刀清创。对于窦腔型的创面，用稀释 20 倍的亚甲蓝灌注后，纱布填塞，沿创面外约 1 cm 的区域切除，争取在切除过程中看不到蓝染的组织，像切除肿瘤一样的完整切除创面及炎症波及的亚健康组织，切除后用 3 000 mL 以上生理盐水冲洗创面。

二、压疮的修复

（一）骶尾部压疮的修复

我院目前一般用臀上动脉穿支皮瓣修复骶尾部压疮。术前应用多普勒定位穿支后，根据创面面积、穿支位置灵活设计双叶臀上动脉穿支皮瓣。

1. 设计流程

（1）扩创前后多普勒探查皮支位置，标志出穿支位置。

(2) 以皮支为蒂，测量蒂部与创面最远端的距离 = X。

(3) 以皮支为蒂，在皮肤最松弛处设计第一叶皮瓣，皮瓣最远端与血管蒂部距离 Y = X + 2，皮瓣宽度 = 创面宽度 + 1。

(4) 第一叶皮瓣长轴与创面长轴夹角一般为 90°以内。

(5) 仍以该皮支为蒂设计第二叶皮瓣，长度约为第一叶皮瓣长度 1/2，宽度以能供瓣区直接缝合关闭为度。

(6) 第二叶皮瓣长轴与第一叶皮瓣长轴夹角，约等于第一叶皮瓣长轴与创面长轴夹角。

2. 双叶臀上动脉穿支皮瓣的切取

皮瓣设计为两叶，每叶单独看均为纺锤形，但是，两叶汇合一起则为两臂不对称的"M"型。如果有潜行腔隙，则需避开潜行腔隙位置设计皮瓣。臀上动脉穿支，位置恒定。一般自皮瓣外侧、上侧切开，在臀大肌肌膜下分离，平行于肌纤维分离，比较容易看到穿过肌纤维的穿支，一般会有 4 个穿支，如果穿支距离创面很近，需要注意有可能该穿支已经被炎症浸润。臀上动脉为髂内动脉的分支，压力极大，一般认为穿支内径大于 0.5 mm，即可供应较大面积皮瓣。确认穿支位置后，可能需要重新微调皮瓣位置。如果皮瓣旋转 90°以内，将穿支周围约 0.5 mm 的组织保留，沿穿支向臀大肌内分离 1 cm 即可，如果向臀大肌内分离血管蒂长度达到 3 cm，可以保证皮瓣旋转 180°也无血运障碍。分离出穿支后，皮瓣其他部位都可以用电刀直接在臀大肌肌膜上或肌膜下分离。如果对穿支分离没有足够信心，可以保留穿支周围直径 3 cm 组织不分离，直接旋转 90°，皮瓣血运是没问题的，这样也能缩短手术时间。

皮瓣下放置两个负压引流管，用可吸收线缝合固定引流管，防止引流管位置变动吸引血管蒂，导致皮瓣循环危象。可以应用 3 - 0 可吸收缝合线或倒刺线做皮下缝合，皮肤吻合器缝合表皮。全部术区均可应用负压封闭引流材料覆盖，既能减少渗出，又能促进早期愈合。

3. 注意事项

(1) 皮瓣切取区域需避开髋部、坐骨结节、髂后上棘等骨性位置，以避免供瓣区发生压疮。

(2) 在皮瓣上方、外方的肌膜下寻找皮支比较容易。

(3) 如果皮瓣面积大，可以保留多支皮支，但是往往需深入肌纤维间分离皮支上源血管，否则皮瓣不易旋转，且皮支容易互相影响。

(4) 如果分离血管蒂为裸蒂，需向皮支上源血管分离约 3 cm，无血管蒂扭转导致血运障碍的风险。

(5) 如果应用波动式气垫床，术区可以受压，无需频繁翻身。如果翻身，需整体翻身，需要用床单等辅助将患者整体抬离床面后翻身，否则剪切力容易导致皮瓣受牵拉，不易与创面基底粘附愈合。

4. 典型病例（图1）

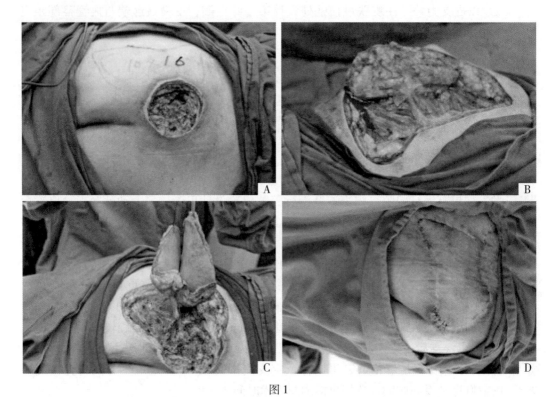

图 1
A. 骶尾部 3 期压疮清创后设计双叶臀上动脉穿支皮瓣；B. 蓝色标记即臀上动脉穿支位置；
C. 拟以穿支为蒂旋转覆盖创面；D. 术后 3 周

（二）髋部压疮的修复

1. 清创

髋部压疮大部分为窦腔型压疮，呈口小肚子大的烧瓶状，往往深达髋关节囊甚至关节腔，部分骨皮质乃至骨髓腔感染。清创前我们一般先用卵圆钳或者长镊探及窦腔的最远端，然后用记号笔标记其体表投影。将有引流袋的护皮膜覆盖于创面及周围正常皮肤，可以很好地保护术区防止污染。1∶200 000 的肾上腺素注射液，将标记线范围内的皮下以及创面基底均注射，然后沿创周 1 cm 左右切除创面边缘，以及基底的不健康肉芽、坏死组织包括关节囊等，最好整体完整切除，即感染灶切除性清创。如果有骨质感染，可用咬骨钳或者骨刀剔除表面骨质。窦腔深部不易切除位置，可以用刮匙搔刮至有致密渗血点为止。用 3 000 mL 以上生理盐水冲洗创面后，肾上腺素纱布紧密填塞窦腔。

2. 肌皮瓣设计

根据窦腔面积设计股外侧肌肌皮瓣或股前外皮瓣。我院一般首选股外侧肌肌皮瓣，原因如下：①肌皮瓣血运更丰富，理论上较皮瓣更容易促进伤口愈合。②肌皮瓣组织量丰富，体积大，能有效填充潜行腔隙。③肌皮瓣分离较股前外穿支皮瓣简单，不需要分离穿支血管，仅分离旋股外侧动脉降支入肌肉以前部分即可。④髋部压疮潜行腔隙皮肤缺损少，仅需要肌瓣携带较小的皮岛即可修复皮肤缺损。设计股外侧肌肌皮瓣，与股前外侧皮瓣略有不同。无需超声定位穿支，沿髂前上棘与髌骨外上缘连线，即股前外侧皮瓣轴线设计肌皮瓣，肌瓣的面积略大于潜行腔隙面积，有效血管蒂长度略大于旋股外侧动脉降支发出点（腹股沟韧带中点下方约2 cm股动脉搏动）与创面的距离。

3. 肌皮瓣切取技巧

沿股外侧肌内侧缘体表投影切开，长度需大于肌瓣内侧缘长度，拉钩拉开股直肌，可看到旋股外侧动脉降支和肌支进入股外侧肌的入肌点，测量旋股外侧动脉降支的长度，如果大于降支发出点与创面的距离，则无需调整肌皮瓣位置，沿原设计皮岛外侧缘切开至股外侧肌肌膜后，在阔筋膜下、肌膜上剥离皮肤和筋膜，充分暴露肌瓣外侧缘，用美兰标记肌瓣外侧缘和降支上壁周围结缔组织（防止血管蒂扭转），然后沿降支入肌点向发出点逆向分离至降支发出点。用橡皮条牵拉血管蒂，在入肌点平面以下，钝锐结合分离肌支，看到肌支进入肌肉的明确走向后，在入肌点以远离断降支远心端，在入肌点以下的平面，钝锐结合切取扁平的肌瓣，或者用电刀沿该平面将股外侧肌水平剖开，获得扁平的肌瓣。分离过程中需要离断肌支的多个分支，一般用丝线结扎或用血管闭合夹。如果降支发出后，走行距离较短就进入肌肉，即肌内型降支，需调整肌瓣位置，用肌瓣自身长度代替部分血管蒂，防止肌瓣转移后不能充分填塞潜行腔隙。

我们建议将血管蒂和皮瓣走"暗道"——穿过缝匠肌和阔筋膜张肌之间的间隙，到达创面区域。因为缝匠肌和旋股外侧动脉降支发出位置之间有高度差，如果血管蒂从缝匠肌上跨过通过皮下隧道，可能导致血管蒂长度不足，甚至血管蒂走行中成90°角导致静脉回流不佳。另外，如果血管蒂和组织瓣通过皮下到达创面区域，还要在皮下制造隧道，增加了创伤。

由于此类压疮往往皮肤缺损不多，需要的皮岛面积较小，所以无需在肌瓣和筋膜间寻找穿支，这也是我们建议修复这个位置的压疮用肌皮瓣的一个原因。但是，要防止操作过程中皮瓣和肌瓣分离。摆放肌瓣过程中，如果皮岛不能准确覆盖皮肤创面处，可以在皮岛和肌瓣间适当分离，让皮岛适应创面位置，但是，由于可能没有明确穿支滋养皮岛，需注意防止分离导致皮岛缺血坏死，如果分离皮岛后血运不佳，可以直接修成全厚皮回植，打包固定。

4. 肌瓣的固定

建议用4号或7号丝线，经皮贯穿缝合将肌瓣的4个角分别固定于窦腔内，皮肤外用纱布压包防止丝线切割皮肤。供瓣区、肌瓣上、下均需放置负压引流管，肌瓣下引流管通过供瓣区，可以共用1根引流管。为防止引流管移位或吸引血管蒂造成皮瓣危象，可以用可吸收线固定引流管于基底。

5. 术后注意事项

引流管拔除往往需要大于3 d以上的时间，甚至超过2周，因为窦腔较大，并且此类患者往往营养不佳。我们一般观察引流液从血性变为澄清的血清样渗液，并且持续2~3 d引流量无变化，再考虑拔除引流管。NPWT可以减少术后渗出和降低感染风险，促进伤口早期愈合。如果术中肌皮瓣血运确切，那么缝合完毕后，可以直接应用NPWT装置，覆盖供瓣区和整个受瓣区，无需观察皮岛血运。如果不应用NPWT，供瓣区需适当加压包扎，防止肌瓣移除后减容导致供瓣区死腔形成。由于血管蒂位于身体的屈侧，屈髋会让血管蒂更松弛，所以无需担心体位对于皮瓣血运的影响。

6. **典型病例（图2）**

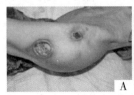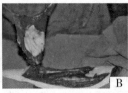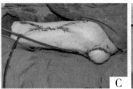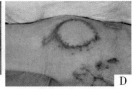

图 2

A. 做髋部压疮；B. 股外侧肌皮瓣制备；C. 肌皮瓣自暗道转移覆盖创面，供瓣区缝合；D. 术后创面一期愈合

（三）坐骨结节压疮的修复

1. 清创和修复

（1）麻醉方式：硬膜外麻醉或全身麻醉，截瘫患者可以无麻醉。

（2）体位：俯卧位。

（3）美兰 2 mL 稀释为 20 mL，窦腔内注射，干纱布填塞，缝合固定纱布于创面皮缘。

（4）沿窦腔周围注射含 201/200 000 肾上腺素的生理盐水，皮缘扩大约 1 cm 完整切除窦腔四壁，用咬骨钳咬除基底纤维化肉芽，用骨刀凿除坐骨结节表层骨皮质至渗血，电刀止血，生理盐水冲洗三次。

（5）更换器械和手套后，设计股后侧旋转推进皮瓣，弧形切开至股后侧上段，自臀大肌肌膜上剥离，尝试旋转推进可覆盖坐骨结节。

（6）翻开皮瓣，暴露臀大肌，设计肌瓣；自股骨上段离断臀大肌，向坐骨结节区分离，缝扎止血，翻转肌瓣填塞坐骨结节区窦腔，2-0 可吸收线缝合肌瓣固定于窦腔四壁，肌瓣下放置引流管，4 号线经皮缝合加强固定臀大肌肌瓣。

（7）旋转推进股后侧皮瓣覆盖于肌瓣上，皮瓣下放置负压引流管。2-0 可吸收线皮内缝合皮瓣，1 号丝线全层缝合切口，无菌敷料覆盖伤口或应用负压封闭引流敷料覆盖伤口。

2. 注意事项

血红蛋白 100 g/L，白蛋白 30 g/L，无凝血功能障碍，能持续俯卧 3 周以上，才考虑手术修复；术前 30 min～2 h 应用敏感抗生素；术后 3～8 周可以仰卧，不能坐位；8 周以后可以不超过 2 h 坐位，或者应用交替式座椅气垫减压。

3. 典型病例（图3）

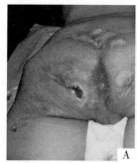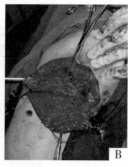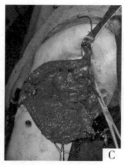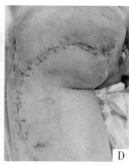

图 3

A. 左侧坐骨结节区 4 期压疮；B. 制备臀大肌肌瓣和股后侧旋转推进皮瓣；
C. 肌瓣缝合固定于窦腔壁，封闭骨外露区域；D. 术后一期愈合

参 考 文 献

[1] BLACK J, BAHARESTANI M M, CUDDIGAN J, et al. National Pressure Ulcer Advisory Panel's updated pressure ulcer staging system [J]. Advances in Skin and Wound Care, 2007, 20 (5)：269 – 274.

[2] 李永林，肖海涛，祁强，等. 穿通支皮瓣修复臀骶部褥疮的临床疗效 [J]. 中华烧伤杂志, 2007, 23 (1)：32 – 35.

[3] WONG C, SAINT-CYR M. The pedicled descending branch muscle-sparing latissimus dorsi flap for trunk and upper extremity reconstruction [J]. Journal of Plastic Reconstructive and Aesthetic Surgery, 2010, 63 (4)：623 – 632.

[4] LIANG W, ZHOU Z, ZHAO Z. Application of split gluteus maximus muscle—adipofascial turnover flap and subcutaneous tension-reducing suture technique in repair of decubitus ulcers [J]. International Surgery, 2014, 99 (4)：447 – 451.

[5] KIM C M, YUN I S, LEE D W, et al. Treatment of ischial pressure sores with both profunda femoris artery perforator flaps and muscle flaps [J]. Archives of Plastic Surgery, 2014, 41 (4)：387 – 393.

[6] 朱珊，刘元波，于胜吉，等. 肋间后动脉穿支螺旋桨皮瓣修复躯干皮肤软组织缺损 [J]. 中华整形外科杂志, 2016, 32 (2)：98 – 102.

[7] WEI F C, CELIK N. Perforator flap entity [J]. Clinics in Plastic Surgery, 2003, 30 (3)：325 – 329.

臀大肌肌皮瓣与穿支皮瓣的应用解剖

徐达传

南方医科大学临床解剖学研究所

Fujno 等[1]（1975）最先报道了应用臀上动脉肌皮瓣将发育不良的小乳房进行扩容整形的新术式，Mathes 等[2]（1977）报道用部分臀大肌肌皮瓣转移＋游离植皮修复骶部创面。Minami 等[3]（1977）、Hurwitz 等[4]（1981）、杨立民等[5]（1983）先后报道采用臀下血管为蒂肌皮瓣转移术，侯春林等[6]（1985）报道了臀上动脉浅支臀大肌上部肌皮瓣转移修复骶部褥疮，徐达传等[7-8]（1981，1985）先后报道了臀大肌的应用解剖和臀大肌上部肌皮瓣的应用解剖。沈怀亮[9]（1984）最先报道以肌皮动脉穿支为轴的臀部皮瓣解剖学，"穿支皮瓣"的出现，使得臀部动脉穿支皮瓣得到进一步的重视。穆兰花等[10]（2006）、胡斯旺等[11]（2006）、郭宇等[12]（2014）报道了臀部穿支皮瓣的解剖学基础。Boyd 等[13]（2009）报道了将 70 例臀上动脉肌皮瓣与 32 例臀上动脉穿支皮瓣的比较研究结果，二者在术中、术后留院观察及并发症出现率等方面均无差异；而穿支皮瓣在减少术中出血量及避免肌肉损失等方面存在明显的优势。

一、臀大肌的形态

臀大肌位于臀部浅层，为一不规则的四方形厚肌，形成特有的臀部隆起，覆盖臀中肌下半部及其他小肌，以宽的短腱，起于髂骨背面臀后线的骨面、骶骨下部背面、尾骨背面、骶结节韧带及胸腰筋膜。肌束斜向下外方，上端呈稍厚腱膜状，上部纤维止于髂胫束，下部纤维止于股骨的臀肌粗隆，在跨过股骨大转子外面时，已被腱膜所代替。在此腱膜与大转子之间，有一个很大的臀大肌转子间囊。臀大肌是髋关节的主要伸肌，肌上缘长 14.7 cm，肌下缘长 15.1 cm，肌下缘中点厚 2.2 cm。

二、臀大肌的血供

臀大肌血供主要来自臀上动脉浅支和臀下动脉。此外，尚有第 1 穿动脉在股后部发出的臀大肌肌支、旋股外侧动脉的升支的分支（图1）。

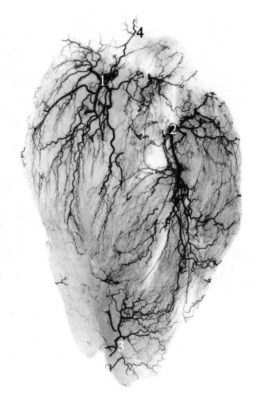

图1 臀大肌的血供（动脉造影）
1. 臀上动脉；2. 臀下动脉；3. 第1穿动脉升支；4. 浅升支缘支

1. 臀上动脉浅支

臀上动脉由髂内动脉发出后，经梨状肌上孔穿出至臀部，立即分为浅支和深支。①深支在臀中肌深面，分为深上支和深下支分支供应臀中肌、臀小肌和髂嵴等。②浅支在臀大肌深面分3～5支入肌，这些分支通常分成升支、水平支和降支（图2），主要供应臀大肌的上份（上1/4～2/4），并有分支与臀下动脉吻合。臀上动脉浅支起始处外径为（2.4±0.1）mm，浅支的伴行静脉多为两条，外径多大于动脉。浅支的表面投影在髂嵴与坐骨结节连线的中点，主支至入肌点长3.2 cm。

2. 臀下动脉

臀下动脉从髂内动脉发出后，经梨状肌下孔至臀部，分支至臀大肌的中、下部，并与第1穿动脉分支和臀上动脉浅支的分支吻合。臀下动脉出梨状肌下孔处外径为3.5 mm，其伴行静脉多为2条，外径多大于动脉，臀下动脉表面投影在坐骨结节与髂嵴连线中、下1/3交点处的稍内侧，距髂嵴为12.0 cm，距坐骨结节为5.4 cm。

臀大肌除上述臀上动脉浅支和臀下动脉供应外，还有股深动脉的第1穿动脉在股后部恒定发出的升支，沿股骨大转子内侧上行，分布于臀大肌下1/4近止端处，旋股外侧动脉升支亦有分支至臀大肌。

3. 臀大肌的动脉分布范围

臀大肌的上份和下份分别由臀上动脉浅支和臀下动脉的分支供应，而中份则由这两条动脉的分支共同供应。有10.4%的臀下动脉缺如，由臀上动脉浅支的降支代替，浅

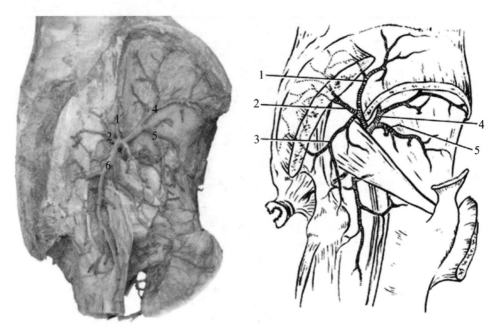

图 2　臀上动脉浅支的分支
1. 浅升支；2. 浅水平支；3. 浅降支；4. 深上支；5. 深下支；6. 粗大浅降支（替代臀下动脉）

支供应整个臀大肌。

三、臀大肌浅面皮肤的血供

臀大肌表面皮肤的血供为多源性，有伴随臀上皮神经分布的第 4 腰动脉后支的直接皮动脉、臀上动脉浅支的肌皮动脉穿支和缘支、臀下动脉的肌皮动脉穿支和直接皮动脉。此外，还有旋髂深动脉、旋髂浅动脉和骶外侧动脉的小穿支。臀上动脉浅支发出的升支在臀大肌与臀中肌之间的肌间隙走行，于臀大肌上缘中部与外侧缘相交处之间穿出的缘支，穿出处外在 1.0～1.5 mm 之间，分为 3～5 支供应臀大肌上缘与外侧部皮肤，其分支与腰动脉后支的分支有恒定的吻合。臀上动脉浅支的肌皮动脉穿支，有 ≥ 0.5 mm 穿支（5.0±2.0）支，穿支穿出深筋膜后长度为（2.3±1.1）cm，多在髂后上棘与大转子连线的内侧 2/3 附近穿出深筋膜。臀下动脉的肌皮动脉穿支，有 ≥ 0.5 mm 穿支（8.0±4.0）支，穿出深筋膜后的长度为（2.1±1.1）cm，多在与臀皱褶平行的臀区的水平中部 1/3 处及臀皱褶外侧 1/3 的上方 5.0 cm 处穿出深筋膜（图 3）。

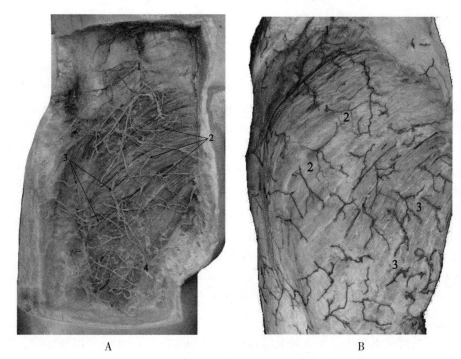

图3 臀大肌浅面皮肤的血供及神经分布
A. 皮神经及穿支动脉；B. 穿支动脉
1. 臀上皮神经和第4腰动脉后支；2. 臀上动脉浅支肌皮动脉穿支；3. 臀下动脉肌皮动脉穿支；4. 臀下皮神经

四、臀大肌及其浅面皮肤的神经分布

支配臀大肌的神经来自骶丛发出的臀下神经，经梨状肌下孔穿出至臀部，分为1～3支行于臀大肌深面。神经横径为1.7 mm，肌外长度为6.3 cm，多在臀大肌的中、下部伴臀下动脉的分支从肌的深面入肌。至臀大肌上部的神经在梨状肌内侧1/3与中1/3相交处从梨状肌下缘转向上外入肌。

臀区皮肤由臀上皮神经，臀中皮神经和臀下皮神经分布。臀上皮神经为第1～3腰神经后支的外侧支，于竖（骶）脊肌外侧缘穿支深筋膜，与第4腰动脉的后支伴行。神经在动脉的浅面。穿出深筋膜后通常分为前、中、后3支，前、后支较短，分布于臀上部的前、后部。中支较长，约14.0 cm，分布于臀中部偏外侧，50%为单支型，40%为双支型，横径在1.0～3.5 mm，在皮瓣、肌皮瓣移植时以臀上皮神经中支与受区的神经吻接，可制成有感觉的皮瓣。臀下皮神经为股后皮神经在臀大肌下间隙内发出，绕臀大肌下缘向上，分布于臀下部和会阴部皮肤。

五、应用解剖学要点

臀部部位隐蔽，皮肤及浅筋膜较厚，富含脂肪和疏松结缔组织，其深面为大而肥厚的臀大肌。臀大肌及其浅面皮肤的血供为多源性，根据血供来源和分布的解剖学基础，可设计制成多种组织瓣。

1. 臀大肌肌皮瓣

臀大肌的主要功能是使大腿后伸并外旋，在下肢固定时，使骨盆向后倾斜。在臀部和股后部其他肌肉的代偿下，切取部分臀大肌并不会产生明显的功能障碍。臀大肌有两组粗而恒定的血管神经束，根据这两组血管神经束，可分别制成臀大肌上部或下部的肌瓣或肌皮瓣，用以修复大块组织缺损或作乳房再造。由于臀下血管分布区为臀部的负重部位，且臀下血管主干与坐骨神经和股后皮神经毗邻。因此，建议尽量不采用或少用臀下动脉臀大肌下部肌瓣或肌皮瓣。而臀上动脉浅支臀大肌上部肌皮瓣解剖分离较容易，可携带臀上皮神经与受区神经缝接。徐永清等[16]（2011）设计以臀上皮神经营养血管皮瓣转位修复骶尾部压疮。

2. 臀部动脉穿支皮瓣

（1）穿支的定位。以臀上动脉浅支的穿支设计取瓣时，宜在髂后上棘与股骨大转子连线的内侧2/3段处（图4），可获取10.0 cm×22.0 cm的皮瓣，若加上扩张供区则可切取更大的皮瓣。Allen等[14]（1995）临床应用11例臀上动脉浅支穿支皮瓣行乳房重建，皮瓣大小为10.0 cm×20.0 cm到12.0 cm×32.0 cm。臀下动脉的穿支皮瓣在与臀皱褶平行的臀区水平中部1/3处及皱褶外侧1/3的上方5 cm处穿出深筋膜。根据解剖学定位，应用多普勒超声仪探测进一步确定穿支具体位置。

（2）穿支血管蒂的解剖。解剖血管蒂时应深入深筋膜下间隙（外科平面）深面，为取得较长的血管蒂，可循穿动脉向肌束间隙深入分离，到达肌皮动脉的穿支与肌支共干的部分，动脉的直径将增粗达2倍以上，这样不仅可以增加血管蒂的外径，亦可增加其平均长度，易于血管吻合等操作。Allen等[14]（1995）报道臀上动脉穿支皮瓣的平均蒂长8.0 cm，Guerra等[15]（2004）报道142例臀上动脉浅支穿支皮瓣平均蒂长9.1 cm（7.0～12.0 cm）。

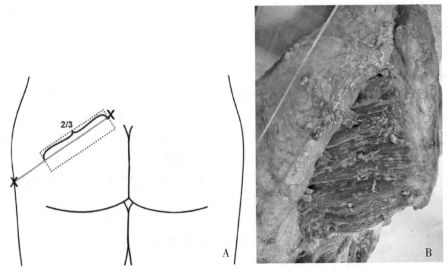

图4 臀上动脉穿支的定位A与解剖B
"X" 髂后上棘与股骨大转的体表标示

3. 臀上动脉-腰动脉（SGA-LA）联合皮瓣

通常臀上动脉浅支穿支皮瓣的设计不包括第4腰动脉后支的穿支（图5左侧黑色虚线）。此时，皮瓣上外侧区可能因血供不足而不易存活。唐茂林等[17]（2009）设计臀上动脉浅支-第4腰动脉后支联合皮瓣，改进了皮瓣的设计方案（图5），采用图5右侧蓝色甚至是绿色虚线的取皮瓣方法。此方法可设计两种联合取瓣的方式：①以臀上动脉浅支的穿支为蒂，可联合第4腰动脉后支穿支皮瓣；②以第4腰动脉后支穿支为蒂，取合臀上动脉浅支的穿支皮瓣。因为上述穿支动脉之间存在广泛的吻合，并与周围其他的源血管也有多重吻合，这些血管参与形成真皮下血管网；由于臀上区软组织分布层厚，而髂区薄，下腰区厚，这种软组织分布的特点有别于腹部皮瓣的平整，反而更适合乳房的再造。相信臀上-腰区是大面积皮瓣的理想供区为临床应用提供了更多的选择余地。

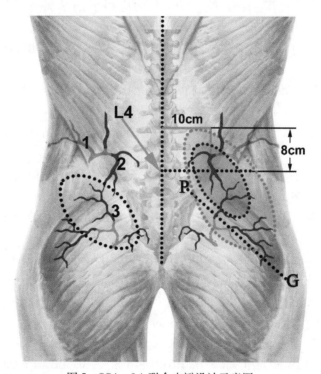

图5 SGA-LA联合皮瓣设计示意图

1. 腰动脉前支；2. 腰动脉后支；3. 臀上动脉浅支的升支；L4. 第4腰椎；P. 髂后上棘；G. 股骨大转子

参 考 文 献

[1] FUJNO T, HARASINA T, AOYAGI F. Reconstruction for aplasia of the breast and pectoral region by microvascular transfer of a free flap from the buttock [J]. Plastic and Reconstructive Surgery, 1975, 56 (2): 178-181.

[2] MATHES S J, VASCONEZ L O, JURKIEWICZ M J, et al. Extensions and further applications of muscle flap transposition [J]. Plastic and Reconstructive Surgery, 1977, 60 (1): 6-13.

[3] MINAMI R T, MILLS R, PARDOE R, et al. Gluteus maximus myocutaneous flaps for repair of pressure sores [J]. Plastic and Reconstructive Surgery, 1977, 60 (2): 242 – 249.

[4] HURWITZ D J, SWARTZ W M, MATHES S J. The gluteal thigh flap: a reliable, sensate flap for the closure of buttock and perineal wounds [J]. Plastic and Reconstructive Surgery, 1981, 68 (4): 521 – 532.

[5] 杨立民, 石万一, 吴水培, 等. 臀股部肌皮瓣的解剖学研究与临床应用 [J]. 临床应用解剖学杂志, 1983, 1 (1): 24 – 26.

[6] 侯春林, 包聚良, 张文明. 臀大肌上部肌皮瓣转移修复骶部褥疮 [J]. 临床应用解剖学杂志, 1985, 3 (2): 84 – 85.

[7] 徐达传, 钟世镇, 陶永松, 等. 臀大肌的应用解剖学研究 [J]. 解剖学通报, 1981, 4 (4): 393 – 396.

[8] 徐达传. 臀大肌上部肌皮瓣移植有关的解剖学 [J]. 临床应用解剖学杂志, 1985, 3 (2): 82 – 83.

[9] 沈怀亮. 以肌皮动脉穿支为轴的臀部皮瓣解剖学 [J]. 临床应用解剖学杂志, 1984, 2 (3): 156 – 157.

[10] 穆兰花, 严义坪, 栾杰, 等. 臀上、臀下动脉穿支皮瓣的解剖学研究 [J]. 中华整形外科杂志, 2005, 21 (4): 278 – 280.

[11] 胡斯旺, 戴开宇, 梅劲, 等. 臀区穿支皮瓣的应用解剖学研究 [J]. 中国临床解剖学杂志, 2006, 24 (3): 243 – 246.

[12] 郭宇, 石小田, 刘蒙蒙, 等. 臀腰部皮穿支及其相互关系的数字化模型 [J]. 中国临床解剖学杂志, 2014, 32 (1): 12 – 15.

[13] BOYD J B, GELFAND M, DA LIO A D, et al. Comparison of superior gluteal artery musculocutaneous and superior gluteral artery perforator flaps for microvascular reconstruction [J]. Plastic and Reconstructive Surgery, 2009, 123 (6): 1641 – 1647.

[14] ALLEN R J, TUCKER C J R. Superior gluteal artery perforator free flap for breast reconstruction [J]. Plastic and Reconstructive Surgery, 1995, 95 (7): 1207 – 1212.

[15] GUERRA A B, METZINGER S E, BIDROS R S, et al. Breast reconstruction with gluteal artery perforator (GAP) flap: a critical analysis of 142 cases [J]. Annals of Plastic Surgery, 2004, 52 (2): 118 – 125.

[16] 徐永清, 朱跃良, 李军, 等. 臀上皮神经营养血管皮瓣转位修复骶尾部褥疮 [J]. 中华显微外科杂志, 2011, 34 (1): 29 – 30.

[17] 李云庆, 徐达传, 徐永清. 临床解剖学 [M]. 北京: 人民卫生出版社, 2016: 104 – 109.

第六章

骨显微外科

股骨颈骨折的显微外科治疗进展

赵德伟 马志杰

大连大学中山医院骨科

股骨颈骨折是临床实践中常见的损伤。它通常发生在老年人中，并且随着预期寿命的增长，其发生率也在增加。在美国，每年约有170万人遭受创伤性股骨颈骨折[1]。中国是世界上老年人口最多的国家，75～84岁人群的髋部骨折发病率在10年内高达7%。预计到2050年，50%的骨质疏松性骨折将发生在亚洲[2]。如果不加以治疗，股骨颈骨折会导致严重的残疾和死亡。骨折后6个月，未经手术治疗的患者中有53.8%发生了死亡。

早期准确复位、稳定内固定、减少局部血供破坏或改善血流灌注是确保骨折预后良好的重要因素。股骨颈骨折愈合需要保持骨折部位在冠状面和矢状面上的稳定性以及绝对的旋转稳定性，因此，内固定装置应能保持骨折端的接触，维持牢固的稳定性，并且能抵抗日常的应力，从而保证骨折的愈合，所以股骨颈骨折内固定器材的选用应以稳定性好、血运干扰少为原则。目前最为常用的内固定方法是空心拉力螺钉固定，通常适用于大多数股骨颈骨折。但螺钉的位置排列、进钉角度的控制等依然有较高的技术要求，反复多次穿钉是手术中应当避免的。有学者报道经空心钉内固方法治疗后股骨头坏死率可高达45.0%[3-4]。即使是无移位股骨颈骨折，术后股骨头坏死率也高达22.5%[5]。

股骨颈骨折内固定后为什么会有高坏死率？公认的理论是创伤性血管坏死，移位的股骨颈骨折可能导致向股骨头供血的血管破裂，扭曲和压缩，从而导致无血管性区域坏死[6-7]。股骨颈骨折后股骨头的生存能力取决于可能会在坏死塌陷之前保护剩余的血管供应以及坏死区域的血运重建和修复。因此，尽早准确复位，稳定内固定，保留股骨头的剩余血液供应，促进血液灌注是避免术后并发症的重要因素。

为了降低甚至避免股骨颈骨折内固定术后股骨头坏死等并发症的发生率，赵德伟首先进行了基础研究，使用血管造影方法和microCT扫描重建了30个未受伤的正常人股骨头的骨内血液供应的三维结构。将数据导入AMIRA 1和MIMICS 1软件程序，以重建和量化骨外动脉和骨内动脉（直径、长度）。通过应用硫酸钡灌注股骨头，使用Micro-CT三维成像技术的基础研究发现，股骨头内存在丰富的血管吻合情况，在骺线上方形成密集的血管吻合，这意味着当股骨头的血供部分受损时，不同血供来源之间可以相互代偿。在股骨头所有血供来源中，旋股内侧动脉最为重要[8]，该动脉在关节囊内发出上支持带动脉和下支持带动脉分别从后上与后下方进入并滋养股骨头[9]（图1）。与位于股骨头、颈部的其他滋养血管相比（如前支持带动脉），上支持带动脉与下支持带动脉的口径较粗大（平均为 0.68/0.61 mm），这意味着当其他血管损伤时，它们具有较强的代偿能力。这也能解释为何对于 Garden Ⅲ 头下型股骨颈骨折，其股骨头坏死率并非 100%。

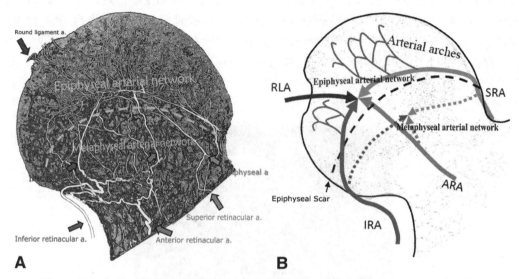

图 1 显示了三组支持带动脉系统（上、下和前）和圆形韧带动脉系统，这些供血系统在进入股骨头后形成了骨骺端动脉网络

A. 动脉造影注射后股骨头的 microCT 图像；B. 股骨头内血供示意图 RLA. 圆韧带动脉；SRA. 上支持带动脉；IRA. 下支持带动脉；ARA. 前支持带动脉

为了进一步验证股骨颈骨折后股骨头内血供存留情况，赵德伟对 27 例拟行保留髋关节治疗的股骨颈的患者进行了术前患肢股骨头供血动脉超选择性 DSA。通过分析 DSA 影像，记录上、下、前三组支持带动脉在 Garden Ⅰ～Ⅳ 型股骨颈骨折中受累与未受累的血管数量，并进行统计学分析（采用 Fisher 精确检验），以反映各组支持带动脉系统在股骨颈骨折的受累率。研究结果为：①股骨颈骨折后，下支持带动脉（IRA）受累率最低，这可能由于 IRA 与股骨颈骨面并非紧密贴合，保持一段间隙，使得 IRA 在骨折移位发生时有更大的活动度及存留概率。②骺动脉网和下支持带动脉系统在 Garden Ⅰ～Ⅲ 型骨折发生时是维持股骨头残留血供的最重要的两个结构。③股骨颈骨折发生后，移位骨折（Garden Ⅲ、Ⅳ 型）较无移位骨折（Garden Ⅰ、Ⅱ 型）血供受累程度高。根据受累的严重程度，赵德伟将股骨头血供存留情况分为四种类型，为股骨颈骨折的治疗及预后提供血供支持依据：①X 线正位和 CT 水平位均无移位的骨折，三组支持带动脉无损伤；②骨折在水平面上向前成角畸形，前支持带动脉受累，或骨折在水平面上向后成角畸形，后上支持带动脉受累；③骨折在 X 线正位或冠状位上移位，上部分离，股骨头外展，后上支持带动脉和前支持带动脉受累，或骨折在 X 线正位或冠状位上移位，上端嵌插，下部分离，股骨头内收，下支持带动脉和前支持带动脉受累；④骨折完全移位，后上支持韧带断裂伴股骨头旋转，上、下、前三组支持带动脉均受累。也就是说在 Garden Ⅰ～Ⅲ 型骨折后，下支持带动脉具有最高的不受累率。意味着在 Garden Ⅰ～Ⅲ 型骨折后，仍有很大概率经由"下支持带动脉—骺动脉网通路"向整个股骨头进行供血。

然而，在 Garden Ⅳ 型骨折中，所有支持带血管均受累。

通过对股骨颈骨折患者进行 DSA 检查及术中探查，发现绝大多数股骨颈骨折都存在残留血供，为什么股骨颈骨折在存在血供的情况下，仍然会发生股骨头坏死？为此，我们对治疗股骨颈骨折的内固定方法进行了研究，量化、评估空心钉置钉对股骨头血运破坏。通过临床随访，对一些股骨颈骨折内固定术后股骨头坏死患者进行 DSA 检查，发现这些患者即使股骨头内供血的上或下支持带动脉存在，股骨头依然发生坏死。为此，赵德伟进行了 3D 模拟传统空心钉对骺上动脉网及骺动脉主干支的破坏（图 2），是后期发生骨折不愈合及股骨头坏死的主要原因，因为 3 枚螺钉穿过骺板，破坏骺网及骺内动脉弓，最终导致股骨头坏死。

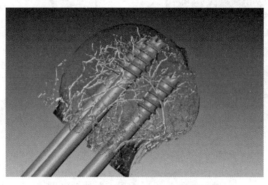

图 2　3D 模拟传统空芯钉对骺上动脉网及骺动脉主干支的破坏，是后期发生骨折不愈合及股骨头坏死的主要原因

基于传统内固定方式对股骨颈骨折后股骨头内残留血供的破坏，赵德伟提出单枚钽螺钉固定技术，解决传统 3 枚钛螺钉对股骨头血运破坏造成继发医源性股骨头坏死问题。单枚钽金属螺钉中心固定股骨颈骨折（图 3），在坚强内固定的前提下，保护股骨头内骺动脉网，不破坏股骨头血供，避免发生股骨头坏死及股骨颈骨折不愈合并发症。

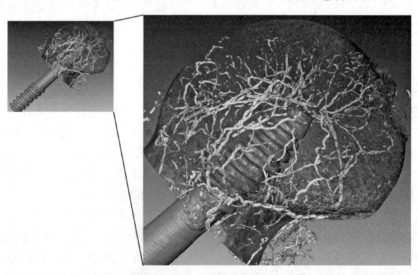

图 3　双向加压多孔钽金属螺钉，中心固定股骨颈骨折，不损伤股骨头骺动脉网，避免股骨头坏死和骨折不愈合并发症

为什么选择多孔钽金属，是因为在临床实践中，不锈钢、钛合金、钴基合金等传统金属材料虽然仍是固定骨折的金标准。但是，越来越多的临床实践和动物实验表明，这些材料与人体骨组织的弹性模量相差很大，植入后产生应力遮挡效应，影响骨折愈合过程或导致骨质疏松，甚至引发二次骨折，不是理想的骨植入材料。Ta 金属（Ta）是一种坚硬、延展性、高度耐化学腐蚀的材料，与人体骨骼有很好的结合[10]。自 20 世纪 40 年代以来，它作为生物医用金属材料已成功用于临床[11-12]，但由于 Ta 金属既昂贵又难以加工，Ta 作为生物材料的使用受到限制[13-14]。因此，通常以粉末形式生产，同时也可以作为涂层施加在固体和开放的多孔植入物表面上[15-20]。美国捷迈公司采用化学气相沉积技术在玻璃碳上沉积 Ta 金属，制备的骨小梁多孔 Ta 金属器件在临床推广应用后，全世界超过 800 000 例手术证明了多孔 Ta 具有优良的骨整合能力，因此，多孔 Ta 金属被认为是目前理想的骨植入材料。但由于承受人体载荷的骨组织主要是皮质骨，但这种多孔 Ta 的弹性模量更接近人体松质骨（0.1～0.5 GPa），明显低于皮质骨的弹性模量（10.0～30.0 GPa）。且不断有学者报道 pTa 的脆性变形行为等问题，限制了 pTa 在人体称量部件中的单独应用[21-24]。

为了寻找力学性能更加优异的多孔植入材料，不断有学者对生物形态陶瓷作为骨植入物新支架进行研究。其中，多孔碳化硅具有与人体松质骨相似的三维孔隙结构和出色的物理及化学特性（例如强度、抗氧化性和耐腐蚀性）而受到越来越多的关注[25]。然而，多孔碳化硅不具有生物活性，不能诱导新骨形成和骨整合。为了弥补这些缺点，一些学者已将生物活性材料涂覆于多孔碳化硅支架材料上[26-27]。但是，在临床实践中，这些脆性涂层可能会从承重的基体材料上剥落，这限制了它的进一步使用[28-29]。这些结果表明多孔碳化硅支架仍需要具有优异的骨诱导性，与基底的牢固结合以及长期化学稳定性的新型涂层。因此，若将具有优异机械性能和多孔仿生结构的碳化硅支架用作植入物的基础材料，与生物活性钽金属的骨整合性能相结合，为开发替代理想的骨植入材料提供了可能性。赵德伟团队采用化学气相沉积技术，在多孔碳化硅支架上成功制备多孔钽金属（图 4），制备的新型多孔钽金属，其屈服强度为 45.862.9 MPa，抗压强度为 61.463.2 MPa，弹性模量为 4.8 GPa。在满足植入物力学性能要求的同时，也避免了应

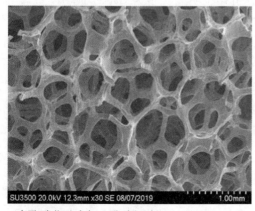

多孔碳化硅支架，孔隙间隙500～700 μm，孔隙率约97%

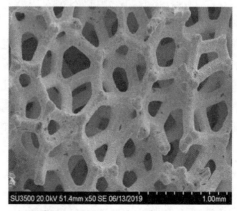

新型多孔钽金属，孔隙间隙400～500 μm，孔隙率约80%

图 4

力屏蔽效应。将具有优异机械性能和多孔仿生结构的碳化硅支架用作植入物的基础材料，与生物活性钽金属的骨整合性能相结合，制备的新型多孔钽金属有可能成为一种理想的骨植入材料。

在此基础上，赵德伟团队研发一款双向加压多孔钽金属螺钉治疗股骨颈骨折，其优势是：①螺钉头端和尾端均有螺纹，具有双向加压的作用，对骨折固定牢靠，术后可即刻下地；②多孔结构，有利于骨组织长入，增加对骨组织的把持力；③钽金属可诱导新骨生成，促进骨折早期愈合。④高粗糙界面，增加摩擦力，防旋力强。

根据赵德伟提出的血运分型原则，对不同严重程度的股骨颈骨折提出了不同的治疗方案。对于以下三种类型：① X 线正位和 CT 水平位均无移位的骨折，三组支持带动脉无损伤；②骨折在水平面上向前成角畸形，前支持带动脉受累，或骨折在水平面上向后成角畸形，后上支持带动脉受累；③骨折在 X 线正位或冠状位上移位，上部分离，股骨头外展，后上支持带动脉和前支持带动脉受累，或骨折在 X 线正位或冠状位上移位，上端嵌插，下部分离，股骨头内收，下支持带动脉和前支持带动脉受累。可采用闭合复位后单枚钽金属螺钉中心固定（图5）。

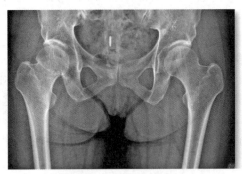 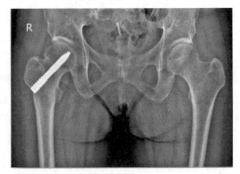

51岁女性，右侧股骨颈骨折　　　多孔钽金属螺钉固定术后1年，骨折愈合良好

图 5

青年股骨颈骨折多由较大暴力引起，因骨折移位明显（多为 Garden Ⅲ、Ⅳ 型），血供破坏严重（V - E Ⅳ 型），易继发骨折不愈合、股骨头缺血性坏死。由于人工关节的寿命以及较高的活动能力需要，不同于老年患者，对于青年股骨颈骨折的病例，多不主张采取人工关节置换，而是以保留自身关节为主要的治疗目标，因此，对损伤血运的重建就成为保留股骨头的关键。针对这一类型的骨折，赵德伟主张吻合股骨头供血血管，重建股骨头（图6）或采用带血管蒂骨瓣移植联合多孔钽金属螺钉固定治疗（图7），恢复股骨头血运，避免发生股骨头坏死或者骨折不愈合。

综上，赵德伟提出股骨颈骨折的治疗应符合以下两点：①对于中青年股骨颈骨折，我们推荐早期复位（Garden Ⅰ～Ⅲ型），及时重建血运或者骨瓣移植（Garden Ⅳ）以尽量达到保髋目的，长期随访证明带血运骨瓣移植可以取得满意的效果。②为减少对髋上动脉网损伤，钻孔及置钉尽量破坏，穿过髋线要慎重。同时，内固定物靠向中心区域可显著减少股骨头内骺动脉主干损伤。基于上述治疗原则，赵德伟采用多孔钽金属螺钉治疗股骨颈骨折48例，随访6～52个月，平均19.3个月。股骨颈骨折均愈合，未见骨

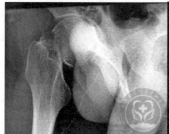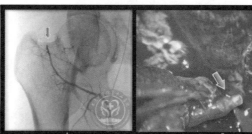

22岁男性,右侧股骨颈骨折　　DSA示上支持带血管断裂　　显微镜下可见上支持带血管断裂

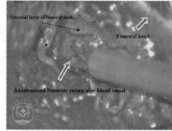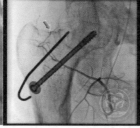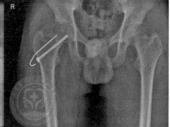

显微镜下吻合上支持带血管　　术后DSA示上支持带血管再通　　术后3个月随访,骨折愈合

图 6

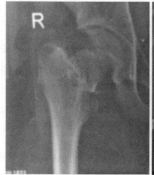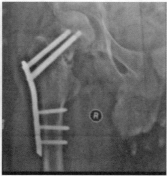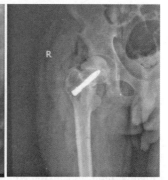

16岁男性,右侧股骨颈骨折　　内固定术后骨折不愈合　　带血管蒂髂骨瓣联合多孔钽金属螺钉固定

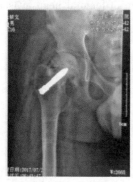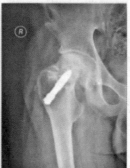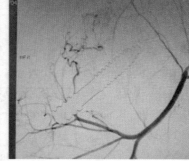

术后3个月,骨折愈合　　术后16个月,移植骨瓣与周围骨质愈合良好,并为股骨头提供血供支持,多孔钽金属螺钉固定牢靠

图 7

折不愈合及股骨头坏死等并发症，近期随访效果满意，远期疗效有待进一步随访。

参 考 文 献

[1] MIYAMOTO R G, KAPLAN K M, LEVINE B R, et al. Surgical management of hip fractures: an evidence-based review of the literature. I: femoral neck fractures [J]. Journal of the American Academy of Orthopaedic Surgeons, 2008, 16 (10): 596 - 607.

[2] DHANWAL D K, DENNISON E M, HARVEY N C, et al. Epidemiology of hip fracture: Worldwide geographic variation [J]. Indian Journal of Orthopaedics, 2011, 45 (1): 15 - 22.

[3] DAVIDOVITCH R I, JORDAN C J, EGOL K A, et al. Challenges in the treatment of femoral neck fractures in the nonelderly adult [J]. Journal of Trauma and Acute Care Surgery, 2010, 68 (1): 236 - 242.

[4] LUTTRELL K, BELTRAN M, COLLINGE C A. Preoperative decision making in the treatment of high-angle "vertical" femoral neck fractures in young adult patients. An expert opinion survey of the Orthopaedic Trauma Association's (OTA) membership [J]. Journal of Orthopaedic Trauma, 2014, 28 (9): e221.

[5] YOON B H, KIM Y W, YOON H K. Patterns of isotope uptake in sequential postoperative bone scan in undisplaced femoral-neck fractures [J]. International Orthopaedics, 2013, 37 (8): 1541 - 1545.

[6] BONNIN J G, CASHMAN B. Early weight-bearing in low-angle nailing of the femoral neck [J]. British Journal of Surgery, 1963, 50: 640 - 648.

[7] WERTHEIMER L G, LOPES SDE L. Arterial supply of the femoral head: a combined angiographic and histological study [J]. Journal of Bone and Joint Surgery (American Volume), 1971, 53 (3): 545 - 556.

[8] EHLINGER M, MOSET T, ADAM P, et al. Early prediction of femoral head avascular necrosis following neck fracture [J]. Orthopaedics and Traumatology-Surgery and Research, 2011, 97 (1): 79 - 88.

[9] WERTHEIMER L G, LOPES S L. Arterial supply of the femoral head. A combined angiographic and histological study [J]. The Journal of Bone and Joint Surgery (American Volume), 1971, 53 (3): 545 - 556.

[10] BLACK J. Biological performance of tantalum [J]. Clinical Materials, 1994, 16 (3): 167 - 173.

[11] BURKE G L. The corrosion of metals in tissues; and an introduction to tantalum [J]. Canadian Medical Association Journal, 1940, 43 (2): 125 - 128.

[12] GOLDBERG S J, PORPER R P, CHYZUS P, et al. A fractured mandible, from initial operation to removal of tantalum mesh. Report of a case [J]. Oral Surgery Oral

Medicine Oral Pathology, 1976, 41 (1): 32-38.

[13] BLACK J. Biologic performance of tantalum [J]. Clinical Materials, 1994, 16 (3): 167-173.

[14] WAUTHLE R, STOK J V D, YAVARI S A, et al. Additively manufactured porous tantalum implants [J]. Acta Biomaterialia, 2015, 14: 217-225.

[15] DUAN Y H, SHI L, LI M, et al. Preliminary study of the biomechanical behavior and physical characteristics of tantalum (Ta) -coated prostheses [J]. Journal of Orthopaedic Science, 2012, 17 (2): 173-185.

[16] BALAGNA C, FAGA M G, SPRIANO S. Tantalum-based multilayer coating on cobalt alloys in total hip and knee replacement [J]. Materials Science and Engineering C, 2012, 32 (4): 887-895.

[17] HEE A C, ZHAO Y, JAMALI S, et al. Characterization of tantalum and tantalum nitride films on Ti6Al4V substrate prepared by filtered cathodic vacuum arc deposition for biomedical applications [J]. Surface and Coatings Technology, 2018, S0257897218 304742.

[18] Lee Y J, Lee T H, Kim D Y, et al. Microstructural and corrosion characteristics of tantalum coatings prepared by molten salt electrodeposition [J]. Surface and Coatings Technology, 2013, 235: 819-826.

[19] LI X, LIU S, YU X, et al. Tantalum coating on porous Ti6Al4V scaffold using chemical vapor deposition and preliminary biological evaluation [J]. Materials Science and Engineering C, 2013, 33 (5): 2987-2994.

[20] BOBYN J D, STACKPOOL G J, HACKING S A, et al. Characteristics of bone ingrowth and interface mechanics of a new porous tantalum biomaterial [J]. The Bone and Joint Journal, 1999, 81 (5): 907-914.

[21] KASLIWAL M K, BASKIN D S, TRAYNELIS V C. Failure of porous tantalum cervical interbody fusion devices: two-year results from a prospective, randomized, multicenter clinical study [J]. Journal of Spinal Disorders and Techniques, 2013, 26 (5): 239-245.

[22] KWONG Y, DESAI V V. The use of a tantalum-based augmentation patella in patients with a previous patellectomy [J]. The Knee, 2008, 15 (2): 91-94.

[23] NEBOSKY P S, SCHMID S R, PASANG T. Formability of porous tantalum sheet-metal [J]. IOP Conference Series Materials Science and Engineering, 2009, 4 (1): 012018.

[24] BALLA V K, BANERJEE S, BOSE S, et al. Direct laser processing of a tantalum coating on titanium for bone replacement structures [J]. Acta Biomaterialia, 2010, 6 (6): 2329-2334.

[25] LOCS J, BERZINA-CIMDINA L, ZHURINSH A. Development of Biomorphic SiC Ceramics for Biomaterial Purposes [J]. IFMBE Proceedings, 2008, 20: 48-51.

[26] GRYSHKOV O, KLYUI N I, TEMCHENKO V P, et al. Porous biomorphic silicon

carbide ceramics coated with hydroxyapatite as prospective materials for bone implants [J]. Materials Science and Engineering: C, 2016, 68 (1): 143 – 152.

[27] GONZÁLEZ P, SERRA J, LISTE S, et al. New biomorphic SiC ceramics coated with bioactive glass for biomedical applications [J]. Biomaterials, 2003, 24 (26): 4827 – 4832.

[28] KATO H, NAKAMURA T, NISHIGUCHI S, et al. Bonding of alkali-and heat-treated tantalum implants to bone [J]. Journal of Biomedical Materials Research Part B Applied Biomaterials, 2000, 53 (1): 28 – 35.

[29] QIU Z Y, CHEN C, WANG X M, et al. Advances in the surface modification techniques of bone-related implants for last 10 years [J]. Regenerative Biomaterials, 2014, 1 (1): 67 – 79.

四肢骨缺损、骨不连的显微骨移植治疗

喻爱喜　李宗焕

武汉大学中南医院创伤与显微骨科

一、骨不连、骨缺损的定义

骨不连是指骨折后超过 6 个月骨折不愈合。骨缺损是指骨质的缺如或丢失，通常临床中缺损大于 6 cm 骨缺损称为大段骨缺损。确定性骨缺损是指不能自行愈合的骨内最小间隙或终生修复不能达到缺损 10% 的骨间隙，通常缺损长度达到骨直径的 2～3 倍。按其是否合并感染，又可分为感染性骨不连、骨缺损和非感染性骨不连、骨缺损。对于骨不连、骨缺损，常用的方法有骨移植、Masquelet 技术、Illizarov 技术、骨短缩 - 延长法、胫腓关节融合加胫腓间植骨等方法。本文主要介绍骨不连、骨缺损的显微骨移植。

二、显微骨移植的适应证

自体骨移植是骨缺损修复的金标准。目前推荐 2 cm 以下的骨缺损可行自体传统骨移植，当自体骨量不足时也可选择异体骨移植或多种骨移植方法联合来对其进行治疗，但此移植的前提为局部存在良好的软组织情况和血运保障。而当骨缺损长度达 6～8 cm 以上时，单纯自体松质骨移植，移植骨在局部可能被吸收，因此，我们建议当骨缺损长度达 6～8 cm 时，若选择骨移植来重建缺损，则优先选择带血供的骨移植，即显微骨移植。

骨不连在临床当中较常见，骨不连的骨折两端骨质硬化，髓腔封闭，且骨不连处常合并慢性感染，治疗过程中需清除感染灶，清除硬化骨并打通髓腔，该过程最终必然造成医源性骨缺损，故骨不连的处理可参考骨缺损处理原则，此处不单独阐述。

三、显微骨移植的时机

传统观念认为显微骨移植最好应用于无菌伤口的骨缺损，即不伴有炎症的骨缺损；对于开放性骨折伴骨缺损进行带血骨蒂骨移植的时机，目前仍存在争议。一期进行带血管蒂骨移植的前提是伤口污染不严重、清创彻底、有效抗生素控制下，若难以达到此前提，则建议伤口愈合 3～6 个月后再进行显微骨移植；慢性感染性骨缺损治疗的首要和中心环节是先根治炎症，之后再应用显微骨移植重建骨缺损，即通过充分彻底的反复清创联合抗生素使用将感染性骨缺损转变为非感染性骨缺损，在所有感染症状均消失，血常规、血沉、C反应蛋白等血清学指标正常6个月后，再通过带血管蒂骨移植进行骨缺损的治疗。近年来，对于慢性感染性骨缺损，我们团队的经验是在有效抗生素治疗下，一次或多次有效清创扩创术后，若炎性指标如血象、血沉、C反应蛋白、降钙素原等明显下降，窦道脓性分泌物明显减少，此时也可进行显微骨移植。

四、显微骨移植的术式

（一）髂骨瓣

髂骨、肩胛骨和腓骨为人体常用三处自体骨瓣供区。带血运髂骨瓣常用于修复负重骨缺损、陈旧性骨折、骨不愈合、截骨术后的植骨等。髂骨呈不规则扇形，位置表浅易达，其上缘是肥厚的髂嵴，同时含有松质骨与皮质骨，尤其松质骨骨量较为丰富。此外，髂骨拥有丰富的血供来源，已发现的可作为髂骨瓣血管蒂的多达9条，以旋髂深动脉、旋股外侧动脉升支以及臀上动脉深上支为蒂的髂骨瓣临床较为常用。以旋髂深动脉和旋股外侧为蒂的髂骨瓣常用来进行多种髋部疾患的修复如股骨颈骨折、股骨头坏死及骨肿瘤所致缺损，以旋股外侧动脉为蒂的髂骨瓣，其血管蒂可长达10～12 cm，可转位修复髋部骨质缺损，最远甚至可达股骨中部。以臀上动脉深上支为蒂的髂嵴前缘髂结节部骨瓣则可作为骨骺供区，此部位骨骺骨量较为充足，同时血管分支通过滋养孔直达骨内，血供稳定可靠。该骨瓣可塑性强，可按受区缺损形状修剪成各种不同形状，适用于修复长骨骨端空腔缺损及长骨骨干中等骨量缺损。此外，髂嵴具有天然弧度，故推荐其作为前足修复重建足弓及下颌骨缺损修复的优先供区。

（二）腓骨瓣

腓骨形态笔直，质地坚韧，支撑力强，适用于四肢长骨大段骨质缺损。当成人长骨缺损达6～8 cm或超过其全长1/5～1/4，为腓骨移植的适应证。以腓血管为蒂的腓骨瓣，因其超长切取长度，最长可达18 cm以上。腓骨另一主要营养血管膝下外侧血管主要分布于腓骨近端，以其为蒂的腓骨近端骨瓣包含腓骨头（骺），适用于修复长骨阶段性缺损，可修复桡骨远端重建桡腕关节，也可修复肱骨近端重建肩关节。修复股骨、胫骨缺损时，可将腓骨折断并折叠成平行的两段，而伴行血管仍与两端相连，增加其支撑力。对于儿童因该骨瓣包含骨骺，故可用来进行儿童骨骺缺损修复，可实现与受骨的同步生长。当需要切取成人腓骨瓣长度在10 cm以内带腓骨头近端骨瓣或儿童带骨骺的上1/4腓骨瓣时，则首选以膝下外血管为蒂。腓骨远端为外踝所在，参与构成踝关节，故在切取腓骨瓣时应保留外踝上1/3，以期维持踝关节稳定，但当拟用腓骨瓣施行踝关节融合植骨时，则该部可切取植入胫距之间。

（三）肩胛骨骨瓣

肩胛骨是上肢中最为常用的骨瓣供区，其带血管蒂肩胛骨腋侧和肩胛冈骨瓣可用于四肢长管骨中等骨量的缺损，其组成的复合组织瓣也可用于骨合并有软组织缺损的修复。肩胛骨骨瓣局部转位可修复肱骨中上段骨不连、骨缺损，也可行吻合血管的游离移植。建议以颈横血管浅支和肩胛上血管冈下支为蒂的肩胛冈骨瓣作为首选，因其血管蒂长度长、管径粗、位置表浅恒定，且肩胛冈骨量充沛、力学结构佳，但需注意在切取该骨瓣时需保留肩胛切迹与肩胛冈外缘的肩峰端的骨性联系，以期保留肩锁关节使肩功能活动不受影响。

（四）大转子骨瓣

股骨大转子部血供较为丰富可靠，且多为松质骨。目前已开发设计了以旋股外侧动脉横支、旋股内侧动脉深支、臀下动脉吻合支和第一穿动脉升支为蒂的大转子骨瓣。该部位毗邻股骨头颈，可在同一切口进行供区与受区的操作，故在对股骨头、颈的病损进行修复时，推荐首选同侧前三者为蒂的股骨大转子骨瓣。以第一穿动脉升支为蒂的大转子骨瓣血管蒂平均长达4.6 cm，拥有较长的旋转弧，其可修复范围较广，故常用来进行股骨转子下区及股骨近端骨缺损的修复。

（五）其他骨瓣

其他临床常见骨瓣包括：锁骨瓣、肋骨及肋软骨瓣、肱骨骨膜瓣、尺桡骨（骨膜）瓣、髌骨瓣、胫骨骨（骨膜）瓣、跗骨和跖骨骨瓣等，但这类皮瓣常用于局部转位，且取骨量有限。另外，锁骨可保护其下经过的神经、血管，肋骨骨瓣切取时有损伤胸膜之虞，所以，此类骨瓣通常不作为首选。

五、复合组织缺损

对于复合组织缺损，通常按照"缺什么，补什么"的原则。腓动脉肌支与皮支经小腿后肌间隙营养邻近肌肉与皮肤，故可设计以腓动脉为蒂的骨、肌、皮复合瓣供临床选用。同时，腓动脉本身血管蒂较长，腓骨瓣游离移植时，若同时吻合远端及近端动、静脉，可形成Flow-through腓骨骨皮瓣。一方面，可通过"超回流"促进复合组织瓣的成活；另一方面，若受区肢体血管正常，可在不牺牲主干血管的条件下进行游离移植。再者，若受区肢体血管缺损，则可在修复复合组织缺损的同时重建血管的完整性。

六、不同部位骨缺损的骨瓣选择

一般来说，骨瓣的切取需要遵循非功能区修复功能区，次要功能区修复主要功能区，先非主干血管、后主干血管的原则。骨皮质骨质坚韧，抗压、抗扭曲能力强，以修复支撑作用为主时，宜选用长骨为骨瓣的供体；骨松质血供丰富、愈合能力强，对愈合效应要求高的骨缺损修复，宜选用松质骨骨瓣的供体。修复长骨大于7 cm缺损，首选吻合血管的腓骨移植；除腓骨以外的其他供区做吻合血管的腓骨移植，适用于2～7 cm的缺损。

具体而言，肱骨中段骨缺损，尤其是同时合并桡神经缺损时，可以采用桡侧副血管为蒂的肱骨远端骨膜瓣逆行转位修复。尺骨远端骨膜瓣/骨瓣可用于修复尺桡骨中下段骨不连、骨缺损等，该骨瓣逆行转位可修复手部舟骨、月骨缺损。对于骨缺损/骨不连合并有下尺桡关节脱位时，尺骨骨瓣是最佳适应证，因为在下尺桡关节脱位的情况下，切除尺骨远端一方面可改善前臂旋转功能，另一方面也可用切下的尺骨骨瓣进行骨缺损的修复。以桡动脉在鼻烟窝处发出的茎突分支为蒂的桡骨骨瓣或骨膜瓣可修复舟骨骨不连或骨坏死。胫骨近端骨缺损可以选择以隐动脉为蒂的骨膜瓣进行修复，而胫骨中下段骨缺损则可选择以胫前动脉骨膜支为蒂的骨膜瓣进行修复。跗外侧血管蒂骰骨瓣可与邻近肌肉组成肌骨瓣，用于修复胫骨下段和踝关节周围骨缺损合并软组织损伤，也可以逆行转位用于跖骨重建。跖骨瓣则用于邻近跖骨头等的缺损修复，应用范围较为有限。

七、小　结

显微骨移植是临床上治疗骨不连/骨缺损的常用且效果可靠的方法之一，也适用于伴有不同类型伤口的骨缺损，还可设计行成复合及组合组织瓣，修复受区复合组织缺损，其骨的愈合过程类似于新鲜骨折的愈合，一般为6～8周获得骨性愈合，后期通过负重或应力刺激逐渐塑形改建，与受区骨同化，值得临床推广应用。但也存在一定并发症，且受供区来源限制。临床实践中需严格把握适应证，采取个性化及精准化措施，施行最优化治疗。

参 考 文 献

[1] 朱家恺. 显微外科学［M］. 北京：人民卫生出版社，2008.
[2] 中国医师协会骨科医师分会显微修复工作委员会，中国康复医学会修复重建外科专业委员会骨缺损及骨坏死学组. 胫骨骨缺损循证临床诊疗指南（2016年版）［J］. 中华显微外科杂志，2016，39（6）：521-523.
[3] LI Z H，YU A X，QI B W，et al. Flow-through free fibula osteocutaneous flap in reconstruction of tibial bone, soft tissue, and main artery segmental defects［J］. Annals of Plastic Surgery, 2017, 79（2）：174-179.
[4] LI Z H，YU A X，YU G R，et al. Repair of massive bone defects of the proximal femur using iliac bone flaps of the ascending branch of the lateral circumflex femoral artery：a retrospective report［J］. Annals of Plastic Surgery, 2020, 84（5S Suppl 3）：1.
[5] 程楚红，漆白文，潘振宇，等. 带血管蒂腓骨瓣游离移植修复长段骨缺损的临床经验［J］. 中华显微外科杂志，2017，40（4）：313-315.
[6] 陈振光. 四肢骨肿瘤切除后骨缺损的显微外科修复［J］. 临床外科杂志，2013，21（1）：16-17.
[7] 陈振光，张发惠，余黎. 显微骨移植在踝足部关节融合术中的应用［J］. 解剖与临床，2012，17（6）：451-453.
[8] 陈振光，喻爱喜. 我国显微骨移植近况［J］. 中华显微外科杂志，2009，32（1）：2-5.

[9] 余国荣,陈振光,喻爱喜,等. 肱骨近端骨肿瘤的显微外科修复 [J]. 中华显微外科杂志,1995,18(4):249-250.

[10] 陈振光,余国荣,喻爱喜,等. 膝部骨巨细胞瘤的切除及显微外科修复(附46例分析)[J]. 肿瘤防治研究,2002,29(6):489-490.

[11] BEZSTAROSTI H, METSEMAKERS W J, LIESHOUT E V, et al. Management of critical-sized bone defects in the treatment of fracture-related infection: a systematic review and pooled analysis [J]. European Bone and Joint Infection Society, 2020.

[12] OU Q F, WU P F, ZHOU Z B, et al. Complication of osteo reconstruction by utilizing free vascularized fibular bone graft [J]. BMC Surgery, 2020, 20 (1): 216.

[13] DENG A D, INNOCENTI M, ARORA R, et al. Vascularized small-bone transfers for fracture nonunion and bony defects [J]. Clinics In Plastic Surgery, 2017, 44 (2): 267-285.

[14] MUHAMMAD TAQI, SIVASHANMUGAM RAJU. Fibula Free Flaps. In: StatPearls [Internet] [M]. Treasure Island (FL): StatPearls Publishing, 2021.

骨缺损治疗策略发展在徐州仁慈医院发展中的启示

石荣剑　宗亚力　郑大伟

徐州仁慈医院

　　徐州仁慈医院建于2000年，21年筚路蓝缕艰苦奋斗，一代人风雨兼程春华秋实，今天的仁慈医院已晋升为一家三级骨科医院——这是仁慈医院与时俱进道路上标志性的里程碑，它记录着仁慈医院创伤治疗的专业特色，也见证着仁慈医院朝向区域性诊疗中心迈进了坚实的一步，更意味着仁慈医院将为更多百姓带去医疗服务。纵观民营医院的发展历程，一味追逐利益或盲目扩大规模，却忽视医疗的本质，无异于饮鸩止渴，而终被时代的发展淘汰。仁慈医院在建院之始，就秉持着"救死扶伤、人性关怀"的本真初衷，在开放包容的格局中寻求平衡与共赢，从手外科到关节科、脊柱科、显微外科、整形外科、烧伤科等，越来越多的专家在仁慈医院"带进来与走出去"的合作关系出现在这家民营医院的平台上。

　　徐州仁慈医院作为徐州地区最先开展手外伤治疗的医院之一，在国内外专家学者与业内领军人物的指引和帮助下，今天的仁慈医院对医疗规范的重要性有了更深刻的体会，也从中认识到了：一切临床治疗中出现的"为什么"或"创新"都是源自对患者的关怀。本文主要阐述徐州仁慈医院医护人员在过去学习到的关于骨缺损治疗的重要发展历程与背景进行总结并分为了几个阶段，以期为国内相关专业医护人员带来帮助。

一、17世纪——植骨治疗骨缺损

　　14世纪至16世纪的"文艺复兴"为17世纪的欧洲带去了觉醒[1-2]，束缚人们思想自由发展的烦琐哲学和神学教条逐步瓦解，封建社会开始衰落，这一切源自生产力的解放，手工业的繁荣和机器生产的过渡都促使着技术科学和数学的急速发展，这都为医学发展奠定了基础。

　　对于骨缺损的治疗，根据文献检索结果，可追溯到的骨缺损治疗最早文字记载是Job van Meekeren 在1668年完成的[3]。在此之前，骨移植可能只是以神话、猜想的方式存在。1668年，荷兰医生Job van Meekeren利用狗的头盖骨去覆盖1名士兵颅骨缺损的区域，很快他就因这种做法受到了天主教教会的驱逐威胁，不得不将狗的头盖骨从士兵头颅上取下。但是，当他去执行这项操作的时候，发现植入的狗骨头已经与士兵头颅缺损处完全融为一体。后来这件事广为人传不是因为Meekeren自己将这一发现记录在了所编写的书籍当中，而是因为当时教会的记录本对此有记载。1674 年，Anton van Leeuwenhoek 在 *Philosophical Transactions* 上发表了 1 篇显微镜下骨骼结构描述的文章[4]，他所描述的骨组织结构就是后来我们所熟知的哈弗管[5]（Haversian canals），并根据 Leeuwenhoek 对表皮、毛发、指甲、牙齿等结构进行了解剖学角度的描述，使当时的骨科医生将自己的注意力放在了更细微的观察上，后来又有了"骨痂""骨吸收"等概念，较早地诠释了"植骨后为什么可以出现骨愈合"。

从 Meekeren 的发现，我们可以体会到为了患者的利益，医师需要不断去思考最佳的治疗方式，Leeuwenhoek 的发现则提示我们，科学技术的进步可以为我们展示一些"百思不得其解"的谜团。

二、18 世纪——内植物的雏形

1739 年，Henri Louis Duhamel 在动物实验中将银丝植入动物骨骼的表面[6]。几周后，他观察到了这些银丝被骨组织包裹。1742 年，Duhamel 又完成了 Belchier 茜草喂养实验，他注意到茜草的颜色只对生长中的骨头染色，认为骨膜分为两层：支撑层和成骨层。后来 Duhamel 研究中发现骨骼对染料的吸收只沉积在部分骨组织，而且动物年龄越小，骨骼染色区域越多，由此推断只有成骨细胞活性强的地方才有颜色沉积。逐渐地，他开始认为骨膜组织可以形成新的骨组织。

Albrecht Von Haller[6] 提出了与 Duhamel 不同的观点，1763 年在 *Experimentorum de ossium formatione* 一书中提到骨膜不是负责成骨的，骨膜只承载了血管，而骨形成的起源是血管输送血液和其中的矿物质元素。不久后，Haller 的学生 John Hunter 完成了一些实验研究，证明了自己教授的论点是正确的。除此之外，他的实验也证明了同种异体骨移植的可行性。直到 1842 年，Duhamel 理论与 Haller 理论之间争议终于告一段落，Jean Pierre Marie Flourens 证实了骨膜是可以成骨的[7]，而且在骨缺损后的自我修复中起到关键作用。

从 Duhamel 和 Haller 的研究中，我们发现的不只是骨替代物或内植物的雏形，更是了解到人类对真相的渴望是不会停止，而当今我们认为很基础的骨膜促进成骨的问题，却用了 100 多年（1739—1842 年）来求证。

三、19 世纪——带血运的骨移植

自 17 世纪 Harvey[8] 提出血液循环理论后，医学家们对人体的循环系统有了更进一步的探索与认识，又因 18 世纪的医师与科学家在临床上大胆尝试，积累了许多骨缺损治疗过程中形成的经验，也梳理了许多并发症造成的原因，其中包括消毒的重要性、骨组织血运的重要性。

1864 年，Julius Wolff 根据兔的动物实验结果提到了骨组织的重建思路"Osteoplastic Techniques"[9]。到了 1889 年，Wolff 的朋友 Wilhelm Wagner 在尸体解剖中完成了带蒂骨皮瓣的尝试，并认为这个操作可以在临床中实现。一直到了 1895 年，他公布了这项操作的临床治疗结果。虽然 Wagner 报道了这项研究，但是他并未留下图片资料，一直到

1894 年神经外科先驱 Antony Chipault 在自己的著作 *Chirurgie opératoire du système nerveux* 中画出了 Wagner 描述的皮瓣。到了 19 世纪的后期，医师开始认为治疗大段的骨缺损不是单纯的植骨就可以完成，而是需要骨组织携带血运的移植。Abel M. Phelps 在 1981 年，将狗带血管前肢桡骨与人的骨缺损部位相互连接，并将狗与患者绑在一起。5 周后失败告终。同年，Phelps 又将同样的带血运骨移植操作实施在两个人身上，而最终成功。

从 Wagner 和 Phelps 的研究中我们可以发现，从头部到足趾都有可能出现骨组织的缺损，虽然患者是在不同的专业就诊，医师最终都会在必要时去面对同一个问题——骨缺损如何治疗。归因于 19 世纪，医学家对人体解剖的认识逐渐深入，为后期显微外科与精细操作埋下了铺垫。

四、20 世纪——显微外科技术突破带来的机遇

20 世纪初是一个动荡的年代，全世界经历了 2 次世界大战，然而现代科技的雏形也都是在这个时期出现的，从抗生素的发现到核武器的使用，从地面交通转向了空中交通，人类在 1900—1950 年短短的半个世纪就跨越了一大步。

骨缺损的治疗同样也是在这一阶段出现了跨越式的发展。1904 年，Nichols 首次报道了同侧带蒂腓骨移植治疗胫骨骨缺损，主要是针对一些胫骨骨不连和慢性骨髓炎患者。这项研究后来又被 Huntington 在 1905 年的著作 *Case of bone transference. Use of a segment of fibula to supply a defect in the tibia* 中推广[10]。1905 年，Codivilla[11] 报道了一种牵张肢体而进行肢体延长的技术，这也就是 Ilizarov 环形外固定架骨延长技术[12]的雏形。在 1906—1908 年期间，Alexis Carrel 报道了狗腿再植及异体移植成功的案例。他在报道中写到，他对再植肢体或异体再植的研究突破仅限于对血运的重建和短期存活，但是异体再植后，再植肢体不能维持持久的存活。后期 Carrel 又继续去研究异体再植后受体或供体不能长期存活的原因。到了 1912 年，因对异体再植、免疫排斥反应等相关领域的贡献获得诺贝尔奖[13]。这个年代，世界各地的医学家开始尝试用各种方法去做肢体的重建。此时，骨缺损的治疗又上升了一个台阶，从单纯的骨组织缺损重建到复合组织缺损的重建。1917 年，Johannes F. S. Esser 等[14]发表了一项用中足去重建手指缺损的研究报道。这时，人们已经了解到了人体离断组织再植，自体组织移植和异体组织移植是有很大的实现前景。

到了 1960 年，Julius H. Jacobson 等改良了手术器械后[15]，在显微镜下进行血管吻合，并证实了血管吻合质量比裸眼吻合质量高。1964 年，Buncke 和他的妻子一起游离移植恒河猴的足趾再造拇指成功。1966 年，杨东岳又在临床上完成了足趾移植再造手指的手术[16]。Taylor 等[17]在 1975 年报道了同侧腓骨带蒂移植结合对侧腓骨游离移植修复胫骨骨缺损[17]。到了 2000 年，A C Masquelet 等[18]报道了利用伪骨膜诱导的方法去治疗骨缺损。

2000 年，关于骨缺损修复方法的雏形都已经出现[19]，各种技术间的融合将人们的治疗思路逐渐丰富，减少了临床治疗中患者的痛苦同时提高了患者术后的生活质量。

五、21世纪——骨缺损治疗全面化与多样化的发展

综上所述,到了20世纪最后1年,所有骨缺损治疗的方式都已出现,又因全世界计算机网络的快速发展,世界各地的医师之间的沟通变得越来越轻松,获取知识的途径从面对面或者读书、看报变成了计算机多媒体数据,这是一个大数据与技术手段分享快速发展的时代。

徐州仁慈医院,就是成立在了这个信息传递快速发展的年代,医院从建院初期,就曾获得过国内很多位骨科及相关领域专家的帮助和支持。这个过程是我们作为民营医院,一步一步践行医疗规范的进程;这个过程也是我们作为骨科专科医院,如骨缺损等骨病的专业治疗一样,从简单到复杂,从单一化到多远的发展史。现对在我院过去完成的由简单到复杂,由单一到多元化诊治的一些病例与大家分享。

六、徐州仁慈医院在骨缺损治疗中的经验

徐州仁慈医院在2000—2001年建院初期患者总量不足1 000人次,一开始对出现骨缺损的患者处理方式也是通过比较简单的方式去解决,后期随着徐州仁慈医院疾病种类增多,病员数量增长,在国内外专家、学者的帮助下,医师的技术水平也在不断地提高,从开始简单的手外伤逐渐地增加到了四肢复杂的创伤,从直接残端修整手术逐渐地发展到了肢体修复重建、再造手术等。

这个历程正如历史上骨缺损治疗的发展历程,一开始的骨缺损治疗就是去寻找合适的替代物,例如:取髂骨、股骨、胫骨、尺骨、桡骨等非负重区域的供区对合适的部位进行植骨或者利用一些骨组织替代物。这类植骨方式只能解决一些简单类型的或者少量的骨缺损,所以后期我们的目标逐渐地从简单的手术入路过度为一些微创入路,从人为的瞄准发展到导航机器人的辅助下操作。例如:陈旧性舟骨骨折不愈合的植骨内固定处理,对骨组织的处理方式没有本质上的区别,但手术入路由过去的开放术式过渡到腕关节镜下操作,并结合导航机器人辅助下完成内固定操作(图1)。植骨治疗骨缺损是比较常规而又基本的操作,但也伴随着相应的不足之处,比如术后出现植骨区域的骨吸收,感染等缺陷。除此之外,当遇到一些肢体大范围的骨缺损时就会出现一些骨量不足的缺陷,需要一些其他的手段去完成,例如:胫骨干的大段的骨缺损,我们开始运用Ilizarov技术去解决,在合适的情况下,这种方法既可以解决了一些植骨量有限造成的问题,也可以保留患者肢体一定量的功能(图2)。医院作为显微外科手术为主体的医院,随着患者数量的增加,疾病的复杂程度也开始增加,对于特殊部位的骨缺损类型,我们开始尝试利用带血运的骨瓣移植,例如:足部开放性损伤导致的软组织和骨组织缺损,我们分别利用了皮瓣覆盖创面,骨水泥填充死腔,最终用腓骨瓣做移植(图3)。随着医院医师的显微外科技术的提升,我们开始利用一些临近更小的复合组织移植去解决一些问题,例如:手指损伤后骨缺损合并软组织缺损,我们利用复合组织瓣去处理(图4)。对于手指或拇指缺损等情况,我们利用了足趾骨、关节移植结合踇甲瓣移植去重建(图5)。

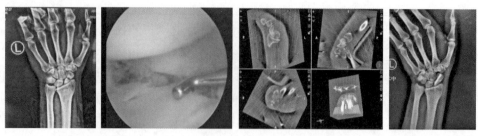

图1 外伤后手舟骨骨折患者，保守治疗后1年，手舟骨骨折不愈合，在关节镜辅助下进行骨不连区域瘢痕组织清扫、植骨后，在导航机器人辅助下置入内固定空心螺钉

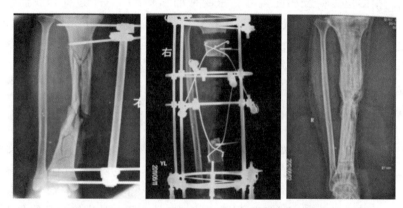

图2 外伤致右侧胫骨骨折术后感染，去除患区感染骨组织后利用Ilizarov环形外固定架固定、双段截骨骨搬运治疗

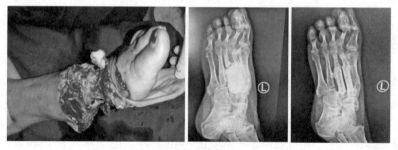

图3 左足外伤后复合组织损伤，因患区污染严重，清创后给予骨水泥占位，二期行带血管腓骨移植治疗骨缺损

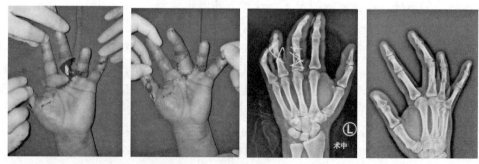

图4 患者外伤导致左侧中指骨、软组织缺损，二期行骨、皮复合组织瓣移植

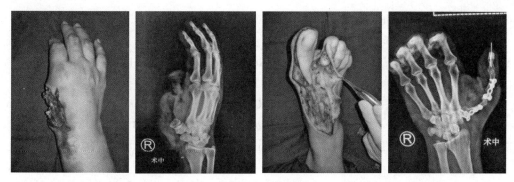

图5 外伤致右拇指Ⅴ度缺损，清创后给予骨、关节和跗甲瓣移植再造拇指

七、总　结

随着我院近些年的发展，医院多数高年资医师已经掌握了各种的手术技术、方法。针对骨缺损的修复，根据医生的经验，我们认为骨移植仍然主要的模式，这也是近几个世纪以来骨再生领域的学者不断探索的技术，包括自体骨移植的替代物，由于目前尚无合适的骨替代物来解决骨缺损治疗所面临的问题，我们仍然需要通过一些最基本的手术方式去面对这类挑战。这时，骨科医师或者修复重建领域的医师应该掌握各种骨缺损修复的技能，只有这样可以用合适的治疗手段，去解决患者的需求。

参 考 文 献

[1] 艾伦.G.狄博斯.文艺复兴时期的人与自然［M］.周雁翎，译.上海：复旦大学出版社，2000.

[2] YEATMAN T J. A renaissance for SRC［J］. Nature Reviews Cancer, 2004, 4（6）: 470-480.

[3] HAESEKER B. Mr. Job van Meekeren (1611—1666) and surgery of the hand［J］. Plastic and Reconstructive Surgery, 1988, 82（3）: 539-546.

[4] LEEUWENHOECK M. Microscopical Observations from Mr. Leeuwenhoeck, about Blood, Milk, Bones, the Brain, Spitle, Cuticula, Sweat, Fatt, Teares; Communicated in Two Letters to the Publisher［J］. Philosophical Transactions, 1674, 9（106）: 121-131.

[5] MORI R, KODAKA T, SANO T, et al. Comparative histology of the laminar bone between young calves and foals［J］. Cells Tissues Organs, 2003, 175（1）: 43-50.

[6] HERNIGOU P. Bone transplantation and tissue engineering. Part Ⅱ: bone graft and osteogenesis in the seventeenth, eighteenth and nineteenth centuries (Duhamel, Haller, Ollier and MacEwen)［J］. International Orthopaedics, 2015, 39（1）: 193-204.

[7] PEARCE J M S. Marie-Jean-Pierre Flourens (1794—1867) and cortical localization［J］. European Neurology, 2009, 61（5）: 311-314.

[8] HENRY T. William Harvey and the discovery of the circulation of the blood [J]. Journal of Angiogenesis Research, 2009, 1 (1): 1-2.

[9] BUCHFELDER M, LJUNGGREN B. Wilhelm Wagner (1848—1900): Part 2: The osteoplastic flap [J]. Surgical Neurology, 1988, 30 (6): 428-433.

[10] SPARKS D S, WAGELS M, TAYLOR G I. Bone reconstruction: A history of vascularized bone transfer [J]. Microsurgery, 2018, 38 (1): 7-13.

[11] CODIVILLA A. The Classic: On the means of lengthening, in the lower limbs, the muscles and tissues which are shortened through deformity [J]. Clinical Orthopaedics and Related Research, 2008, 466 (12): 2903-2909.

[12] 袁涛, 张润杰, 张民. 环形外固定架始创者——Gavriil Abramovich Ilizarov [J]. 实用骨科杂志, 2017, 23 (10): 959-960.

[13] LANE W A. The award of the Nobel Prize to Dr. Alexis Carrel [J]. Lancet, 1912, 180 (4651): 1103.

[14] HILBERT J M, HOENIG J F. The plastic surgeon Johannes Fredericus Samuel Esser (1877 to 1946), M. D., D. M. D. and his unknown period during 1917 and 1925 in Berlin, Germany [J]. European Journal of Plastic Surgery, 2009, 32 (3): 127-130.

[15] KLETTER G, MATRAS H, CHIARI H, et al. Comparative evaluation of conventionally sutured and clot-sutured microsurgical anastomoses [M]. Springer New York, 1977.

[16] 顾玉东, 吴敏明, 郑忆柳, 等. 足趾移植术中血管变异及其处理 [J]. 解剖学杂志, 1982, 5 (4): 29-31.

[17] TAYLOR G I, MILLER G D H, HAM F J. The free vascularized bone graft [J]. Plastic and Reconstructive Surgery, 1975, 55 (5): 533-544.

[18] MASQUELET A C, BEGUE T. The concept of induced membrane for reconstruction of long bone defects [J]. Orthopedic Clinics of North America, 2010, 41 (1): 27-37.

[19] SCHLICKEWEI W, SCHLICKEWEI C W. The use of bone substitutes in the treatment of bone defects-the clinical view and history [J]. Macromolecular Symposia, 2007, 253 (1): 10-23.

(作者：石荣剑　宗亚力　郑大伟　伊力扎提·伊力哈木　徐州仁慈医院)

外固定结合显微外科技术治疗肢体骨与软组织缺损感染

谢书强

郑州仁济医院

肢体骨与软组织缺损、感染临床比较常见，多在手足外科、创伤骨科、烧伤整形科诊治，是临床面临的复杂难题，发生骨与软组织缺损、感染的原因很多，目前的治疗方法也多种多样，其中显微外科断肢再植、组织瓣移植技术在肢体严重创伤保肢治疗中发挥着重要作用，且随着显微外科技术水平的提高，保肢适应证的不断扩大，越来越多的肢体严重创伤得以保肢成活，但同时也出现肢体过度短缩、骨髓炎、骨缺损、关节僵直等诸多的严重创伤保肢后遗症难以解决，外固定（Ilizarov）技术在中国的临床推广应用，能够进一步改善严重创伤保肢后遗症的外观与功能[1]。本院自2009年引进外固定技术，联合显微外科技术治疗各种原因造成的肢体骨与软组织缺损、感染，优化治疗方案，扩大了再植适应证，提高了临床疗效，现分享如下。

一、为什么会发生肢体骨与软组织缺损、感染

肢体骨与软组织缺损、感染常见于肢体严重创伤或其他损伤因素造成的肢体病理演变，总结起来有以下几个原因：①肢体严重创伤：多见于交通事故、机器绞轧、重物砸伤、机器热压伤等高能量创伤因素，按创伤发生的时间与病理演变可分急性骨与软组织缺损和慢性骨与软组织缺损、感染，急性缺损多因严重创伤直接造成或创伤后短时间内（6～8 h）因肢体组织严重污染、挫灭与失活，经急诊手术清创后造成，此期多未发生感染，例如节段毁损性肢体离断损伤，肢体挤压开放性损伤等，需要急诊一期外科创面修复或亚急诊二期修复，处理不当后期可能演变成慢性组织缺损感染；慢性缺损感染是肢体遭受创伤后，早期没有骨与软组织缺损，经过医疗干预或因组织坏死、感染等病理演变逐渐发生组织缺损，多发生不同程度的感染；②感染后病理演变：急性血源性骨髓炎的病理转归，气性坏疽、急性坏死性筋膜炎、特殊细菌感染扩散造成皮肤软组织坏死，继发骨外露与骨感染等，感染是直接原因；③肢体微循环障碍：例如糖尿病足、脉管炎肢端坏死、压力性损伤（压疮）等因微循环障碍造成的组织坏死缺损或感染；④其他：肢体肿瘤切除术后缺损与伤口不愈合等。目前，肢体严重创伤因素造成的骨与软组织缺损、感染多数在创伤骨科与手足外科治疗，而其他原因造成的骨与软组织缺损临床目前多被定义为慢性创面在烧伤整形科诊疗[2]。本文主要介绍肢体严重创伤造成的

骨与软组织缺损、感染的治疗。

二、肢体骨与软组织缺损感染的治疗方法

包括内科与外科治疗。内科治疗辅以营养支持、控制高血压、糖尿病等内科慢性病，调整身体机能状态，积极康复理疗，为外科治疗与恢复提供有利条件。外科治疗目前常用技术归纳起来有以下几种：①清创与换药术：适用于所有类型缺损创面的处理与外科修复前的准备；②PRP/富血小板纤维蛋白（PRF）技术：适用于小面积慢性创面修复[3-5]；③创面负压封闭吸引技术（VAC），用于创面的临时覆盖，预防感染并有利于肉芽组织的生长；④骨感染控制技术：骨髓炎持续滴注引流术、抗生素骨水泥、庆大霉素链珠载体充填（Masquelet技术）[6-7]；⑤植皮术（自体皮、人工真皮）：修复没有骨与肌腱外露的软组织或肉芽创面，小面积的骨与肌腱外露也可以采用人工真皮覆盖治疗[8]；⑥皮肤牵伸技术；适用于小面积的、相对规则的皮肤缺损创面修复；⑦植骨术：包括自体骨、异体骨与人工骨的移植，适用于单纯的骨缺损的修复；⑧显微外科技术：采用带蒂或游离的皮肤、骨骼、肌筋膜等组织瓣移植可修复各种不同类型的骨与软组织缺损，例如采用Flow-through皮瓣移植重建血运及修复缺损组织[9]；采用吻合血管的游离腓骨皮瓣修复骨与软组织缺损；⑨穿针骨外固定技术：通过在肢体微创操作、骨骼穿针安装外支架缓慢牵伸使组织再生重建，适用于骨段延长治疗骨缺损与感染，肢体延长治疗肢体短缩再植后短肢畸形、胫骨横向骨搬移治疗糖尿病足坏死缺损感染等[10-11]；虽然治疗技术多元化发展，但由于肢体缺损创面部位、大小、形状、深度、缺损组织成分与感染轻重程度等表现各有不同，治疗方案需要个体化多种联合制定。在众多的治疗技术当中，显微外科组织瓣移植及Ilizarov技术骨（肢体）延长技术是治疗严重肢体骨与软组织缺损与感染保肢重建的终极方案。

三、显微外科技术保肢遇到的难题

严重的肢体创伤尤其是肢体节段毁损伤，清创后造成的肢体骨与软组织缺损，显微外科采用"拆东墙补西墙"的自体组织移植替代修复技术进行保肢，虽然可以取得较好的疗效，但同时也增加了新的手术创伤，相对延长了手术时间，不可避免地造成供区不同程度的损害。这对于较为多见的大肢体严重创伤同时伴有失血性休克甚至多发伤的病患来讲，保肢同时面临生命危险，当评估决定保肢时，手术要争分夺秒，减少出血、损伤控制，既要保命又要保肢，显微外科医师面临高难度、高风险的双重压力，为降低生命危险需尽可能简化保肢手术过程，缩短手术时间，采取短缩再植或先清创重建血液循环，保肢成活后再分期手术进行组织缺损和肢体功能重建，保肢术后仍会不可避免地发生一些再植后肢体过度短缩、术后骨髓炎、长段骨缺损、骨不连、创伤后关节僵直、织移植供区不同程度的损害等保肢后遗症。另外，对于年龄偏大患有动脉粥样硬化、受区条件差，可供选择吻合的血管少的患者，组织瓣移植修复风险增加，一旦失败则是雪上加霜，选择保肢对医患造成较大的思想困扰。

四、骨外固定技术治疗肢体骨与软组织缺损感染的优势

与显微外科组织移植替代修复技术不同，Ilizarov 技术属自然重建修复，其应用理念的核心是张力-应力法则：通过在骨骼穿针安装外支架进行持续、稳定、缓慢的牵伸，从而达到骨（组织）——骨（肢体）延长，其突出的优势在于医生和患者能够携手并共同在体外观察治疗、康复的全过程，从而允许医生在人体外操纵骨与软组织的愈合与重建过程[12]。随着骨外固定技术在中国的不断推广与发展，已被越来越多的骨科医生认知，用于治疗短肢体延长、大段骨缺损、骨髓炎（典型病例1）、肢体畸形矫正、关节挛缩牵伸治疗、横向骨搬移治疗糖尿病足等，其自然再生重建的神奇疗效在临床得到了验证，被誉为临床医生解决疑难问题的"金钥匙"[1]，可有效解决显微外科技术难以解决的肢体严重创伤保肢后遗症。

五、外固定与显微外科技术联合应用保肢策略

因损伤原因与病理机制不同，造成肢体骨与软组织缺损创面的部位、大小、形状、深度、缺损组织成分与感染轻重程度等临床表现各有差异，单纯的软组织缺损与骨缺损治疗相对容易，一旦发生感染，治疗就相对复杂，尤其是骨与软组织缺损并感染时临床处理就更为棘手，故对肢体严重创伤早期采取有效措施处理避免发生感染就显得尤为重要。显微外科技术通过组织移植替代修复骨与软组织缺损与感染，对手术技术要求高、风险大、创伤大，骨外固定技术通过微创缓慢牵张组织再生重建能弥补肢体严重创伤治疗之不足，本院自2009年引进 Ilizarov 技术以后，与显微外科技术结合，优势互补用于严重创伤的初期保肢与功能晚期重建，能够减少感染的发生，扩大严重肢体创伤的保肢适应证，提高临床疗效，总结保肢应用策略如下。

（一）急性骨与软组织缺损创面的保肢策略

急性骨与软组织缺损全身条件允许时可采取"骨整形理念"[13]，一期组织瓣移植修复获得良好疗效，但更多的肢体严重创伤常伴有休克或多发伤，为保命保肢，需要 MDT 团队协作救治，合理应用损伤控制技术，尽量减少创伤缩短手术时间保肢的关键在于重视清创、预防感染、重建血供、先确保肢体成活不感染，再分期手术修复缺损创面，重建肢体功能。在骨折固定方式上本院总结改进使用"分步组合式固定法"[14]：先简单内（单边外）固定，不影响显微外科修复手术操作，之后再远离创面微创增补穿针组合外固定，既弥补简单固定不牢；又减少了内固定等对骨折端和创面的影响，后期结合治疗需要灵活进行调整，应用 Ilizarov 技术进行骨与软组织的再生控制；对于节段毁损性肢体离断伤而言，保留长度再植需要血管桥接、组织瓣移植，增加了手术部位和手术创伤，延长了手术时间，出血多、增加了手术难度与风险，与直接缩短再植相比成活率相对低，缩短再植则不增加或减少新的创伤、缩短了手术时间、出血少，降低了手术难度与风险，成活率相对提高，相当于简化了再植过程，缩短手术时间，提高再植成活率，也减轻了显微外科医生工作压力，成活后再通过 Ilizarov 微创技术进行肢体延长，

可解决肢体过度短缩问题,从而扩大了再植适应证[15]。在肢体严重创伤救治中联合应用外固定具有以下应用优势:不破坏骨折端血供,可降低骨感染、骨不连机会;维持治疗体位(功能位固定,保护位);利于创面处理;术后适时调整外固定对骨折端张力控制,促进骨愈合;结合肢体延长术突破再植过度短缩限制;骨段延长治疗骨缺损、骨髓炎;减轻显微外科医师工作压力,减少手术创伤,降低了手术风险。如病例2所示两种技术结合取得了较为满意的效果。

(二)慢性骨与软组织缺损感染创面的治疗策略

针对慢性骨与软组织缺损、感染的治疗目的是控制感染、修复骨与软组织缺损,恢复肢体功能与外观。由于长期的创面渗出,常合并不同程度的贫血与低蛋白血症,治疗上首先要多学科参与、纠正体质、控制基础病、增强自身免疫力,其次是控制感染,病灶清创后临床常采用抗生素载体充填消灭死腔、应用负压封闭引流技术充分引流控制感染;显微外科带蒂或游离肌瓣、筋膜瓣填塞感染死腔对控制感染更为确切有效。对于有条件进行显微外科组织瓣移植修复骨与软组织缺损时,同时联合外固定技术既能尽快消灭创面,又能促进骨不连与骨缺损的修复[16]。和较为单一的显微外科技术修复或单纯应用骨段延长技术治疗相比能缩短疗程,提高疗效。

六、思 考

早期采取有效措施避免或减少肢体创伤后发生骨感染的概率至关重要,面对日趋复杂的高能量肢体严重创伤(尤其伴有多发伤时)和患者需求,即要保命又要保肢,仅靠创伤骨科医师的努力很难进一步提高疗效,传统的MDT会诊模式很难提高严重肢体创伤的保肢概率,近几年来我国推行的医院创伤中心建设,创伤救治团队与模式不断优化[17],为保肢奠定良好基础。已经发生了骨与软组织缺损感染的慢性创面,大多伴有不同程度的贫血、抵抗力低下、创面的混合菌群感染,创伤肢体关节僵直,病程较长的可能出现心理疾病,需要多学科人员参与、多技术联合诊疗,魏在荣等[2]提出的ISWT模式,探讨多学科、多技术参与的慢性创面诊疗模式,预示着目前医学细化分科已不能满足提高疾病诊疗的需求,以疾病为中心的诊疗模式悄然然来临,医学分科与医疗技术正进入整合时代。

参 考 文 献

[1] 朱跃良,徐永清,秦泗河. Ilizarov器械、技术和哲学蠡测[J]. 中国修复重建外科杂志,2018,32(10):1238-1240.

[2] 魏在荣,黄广涛. 慢性创面的治疗进展及创面外科整合治疗模式探讨[J]. 中华烧伤杂志,2019,35(11):824-827.

[3] 高峻青,王朝辉,詹晓欢,等. Masquelet技术联合富血小板血浆修复胫骨大段骨缺损[J]. 中华创伤骨科杂志,2020,22(4):315-321.

[4] 陈庆庆,何红晨. 富血小板血浆促进创面愈合的研究进展[J]. 中国烧伤创疡杂

志, 2018, 30 (1): 17-20.
[5] 任重道远, 田诗政, 刘华, 等. 富血小板纤维蛋白治疗慢性窦道型创面疗效观察 [J]. 中国烧伤创疡杂志, 2020, 32 (3): 166-168.
[6] MASQUELET A C, FITOUSSI F, BEGUE T, et al. Reconstruction of the long bones by the induced membraneand spongy autograft [J]. Annales de Chirurgie Plastique Esthétique, 2000, 45 (3): 346-353.
[7] MASQUELET A C, BEGUE T. The concept of induced membrane for reconstruction of long bone defects [J]. Orthopedic Clinics of North America, 2010, 41 (1): 27-37.
[8] 董其强, 谢书强, 王礼军, 等. 负压封闭引流联合 Lando (R) 人工真皮并结合自体皮移植应用于手足部骨肌腱外露伴骨折创面的临床研究 [J]. 中华损伤与修复杂志 (电子版), 2020, 15 (1): 51-55.
[9] 何晓清, 朱跃良, 徐永清, 等. 股前外侧 Flow-through 皮瓣在四肢组织缺损修复重建中的应用 [J]. 中华显微外科杂志, 2017, 40 (2): 109-113.
[10] 郭保逢, 秦泗河. Ilizarov 技术在我国创伤骨科的应用 [J]. 中华创伤杂志, 2020, 36 (5): 393-398.
[11] 花奇凯, 秦泗河, 赵良军, 等. Ilizarov 技术胫骨横向骨搬移术治疗糖尿病足 [J]. 中国矫形外科杂志, 2017, 25 (4): 303-307.
[12] 臧建成, 秦泗河. 从 Wolff 定律和 Ilizarov 张力-应力法则到骨科自然重建理念 [J]. 中国骨伤, 2013, 26 (40): 287-290.
[13] 赵广跃. 严重开放性骨折治疗的新理念——骨整形 [J]. 中华显微外科杂志, 2019, 42 (6): 521-523.
[14] 谢书强, 侯建玺, 董其强, 等. 短缩再植结合肢体延长术治疗小腿中下段严重离断伤 [J]. 中国修复重建外科杂志, 2017, 31 (8): 936-940.
[15] 文根, 蔡培华, 柴益民. 皮瓣移植联合 Ilizarov 技术一期修复下肢大面积复合组织缺损 [J]. 中华显微外科杂志, 2017, 40 (3): 225-228.
[16] 谢书强, 王宏鑫, 侯建玺, 等. 内外结合分步组合式固定法在断肢再植中的应用 [J]. 创伤外科杂志, 2019, 21 (5): 346-350.
[17] 张连阳, 王正国. 中国创伤学科发展 70 年 [J]. 中华创伤杂志, 2019, 35 (9): 776-779.

附病例 1 图示

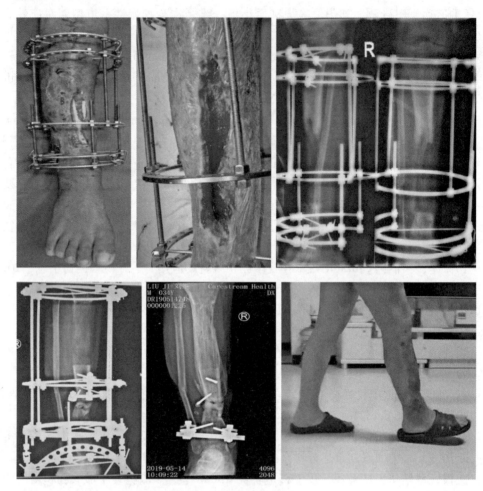

病例 2 图示：3 岁，女，车祸，右前臂及手背碾压毁损伤

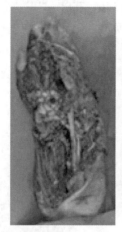
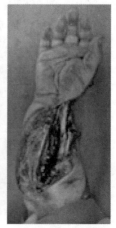

急诊清创+短缩再植+穿针外固定+VSD后组合式外固定维持拇指外展,腕关节功能位

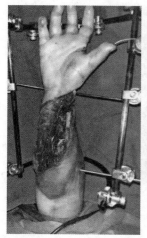 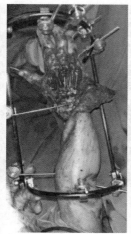 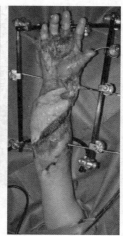 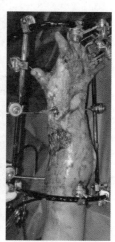

股前外侧皮瓣游离桥接桡动脉移植修复软组织缺损

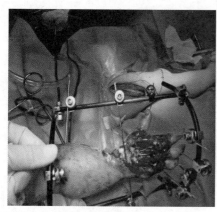 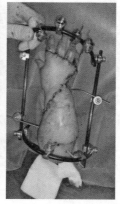 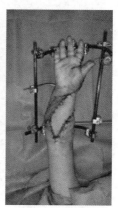

成活后桡骨远端缺损约3 cm 尺骨缺损约5 cm 腕骨缺损第2~5掌骨大部分缺损比健侧前臂短缩约3 cm

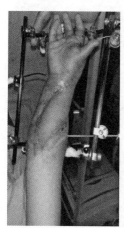 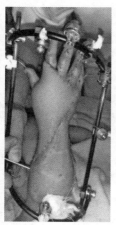 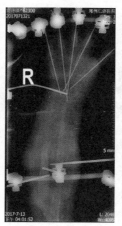 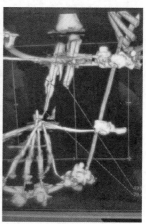

行尺桡骨延长+肢体延长，恢复部分功能

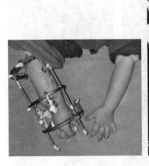
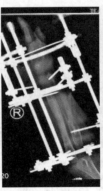
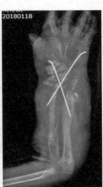
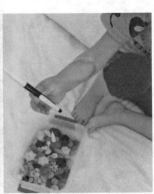

创伤后节段性骨缺损的治疗选择

王 鹏 周 明 芮永军

苏州大学附属无锡九院

随着现代交通运输业及建筑业的高速发展，交通事故和工业事故的发生也逐年增多，高能量、复杂性创伤越来越常见，导致四肢开放性骨折或合并广泛软组织损伤、甚至节（大）段性骨缺损的发病率在不断上升。据统计，美国每年560万例骨折患者，骨缺损患者占5%～10%[1]，我国每年骨缺损患者也在150万例以上[2]。对于有良好软组织覆盖的小范围骨缺损，可以用传统的自体松质骨或骨移植替代物进行植骨。对于节段性骨缺损，目前治疗方法大致有：自体骨移植、同种异体骨移植、Masquelet 技术、Ilizarov 技术、带血管蒂骨移植技术、骨组织工程技术等。既然有如此多的治疗技术，对节段性骨缺损的治疗仍然极具挑战性，正如 Nauth 等[3]对目前多种重建骨缺损方法的总结，认为每种方法都有一定的局限性及不足，如：①大段异体骨移植存在感染、骨吸收的缺点；②瘤骨灭活再植的适应证有限，灭活的可靠性尚无标准；③自体腓骨移植的强度和长度有限等。对于创伤性节段性骨缺损，往往治疗时间漫长，疗效不确定，给患者的生理和心理都造成了巨大的痛苦。本文结合我院一些临床经验，探讨创伤后节（大）段性骨缺损患者的治疗方式，旨在为临床提供参考及帮助。

一、定 义

（一）临界性骨缺损

目前，认为不能自行愈合的最小骨缺损即可视为临界缺损。1986年 Schmitz 等[4]在动物实验中的提出临界性骨缺损（critical sized defects，CSD）的概念，指在某一特定动物的生命周期内，在某一特定的骨上，不能自行愈合的最小骨缺损。同时定义临界性骨缺损长度为≥长骨直径的1.5倍。而 Ashman 等[5]学者认为骨缺损长度＞长骨直径2.5倍为骨缺损的临界值。同时也有学者认为，一个需要手术干预的骨缺损通常为骨缺损大小超过长骨周径的50%，且长度大于2 cm[6]。由于此类命名指导临床作用有限，而且通常情况下骨缺损是不规则的，以上定义并没有被广泛接受。为了更好描述骨缺损的定义，2014年 AO/OTA 组织对379名会员调查报告显示，由于对骨缺损的治疗存在诸多因素的影响，例如患者因素、软组织条件、解剖位置、绝对与相对大小等，导致目前仍然没有精确定义临界骨缺损的范围[7]。2016年 Haines 等[8]在既往研究的基础上，对长骨X线的四侧皮质缺损长度进行测量，然后计算其平均值，即定义为骨缺损长度（RABG = Radiographic apparent bone gap），经过统计学分析得出 RABG = 25 mm 是骨缺损的临界值，该方法减少了骨缺损的不规则性影响，同时精准度亦有明显改善，逐渐被部分学者接受。

（二）节段性骨缺损

节段性骨缺损也可称为大段骨缺损或长段骨缺损，对于节段性骨缺损的定义也存在争议。根据 1986 年 Schmitz 等对临界骨缺损的定义，诸多学者将超过长骨直径 1.5 倍的骨缺损称为大段骨缺损。王成琪主编的《显微外科学》中如此定义：大段骨缺损是指由先天性骨病、创伤、感染、肿瘤骨切除等原因造成的长骨缺损长度超过长骨直径 1.5 倍的临界值或长骨缺损大于该骨（长度）的 1/5～1/4[9]。2005 年，Rimondini 等[10]将大段骨缺损的概念解释为超过 5 cm 的长骨缺损。为指导治疗临床上也有将 6 cm 以上的骨缺损称为大段或长段或节段性骨缺损[11-12]。2015 年，胥少汀等[13]将骨缺损（超过长度）20% 或超过 7 cm 以上称为大段骨缺损。同年，Mauffery 等[14]也认为，范围超过长骨周径的 1/2 或长度达到 2 cm 以上的骨缺损称为大段骨缺损。2020 年，刘全[15]认为，长段骨缺损是指患者四肢长骨发生长度 >8 cm 或 >20% 的骨缺损。目前临床上普遍认为，骨缺损 >6 cm 时可以理解为节段性缺损。

二、骨缺损的分型

在 2001 年，美国创伤骨科协会（OTA）对骨缺损进行分型[16]，以骨周径缺损为主要描述：Ⅰ型，骨缺损少于此处骨骼直径 50%；Ⅱ型，骨缺损大于此处骨骼直径 50%；Ⅲ型，骨骼完全缺损。然而，其分型与临床治疗关系不大，应用较少，没能普及。2015 年臧谋圣等[17]根据 PubMed 及国内影响因子较高的杂志数据库，共检索 406 篇，从长骨骨缺损病因、长度、波及范围、周围软组织情况及继发性病理生理改变等诸多因素，综合总结得出四肢长骨骨缺损的四度十分法分型（表1）。此分型尽管比较复杂，但有很大的指导意义。2019 年，吴昊等[18]在以往国内、外分型研究基础上，提出了更详细的分型（表2）。2020 年，Kevin 等[19]通过收集 20 例创伤后骨缺损病例资料，制定创伤后骨缺损分类方案，然后对其可靠性进行初步评估（组间可靠性：$k = 0.837$，组内可靠性：$k = 1$），为骨缺损评估提供了有力的指导（表3）。有助于选择最合适的治疗策略来优化临床结果。后期评估在以后临床中逐步进行检验。

表1　四肢长骨骨缺损的四度十分法分型（臧谋圣等，2015）[17]

Ⅰ度：骨缺损长度 ≤4 cm
  ⅠA：闭合损伤，无骨不愈合、骨不连的危险
  ⅠB：有开放裂口无软组织缺损，非负重区；有发生骨不愈合、骨不连可能
  ⅠC：有开放伤口，并严重软组织损伤，负重区，有发生骨不愈合、骨不连危险
Ⅱ度：骨缺损长度 4～6 cm 间

续表1

ⅡA：位于非负重区

ⅡB：再次手术者或位于负重区

ⅡC：行二次或以上植骨手术；位于负重区，伴有严重的开放伤口

Ⅲ度：骨缺损长度≥6 cm

ⅢA：缺损长度6～10 cm，位于负重区；缺损长度10～15 cm，距关节面2 cm之外非负重区；虽在6 cm以内，但位于负重区且波及关节

ⅢB：缺损长度＞10 cm，位于负重区，或侵犯一侧关节，但位于非负重区；或位于负重区波及关节（关节面完好）者；或反复复发，二次或二次以上手术者；合并有软组织缺损或（和）血管神经损伤者

ⅢC：缺损长度＞10 cm，估计自体取骨量明显不足者；或伴有软组织缺损及血管神经损伤；或伴有继发畸形；或骨缺损累及关节面；或有反复多次的复发史或骨折史

Ⅳ度：骨缺损长度与软组织损伤均非常严重，任何修复手段都有可能失败；或因病情等不容许大手术者；或患肢毁损已失去修复重建价值；或因骨缺损严重而患者拒绝任何修复手术者

表2　四肢长干骨骨缺损的系统化新发型与临床治疗策略选择（吴昊等，2019）[18]

骨缺损类型（长度）	亚型	缺损特征	治疗策略
Ⅰ（＜4 cm）	Ⅰa	单纯骨缺损，缺损范围小	常规植骨（自体骨/人工骨/异体骨/内固定）
	Ⅰb	骨缺损伴有软组织缺损	Ⅰc方案＋皮瓣修复
	Ⅰc	骨缺损伴有感染	抗感染骨移植（可一期内固定）
	Ⅰd	骨缺损同时伴有软组织缺损和感染	Ⅰc方案＋皮瓣修复
Ⅱ（4～10 cm）	Ⅱa	单纯骨缺损，缺损范围较大	骨搬运＋诱导膜＋带血供骨移植＋组织工程骨
	Ⅱb	骨缺损伴有软组织缺损	Ⅱa方案＋皮瓣修复
	Ⅱc	Ⅱc型：骨缺损伴有感染	Ⅱa方案（外固定）＋抗感染骨移植（内固定）
	Ⅱd	Ⅱd型：骨缺损同时伴有软组织缺损和感染	Ⅱc方案＋皮瓣修复
Ⅲ（＞10 cm）	Ⅲa	单纯骨缺损，缺损范围大	Ⅱa方案＋3D打印假体
	Ⅲb	骨缺损伴有软组织缺损	Ⅱb方案＋3D打印假体
	Ⅲc	骨缺损伴有感染	Ⅱc方案＋3D打印抗感染假体
	Ⅲd	骨缺损同时伴有软组织缺损和感染	Ⅱd方案＋3D打印抗感染假体

表3 创伤后骨缺损分类（Kevin 等，2020）

骨缺损类型（D）	A	B	C
D1 纵向骨缺损，程度	< 25%	25%～75%	> 75%
D2 横向骨缺损，形状	螺旋形	斜行	横行
D3 骨缺损大小	2～4 cm	4～8 cm	> 8 cm

三、治疗方式

目前，临床治疗四肢长骨节段性骨缺损的方法主要包括自体骨植骨、带血管蒂植骨、Masquelet 技术、Ilizarov 技术以及组织工程骨等，各类技术在骨缺损修复过程中均能发挥各自优势，根据对各种方法适应证的把握，取得良好效果。

（一）自体骨移植

1. 骨移植技术的适应证及禁忌证

适应证：多用于骨缺损较小的长骨，一般小于 5 cm，且受植床周围血运环境良好。选择带血管的自体骨，可不依赖于受植床。

禁忌证：①感染未控制；②骨盆有肿瘤病变可能患者；③血管性疾病。

2. 游离自体骨植骨

自体骨植骨是传统的骨缺损修复方法，也是应用最广泛、效果最确切的方法之一。自体骨移植物含有各类活细胞和骨诱导蛋白，而且具有完全的生物相容性，往往能提供成骨干细胞、骨传导基质、骨生长因子等促进新骨再生，具有成骨性、骨传导性和骨诱导性特征[20-22]，常用于植骨的自体骨有：髂骨、股骨或胫骨髓腔、腓骨等。自体骨移植也有其自身的限制。首先，自体骨取骨量是有限。Mauffrey 等[2]对髂骨植骨量进行研究，发现髂骨前方的植骨量在 5～72 mL，后方在 22～88 mL；股骨髓腔采用 RIA（Reamer 扩髓/Irrigator 冲洗灌注/Aspirator 抽吸）方式取骨[2,23-24]，单侧一般可取：25～90 mL。因此，自体植骨对较小范围的骨缺损具有较优的修复效果。其次，有学者统计取骨部位发生并发症的概率为 3%～35%[25]，需要注意它的特殊并发症，如：医源性骨折、骨皮质穿孔、失血较多和异位骨化可能[26]。再者，松质骨移植重建 4～6 cm 及以上的骨缺损时，移植骨块容易发生骨吸收和不愈合的现象。根据这一现象，有学者在传统植骨的基础上进行了改良，其采用包裹植骨技术治疗节段性骨缺损，并获得成功。2000 年 Cobos 等[27]首次报道了 2 例钛网包裹植骨，取得良好疗效。2015 年，殷渠东等[28]报道应用钛网打压包裹植骨治疗 6 例胫骨骨缺损，骨缺损恢复长度 5.2～9.0 cm，平均 6.3 cm，取得了较好的临床效果。2013 年，Whately 等[29]对 1 例胫骨骨缺损 10 cm 的患者进行了可吸收网包裹植骨，也取得了较好的结果。

3. 带血管蒂骨移植

自体骨移植广泛应用于小范围的骨缺损,远远不能满足大段骨缺损的治疗。20世纪70年代,Taylor等[30]首先报道通过血管吻合将带血管的自体骨移植修复大于6 cm的骨缺损,平均愈合时间为3～6个月。随着显微外科的发展,该技术开始广泛应用于临床,成功修复严重创伤、恶性肿瘤或感染导致的骨缺损。在采用长段自体骨移植的同时进行了血管吻合,不仅保证了骨缺损区的血液供应,骨组织中内皮细胞、成骨细胞等也能在良好的血液循环作用下完全成活,发挥其生物学功能[31]。另外,良好的血液供应对于预防或控制感染至关重要,可促进连接区域获得快速骨愈合;移植骨组织能很快适应缺损长骨的力学环境,并通过自身内部塑形,逐渐重建成与受区长骨相似的新生骨组织[32]。目前,临床上常用的带血管骨移植包括以旋髂深血管为蒂的游离髂骨移植和以腓血管为蒂的游离腓骨移植。

髂骨具有良好的骨皮质和骨松质,利于骨愈合,是骨移植最常用的材料。因髂骨可利用的长度为8～10 cm,1995年,Hierner等[33]提出骨缺损长度不足10 cm时,推荐使用游离髂骨移植。又因髂骨的外形呈现一定的弧形,当骨缺损超过4 cm时,在游离后常需修正后方可应用,不常用于超过4 cm以上的长骨缺损。髂骨表面没有可以利用的关节面或骺板,因此,也较少用于累及关节的骨缺损[34]。采用旋髂深动脉为蒂游离髂骨移植时,可同时携带面积较大的腹股沟皮瓣,皮瓣切取后,供区可以一期闭合,该术式尤其适用于创伤后合并软组织缺损的长骨缺损[35]。

带血管蒂的腓骨移植,一期即能获得长达26 cm的成年人管状骨,折叠后可用于股骨骨缺损。对于创伤后合并软组织缺损的长骨缺损,腓骨骨皮瓣是临床上应用最广的复合组织瓣,适用于各个部位的节段性骨缺损。游离腓骨可以转移到长段缺损的桡骨、尺骨、肱骨、股骨或胫骨等。带血运的自体腓骨有良好的力量稳定支撑,抗感染性强、愈合迅速[36]。但是,带血管蒂的腓骨移植也有其局限性,Vail等[37]总结了247例血管化的腓骨移植,发现供体部位并发症的发生率为19%,如骨不愈合或应力性骨折,尤其骨折愈合后的1年内的发生率较高。这种现象被认为仅次于机械性疲劳,原因是重塑足够强度的骨体,至少需要2年时间。其次,切取时需要注意保留合适长度,否则会影响膝关节和踝关节的功能,腓骨远端1/4必须保留以维持踝关节的稳定[38]。

(二) 骨移植替代物

1. 骨移植替代物的适应证及禁忌证

适应证:多作为自体骨的补充,单独应用较少。

禁忌证:大于5 cm的骨缺损禁忌单独使用。

2. 同种异体骨移植

同种异体骨移植被认为是自体骨的替代方法之一[39],它可以从松质骨和皮质骨两者中获得不同形式:粉末,碎片或立方体。他们的主要优势是不需要对患者进行额外的手术。也可以获得任何数量、形状和大小的骨移植物。同种异体移植物具有骨传导功能,但是因为消毒、去免疫化等因素,成骨细胞遭到破坏,成骨作用较弱,仅用作支撑骨结构作用[40]。异体骨移植存在传染疾病的风险,尽管骨组织免疫排斥程度比较弱,但仍有相关报道,一旦发生便阻止骨愈合,并排斥移植物[41-43]。

3. 异种骨移植

关于异种移植物主要是从牛骨中获得的。它们的主要优点是加工成本低、收购方便，最重要的是与同种异体移植物一样，其数量不受限制。异种移植物具有骨传导性和骨诱导特征，但成骨作用的表达更少。目前，人畜共患病的发生率和免疫冲突被认为是其主要缺点[44]。因此，合成的可用性替代品，如陶瓷、复合材料和聚合物以更便宜的成本挑战天然骨移植物的应用前景。

4. 合成的移植物

合成骨移植材料主要是在柔性水凝胶－羟基磷灰石的基础上，产生的具有一定比例的矿物与有机基质的复合材料，几乎类似于人体骨骼，比如磷酸钙、生物玻璃和硫酸钙[45-50]，其生物学活性由其在生理环境中的溶解度决定。人工合成的移植物主要优点是：材料具有良好的生物相容性和良好的生物吸收性。尽管有这些特点，但它们没有提供完美的再生。与自体骨、异体骨等相比，其血管化不足、骨传导功能低、骨形成不足、机械阻力低、稳定不足等缺点[51]。尽管目前有多种各具优缺点的骨移植物，但同时具备成骨细胞、骨诱导细胞因子、骨结构支撑三方面的理想移植物，还需进一步研发。

（三）Masquelet 技术

20 世纪 80 年代，Masquelet 等[52]首次研究报道了对 35 例长骨节段性缺损的患者，通过骨水泥体内诱导成膜后应用松质骨填充，获得满意的愈合疗效。治疗分为两个阶段：第一阶段包括骨和软组织清创术，缺损区间隔置入骨水泥，骨固定和软组织重建（视情况而定），第二阶段包括纵向切开诱导膜去除间隔物（骨水泥）、再次清创骨边缘、植入自体骨以及无张力的封闭膜。同时，根据第一阶段固定的方法和特点，可能需要重新或更改固定。

1. Masquelet 技术的生物学和分子基础

对于该技术诱导成骨的机制，两项开创性的研究证实了膜的生物学作用。一项是绵羊模型研究得出结论：有诱导膜没有骨移植，是无效的；有骨移植物但没有诱导膜，自体骨被快速吸收；当自体骨与膜结合时，可快速进行骨段重建[53]。另外，诱导膜是高度血管化的滑膜样上皮，能够分泌多种骨生长因子和吸附骨髓基质干细胞，从而促进成骨。有研究表明，诱导膜在 1 个月时上述因子分泌量达到高峰，后逐渐降低[54,55]。

同时，人体研究进一步证明了诱导膜的生物学特性。Obert 等[56]在 5 例长骨缺损的样本中研究发现，诱导膜中细胞的表型与间充质细胞的表型有许多相似之处。Cuthbert 等[57]比较了骨膜和诱导膜，尽管诱导膜更厚，但还是发现了两者类似的形态结构。诱导膜细胞表达了较多骨髓来源的间充质细胞，并且具有较高水平的生长因子。在随后的研究中证实了诱导膜的有益形态和作用，也描述了其高度血管化和有大量胶原与高度表达的诱导分子[58]。

2. Masquelet 技术适应证及禁忌证

适应证：Masquelet 技术用于治疗各种原因导致骨缺损（包括感染性骨不连、关节融合、肿瘤或先天性假关节等）。

禁忌证：①感染未控制；②对骨水泥过敏患者。

3. Masquelet 技术第一阶段

（1）清创与大段骨缺损相关的一个常见的、特定的场景是留在伤口中的没有软组织附着的大块骨碎片，有学者建议彻底去除，降低感染风险[59]。但是，去除这样的骨块无疑会加大重建骨组织的难度。是否保留或移除主要骨碎片需要权衡利弊风险。首先，外科医生必须首先确定特定骨碎片的价值。在骨折端，有低价值片段，如中等大小的骨干片段，可以很容易地应用现在的技术来处理[60]。也有高价值骨块碎片，如涉及关节面大骨块，实质上这些骨块是不可替代的。临床上，没有血运骨块的往往是引起骨感染的一个关键因素[61-64]，治疗骨髓炎的难度甚至高于治疗骨缺损，因此，清创时果断去除低价值骨块。对于没有办法替代的高价值骨块及碎片，如关节内骨块等，彻底清创后再植入仍然是一个合理的选择[65-67]。

（2）骨水泥填充两项体内研究[68-69]显示水泥表面的不同纹理（即表面粗糙度）不影响骨形成，相反，Gaio 等[70]发现粗糙的钛间隔物比抛光的钛或 PMMA（聚甲基丙烯酸甲酯）间隔物产生更有活性的膜。另外，有学者在创伤后骨髓炎的临床研究中探索了与 PMMA 间隔物相比，使用含有抗生素的骨水泥及链珠填充空隙，对控制感染同样有效。但对于长段骨缺损，水泥块可以为更好地为骨缺损重建提供额外的稳定性[71]。

Nau 等[72]利用大鼠模型，对骨水泥中加入抗生素（克林霉素、万古霉素、庆大霉素）和不加抗生素的骨水泥进行了比较。他们研究表明两者之间的诱导膜厚度，纤维化和血管化的程度有显著差异。与前者对克林霉素的研究不同，Shah 等[73]报道加入含克林霉素的骨水泥可以明显减少细菌感染和促进成骨基因高度表达。但 Masquelet 不建议骨水泥加抗生素，原因有三个：①抗生素可能对细菌不起作用，而且很可能增加细菌的生物学抵抗力。②到目前为止，我们尚不知抗生素是否会影响诱导膜特性。③使用无抗生素的骨水泥，如果没有感染迹象，可以作为骨良好愈合的标志。Giannoudis 等[74]对42 例骨缺损患者行 Masquelet 技术治疗的前瞻性研究中，发现骨水泥中加入万古霉素，临床愈合率达 92.9%，对诱导膜无明显影响。也有报道加入庆大霉素，取得了满意结果[75]。

4. Masquelet 技术第二阶段

（1）第二阶段的启动时间 Wang 等[76]比较了兔的诱导膜及骨膜在第 2 周和第 8 周的生长因子的表达水平。他们发现骨水泥植入后第 4 周和第 6 周之间的水平相当，同时发现形成的诱导膜较骨膜更厚。Jin 等[77]在对家兔研究中，血管形成和骨形态发生蛋白 -2（BMP-2）表达的最高水平为第 4 周，而血管内皮生长因子（VEGF）水平在 2～6 周内最高。其他体内研究也支持赞成这一时间窗（4～6 周）[72]。Aho 等[78]在一份关于人体中植入骨水泥 1 个月后取出诱导膜做活检的报告中提到，VEGF 和白细胞介素 -6（IL-6）具有高水平，而在 4 周以上的培养中，成骨能力降低，他们建议第二阶段应该在第一阶段的 1 个月后进行。也有两个临床系列文章建议，第二阶段的时间最好在 6～8 周[79,80]。综上所述，第二阶段最佳启动时间应是 4～8 周。然而，在临床实际应用中，往往由于软组织情况、伤口情况等导致第二阶段延迟，此时诱导膜成骨能力已降低，因此，第一步清创及软组织的覆盖非常重要[81]。

（2）植骨量分析对于 Masquelet 技术应用于骨缺损大小的研究，Masquelet 等[52]报道高能量创伤后四肢 4～25 cm 的长骨缺损，经过外固定支架固定后可采用该技术，并认为骨缺损大小与愈合时间没有相关性。有学者研究证实该技术第 2 阶段手术成功愈合与骨缺损大小并无相关性[52,82]。2019 年，Metsemakers 等[82]发现，在缺损体积小于 8 cm^3 时，缺损体积越小，愈合率越高，超过这个数值，不愈合率相对恒定，他们同时发现植骨量成为骨愈合的独立因素。因此，植骨量对骨愈合非常重要。Wang 等[83]报道了 21 例创伤后感染性胫骨骨缺损，通过彻底清创并应用 Masquelet 技术，植骨后获得满意的骨愈合。有限的自体骨来源使该技术的应用受到了局限，Aurégan 等[84]建议可将自体松质骨与同种异体骨进行混合使用，但同种异体骨的量不应超过自体骨的 40%。多数学者研究认为不应超过 30%[85]。

在 Masquelet 技术的临床实践中，我院结合 2017 年英国骨科学会和英国整形、重建及美容学会创伤治疗指南（BOA）[86]，对严重肢体保肢的流程进行了进一步探讨，总结出开放性创伤性骨缺损治疗三阶段（图 1），通过该流程指导临床取得了满意效果。

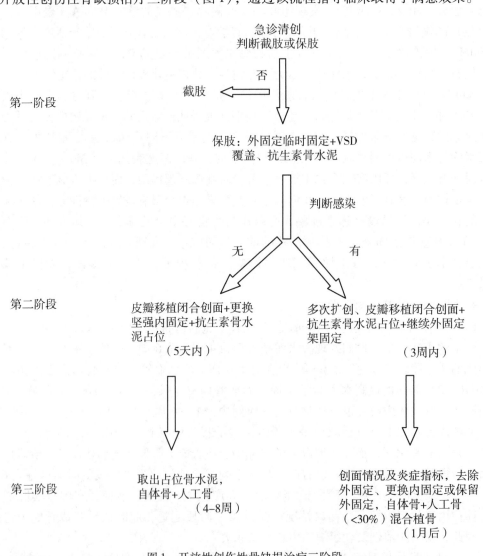

图 1　开放性创伤性骨缺损治疗三阶段

(四) Ilizarov 技术

牵张成骨技术是指运用外固定支架固定缺损两端骨段,并选择在一端或两端截骨,以既定的牵张节律逐渐牵开截骨后骨段,并向缺损区域的另一端缓慢搬运,对接后牢固固定,新生骨痂会在牵张区逐渐形成并开始矿化,最终重塑改建获得骨的完全再生。该技术最早于 20 世纪 50 年代由苏联的 G. A Ilizarov 创建,该技术遵循张力-应力法则,能够一次性解决骨缺损、骨不连及肢体短缩 3 个难题,因此也称为 Ilizarov 技术[87]。Ilizarov 技术于 80 年代开始逐渐推广至全世界,因其用途不同国内常称之为骨搬运、骨搬移或骨延长技术。目前,用于骨延长的固定方式主要包括外固定架、外固定架与髓内钉结合的延长系统。骨延长常用的手术方式包括短缩加压结合延长、多平面截骨(骨节段延长转位)和腓骨横向搬移。其手术过程也分三个步骤:彻底清创、选择合适的截骨范围、安装外固定架和调整各环的间距。目前术后常用的牵张节律为 3~4 次/天,每次 0.25 mm,每天 0.75~1.0 mm。

1. Ilizarov 技术适应证和禁忌证

适应证:四肢长骨伴(或不伴)软组织缺损的大段骨缺损,主要应用于 <12 cm 的骨干缺损。超过 12 cm 亦可以采用该方法治疗,但是,骨延长区的骨愈合需要较长时间[88-89]。

禁忌证:①截骨处有感染征象;②截骨处有皮肤广泛瘢痕,因瘢痕组织没有弹性不适合做牵伸延长;③延长骨段不足 6 cm;④创伤性骨髓炎炎症尚未局限。

2. Ilizarov 技术固定方式选择

(1) 外固定。

应用于骨节段延长的外固定器应能提供牢固的力学固定,允许患者术后早期进行肢体功能锻炼。目前,用于骨段延长的外固定器包括单边双轨和双边单轨外固定器、环式(Ilizarov)和单杆式外固定器(如 Orthofix)。单边双轨或双边单轨外固定器轻便操作方法相对简单,患者较易耐受。多平面环式外固定器为三维空间构型,固定牢稳,应力分布均匀,便于畸形矫正、力线调整以及固定刚度的调节,便于功能锻炼,还可以随意加穿钢针进行皮肤延长。环形外架具有促进骨折愈合内在的弹性特征,又能有效减少不利于骨愈合的断端间成角和旋转活动[90]。Iacobellis 等[91]对骨缺损患者的延长治疗进行了回顾性的比较研究,其中 26 例股骨骨缺损和 74 例胫骨骨缺损。55 例采用环形外固定架,45 例采用单边外固定架。结果表明两种外固定架在治疗时间、并发症发生率方面无统计学差异。但环形外固定架能够在骨延长的同时矫正肢体的旋转畸形,而单边外固定架患者更能耐受,尤其对于股骨缺损的患者。

(2) 外固定器和髓内钉结合。

从 20 世纪 90 年代开始,有学者将髓内钉和 Ilizarov 外固定器相结合使用,该方法在骨延长结束后,可拆除外固定,保留髓内钉固定直至骨折愈合。这样不仅减少了携带外固定支架的时间,而且髓内钉能为新生骨提供力学支撑,预防再骨折的发生[92-93]。但是两者结合应用时,在矫正畸形时应慎重,有学者研究发现如果肢体成角畸形 >15°~20°,一期矫正畸形易出现神经血管损伤[94]。1992 年,Raschke 等[95]首先报道采用单轨牵张外固定架结合髓内钉技术治疗了 4 例创伤后骨缺损患者,取得了较好的疗效。2007

年，Eralp 等[88]采用该技术治疗了慢性骨髓炎骨缺损的 13 例患者，其中 7 例股骨平均缺损 10（6～13）cm，6 例胫骨平均缺损 7（5～10）cm，平均外架指数为 13.5 cm/d，平均愈合时间 9（5～16）月。

(3) 外固定器和锁定钢板结合。

2002 年，Apivatthakakul 等报道[96]采用 MIPPO 技术与外支架相结合成功治愈了 2 例股骨远端骨缺损。2007 年，他报道采用锁定钢板外置和 Wagner 延长外架相结合成功治愈了 1 例 8.4 cm 的胫骨骨缺损[97]。他们在急诊清创后采用 4.5 mm 的锁定钢板外置作为外支架。1 周后，带血管蒂的游离肌皮瓣移植修复软组织缺损。待 4 周皮瓣伤口愈合后截骨，采用 Wagner 延长外架行骨段延长，延长结束后拆除延长外架，锁定钢板继续固定直至骨折愈合。笔者认为该方法减少了携带体积庞大的延长外支架的时间，而体积相对较小的锁定钢板外置作为外支架，患者更能耐受。

3. 手术方式的选择。

(1) 短缩加压结合延长

当骨缺损小于原长度的 15% 时，可以采用短缩加压结合延长，即骨缺损断端一期短缩加压外固定，愈合后二期行骨端截骨延长以矫正肢体短缩[98]。如果骨缺损 < 3 cm，可让缺损断端急性短缩，其间注意观察肢体远端的血运，可采用多普勒超声对足背动脉和胫后动脉进行监测。如骨缺损 > 3 cm，可以 2 mm/d 的速率逐渐短缩。Sen 等[99]采用该方法治疗了合并软组织缺损的 14 例骨缺损患者，包括 4 例 Gustilo ⅢA 型和 10 例 Gustilo ⅢB 型的开放性胫骨骨折，平均骨缺损 5（3.0～8.5）cm。术后平均随访 30 个月，所有患者都获得骨愈合，平均愈合时间为 7.5（4～11）个月，合并的软组织缺损均同时获得一期愈合。

(2) 双平面截骨。

当骨缺损大于原长度的 20% 时，由于缺损长度过大，如采用短缩加压结合延长，可导致缺损处软组织受压、血管扭曲闭塞，从而发生肢体远端的血液循环障碍[98]。当骨缺损的长度 > 6 cm 时，可以采用双平面皮质截骨技术。对骨缺损位于中段者，可两端截骨后向中心双向延长。如缺损位于干骺端部位，可在远离骨缺损的一侧骨干行双水平截骨同向延长。Sala 等[100]报道采用骨段延长治疗 12 例胫骨萎缩性骨不连并骨缺损 3～12 cm 的患者，其中 6 例采用单平面截骨延长，6 例采用双平面截骨延长。骨段延长结束后 10 例患者在骨断端接触部位行了二期自体松质骨植骨。短缩加压结合延长通常不需要在骨断端接触部位二期植骨，而骨节段延长转位通常需要二期植骨[101]，随着研究的进一步加深，后期亦有三平面等截骨技术发展，但样本量较小，有待验证[102]。

(3) 腓骨横向搬移治疗骨缺损。

对于大段胫骨骨缺损，截骨延长可能导致骨再生不良，有学者利用横向牵拉延长同水平的腓骨干修复胫骨骨缺损。该方法的主要缺点是操作对术者的截骨技术要求高，机械构型复杂，而且腓骨增粗需要较长的时间[103]。

Ilizarov 技术的优势在于可以体外操作、安装微创，能保护局部血运；同时调整患者短缩及畸形，术后固定牢固，有利于关节活动和早期功能锻炼；牵张过程中，外固定架的刚性固定逐渐转为弹性固定，更适用于神经、血管、皮肤等软组织的重建及塑形，但是临床操作中仍有并发症发生。Papakostidis 等[104]分析 37 篇牵张成骨治疗下肢大段骨缺损文献（共898例患者）发现成骨区或对接端再次骨折的发生率为5%，神经、血管并发症的发生率为2.2%，当长骨缺损长度大于8 cm时，肌腱挛缩、关节僵硬、钉道感染、神经血管损伤等并发症发生率将明显升高。目前，主要有两个关于如何减少并发症和缩短带架时间的研究，一是Francesco等对12例萎缩性骨不连患者进行对比研究发现（双节段及单节段），双节段截骨的带架指数38 cm/d，明显减少骨搬移时间，但是未改变骨矿化的保护时间[100]。另一个是韩国庆北大学的C-W. Oh教授研究报道了10例外支架结合髓内钉治疗胫骨骨缺损，提出带架指数13 cm/d时，骨搬移时间不变，但因外固定而减少了骨矿化的保护时间[105]。

（五）骨组织工程

虽然骨移植等技术不同程度地修复了骨缺损，但各有优、缺点，尤其自体骨移植时对供区造成一定程度的损伤，骨组织工程开始进入治疗领域。骨组织工程可追溯到Nrist等[106]在1965年报道的用BMP（骨形态发生蛋白）诱导间充质细胞形成进而分化为成骨细胞。直到1987年在美国纽约的学术会议上才正式提出组织工程学定义。骨组织工程技术用于治疗长骨大段骨缺损已经相对成熟。种子细胞、生物支架和生长因子是骨组织工程的三大要素[107]。目前，生物材料结合成骨细胞和生长因子则是近年来的研究热点。

成骨细胞研究最多的是BMP超家族的成员，它是骨修复生长的启动基因，诱导成骨细胞生成，对未分化的骨髓干细胞有促进增殖和分化的作用，对成熟的细胞无作用。同时能促进骨折部位的稳定，即使在炎症因子存在时也能显著诱导骨基质形成[108]。生长因子基因主要是：胰岛素样生长因子、转化生长因子、血管内皮生长因子等。目前，已经认识到骨缺损愈合的过程中是多种生长因子共同参与、协同作用，共同促进愈合。已经有实验证明多生长因子基因联合作用较单个基因在促进成骨时更有效[109]。

3D生物打印技术在组织工程技术上的应用，主要是其可以制造细胞分布可控的支架，3D打印技术可实现骨缺损植入物的个体化设计，其宏观外形及内部微孔结构可与患者的骨结构相匹配，提供完美的结构支撑。利用3D打印与传统加工技术相结合，制作保留骨骺的个体化长节段假体在骨恶性肿瘤切除后骨缺损治疗中的合理应用可以达到良好的治疗效果[110]。但骨诱导性能、生物学强度及在3D结构支架上加入生长因子基因等进行的加强和引导是该技术目前的难题，因而在临床上的广泛应用受到了限制。目前，制备更为理想的生物支架和实现组织工程骨血管化是该技术的研究方向。

四、总　结

综上所述，治疗长骨节段性骨缺损可供选择的方法多种，每种方法都有其自身的优势与不足。对于修复长度不超过5 cm的骨缺损，自体骨移植术被视为是"金标准"；但是当骨缺损范围大于4.0～5.0 cm时，要注意单纯植入松质骨后易发生骨质被吸收的问题，可以考虑将自体骨与异体骨、人工骨等结合使用。髓内钉技术稳定性最好，可适用于长度大于5.0 cm的骨干部位骨缺损内固定首选。带血管蒂的骨移植或Ilizarov技术可有效加快骨愈合速度，缩短治疗时间。Masquelet技术对于创伤所致的大段骨缺损，具有天然优势，但在应用时需考虑技术的局限性。组织工程技术有待于骨血管化的进一步成熟，才能广泛应用到临床。总之，临床上修复创伤后长骨节段性骨缺损，重建骨结构及肢体功能是核心主题。应当选择合适的适应证，灵活应用不同的方法，评判骨缺损病因、长度、感染情况、周围软组织覆盖条件、局部血运环境、骨折断端稳定性、患者主观倾向等多种因素，选择合适的治疗方法或多种方法联合使用以便优势互补。

参 考 文 献

[1] WIESE A, PAPE H C. Bone defects caused by high-energy injuries, bone loss, infected nonunions, and nonunions [J]. Orthopedic Clinics of North America, 2010, 41 (1): 1 - 4.

[2] MAUFFREY C, BARLOW B T, SMITH W. Management of segmental bone defects [J]. Journal of the American Academy of Orthopaedic Surgeons, 2015, 23 (3): 143 - 153.

[3] NAUTH A, MCKEE M D, EINHORN T A, et al. Managing bone defects [J]. Journal of Orthopaedic Trauma, 2011, 25 (8): 462 - 466.

[4] SCHMITZ J P, HOLLINGER J O. The critical size defect as an experimental model for craniomandibulofacial nonunions [J]. Clinical Orthopaedics and Related Research, 1986, 205: 299 - 308.

[5] ASHMAN O, PHILLIPS A M. Treatment of non-unions with bone defects: which option and why? [J]. Injury, 2013, 44 Suppl 1: 43 - 45.

[6] NAUTH A, MCKEE M D, EINHORN T A, et al. Managing bone defects [J]. Journal of Orthopaedic Trauma, 2011, 25 (8): 462 - 466.

[7] OBREMSKEY W, MOLINA C, COLLINGE C, et al. Current practice in the management of open fractures among orthopaedic trauma surgeons. Part B: management of segmental long bone defects. A survey of orthopaedic trauma association members [J]. Journal of Orthopaedic Trauma, 2014, 28 (8): 203 - 207.

[8] HAINES N M, LACK W D, SEYMOUR R B, et al. Defining the lower limit of a "critical bone defect" in open diaphyseal tibial fractures [J]. Journal of Orthopaedic Trauma, 2016, 30 (5): 158 - 163.

[9] 王成琪. 王成琪显微外科学 [M]. 济南：山东科学技术出版社，2009.

[10] RIMONDINI L, NICOLI-ALDINI N, FINI M, et al. In vivo experimental study on bone regeneration in critical bone defects using an injectable biodegradable PLA/PGA copolymer [J]. Oral Surgery Oral Medicine Oral Pathology Oral Radiology & Endodontology, 2005, 99 (2): 148 - 154.

[11] DECOSTER T A, GEHLERT R J, MIKOLA E A, et al. Management of posttraumatic segmental bone defects [J]. Journal of the American Academy of Orthopaedic Surgeons, 2004, 12 (1): 28 - 38.

[12] GIANNOUDIS P V, DINOPOULOS H, TSIRIDIS E. Bone substitutes: an update

[J]. Injury, 2005, 36 Suppl 3: 20-27.

[13] 胥少汀, 葛宝丰, 徐印坎. 实用骨科学 [M]. 4版. 北京: 人民军医出版社, 2015.

[14] MAUFFREY C, BARLOW B T, SMITH W. Management of segmental bone defects [J]. Journal of the American Academy of Orthopaedic Surgeons, 2015, 23 (3): 143-153.

[15] 刘全. 带血管腓骨移植治疗长段骨缺损的形态改变探究 [J]. 临床医药文献电子杂志, 2020, 7 (30): 15, 80.

[16] BASTIANI G D, APLEY A G, GOLDBERG A. Orthofix External Fixation In Traumaand Orthopaedics [M]. Springer Verlag, 2001.

[17] 臧谋圣, 王成琪. 四肢长骨骨缺损的临床分型及意义 [J]. 中国矫形外科杂志, 2015, 23 (3): 246-249.

[18] 吴昊, 王陶然, 高嘉锴, 等. 四肢长干骨骨缺损的系统化新分型研究 [J]. 中华创伤骨科杂志, 2019, 21 (12): 1024-1028.

[19] TETSWORTH K D, BURNAND H, HOHMANN E, et al. Classification of bone defects: an extension of the orthopaedic trauma association open fracture classification [J]. Journal of Orthopaedic Trauma, 2020, 35 (2): 71-76.

[20] ORYAN A, ALIDADI S, MOSHIRI A, et al. Bone regenerative medicine: classic options, novel strategies, and future directions [J]. Journal of Orthopaedic Surgery and Research, 2014, 9 (1): 18.

[21] BRYDONE A S, MEEK D, MACLAINE S. Bone grafting, orthopaedic biomaterials, and the clinical need for bone engineering [J]. Proceedings of the Institution of Mechanical Engineers Part H, 2010, 224 (12): 1329-1343.

[22] ANDRZEJOWSKI P, GIANNOUDIS P V. The "diamond concept" for long bone non-union management [J]. Journal of Orthopaedic Traumatol, 2019, 20 (1): 21.

[23] LOEFFLER B J, KELLAM J F, SIMS S H, et al. Prospective observational study of donor-site morbidity following anterior iliac crest bone-grafting in orthopaedic trauma reconstruction patients [J]. Journal of Bone and Joint Surgery-American Volume, 2012, 94 (18): 1649-1654.

[24] HARTSOCK L A, BARFIELD W R, KOKKO K P, et al. Randomized prospective clinical trial comparing reamer irrigator aspirator (RIA) to standard reaming (SR) in both minimally injured and multiply injured patients with closed femoral shaft fractures treated with reamed intramedullary nailing (IMN) [J]. Injury, 2010, 41 Suppl 2: 94-98.

[25] TAYLOR G I, MILLER G D, HAM F J. The free vascularized bone graft. A clinical extension of microvascular techniques [J]. Plastic and Reconstructive Surgery, 1975, 55 (5): 533-544.

[26] STAFFORD P R, NORRIS B L. Reamer-irrigator-aspirator bone graft and bi Masquelet technique for segmental bone defect nonunions: a review of 25 cases [J]. Injury,

2010, 41 Suppl 2: 72-77.

[27] COBOS J A, LINDSEY R W, GUGALA Z. The cylindrical titanium mesh cage for treatment of a long bone segmental defect: description of a new technique and report of two cases [J]. Journal of Orthopaedic Trauma, 2000, 14 (1): 54-59.

[28] 殷渠东, 顾三军, 孙振中, 等. 钛网包裹打压植骨修复大段骨缺损初步报告 [J]. 中国临床解剖学杂志, 2015, 33 (1): 101-104.

[29] WHATELY C, ABDALLAH M A, ALWATARI Y A. Management of large segmental tibial defects using locking IM nail and absorbable mesh [J]. BMJ Case Reports, 2013: bcr2013010480.

[30] TAYLOR G I, MILLER G D, HAM F J. The free vascularized bone graft. A clinical extension of microvascular techniques [J]. Plastic and Reconstructive Surgery, 1975, 55 (5): 533-544.

[31] STEFFENSMEIER A M, KIRKHAM K, WIEMANN J M. Core decompression with synthetic grafting as a joint preservation strategy in humeral avascular necrosis due to sickle cell anemia: A case report [J]. Journal of Orthopaedic Case Reports, 2016, 6 (5): 62-64.

[32] FAN J, BI L, JIN D, et al. Microsurgical techniques used to construct the vascularized and neurotized tissue engineered bone [J]. Biomed Research International, 2014: 281872.

[33] HIERNER R, WOOD M B. Comparison of vascularised iliac crest and vascularised fibula transfer for reconstruction of segmental and partial bone defects in long bones of the lower extremity [J]. Microsurgery, 1995, 16 (12): 818-826.

[34] GHASSEMI A, GHASSEMI M, RIEDIGER D, et al. Comparison of donor-site engraftment after harvesting vascularized and nonvascularized iliac bone grafts [J]. International Journal of Oral and Maxillofacial Surgery, 2009, 67 (8): 1589-1594.

[35] CHAI Y M, WANG C Y, ZENG B F, et al. Peroneal artery perforator chimeric flap for reconstruction of composite defects in extremities [J]. Microsurgery, 2010, 30 (3): 199-206.

[36] BUMBASIREVIC M, STEVANOVIC M, BUMBASIREVIC V, et al. Free vascularised fibular grafts in orthopaedics [J]. Int Orthop, 2014, 38 (6): 1277-1282.

[37] VAIL T P, URBANIAK J R. Donor-site morbidity with use of vascularized autogenous fibular grafts [J]. Journal of Bone and Joint Surgery-American Volume, 1996, 78 (2): 204-211.

[38] PEDERSON W C, PERSON D W. Long bone reconstruction with vascularized bone grafts [J]. Orthopedic Clinics of North America, 2007, 38 (1): 23-35.

[39] WANG W, YEUNG K. Bone grafts and biomaterials substitutes for bone defect repair: A review [J]. Bioact Mater, 2017, 2 (4): 224-247.

[40] SAGI H C, YOUNG M L, GERSTENFELD L, et al. Qualitative and quantitative differences between bone graft obtained from the medullary canal (with a Reamer/Irriga-

tor/Aspirator) and the iliac crest of the same patient [J]. Journal of Bone and Joint Surgery-American Volume, 2012, 94 (23): 2128-2135.

[41] FISHMAN J A, GREENWALD M A, GROSSI P A. Transmission of infection with human allografts: essential considerations in donor screening [J]. Clinical Infectious Diseases, 2012, 55 (5): 720-727.

[42] KALÁB M, KARKOŠKA J, KAMÍNEK M, et al. Successful three-year outcome in a patient with allogenous sternal bone graft in the treatment of massive post-sternotomy defects [J]. International Journal of Surgery Case Reports, 2015, 7C: 6-9.

[43] SCHLEICHER I, LIPS K S, SOMMER U, et al. Allogenous bone with collagen for repair of deep osteochondral defects [J]. J Surg Res, 2013, 185 (2): 667-675.

[44] KUMAR P, VINITHA B, FATHIMA G. Bone grafts in dentistry [J]. Journal of Pharmaceutical Sciences, 2013, 5 (Suppl 1): 125-127.

[45] HANKE A, BÄUMLEIN M, LANG S, et al. Long-term radiographic appearance of calcium-phosphate synthetic bone grafts after surgical treatment of tibial plateau fractures [J]. Injury, 2017, 48 (12): 2807-2813.

[46] MAFINA M K, SULLIVAN A C, HING K A. Use of a fluorescent probe to monitor the enhanced affinity of rh-BMP-2 to silicate-calcium phosphate synthetic bone graft substitutes under competitive conditions [J]. Materials Science & Engineering. C, Materials for Biological Applications, 2017, 80: 207-212.

[47] KOBAYASHI H, KAGEYAMA Y, SHIDO Y. Calcaneocuboid distraction arthrodesis with synthetic bone grafts: Preliminary results of an innovative bone grafting procedure in 13 Patients [J]. Journal of Foot & Ankle Surgery, 2017, 56 (6): 1223-1231.

[48] SHEIKH Z, HAMDAN N, IKEDA Y, et al. Natural graft tissues and synthetic biomaterials forperiodontal and alveolar bone reconstructive applications: a review [J]. Biomaterial Research, 2017, 21: 9.

[49] STEFFENSMEIER A M, KIRKHAM K, WIEMANN J M. Core decompression with synthetic grafting as a joint preservation strategy in humeral avascular necrosis due to sickle cell anemia: a case report [J]. Journal of Orthopaedic Case Reports, 2016, 6 (5): 62-64.

[50] JOO M J, CHA J K, LIM H C, et al. Sinus augmentation using rhBMP-2-loaded synthetic bone substitute with simultaneous implant placement in rabbits [J]. Journal of Periodontal and Implant Science, 2017, 47 (2): 86-95.

[51] FRIESENBICHLER J, MAURER-ERTL W, SADOGHI P, et al. Adverse reactions of artificial bone graft substitutes: lessons learned from using tricalcium phosphate geneX© [J]. Clinical Orthopaedics and Related Research, 2014, 472 (2): 765-766.

[52] MASQUELET A C, FITOUSSI F, BEGUE T, et al. Reconstruction of the long bones by the induced membrane and spongy autograft [J]. Annales de Chirurgie Plastique et Esthetique, 2000, 45 (3): 346-353.

[53] KLAUE K, KNOTHE U, ANTON C, et al. Bone regeneration in long-bone defects:

tissue compartmentalisation? In vivo study on bone defects in sheep [J]. Injury, 2009, 40 (Suppl 4): 95 – 102.

[54] PELISSIER P, MASQUELET A C, BAREILLE R, et al. Induced membranes secrete growth factors including vascular and osteoinductive factors and could stimulate bone regeneration [J]. Journal of Orthopaedic Research, 2004, 22 (1): 73 – 79.

[55] AHO O M, LEHENKARI P, RISTINIEMI J, et al. The mechanism of action of induced membranes in bone repair [J]. Journal of Bone and Joint Surgery-American Volume, 2013, 95 (7): 597 – 604.

[56] OBERT L, NALLET A, MELIN M, et al. Histological, immunohistological and in vitro analysis of human induced membrane. In: Masquelet AC, Obert L, editors. [Induced membrane technique.] [M]. Paris: Sauramps Medical, 2012.

[57] CUTHBERT R J, CHURCHMAN S M, TAN H B, et al. Induced periosteum a complex cellular scaffold for the treatment of large bone defects [J]. Bone, 2013, 57 (2): 484 – 492.

[58] GRUBER H E, ODE G, HOELSCHER G, et al. Osteogenic, stem cell and molecular characterisation of the human induced membrane from extremity bone defects [J]. Bone & Joint Research, 2016, 5 (4): 106 – 115.

[59] YAREMCHUK M J. Acute management of severe soft-tissue damage accompanying open fractures of the lower extremity [J]. Clinics in Plastic Surgery, 1986, 13 (4): 621 – 632.

[60] ZALAVRAS C G, PATZAKIS M J. Open fractures: evaluation and management [J]. Journal of the American Academy of Orthopaedic Surgeons, 2003, 11 (3): 212 – 219.

[61] LEE H S, CHUNG H W, SUH J S. Total talar extrusion without soft tissue attachments [J]. Clinics in Orthopedic Surgery, 2014, 6 (2): 236 – 241.

[62] GERKEN N, YALAMANCHILI R, YALAMANCHILI S, et al. Talar revascularization after a complete talar extrusion [J]. Journal of Orthopaedic Trauma, 2011, 25 (11): 107 – 110.

[63] APOSTLE K L, UMRAN T, PENNERM J. Reimplantation of a totally extruded talus: a case report [J]. Journal of Bone and Joint Surgery-American Volume, 2010, 92 (7): 1661 – 1665.

[64] SMITH C S, NORK S E, SANGEORZAN B J. The extruded talus: results of reimplantation [J]. Journal of Bone and Joint Surgery-American Volume, 2006, 88 (11): 2418 – 2424.

[65] KAO J T, COMSTOCK C. Reimplantation of a contaminated and devitalized bone fragment after autoclaving in an open fracture [J]. Journal of Orthopaedic Trauma, 1995, 9 (4): 336 – 340.

[66] ABELL C F. Extrusion of femoral shaft fragment by trauma and successful replacement. A case report [J]. Journal of Bone and Joint Surgery-American Volume, 1966, 48

(3): 537-541.
[67] KIRKUP J R. Traumatic femoral bone loss [J]. Journal of Bone and Joint Surgery-British Volume, 1965, 47: 106-110.
[68] LUANGPHAKDY V, ELIZABETH PLUHAR G, PIUZZIN S, et al. The effect of surgical technique and spacer texture on bone regeneration: A caprine study using the Masquelet technique [J]. Clinical Orthopaedics and Related Research, 2017, 475 (10): 2575-2585.
[69] LIU H X, XU H Z, ZHANG Y, et al. Effects of surface roughness of bone cements on histological characteristics of induced membranes [J]. Zhongguo Gu Shang, 2012, 25 (8): 662-666.
[70] GAIO N, MARTINO A, TOTH Z, et al. Masquelet technique: the effect of altering implant material and topography on membrane matrix composition, mechanical and barrier properties in a rat defect model [J]. Journal of Biomechanics, 2018, 72: 53-62.
[71] QIU X S, CHEN Y X, QI X Y, et al. Outcomes of cement beads and cement spacers in the treatment of bone defects associated with post-traumatic osteomyelitis [J]. BMC Musculoskelet Disord, 2017, 18 (1): 256.
[72] NAU C, SEEBACH C, TRUMM A, et al. Alteration of Masquelet's induced membrane characteristics by different kinds of antibiotic enriched bone cement in a critical size defect model in the rat's femur [J]. Injury, 2016, 47 (2): 325-334.
[73] SHAH S R, SMITH B T, TATARA A M, et al. Effects of local antibiotic delivery from porous space maintainers on infection clearance and induction of an osteogenic membrane in an infected bone defect [J]. Tissue Engineering Part A, 2017, 23 (3-4): 91-100.
[74] GIANNOUDIS P V, HARWOOD P J, TOSOUNIDIS T, et al. Restoration of long bone defects treated with the induced membrane technique: protocol and outcomes [J]. Injury, 2016, 47 (Suppl 6): 53-61.
[75] RONGA M, CHERUBINO M, CORONAK, et al. Induced membrane technique for the treatment of severe acute tibial bone loss: preliminary experience at medium-term follow-up [J]. International Orthopaedics, 2019, 43 (1): 209-215.
[76] WANG X, WEI F, LUO F, et al. Induction of granulation tissue for the secretion of growth factors and the promotion of bone defect repair [J]. Journal of Orthopaedic Surgery and Research, 2015, 10: 147.
[77] JIN F, XIE Y, WANG N, et al. Poor osteoinductive potential of subcutaneous bone cement-induced membranes for tissue engineered bone [J]. Connective Tissue Research, 2013, 54 (4-5): 283-289.
[78] AHO O M, LEHENKARI P, RISTINIEMI J, et al. The mechanism of action of induced membranes in bone repair [J]. Journal of Bone and Joint Surgery-American Volume, 2013, 95 (7): 597-604.
[79] PIACENTINI F, CEGLIA M J, BETTINI L, et al. Induced membrane technique using

enriched bone grafts for treatment of posttraumatic segmental long bone defects [J]. Journal of Orthopaedic Traumatol, 2019, 20 (1): 13.

[80] MCCALL T A, BROKAW D S, JELEN B A, et al. Treatment of large segmental bone defects with reamer-irrigator-aspirator bone graft: technique and case series [J]. Orthopedic Clinics of North America, 2010, 41 (1): 63 – 73.

[81] GIOTIKAS D, TARAZI N, SPALDINGL, et al. Results of the induced membrane technique in the management of traumatic bone loss in the lower limb: A cohort study [J]. Journal of Orthopaedic Trauma, 2019, 33 (3): 131 – 136.

[82] METSEMAKERS W J, CLAES G, TERRYNP J, et al. Reamer-Irrigator-Aspirator bone graft harvesting for treatment of segmental bone loss: analysis of defect volume as independent risk factor for failure [J]. European Journal of Trauma and Emergency Surgery, 2019, 45 (1): 21 – 29.

[83] WANG J, YIN Q, GU S, et al. Induced membrane technique in the treatment of infectious bone defect: A clinical analysis [J]. Orthopaedics & Traumatology-Surgery and Research, 2019, 105 (3): 535 – 539.

[84] AURÉGAN J C, BÉGUÉT. Induced membrane for treatment of critical sized bone defect: a review of experimental and clinical experiences [J]. International Orthopaedics, 2014, 38 (9): 1971 – 1978.

[85] GIANNOUDIS P V, FAOUR O, GOFF T, et al. Masquelet technique for the treatment of bone defects: tips-tricks and future directions [J]. Injury, 2011, 42 (6): 591 – 598.

[86] NANCHAHAL J, NAYAGAM D, KHAN U, et al. Standards for the management of open fractures of the lower limb [M]. Wydawnictwo Royal Society of Medicine Press Ltd, 2009.

[87] ILIZAROV G A. The tension-stress effect on the genesis and growth of tissues: Part II. The influence of the rate and frequency of distraction [J]. Clinical Orthopaedics and Related Research, 1989, 239: 263 – 285.

[88] ERALP L, KOCAOGLU M, RASHID H. Reconstruction of segmental bone defects due to chronic osteomyelitis with use of an external fixator and an intramedullary nail. Surgical technique [J]. Journal of Bone and Joint Surgery-American Volume, 2007, 89 Suppl2 Pt. 2: 183 – 195.

[89] SANGKAEWC. Distraction osteogenesis for the treatment of post traumatic complications using a conventional external fixator. A novel technique [J]. Injury, 2005, 36 (1): 185 – 193.

[90] CATAGNI M A, GUERRESCHI F, LOVISETTI L. Distraction osteogenesis for bone repair in the 21st century: lessons learned [J]. Injury, 2011, 42 (6): 580 – 586.

[91] IACOBELLIS C, BERIZZI A, ALDEGHERI R. Bone transport using the Ilizarov method: a review of complications in 100 consecutive cases [J]. Strategies in Trauma and Limb Reconstruction, 2010, 5 (1): 17 – 22.

[92] PALEY D, HERZENBERG J E, PAREMAIN G, et al. Femoral lengthening over an intramedullary nail. A matched-case comparison with Ilizarov femoral lengthening [J]. Journal of Bone and Joint Surgery-American Volume, 1997, 79 (10): 1464-1480.

[93] BREWSTER M, MAUFFREY C, LEWIS A C, et al. Lower limb lengthening: is there a difference in the lengthening index and infection rates of lengthening with external fixators, external fixators with intramedullary nails or intramedullary nailing alone? A systematic review of the literature [J]. European Journal of Orthopaedic Surgery and Traumatology, 2010, 20 (2): 103-108.

[94] WATSON J T. Nonunion with extensive bone loss: reconstruction with Ilizarov techniques and orthobiologics [J]. Operative Techniques in Orthopaedics, 2008, 18 (2): 95-107.

[95] RASCHKE M J, MANN J W, OEDEKOVENG, et al. Segmental transport after unreamed intramedullary nailing. Preliminary report of a "Monorail" system [J]. Clinical Orthopaedics and Related Research, 1992, (282): 233-240.

[96] APIVATTHAKAKUL T, ARPORNCHAYANONO. Minimally invasive plate osteosynthesis (MIPO) combined with distraction osteogenesis in the treatment of bone defects. A new technique of bone transport: a report of two cases [J]. Injury, 2002, 33 (5): 460-465.

[97] APIVATTHAKAKUL T, SANANPANICHK. The locking compression plate as an external fixator for bone transport in the treatment of a large distal tibial defect: a case report [J]. Injury, 2007, 38 (11): 1318-1325.

[98] 李启鸿, 许建中. 骨外固定学 [M]. 北京: 人民卫生出版社, 2009.

[99] SEN C, KOCAOGLU M, ERALPL, et al. Bifocal compression-distraction in the acute treatment of grade Ⅲ open tibia fractures with bone and soft-tissue loss: a report of 24 cases [J]. Journal of Orthopaedic Trauma, 2004, 18 (3): 150-157.

[100] SALA F, THABET A M, CASTELLI F, et al. Bone transport for postinfectious segmental tibial bone defects with a combined ilizarov/taylor spatial frame technique [J]. Journal of Orthopaedic Trauma, 2011, 25 (3): 162-168.

[101] RIGAL S, MERLOZ P, LE NEN D, et al. Bone transport techniques in posttraumatic bone defects [J]. Orthopaedics and Traumatology-Surgery and Research, 2012, 98 (1): 103-108.

[102] 伊力扎提. 伊力哈木, 亚穆罕默·阿力克, 阿里木江·阿不来提, 等. 三节段截骨骨搬运治疗创伤后胫骨骨髓炎一例报道并文献复习 [J]. 中华显微外科杂志, 2017, 40 (6): 555-559.

[103] CATAGNI M A, CAMAGNI M, COMBIA, et al. Medial fibula transport with the Ilizarov frame to treat massive tibial bone loss [J]. Clinical Orthopaedics and Related Research, 2006, 448: 208-216.

[104] PAPAKOSTIDIS C, BHANDARI M, GIANNOUDISP V. Distraction osteogenesis in the treatment of long bone defects of the lower limbs: effectiveness, complications and

clinical results: a systematic review and meta-analysis [J]. Bone & Joint Journal, 2013, 95-B (12): 1673-1680.

[105] OH C W, APIVATTHAKAKUL T, OH J K, et al. Bone transport with an external fixator and a locking plate for segmental tibial defects [J]. Bone and Joint Journal, 2013, 95-B (12): 1667-1672.

[106] URIST MR. Bone: formation by autoinducing. 1965 [J]. Clinical Orthopaedics and Related Research, 2002, 395: 4-10.

[107] 孙东东, 孙明林, 高丽兰. 生长因子在软骨组织工程中的研究进展 [J]. 中华骨科杂志, 2019, 39 (10): 645-652.

[108] CHE J H, ZHANG Z R, LI G Z, et al. Application of tissue-engineered cartilage with BMP-7 gene to repair knee joint cartilage injury in rabbits [J]. Knee Surg Sports Traumatol Arthrosc, 2010, 18 (4): 496-503.

[109] SHI S, MERCER S, ECKERTG J, et al. Growth factor transgenes interactively regulate articular chondrocytes [J]. Journal of Cellular Biochemistry, 2013, 114 (4): 908-919.

[110] 邢浩, 张永红, 王栋. 长骨大段骨缺损修复方法的优势与不足 [J]. 中国组织工程研究, 2021, 25 (3): 426-430.

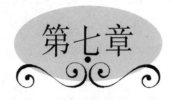

第七章

周围神经显微外科

Ⅰ型神经纤维瘤病的诊断和神经纤维瘤的治疗

李 斌 田 文 赵俊会

北京积水潭医院

Ⅰ型神经纤维瘤病（NF1）是一种先天性周围神经肿瘤性疾患，一幅13世纪的插图中描绘了一名面部、颈部和躯干上都长有皮肤结节的奥地利男子，这可能是Ⅰ型神经纤维瘤病的最早描绘[1]。1882年，范·雷克林豪森（Von Recklinghausen）医生首次将起源于周围神经内膜的肿瘤称为"神经纤维瘤"，并报告了2例具有Ⅰ型神经纤维瘤病特征的病例[2]。直到20世纪末，人们都称此类疾病为范·雷克林豪森病（von Recklinghausen's disease）。随着分子生物学的发展，将NF1的致病基因定位于染色体17q11.2，并对患者特点及流行病学特点进行了详尽的研究[3-4]，最终美国国家卫生研究所于1988年制定了Ⅰ型神经纤维瘤病的诊断标准和目前的命名法。

一、诊断标准与流行病学

美国国家卫生研究所制定的NF1诊断标准：①6个或以上的牛奶咖啡斑，青春期前最大直径5mm以上，青春期后15mm以上；②2个或以上任意类型神经纤维瘤或1个丛状神经纤维瘤；③腋窝或腹股沟褐色雀斑；④视神经胶质瘤；⑤2个或以上Lisch结节，即虹膜错构瘤；⑥明显的骨骼病变：如蝶骨发育不良，长管状骨皮质菲薄，伴有假关节形成；⑦一级亲属中有确诊NF1的患者。上述标准符合2条或以上者可诊断NF1。

大头畸形和身材矮小是常见的次要病变特征，但不能作为NF1的诊断标准。在没有家族史的情况下，大多数以牛奶咖啡斑作为唯一表现的NF1幼儿会进展为疾病的其他表现。NF1是一种常染色体显性遗传病，性别及种族发病率无明显差异。有一半的NF1患者会有新的基因突变，出生发病率为1/3 000～1/2 500，最低患病率为1/5 000～1/4 000[5]。

二、发病机制

NF1是一种常染色体显性遗传疾病，由肿瘤抑制基因NF1的双等位失活引起[6]。NF1基因编码神经纤维蛋白，这是一种GTP酶活化蛋白（GAP），对致癌蛋白RAS进行负调控。大约一半的病例是由新发生的NF1突变引起的，这种突变可以遗传若干代。

其外显率几乎是100%，但表现差异很大，即使是双胞胎之间，其临床症状也不尽相同。事实上，即使99%的NF1患者在20岁前满足了诊断标准，即使在同一家系中有相同的突变，其表现也是不可预测的[7]。这种现象引发了"时空"假说，认为除了NF1基因突变和及表观遗传学的差异，其NF1基因功能丢失的具体时间和具体细胞种群是解释所有表型的关键因素[8]。

根据临床表现，笔者总结了以下临床症状的病因：

肿瘤的生长效应，由于肿瘤的不断生长，侵袭邻近组织，破坏组织结构，进而产生症状，如消化道出血，肿瘤的生长也会导致邻近的神经受到压迫，导致相应的神经功能障碍如麻木、肌无力等。

肿瘤的占位效应，在相对固定的空间内，肿瘤的存在挤占正常组织的空间，导致压力异常升高而产生症状，如颅内病变导致颅内压增高，头痛、呕吐等。

肿瘤的刺激效应，病理性脑电产生，癫痫等。

肿瘤的体积效应，当局部空闲不受限时，如皮肤皮下等疏松组织，肿瘤的生长往往不受限制，过大的体积会严重影响外观，体积及重量过大也会严重影响肢体的功能。

三、临床表现

NF1主要累及皮肤、骨骼和周围神经系统，但其并发症是多种多样的，涉及身体的大部分系统。新的影像学技术的应用，小鼠模型的建立和分子生物学的进展进一步丰富了NF1表型的特征。

（一）牛奶咖啡斑及雀斑

几乎所有的患者在出生时或出生2年内出现牛奶咖啡斑（图1），并可能在儿童的

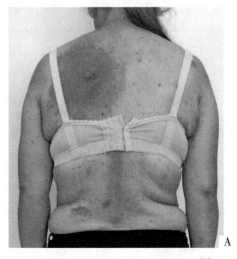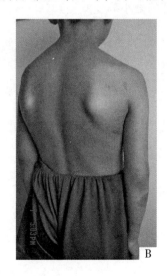

图1

A. 1名44岁女性NF1患者背部可见多个牛奶咖啡斑；B. 儿童NF1患者可见背部及上肢多个牛奶咖啡斑

早期增多[9]。往往随着年龄的增长而褪色，或因多发性神经纤维瘤而变得模糊。85%的NF1个体在3岁后观察到皮肤皱褶雀斑，在腋窝、腹股沟、颈根部、上眼睑和乳房下可见。在儿童早期可出现黄色肉芽肿，表现为头部、躯干和四肢的一过性橙黄色丘疹。NF1患者中低色素斑更加常见，可与牛奶咖啡斑和血管瘤共存，而与年龄无关[10]。

（二）多发性神经纤维瘤

神经纤维瘤是一种复杂的外周神经鞘膜肿瘤，由许旺细胞、成纤维细胞、神经束膜上皮细胞、轴突、肥大细胞、内皮细胞和丰富的细胞外基质组成[11]。其中，肥大细胞的存在可导致瘙痒。虽然神经纤维瘤可能来自许旺细胞系，但尚不清楚许旺细胞前体、未成熟的许旺细胞或成熟的许旺细胞是否是肿瘤形成的主要起始因子。[12]已经证实微环境有助于神经纤维瘤的发生：来自骨髓的肥大细胞在促进神经纤维瘤的生长中发挥关键作用，同时成纤维细胞和内皮细胞促进血管生成和胶原合成，从而影响细胞外基质[13-14]。在临床上区分神经纤维瘤和神经鞘瘤（神经鞘瘤完全由许旺细胞组成）是很重要的，有助于鉴别NF2或神经鞘瘤病。

神经纤维瘤是NF1的主要病变，可根据分布范围及性质分为皮肤型（局限型、弥漫型）、皮肤皮下混合型、皮下型、丛状型（局限型、弥漫型），恶性周围神经鞘瘤。

1. 皮肤型神经纤维瘤

通常发生在青春期晚期，在7岁之前很少见，并且没有癌变的风险。分为局限型和弥漫型，局限型的皮肤神经纤维瘤局限于身体的某个部位，如手指（图2）；弥漫型的皮肤神经纤维瘤的大小和数量可能会随着年龄增加而增多，怀孕也会导致肿瘤的数量增加，但不受口服避孕药的影响[9]。这些肿瘤会导致患者的心理压力增加，并且会经常引起瘙痒或刺痛，润肤剂可以帮助改善症状。如果考虑手术切除，应告知患者伤口愈合延迟或瘢痕增加的风险。目前没有证据表明激光去除优于手术，尽管其可能有助于治疗面部或颈部的微小病变。

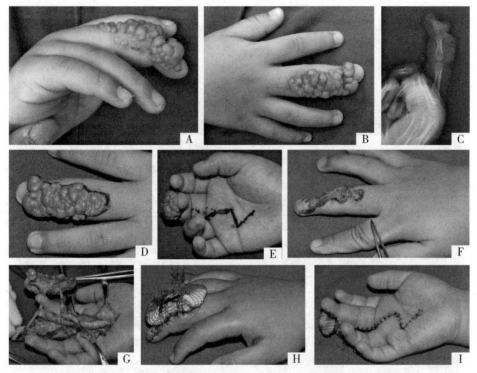

图2　1名4岁儿童NF1患者，表现为右中指皮肤局限型神经纤维瘤病
A、B. 右中指局部外观；C. 右中指侧位X线片，可见增厚的软组织影；D、E. 手术切口设计；F. 手指背侧肿瘤切除后皮肤缺损；G. 手指掌侧指神经神经纤维瘤表现，可见指神经增粗明显；H. 背侧皮肤缺损予中厚皮片植皮后打包加压；I. 掌侧切口缝合后

2．皮下型神经纤维瘤

表现为皮下散在的坚硬的肿物（图3），可引起周围神经症状或功能障碍，极少发生恶变[15]。

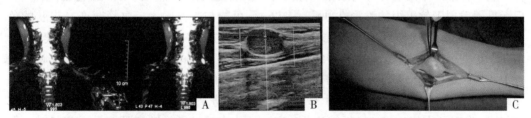

图3　1名35岁女性NF1患者，表现为多发皮下神经纤维瘤
A. 颈部皮下神经纤维瘤MRI表现；B. 前臂皮下神经纤维瘤B超表现；
C. 前臂神经纤维瘤术中所见

3．皮肤皮下混合型

既有局限的皮肤型神经纤维瘤，也合并皮下周围神经的神经纤维瘤（图4）。

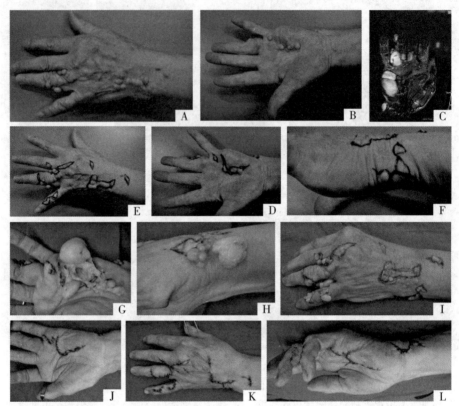

图4　1名71岁女性NF1患者，表现为手部皮肤皮下混合型多发神经纤维瘤
A、B. 皮肤多发神经纤维瘤；C. 手部皮下神经纤维瘤MRI图像；D、E、F. 手术切口设计；G、H、I. 肿瘤切除后术中所见；J、K、I. 手术完成后外观所见

4. 丛状型

丛状神经纤维瘤也分为局限型和弥漫型，前者是局限于神经的结节性病变（图5），后者是侵袭周围软组织的弥漫性肿瘤（图6），可能与骨骼肥大、血管改变、皮肤的色素沉着或毛发过多生长有关。[9] 肿瘤通常是先天性的，在儿童期和青春期会加速进展，存在一定的个体差异。[16] 丛状神经纤维瘤可以发生在身体的任何地方，但是，在临床检查中并不一定能检出。MRI有助于对NF1体内肿瘤的评估，是监测肿瘤负荷和评估恶变风险的有效工具。一项研究对39例NF1患者进行全身MRI检查，其中有22例（56%）发现了内部丛状神经纤维瘤。[17] 广泛的体内神经纤维肿瘤可能是无症状的，但丛状神经纤维瘤由于有进展为恶性周围神经鞘瘤（MPNST）的风险，会影响外观、引起疼痛和神经功能障碍，以及在手术中潜在的危及生命的出血和感染而危及生命。[18]

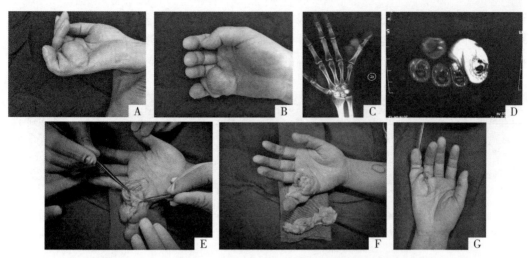

图 5　1 名 36 岁女性 NF1 患者，表现为手部局限丛状型神经纤维瘤

A、B. 手部神经纤维瘤外观；C. 手部正位 X 线片，可见局部软组织影；D. 手部丛状神经纤维瘤 MRI 横断面表现；E. 手术切口设计；F. 切除部分过度生长的病变组织；G. 术后外观

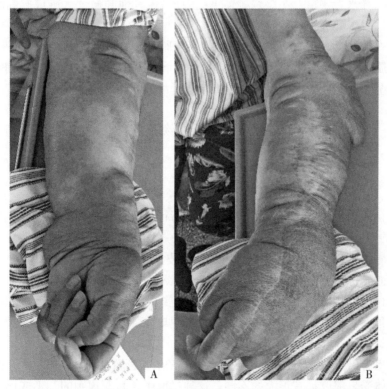

图 6　1 名 56 岁女性 NF1 患者，表现为上肢弥漫性丛状神经纤维瘤

NF1 患者的 MPNST 的发病风险为 7%～13%，通常由已存在的丛状神经纤维瘤或局限型皮下神经纤维瘤恶变形成（图 7），但也可能作为新发肿瘤出现[19]。MPNST 可以在任何年龄发生，但第 3 个 10 年的风险最高[20]。NF1 相关 MPNSTs 表现出不同的临床特点，从完全手术切除后可治愈的低级别肿瘤，到预后不良的转移到肺、肝、脑、软组

织、腹膜后、皮肤和区域淋巴结的高级别病变[20]。一般来说新发的 MPNST 恶性程度比较高。以下一种或多种与丛状或皮下神经纤维瘤相关的症状预示着恶变：持续性或夜间疼痛、体积迅速增大、新的或不明原因的神经功能受损或质地变硬等[20]。

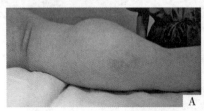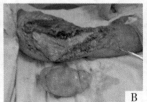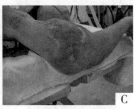

图 7　NF1 恶变为恶性周围神经鞘瘤
A. 上臂包块；B. 肿瘤切除术中相；C. 术后肿瘤复发，最终导致截肢

（三）其他表现

除了皮肤改变及神经纤维瘤之外，NF1 还会累及多个系统，其表现多种多样，如中枢神经系统（导水管狭窄、小脑扁桃体下疝畸形）、其他肿瘤（大脑或脊髓胶质瘤、视神经胶质瘤）、认知障碍、智商减低、癫痫、多发性硬化、眼科疾病（虹膜错构瘤、脉络膜异常、先天性青光眼、双侧先天性上睑下垂）、骨骼（脊柱侧弯、纤维结构不良、假关节、骨质疏松等）、循环系统（先天性心脏病、肾动脉狭窄）、呼吸及消化系统等。由于其他系统的改变一般由相应专科进行治疗，故不在本文详细讨论。

四、鉴别诊断

（一）海神（Proteus）综合征

海神综合征也是一种先天性的罕见疾病，特征是身体各种组织的过度生长。病因为 AKT1 基因的突变[21]。患者可以出现各种各样的并发症，可能包括进行性骨骼畸形、良性和恶性肿瘤、血管畸形、大泡性肺病和某些皮肤病变[22]。在一些患者中，也可能出现一些与凝血异常相关的危及生命的状况，包括深静脉血栓形成和肺栓塞。

海神综合征可影响骨骼、结缔组织、脂肪组织、皮肤、中枢神经系统和内脏。具体症状和严重程度因人而异。一些患者可能只表现出海神综合征的少数、轻微症状，使诊断较为困难。

大多数患者出生时没有任何明显症状。过度生长通常在 6~18 个月开始。每个患者身上的具体受累部位都有很大的不同。这种过度生长是不规则的、不成比例的，可能只影响身体的一侧，如只影响单侧足部而不影响对侧（不对称）。骨骼的过度生长可能会影响颅骨、四肢的长骨、手足等。海神综合征的过度生长通常是比较严重的（图 8A）。脊柱也可能受到影响，导致脊柱侧弯。进行性的骨骼过度生长最终会影响关节，并导致关节的活动障碍。

患儿可表现为四肢局部严重的脂肪过度生长，也可能出现脂肪瘤。除了脂肪组织过度生长，一些患者可能会出现部分脂肪组织萎缩，尤其是在胸部。皮肤损害很常见，一种为生长，粗糙的疣状病变，通常是深棕色或褐黑色（图8B）；另一种为皮肤的沟回样变，生长缓慢，最常出现在足部（图8C），很少出现在手上，出生时不存在，是由增厚，异常坚硬的皮下组织组成。皮肤会出现深深的沟槽或皱褶。

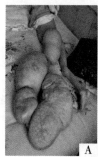 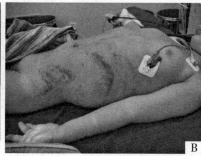 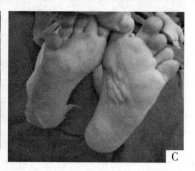

图8　2例海神综合征的部分病理改变
A. 下肢严重的过度生长，对外观和功能造成不可逆的损害；B. 胸腹部褐黑色皮肤改变；
C. 足底皮肤沟回样改变

足部的沟回样变是海神综合征特征性的变化，一旦临床检查中发现，结合其他的特征，要高度怀疑海神综合征，并行基因检测明确诊断。

（二）先天性肌源性肢体肥大

先天性肌源性肢体肥大主要累及单个肢体，如单侧上肢或单侧下肢，手部或足部肥大畸形较为明显，但肩肘关节、髋膝关节的功能基本正常（图9、10）。上肢肌源性肥大的主要特点为：①出生时即存在；②单侧肥大，手比上臂及前臂严重，非进行性增长；③强力伸指时，手指过度外展；④拇指过度桡、掌侧外展，虎口极度宽大；⑤手掌增宽；⑥掌指关节尺偏、屈曲（类似吹风手畸形）；⑦除外原发性和继发性巨肢（指）征；⑧手术中广泛的内、外在肌肌肉体积异常增大，数量异常增多，起止点走行异常，甚至出现二腹肌[23]。

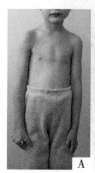 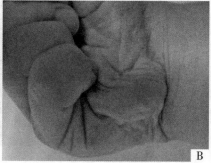 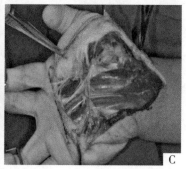

图9　1例单侧上肢肌源性肥大
（a）可见双上肢不对称，拇指过度桡、掌侧外展，虎口极度宽大；（b）抓握时可见异常的皮肌收缩；（c）术中可见肌肉体积异常增大，数量异常增多

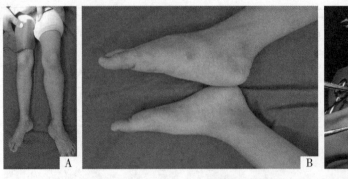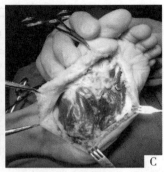

图 10　1 例单侧下肢肌源性肥大

A、B. 可见双下肢、足部不对称，患侧过度生长；C. 术中可见肌肉体积异常增大，数量异常增多

X 线检查提示长骨和指骨稍增粗，长度变化不大，掌（跖）骨头间隙增宽，肌肉软组织影，掌骨头形态异常等。MRI 检查可以证实手部或足部的内外在肌肉广泛肥大，而其信号显示肌肉除结构肥大外并无其他异常[23]。

（三）多发性内生软骨瘤病（Ollier 病 Maffucci 综合征）

Ollier 病是一种少见的非遗传性骨骼病变，以四肢长骨或手足短管状骨的骨干或干骺端出现多发内生软骨瘤为特征[24]。其症状和体征可能在出生时就已经出现，但最常出现在生命的前十年。最初的症状可能是手指或脚趾上出现多个骨性包块，四肢不对称的短缩伴跛行，或骨骼畸形，可能与隐匿性的骨折相关。内生软骨瘤通常发生在四肢骨骼，特别是手和脚的骨骼（图 11）。

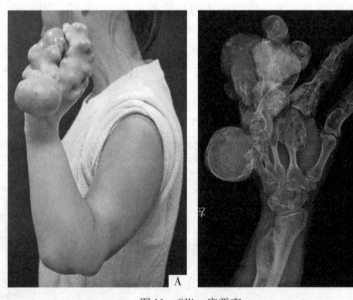

图 11　Ollier 病恶变

A. Ollier 病恶变为软骨肉瘤，可见异常增大的肿瘤；B. X 线表现

Maffucci 综合征是一种主要影响骨骼和皮肤的疾病。其特征是多发性内生软骨瘤合并血管瘤。Maffucci 综合征在出生时是无法辨认的。症状通常出现在儿童早期，通常在 1～5 岁之间。第一个症状通常是在长骨中发现内生软骨瘤。内生软骨瘤使受累骨变形和变弱，因此，以病理性骨折为初始表现是常见的。肿瘤会导致骨骼膨胀，肢体弯曲，并导致肢体不等长。大约 40% 的患者内生软骨瘤只影响身体的一侧。

皮肤上的血管瘤通常也出现在幼儿时期（4～5 岁），并且是进展性的。血管瘤不一定发生在有内生软骨瘤的骨骼附近，开始时表现为可压缩的、蓝色的圆形斑点。随着时间的推移，变得坚硬、多节、疣状，并经常含有静脉石。手是最常见的发病部位（图 12）。

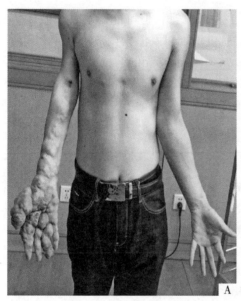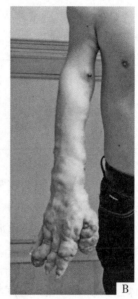

图 12　Maffucci 综合征
A、B. 手部多发内生软骨瘤合并血管瘤（深蓝色病变）

患有 Maffucci 综合征的患者有发展为恶性肿瘤的风险，特别是软骨肉瘤。内生软骨瘤越多，罹患恶性肿瘤的风险就越高。频率估计在 15%～40%[25]。

（四）Klippel-Trenaunay 综合征

Klippel-Trenaunay 综合征是一种罕见的先天性疾病，是由 PIK3CA 基因突变引起的，涉及血管、软组织（如皮肤和肌肉）、骨骼和淋巴系统的异常发育[26]。主要特征包括葡萄酒色血管痣，组织和骨骼过度生长，静脉畸形等（图 13）。葡萄酒色痣，这种呈粉红色到红紫色的胎记是由皮肤表层的毛细血管造成的。随着年龄的增长，胎记的颜色可能会变深或变浅。随着时间的推移，葡萄酒色痣的一些区域可能会变厚，并可能形成容易出血和感染的水泡。静脉畸形通常表现为大腿表面曲张的静脉，也可在上肢、腹部和骨盆出现。随着年龄的增长，静脉畸形会变得更加明显[27]。骨骼和软组织过度生长始于婴儿期，通常局限于一条腿，但也可能发生在上肢，很少发生在躯干或面部。

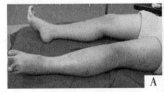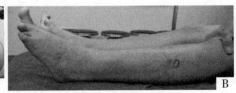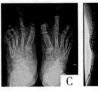

图 13 KT 综合征

A、B. KT 综合征外观改变，可见过度生长的第 2、3 足趾，皮肤的粉红色斑，静脉曲张；C. 双足正位 X 线片可见骨骼过度生长；D. 血管造影可见静脉畸形

（五）原发巨肢（指）症

原发性巨肢（指）症通常累及手指或脚趾，但可能影响整个肢体。其病因不明，可能与异常神经营养导致过度生长，血供增加以及激素调节机制异常刺激生长等有关。多数巨肢（指）症发生于单一手指或单一神经支配的区域，如果指总神经受累，其所支配的相邻手指发生分叉样生长。巨肢（指）症除受累的肢体外，一般不合并其他部位及系统的病变。

五、治 疗

NF1 是一种累及多个系统的疾病，综合的治疗需要多学科的协作。骨科、手外科、整形外科、皮肤科、眼科、神经科、肿瘤科、内科、外科、影像科等多个学科的参与才能使患者充分地获益。本文仅讨论周围神经纤维瘤的治疗，患者主要就诊于骨科、手外科或整形外科。当出现以下表现时，则建议进行手术治疗。

（1）局限、单发的纤维瘤，瘤体生长迅速，或伴发感染。
（2）瘤体巨大出现神经压迫症状。
（3）瘤体巨大、影响外形。
（4）瘤体巨大、功能损害。
（5）恶性变趋势。

手术方式主要为受累部位肿瘤的切除，以解决局部症状，改善外观和功能。对于恶性周围神经鞘瘤，广泛切除和辅助治疗是必要的，其预后往往不佳。

病例一：皮肤局限型神经纤维瘤病的手术治疗（图 2）。
病例二：皮肤皮下混合型神经纤维瘤的手术治疗（图 4）。
病例三：丛状弥漫型神经纤维瘤的手术治疗（图 15）。
病例四：恶性周围神经鞘瘤的手术治疗（图 14）。

NF1 往往累及多个系统，呈进展性病程，目前尚无有效的措施能阻止或逆转 NF1 的自然病程。NF1 疾病本身大多仅影响外观，对于寿命的影响不大。少数病例在肿瘤影响重要脏器的功能时可危及生命，恶变为 MPNST 时危及生命，预后不佳。手术仅能产生有限的治疗效果，尤其是对于丛状神经纤维瘤，其功能和外观的改善往往不能令人满意。

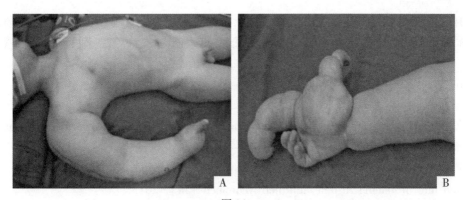

图14
A. 原发性巨肢；B. 原发性巨指

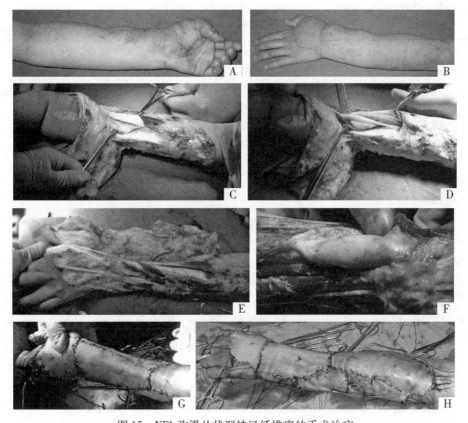

图15 NF1弥漫丛状型神经纤维瘤的手术治疗

A、B. 单侧上肢弥漫丛状型神经纤维瘤的外观；C～F. 术中所见，可见弥漫的，广泛过度生长的软组织，及瘤样增粗的周围神经；G、H. 软组织缩容后全后皮片植皮覆盖创面

NF1是一种基因型-表型相关性较差的遗传疾病，预后很难预测。早期研究集中在对Ras信号通路的上下游进行干扰，目前的研究在评估BRD4抑制剂和免疫治疗的有效性。然而，到目前为止，这些研究结果对于丛状神经纤维瘤和低级神经胶质瘤的治疗效果有限。未来的工作旨在研究Hippo通路[28]、JAK/STAT通路和雌激素信号通路[29-30]，

以及肿瘤微环境中的调节肿瘤生长的细胞，如神经细胞、T 细胞、巨噬细胞和基质细胞等。同时，随着人类对于基因研究的逐步深入，基因治疗或许给治疗及预后带来曙光。

参 考 文 献

[1] ZANCA A, ZANCA A. Antique illustrations of neurofibromatosis [J]. International Journal of Dermatology, 1980, 19 (1): 55 - 58.

[2] FRIEDRICH DANIEL von RECKLINGHAUSEN. Uber die multiplen Fibrome der Haut und ihre Beziehung zu den multiplen Neuromen [M]. 2013.

[3] HUSON S M, HARPER P S, COMPSTON D A. Von Recklinghausen neurofibromatosis. A clinical and population study in south-east Wales [J]. Brain, 1988, 111 (Pt 6): 1355 - 1381.

[4] VISKOCHIL D, BUCHBERG A M, XU G, et al. Deletions and a translocation interrupt a cloned gene at the neurofibromatosis type1 locus [J]. Cell, 1990, 62 (1): 187 - 192.

[5] HUSON S M, COMPSTON D A, CLARK P, et al. A genetic study of von Recklinghausen neurofibromatosis in south east Wales. 1. Prevalence, fitness, mutation rate, and effect of parental transmission on severity [J]. Journal of Medical Genetics, 1989, 26 (11): 704 - 711.

[6] BROSSEAU J P, LIAO C P, LE L Q. Translating current basic research into future therapies for neurofibromatosis type 1 [J]. British Journal of Cancer, 2020, 123 (2): 178 - 186.

[7] CHAITRA P, BHAT M R. Neurofibromatosis type 1 [J]. Journal of the American Academy of Dermatology, 2009, 61 (1): 1 - 14.

[8] CHEN Z G, MO J, BROSSEAU J P, et al. Spatiotemporal loss of NF1 in Schwann cell lineage leads to different types of cutaneous neurofibroma susceptible to modification by the Hippo pathway [J]. Cancer Discovery, 2019, 9 (1): 114 - 129.

[9] ROSALIE E FERNER, SUSAN M HUSON, NICK THOMAS, et al. Guidelines for the diagnosis and management of individuals with neurofibromatosis 1 [J]. Journal of Medical Genetics, 2007, 44 (2): 81 - 88.

[10] WERTELECKI W, SUPERNEAU D W, FOREHAND L W, et al. Angiomas and von Recklinghausen neurofibromatosis [J]. Neurofibromatosis, 1988, 1 (3): 137 - 145.

[11] KIMURA M, KAMATA Y, MATSUMOTO K, et al. Electron microscopical study on the tumor of Von Recklinghausen's neurofibromatosis [J]. Acta Pathologica Japonica, 1974, 24 (1): 79 - 91.

[12] CARROLL S L, RATNER N. How does the Schwann cell lineage form tumors in NF1? [J]. Glia, 2008, 56 (14): 1590 - 1605.

[13] ZHU Y, GHOSH P, CHARNAY P, et al. Neurofibromas in NF1: Schwann cell origin and role of tumor environment [J]. Science, 2002, 296 (5569): 920 - 922.

[14] YANG F C, INGRAM D A, CHEN S, et al. Cell-comments on Nf1-dependent tumors

require a microenvironment containing Nf1 +/-and c-kit-dependent bone marrow [J]. Cell, 2008, 135 (3): 437-448.

[15] TUCKER T, WOLKENSTEIN P, REVUZ J, et al. Association between benign and malignant peripheral nerve sheath tumors in NF1 [J]. Neurology, 2005, 65 (2): 205-211.

[16] TUCKER T, FRIEDMAN J M, FRIEDRICH R E, et al. Longitudinal study of neurofibromatosis1 associated plexiform neurofibromas [J]. Journal of Medical Genetics, 2008, 46 (2): 81-85.

[17] MAUTNER V F, ASUAGBOR F A, DOMBI E, et al. Assessment of benign tumor burden by whole-body MRI in patients with neurofibromatosis 1 [J]. Neuro-Oncology, 2008, 10 (4): 593-598.

[18] KORF B R. Plexiform neurofibromas [J]. American Journal of Medical Genetics, 1999, 89 (1): 31-37.

[19] EVANS D G R, BASER M E, McGAUGHRAN J, et al. Malignant peripheral nerve sheath tumours in neurofibromatosis 1 [J]. Journal of Medical Genetics, 2002, 39 (5): 311-314.

[20] FERNER R E, GUTMANN D H. International consensus statement on malignant peripheral nerve sheath tumors in neurofibromatosis [J]. Cancer Research, 2002, 62 (5): 1573-1577.

[21] LINDHURST M J, SAPP J C, TEER J K, et al. A mosaic activating mutation in AKT1 associated with the Proteus syndrome [J]. New England Journal of Medicine, 2011, 365 (7): 611-619.

[22] BIESECKER L G, HAPPLE R, MULLIKEN J B, et al. Proteus syndrome: Diagnostic criteria, differential diagnosis, and patient evaluation [J]. American Journal of Medical Genetics, 1999, 84 (5): 389-395.

[23] 田文, 赵俊会, 田光磊, 等. 先天性单侧上肢肌源性肥大综合征——形态学特点及治疗 [J]. 中华手外科杂志, 2014, 30 (3): 161-165.

[24] KUMAR A, JAIN V K, BHARADWAJ M, et al. Ollier disease: pathogenesis, diagnosis, and management [J]. Orthopedics, 2015, 38 (6): 497-506.

[25] MCDERMOTT A L, DUTT S N, CHAVDA S V, et al. Maffucci's syndrome: clinical and radiological features of a rare condition [J]. The Journal of Laryngology and Otology, 2001, 115 (10): 845-847.

[26] BASKERVILLE P A, ACKROYD J S, THOMAS M L, et al. The Klippel-Trenaunay syndrome: clinical, radiological and haemodynamic features and management [J]. British Journal of Surgery, 2010, 72 (3): 232-236.

[27] WANG S K, DRUCKER N A, GUPTA A K, et al. Diagnosis and management of the venous malformations of Klippel-Trénaunay syndrome [J]. Journal of Vascular Surgery Venousand Lymphatic Disorders, 2017, 5 (4): 587-595.

[28] WOODARD G A, YANG Y L, YOU L, et al. Drug development against the hippo path-

way in mesothelioma [J]. Translational Lung Cancer Research, 2017, 6 (3): 335 – 342.

[29] MOSLIN R, GARDNER D, SANTELLA J, et al. Identification of imidazo [1, 2-b] pyridazine TYK2 pseudokinase ligands as potent and selective allosteric inhibitors of TYK2 signalling [J]. Medicinal Chemistry Communication, 2017, 8 (4): 700 – 712.

[30] Papp K, Gordon K, Thaci D, et al. Phase 2 Trial of Selective Tyrosine Kinase 2 Inhibition in Psoriasis [J]. New England Journal of Medicine, 2018, 379 (14): 1313 – 1321.

中国胸廓出口综合征研究进展

崔树森

吉林大学中日联谊医院手外科

胸廓出口是下颈部、上胸部与同侧上肢相交界的解剖区域，分布至上肢的神经、血管穿行于此。该空间被斜角肌、椎旁肌肉等组织占据，且受锁骨、第1肋、颈椎等骨性结构的限制，诸多先天性或后天性的因素可进一步加剧该空间的狭窄，对走行其中的臂丛、锁骨下动脉、锁骨下静脉造成压迫，引发胸廓出口综合征[1]。根据受压结构分神经型、动脉型及静脉型胸廓出口综合征。动脉型及静脉型发病比例低，分别为1%～3%和3%～12%[2]，受压部位多在锁骨与第1肋之间的肋锁间隙，有较典型的症状体征和可用于明确诊断的辅助检查手段，其诊断治疗少有争议。

神经型比例高达90%[5]，受压机制与其他周围神经压迫性疾病相比较为复杂：胸廓出口的三个解剖间隙（斜角肌间隙、肋锁间隙和胸小肌后间隙）均有可能参与臂丛不同部位的压迫；三个间隙的空间容积又受到颈、肩及上肢运动的影响，导致了神经症状的多样性与可变性。因卡压处位于椎孔外神经根，常规电生理检查也难以准确反映受压神经的变性情况。尽管早在1818年就发现胸廓出口区域的异常解剖可以造成上肢血管神经症状[6]，甚至早于腕管综合征与肘管综合征的发现，但其研究进展却相对缓慢。国际上至今没有客观的检查依据，不同报道所采用的诊断方法并不一致，病情轻重的判定与疗效的评估也尚不统一且多为主观评价，治疗上亦缺乏高级别的循证医学证据，是国内外学者共同面临的研究难点。

国内可查阅到的对该病的早期报道见于20世纪80年代前后。1978年，周秉文等[7]汇报了应用锁骨上入路手术治疗的3例病例；1982年，孙衍庆等[8]报道了其团队1958年至1980年间的26例手术患者，半年后随访到的24例中18例效果良好，6例无改善或复发；1984年，顾玉东等[9]报道了采用锁骨上下联合入路切除第1肋治疗的25例病例，优良率达80%。至2000年以前，检索到的中文文献仅70余篇。然而，近20年来该疾病受到的关注明显提高，因其症状体征不典型，并可涉及颈肩上肢甚至胸壁、腋窝及肩胛区，多个学科的医师如手外科、脊柱外科、血管外科、神经内科等，对其诊断与鉴别诊断的重视逐渐提高。20年间国内学者在该领域发表中文文献300余篇，英文文献30余篇。研究的范围与深度逐渐变广加深，从具有特殊病因的个案报道、误诊病例的经验总结，到系列病例的长期疗效报道、辅助检查的开发、非手术治疗与手术技术的改进等[10-33]。本文主要综述国内学者在神经型胸廓出口综合征方面的研究进展，同时结合国外文献的相关报道及作者诊疗团队的临床经验，对其临床诊断流程与治疗进行探讨。

一、发病率与致病因素

国内尚无关于发病率的相关统计与报道。2020年美国南佛罗里达大学血管外科中心公布了其所建立的胸廓出口综合征数据库,所有患者依照美国血管外科协会推荐的标准化评估流程进行诊断,根据人口密度推算神经型胸廓出口综合征的发病率为每年(2～3)/100000,静脉型为每年(0.5～1.0)100000,动脉型更为散发[1]。以其他少见病作对照,神经型胸廓出口综合征的发生率与肌萎缩侧索硬化相近[2]。这是第一个应用数据库根据统一诊断流程进行前瞻性数据收集与统计的报道。作者认为,以往诸多论著中提到的(3～80)1000的发病率可能并不准确,多篇文章重复引用,但追根溯源并未找到切实的数据来源[2]。

尽管这项最新的统计结果低于以往认知,这个数字仍是不可忽略的。如发病率在不同种族间无显著差异,以笔者所在的具有753.8万人口的省会城市为例,神经型胸廓出口综合征的发病率为每年200余例;以全国14亿人口计算,则为每年3 500例。根据国内文献报道的病例数及笔者治疗团队的经验粗略判断,该病在我国处于诊断不足的状态。

胸廓出口综合征的致病因素可分为先天性解剖变异及后天性创伤因素,或两者联合作用。胸廓出口处的骨骼、肌肉、纤维或筋膜束带、臂丛以及该区域内血管的发育性或获得性变异并不少见。国内报道的经术中所见证实的病理改变与国外报道一致,包括完全或不完全性颈肋[36-37],连接于颈肋和第1肋或深筋膜之间的纤维束,前中斜角肌止点交织[38],斜角肌部分肌束从上中干或中下干之间穿行直接压迫神经,小斜角肌,锁骨下肌和胸小肌的肌腱、肌腹变异[33],颈横动脉主干从臂丛上干中心穿过压迫神经等[42]。报道的一些较少见的特殊致病原因包括颈部淋巴结结核[10],中斜角肌深部脂肪瘤[13],锁骨下血管损伤后局部血肿压迫臂丛[11],漏斗胸矫形术后诱发胸廓出口综合征[14]。

二、诊 断

(一)临床表现与体格检查

患者可能存在头、颈、上肢损伤或劳损史,随后出现颈、肩、上肢疼痛,感觉异常和无力,也可出现腋部、胸壁、斜方肌以及头枕部的疼痛;且症状多可被以下两种姿势加重:牵拉臂丛(提重物,摆臂,驾驶等)和缩窄三个解剖间隙的动作(上肢过头运动,头偏向对侧等)。此时可以初步怀疑神经型胸廓出口综合征的诊断,继而进行双侧上肢、躯干及颈部面部的全面查体。

首先视诊上肢皮肤颜色有无异常,上肢及颈部有无明显的先天性或后天性畸形和包块等,以及观察有无肌肉萎缩,特别是小鱼际肌、第1骨间背侧肌、大鱼际肌。感觉查体最为重要,范围应包括整个上肢但不限于上肢,还应涵盖躯干及颈部、面部,以排除脊髓空洞症。单侧受累可与对侧对比,双侧发病可与躯干感觉正常区域对比。典型的神经型胸廓出口综合征感觉受累范围包括但不限于前臂内侧皮神经、尺神经、正中神经。感觉障碍多为感觉减退、迟钝或麻木,也有少数表现为感觉过敏。肌力的检查需侧重手内在肌及小指肌力。通过查体可以排除常见的肘管综合征、腕管综合征、腕尺管综合征，而应注意这些疾病可与神经型胸廓出口综合征并存。

特殊试验在诊断中极为重要，上肢张力试验（upper limb tension test，ULTT）及1 min Yoos 试验（又称 elevated arm stress test，EAST）具有较高诊断价值。对于 Roos 试验，在临床中我们发现大部分神经型胸廓出口综合征患者多在 30s 以内即诱发出明显症状而难以继续，极少有患者能持续超过 1 min。斜角肌三角压痛或叩击该区域可诱发或加重感觉障碍提示臂丛在斜角肌间隙受压，胸小肌压痛或叩击该区域可诱发或加重症状考虑臂丛在胸小肌部位受到卡压。通过查体可以基本诊断神经型胸廓出口综合征，随后可通过辅助检查进一步寻找证据以及排除其他诊断。

（二）辅助检查与鉴别诊断

颈椎正侧双斜位用于观察有无骨性异常，如颈肋、陈旧性第 1 肋或锁骨骨折、第 1 肋走行异常、第 7 颈椎横突过长过粗。但对于神经型胸廓出口综合征，骨性解剖异常的发现对于诊断及治疗决策仅具有辅助提示作用，骨性异常是否为真正的病理性压迫因素、是静态性还是动态性的压迫、是否需要处理只有经过术中探查能进一步确定。

肌电图在大部分患者中均正常，少数可检测出前臂内侧皮神经传导障碍，也可具有与肘管综合征或腕管综合征相近的肌电图表现，对这样的患者应仔细查体，如果确实有周围神经卡压的依据，如肘管饱满、肘部尺神经 Tinel 征阳性，或 Phalen 试验阳性、腕横韧带处 Tinel 征阳性，可考虑双重卡压。但如果仅仅肌电图结果提示肘管或腕管综合征，而无查体上的支持，不可贸然诊断双重卡压。

对于仍不能明确的患者可行多学科会诊，并根据其他学科意见进一步补充辅助检查，如颈椎核磁、头部核磁、胸部 CT、血管 CDU 或 CTA、MRA 等[47]。对于可疑病例但诊断依据不足时可行诊断性封闭。我们采用超声下引导的方式将封闭液（罗哌卡因 2 mL、地塞米松 1 mL、碘普罗胺注射液 2 mL）注射进前中斜角肌[47]。封闭后患者疼痛减轻或消失即为阳性，提示前中斜角肌可能是造成神经压迫的原因。但当压迫因素为骨性或其他原因时，不能单独根据封闭的阴性结果完全排除诊断。

探索新的更敏感的电生理检测手段和影像学检查是国内学者研究的热点之一。经颅电刺激运动诱发电位在大鼠胸廓出口综合征卡压模型中展示出一定的早期诊断价值，潜伏期的延长和波幅的衰减在 12 周时即与对照组产生显著差异[48-49]。在已经临床诊断为胸廓出口综合征的患者中，近段运动诱发电位检测的阳性率达 83.3%[50]。3D 磁共振[26]、3.0 T 磁共振冠状 T2WI IDEAL 序列[27]、其他增强对比的核磁优化序列[25]以及采用高频线阵探头的超声检查[51]对于臂丛及附近解剖结构的显示均超过了常规影像检测手段，结合临床症状能够辅助判断神经受压的部位。

国内学者报道了许多误诊为颈椎病、椎-基底动脉供血不足、周围末梢神经炎、腕管综合征、肘管综合征的病例，以及同时合并有上肢桡神经[52]、正中神经[53-54]、尺神经卡压[55]、颈椎病、脊髓空洞症[57]等疾病的病例。笔者在临床中还观察到神经型胸廓出口综合征的感觉障碍表现不仅具有多样性，且在同一个体身上亦可因时间不同而发生轻重程度甚至是感觉障碍区域的变化和波动，因此对于防止误诊误治，审慎耐心地询问病史和多次查体显得尤为重要。感觉障碍的可变性看似增加了诊断的难度，但笔者认为这恰恰是利于我们甄别神经型胸廓出口综合征的特点之一。

（三）临床诊断标准探讨

顾玉东于2001年出版的《臂丛神经损伤与疾病的诊治（第2版）》中认为胸廓出口综合征的临床诊断标准包括：①臂丛神经激惹征，即患肢运动、感觉障碍等；②血管受压表现；③特殊查体试验阳性；④X线片示颈肋或C7椎体横突过长；⑤影像学检查排除颈椎疾病等；⑥肌电图检查提示神经传导速度减慢[58]。2016年，美国血管外科协会以专家共识的方式提出诊断神经型胸廓出口综合征应至少满足以下4点标准中的3点：①胸廓出口区域的症状与体征（如锁骨上区和喙突下的压痛、叩击痛等）；②前臂或手部的症状与体征（麻木、疼痛等，且常被上肢张力试验、Roos试验诱发）；③排除其他可能诊断；④诊断性封闭试验阳性。笔者在此基础上对神经型胸廓出口综合征的临床诊断进一步完善细化，从根本条件、病史或解剖基础、主观症状、客观体征、特殊诱发试验、诊断性封闭6个方面进行综合判断（表1）。

表1 神经型胸廓出口综合征临床诊断依据

1. 根本条件

    出现单侧或双侧臂丛神经多神经支配区症状，持续时间超过3个月

2. 病史或解剖基础：至少存在A、B、C 3条之一

    A. 存在头、颈、上肢损伤或上肢反复劳损史，然后出现颈、肩、上肢疼痛，感觉异常和无力，也可出现头枕部、背部、腋窝、胸壁的疼痛。

    B. 存在骨性异常：颈肋、第7颈椎横突过长或过于粗大、锁骨/第1肋骨折史或异常等。

    C. 既往被诊断为颈椎病或周围神经卡压，治疗后无好转或仅小部分症状好转

3. 主观症状：至少存在A、B、C 3条之一

    A. 颈、肩、上肢疼痛，可扩展至头枕部、背部、腋窝、胸壁。

    B. 上肢/手疼痛，感觉异常或无力，上肢抬高或长时间使用后症状加重。

    C. 自胸廓出口部位向臂部或手部的放射性疼痛或感觉异常

4. 客观体征：至少存在A、B、C 3条之一

    A. 大鱼际/小鱼际肌肉萎缩，手内在肌无力，握力下降。

    B. 前臂内侧皮神经和尺神经/正中神经支配区感觉障碍。

    C. 斜角肌三角/胸小肌压痛，按压时向臂部或手部放散。

5. 特殊诱发试验：至少存在1项阳性

    A. 上肢张力试验。

    B. Roos试验。

    C. 斜角肌挤压试验。

    D. 锁骨上叩击试验。

    E. 喙突下叩击试验。

    F. 肋锁挤压试验。

    G. 横突压痛试验

6. 诊断性封闭：阳性具有较高诊断价值，阴性不能排除诊断

三、治 疗

(一)非手术治疗

大部分医师认为神经型胸廓出口综合征患者可以先接受2~3个月的非手术治疗，根据症状缓解程度进一步决定后续治疗方案。为达到最优效果，非手术治疗可从以下方面着手进行综合治疗[59]：①工作与生活中对不良姿势的矫正；②针对斜角肌、胸小肌等紧张肌肉的放松；③加强肩胛旁肌肉和除斜角肌外的核心肌肉的肌力，恢复肩关节肌力平衡；④家庭训练计划，如斜角肌牵拉，扩胸运动和肩环转运动等；⑤物理治疗，如热敷、蜡疗等；⑥药物治疗。国内文献报道的非手术治疗包括推拿牵引等手法治疗、封闭治疗[32]、高压氧[63]、局部理疗以及中医药[64]等辅助疗法。各文献报道的治疗效果差异极大，有效率27%~96%，多以疼痛缓解、避免手术等主观评价作为治疗成功的指标，且疗效受到患者依从性的影响。

(二)手术适应证

已公认的手术适应证是出现肌肉萎缩的病例。对于没有出现肌肉萎缩但不适症状严重影响工作和生活的患者，手术时机未达成共识。我们认为在保守治疗3个月后仍无效，或有效但又复发时，可考虑手术。国内有研究比较神经型胸廓出口综合征保守治疗3个月后手术与保守治疗6个月后手术的治疗效果，采用简易上肢功能障碍评定量表（Quick DASH）评定，发现3个月手术组的症状改善更为显著[65]。国外亦有类似的报道提示早期手术效果可能优于晚期手术，症状持续超过24个月后接受手术则疗效不佳[66]，而症状持续少于12个月的患者群接受手术后，72.7%在长达平均8年的随访时间内保持良好的功能恢复。针对未出现肌肉萎缩的患者群，国内学者通过对照研究发现，手术治疗能有效缓解感觉麻木，而非手术组患者在长达1~4年的随访内感觉麻木持续存在，提示这一症状难以在自然病程中消退，因此，以严重感觉麻木为主诉的患者可能会从手术中获益[23]。

(三)手术方式与治疗效果

锁骨上入路和腋路是手术治疗神经型胸廓出口综合征的两种经典入路。尽管尚无确切证据证明哪一种方式更具优势，国内学者似乎更倾向于锁骨上入路。回顾国内1978—2020年间报道手术治疗胸廓出口综合征的38篇文献，总计手术病例973例，543例采用锁骨上入路，比例高达55.8%；其次为锁骨上下联合入路（145例，14.9%），腋路[72-73]（90例，9.2%）和内镜下进行手术（16例，1.6%），其余病例未明确说明手术入路。国内文献的疗效评价多为依据患者主观症状进行的优良可差等级划分，优良率在67.7%~100%，主要集中在80.0%~90.0%之间；少数采用简易上肢功能障碍评定量表[65,68]进行评分。

不论选择哪种手术方式，切除胸廓出口区域内的压迫性结构、充分松解臂丛是获得良好术后效果的前提，根据不同患者的情况，减压术包括：①前、中斜角肌的大部分或部分切除；②如第1肋压迫神经，或在上肢外展上举等特殊体位动态卡压臂丛，应行第1肋切除术；③如胸小肌或锁骨下肌的肌腹或肌腱于锁骨下区域压迫臂丛，可行胸小肌、锁骨下肌切断术；④切除或松解术中发现的其他异常病理性解剖结构，如压迫性束带或韧带等。

针对手术技术，笔者的经验如下：对于前斜角肌的切除，按传统方法先切断第1肋止点处时，将在无法直视其后方锁骨下动脉的情况下进行切除，有损伤动脉的风险。切断后肌肉又会向头侧显著收缩，不易进行下一步的肌肉切除。因此，我们先切断前斜角肌头侧，随后将断端向前方牵拉，在充分显露和保护锁骨下动脉的情况下切断其第1肋止点处。前斜角肌的切除以近端的断端不影响臂丛神经根为准。有时副膈神经粗大，斜行跨过前斜角肌，应注意保护。切断中斜角肌前需分离并保护胸长神经，有时胸长神经有多支，且穿过中斜角肌走行，应注意保护。第1肋切除时我们首先进行可视面的骨膜下分离，对第1肋前缘及下方前缘，我们使用特制的前端呈接近直角的骨膜剥离器进行骨膜下剥离，避免损伤胸膜，降低气胸发生率。第1肋切除使用超声骨刀。超声骨刀需要的操作空间比摆锯、咬骨钳等小，因此可以减少对臂丛的牵拉，同时超声骨刀对软组织无损伤，可以避免损伤胸膜。第1肋后部一般在肋横突关节以下4 cm处进行切除。切除后应注意有无肋横突韧带卡压胸1神经根，如有需要松解。除皮肤、皮下组织外，大部分组织的离断应用超声刀，特别是锁骨上脂肪垫，有助于防止淋巴漏的发生。

纵观近几十年国内学者在胸廓出口综合征领域的研究进展，我们看到越来越多的临床医生认识到，尽管缺乏敏感特异的客观辅助检查作为诊断金标准，神经型胸廓出口综合征仍是一个真实存在的临床诊断，所谓电生理检查阴性的"争议性神经型胸廓出口综合征"这一命名已经逐渐被现代医学文献摒弃。虽然神经型胸廓出口综合征的感觉障碍多变复杂，但随着经验的积累，我们可以识别出它特定的临床表现"模式"，治疗也同样有章法可循。对诊断明确的患者，早期干预可达到良好的疗效，而未得到及时诊治的患者可能会遗留长期的功能障碍，这无疑是一个值得我们去积极面对的挑战。随着越来越多的国内医师投入于胸廓出口综合征的临床研究，对其病因和症状的认识逐步加深，辅助检查手段和治疗经验也日益丰富，可以预见我们将逐渐走出诊断不足的现状，拥有更完善的诊断流程和基于循证医学证据的治疗策略。

参 考 文 献

[1] ILLIG K A, RODRIGUEZ-ZOPPI E, BLAND T, et al. The incidence of thoracic outlet syndrome [J]. Annals of Vascular Surgery, 2021, 70: 263-272.
[2] ILLIG K A, RODRIGUEZ-ZOPPI E. How common is thoracic outlet syndrome? [J]. Thoracic Surgery Clinics, 2021, 31 (1): 11-17.
[3] NGUYEN L L, SOO HOO A J. Evaluation and management of arterial thoracic outlet syndrome [J]. Thoracic Surgery Clinics, 2021, 31 (1): 45-54.
[4] COOK J R, THOMPSON R W. Evaluation and management of venous thoracic outlet syndrome [J]. Thoracic Surgery Clinics, 2021, 31 (1): 27-44.

[5] PANDA N, DONAHUE D M. Evaluation of patients with neurogenic thoracic outlet syndrome [J]. Thoracic Surgery Clinics, 2021, 31 (1): 55-59.

[6] ADSON A W, COFFEY J R. Cervical rib: A method of anterior approach for relief of symptoms by division of the scalenus anticus [J]. Annals of Surgery, 1927, 85 (6): 839-857.

[7] 周秉文, 夏精武, 胡有谷. 胸廓出口综合征 (附病例讨论) [J]. 青岛医学院学报, 1978, Z1: 152-156.

[8] 孙衍庆, 朱大雷, 李伟生, 等. 胸廓出口综合征诊断与治疗的几个问题 [J]. 中华外科杂志, 1982, 20 (7): 430-434.

[9] 顾玉东, 吴敏明, 郑忆柳. 经锁骨上下联合进路切除第一肋治疗胸廓出口综合征 [J]. 中华外科杂志, 1984, 22 (11): 692-693.

[10] 席荣华, 姜国勇, 谢伟. 颈部淋巴结结核致胸廓出口综合征一例 [J]. 中华手外科杂志, 2001, 17 (Z1): 3.

[11] 曹扬, 陈中, 林平, 等. 锁骨下血管损伤继发臂丛神经受压征的治疗 [J]. 中华手外科杂志, 2001, 17 (1): 40-42.

[12] LEUNG Y F, CHUNG O M, IP P S, et al. An unusual case of thoracic outlet syndrome associated with long distance running [J]. British Journal of Sports Medicine, 1999, 33 (4): 279-281.

[13] 汤宁文, 江川, 魏婷芳. 中斜角肌深面脂肪瘤致胸廓出口综合征1例 [J]. 解剖与临床, 2006, 11 (2): 105.

[14] ZHANG W, PEI Y, LIU K, et al. Thoracic outlet syndrome (TOS): A case report of a rare complication after Nuss procedure for pectus excavatum [J]. Medicine (Baltimore), 2018, 97 (36): 11846.

[15] JIANG S, SHEN H, TAN W Q, et al. Arterial thoracic outlet syndrome caused by cervical ribs-an unusual case report [J]. Medicine (Baltimore), 2019, 98 (11): 14778.

[16] LIU Y, WU Z, HUANG B, et al. Venous thoracic outlet syndrome secondary to arterial stent implantation: A case report [J]. Medicine (Baltimore), 2019, 98 (47): 17829.

[17] 张龙, 胡述栋, 刘英. 胸廓出口综合征误诊26例分析 [J]. 中国误诊学杂志, 2007, 7 (3): 524.

[18] 武欣, 张海军, 李学峰, 等. 胸廓出口综合征35例误诊原因分析 [J]. 临床误诊误治, 2013, 26 (8): 25-27.

[19] 张建中, 徐英, 刘湘泾, 等. 前斜角肌综合征误诊2例分析 [J]. 中国误诊学杂志, 2004, 4 (6): 826.

[20] WANG X T, YAO M, ZHONG M, et al. Thoracic outlet syndrome in a postoperative cervical spondylotic myelopathy patient: A case report [J]. Medicine (Baltimore), 2019, 98 (11): 14806.

[21] 蒋雪生, 周国顺, 管国华, 等. 胸廓出口综合征26例术后远期疗效分析 [J]. 中

华手外科杂志, 2005, 21 (6): 328-330.

[22] 于景臣, 徐衍斌, 初海坤, 等. 臂丛神经松解术治疗神经型胸廓出口综合征的近远期效果 [J]. 中外医学研究, 2017, 15 (29): 48-50.

[23] GONG X, JIANG Z M, LU L J. Residual symptom analysis after the subtotal anterior and middle scalenectomy for disputed thoracic outlet syndrome: comparison between surgical and untreated patients [J]. Annals of Plastic Surgery, 2017, 78 (5): 533-536.

[24] FENG J T, ZHU Y, HUA X Y, et al. Diagnosing neurogenic thoracic outlet syndrome with the triple stimulation technique [J]. Clinical Neurophysiology, 2016, 127 (1): 886-891.

[25] ZHANG T, XU Z, CHEN J, et al. A novel approach for imaging of thoracic outlet syndrome using contrast-enhanced magnetic resonance angiography (CE-MRA), short inversion time inversion recovery sampling perfection with application-optimized contrasts using different flip angle evolutions (T2-STIR-SPACE), and Volumetric Interpolated Breath-Hold Examination (VIBE) [J]. Medical Science Monitor, 2019, 25: 7617-7623.

[26] 刘宗宝, 祁连港, 钱辉, 等. 3D MRI 对臂丛及血管同时成像技术诊断 TOS 的可行性研究 [J]. 中华手外科杂志, 2018, 34 (5): 363-366.

[27] 董潇蔓, 王植, 孟祥虹, 等. 3.0 T 磁共振冠状 T2WI IDEAL 序列对节后臂丛神经病变的诊断价值 [J]. 中国中西医结合外科杂志, 2016, 22 (5): 456-459.

[28] REHEMUTULA A, ZHANG L I, YU C, et al. Thoracoscopy-assisted first rib resection for the treatment of thoracic outlet syndrome caused by fibrous dysplasia: A report of two cases [J]. Experimental and Therapeutic Medicine, 2015, 9 (6): 2241-2244.

[29] 倪晓威, 韦亚红, 梁茜, 等. 臂丛神经改良切口全程松解术患者的术后护理 [J]. 护理学杂志, 2016, 31 (4): 39-41.

[30] 蒋雪生, 朱剑华, 沈鹏, 等. 小切口治疗胸廓出口综合征 [J]. 实用骨科杂志, 2003, 9 (6): 552-553.

[31] 陈德松, 方有生, 李建伟, 等. 切断前中斜角肌及小斜角肌起点治疗胸廓出口综合征的解剖学与应用研究 [J]. 中华手外科杂志, 1997, 13 (3): 139-141.

[32] 王俊, 廖维靖, 但果, 等. 超声引导颈部肌间沟注射治疗神经型胸廓出口综合征的疗效观察 [J]. 中华物理医学与康复杂志, 2018, 40 (11): 862-865.

[33] LIU Y, ZHANG Z, WANG J, et al. Improved functional outcome in NTOS patients following resection of the subclavius muscle with radiological signs of nerve impingement: indication of participation of the subclavius in brachial plexus compression [J]. Journal of Neurosurgery, 2018, 9: 1-11.

[34] ILLIG K A, DONAHUE D, DUNCAN A, et al. Reporting standards of the Society for Vascular Surgery for thoracic outlet syndrome [J]. Journal of Vascular Surgery, 2016, 64 (3): 23-35.

[35] JONES M R, PRABHAKAR A, VISWANATH O, et al. Thoracic outlet syndrome: A

Comprehensive review of pathophysiology, diagnosis, and treatment [J]. Pain and Therapy, 2019, 8 (1): 5-18.

[36] 宋知非, 任杰, 陈晖, 等. 颈肋综合征13例分析 [J]. 实用手外科杂志, 2007, 21 (1): 9-11.

[37] 宋知非, 陈晖, 骆东山, 等. 颈肋综合征患者臂丛神经功能分析及其治疗策略 [J]. 中国临床康复, 2004, 8 (35): 7978-7979.

[38] 方有生, 陈德松, 顾玉东. 上干型胸廓出口综合征的解剖与临床研究 [J]. 中华显微外科杂志, 2001, 24 (3): 183-184.

[39] 尹望平, 方有生, 陈德松. 小斜角肌的应用解剖学研究及其临床意义 [J]. 中国矫形外科杂志, 2009, 17 (19): 1486-1488.

[40] 尹望平, 陈德松, 方有生, 等. 切断小斜角肌后臂丛神经功能改变的临床观察 [J]. 中国矫形外科杂志, 2004, 12 (11): 828-832.

[41] 曾庆敏, 尹望平, 陈德松. 小斜角肌及异常束带在胸廓出口综合征中的作用 [J]. 中国矫形外科杂志, 2004, 12 (11): 863-864.

[42] 麻文谦, 张少成, 马玉海, 等. 臂丛神经血管变异致臂丛上干卡压1例 [J]. 实用手外科杂志, 2002, 16 (3): 186-187.

[43] HOOPER T L, DENTON J, MCGALLIARD M K, et al. Thoracic outlet syndrome: a controversial clinical condition. Part 1: anatomy, and clinical examination/diagnosis [J]. Journal of Manipulative and Physiological Therapeutics, 2010, 18 (2): 74-83.

[44] BRANTIGAN C O, ROOS D B. Diagnosing thoracic outlet syndrome [J]. Hand Clinics, 2004, 20 (1): 27-36.

[45] GILLARD J, PÉREZ-COUSIN M, HACHULLA É, et al. Diagnosing thoracic outlet syndrome: contribution of provocative tests, ultrasonography, electrophysiology, and helical computed tomography in 48 patients [J]. Joint Bone Spine, 2001, 68 (5): 416-424.

[46] SANDERS R J, HAMMOND S L, RAO N M. Diagnosis of thoracic outlet syndrome [J]. Journal of Vascular Surgery, 2007, 46 (3): 601-604.

[47] 罗文琪, 杨光, 崔树森, 等. 91例颈肩上肢痛临床特征与诊断分析 [J]. 中华手外科杂志, 2019, 35 (2): 118-122.

[48] 徐雷, 徐建光, 顾玉东, 等. 运动诱发电位诊断胸廓出口综合征的实验研究 [J]. 中华手外科杂志, 2002, 18 (1): 55-58.

[49] YANG C, XU J, CHEN J, et al. Experimental study of brachial plexus and vessel compression: evaluation of combined central and peripheral electrodiagnostic approach [J]. Oncotarget, 2017, 8 (31): 50618-50628.

[50] 张凯莉. 运动诱发电位分段检测法在胸廓出口综合征中的诊断价值 [J]. 中华手外科杂志, 2005, 21 (5): 275-276.

[51] 周日永, 章瑜, 张竞雄, 等. 肌间沟臂丛神经不同变异类型的超声表现——基于高频探头的连续超声视频采集及分析 [J]. 中华手外科杂志, 2020, 36 (3): 231-233.

[52] 林浩东,陈德松,方有生,等. 胸廓出口综合征合并上臂桡神经卡压的诊治 [J]. 复旦学报(医学版),2005,32 (6):736-741.

[53] 孙明,徐林,于胜军,等. 胸廓出口综合征合并四卡综合征1例 [J]. 中国矫形外科杂志,2003,11 (10):682.

[54] 路新民,杨毅群,李巧转,等. 同期手术治疗胸廓出口综合征合并远端神经卡压的疗效 [J]. 中华手外科杂志,2001,17 (z1):37-39.

[55] 薛佳佳,陈娜,潘华,等. 胸廓出口综合征合并尺神经肘部卡压一例 [J]. 现代电生理学杂志,2019,26 (4):224-226.

[56] 周华江,张琦,刘波,等. 胸廓出口综合征合并颈椎病的治疗疗效分析 [J]. 中国矫形外科杂志,2006,14 (23):1833-1834.

[57] 高华利,张子峰,肖涟波,等. 胸廓出口综合征伴小脑扁桃体下疝畸形性脊髓空洞症1例报道 [J]. 国际骨科学杂志,2013,34 (6):452-453.

[58] 顾玉东. 臂丛神经损伤与疾病的诊治 [M]. 2版. 上海:复旦大学出版社,2001.

[59] COLLINS E, ORPIN M. Physical therapy management of neurogenic thoracic outlet syndrome [J]. Thoracic Surgery Clinics, 2021, 31 (1):61-69.

[60] 张学武. 手法结合牵引治疗胸廓出口综合征42例 [J]. 浙江中医杂志,2006,41 (11):654.

[61] 曹星,陆丽娜,刘智斌. 推拿手法治疗胸廓出口综合征52例 [J]. 实用中医药杂志,2016,32 (11):1125-1126.

[62] 胡建锋,潘庆辉. 手法为主治疗前斜角肌综合征33例报告 [J]. 中医正骨,2004,16 (12):32.

[63] 郝建国,鲍鲲,刘新英,等. 高压氧治疗胸廓出口综合征28例 [J]. 浙江中西医结合杂志,2010,20 (8):486-487.

[64] 曾林如,马宁,申丰,等. 临床治疗44例臂丛神经血管受压征的疗效分析 [J]. 中华手外科杂志,2007,23 (3):162-164.

[65] 初海坤,王立波,孙智颖,等. 神经型胸廓出口综合征早期与晚期手术治疗的比较 [J]. 中华手外科杂志,2016,32 (2):152-153.

[66] CHENG S W, REILLY L M, NELKEN N A, et al. Neurogenic thoracic outlet decompression: rationale for sparing the first rib [J]. Cardiovascular Surgery, 1995, 3 (6):617-623.

[67] SCALI S, STONE D, BJERKE A, et al. Long-term functional results for the surgical management of neurogenic thoracic outlet syndrome [J]. Vascular and Endovascular Surgery, 2010, 44 (7):550-555.

[68] 栗鹏程,王志新,陈山林,等. 采用经锁骨上入路切除斜角肌和第一肋方法治疗非特异性胸廓出口综合征 [J]. 骨科临床与研究杂志,2019,4 (2):79-83.

[69] 张洪武. 外科手术治疗胸廓出口综合征的疗效分析 [J]. 中国医药导刊,2010,12 (12):2064-2065.

[70] 章伟文,陈宏,王欣,等. 切断前中小斜角肌治疗胸廓出口综合征的远期疗效 [J]. 中华手外科杂志,2005,21 (6):326-327.

[71] 林浩东,陈德松,顾玉东.胸廓出口综合征术后并发症临床分析 [J].中国矫形外科杂志,2007,15 (23):1795-1797.

[72] 张建,董宗俊,李学峰,等.经腋第一肋切除治疗胸廓出口综合征 [J].中华外科杂志,1992,30 (6):361-362.

[73] 徐向阳,陈毓,王蕾,等.经腋路第一肋切除治疗胸廓出口综合征 [J].中华手外科杂志,2002,18 (2):77-79.

[74] 徐杰,吴世强,林院,等.经腋路内窥镜辅助下切除第一肋骨治疗胸廓出口综合征 [J].中华手外科杂志,2008,24 (6):366-368.

[75] 张轩,庄永青,劳杰,等.锁骨上入路内窥镜治疗胸廓出口综合征的临床解剖学研究 [J].中华手外科杂志,2019,35 (1):30-33.

[76] 林浩东,陈德松,方有生,等.内镜辅助下手术治疗上干型胸廓出口综合征的临床应用 [J].中国内镜杂志,2006,12 (8):788-790.

(本文发表于《中华显微外科杂志》2021年第2期)

锁骨上入路切除斜角肌和第1肋治疗胸廓出口综合征

武竞衡　陈山林

北京积水潭医院手外科

一、定　义

胸廓出口综合征（thoracic outlet syndrome，TOS）是指臂丛神经、锁骨下动、静脉在斜角肌三角、肋锁间隙、胸小肌等胸廓区域，由于各种不同的解剖变异因素，导致不同程度受压而产生的上肢和颈肩部疼痛、麻木、乏力和感觉异常等一系列症候群。简单来说，它是在紧邻第1肋骨上方和锁骨后方的局限性胸廓出口间隙内的一个或多个主要的神经血管结构受到卡压的结果。对于胸廓出口综合征的病生理和是否存在都是周围神经外科领域最受争议的话题，既往有多种术语曾被用于描述累及胸廓出口的病理学表现，包括颈肋综合征、前斜角肌综合征、肋锁综合征和过度外展综合征，归其原因是该病症临床表现多样，易受患者主观因素影响等，且尚缺乏一种客观的诊断标准，目前对TOS的诊治仍存在很大的争议。

二、历史回顾

追溯历史，Galen 在第二世纪就认识到颈肋的存在。随后，在1 500 年由 Veslius 发现并报道。1742 年，Hunauld 描述了颈肋和其相关临床症状。1861 年，Coote 采用颈肋切除的方法来治疗该疾患。1920 年，Law 描述了颈肋到第1 肋之间纤维性韧带是主要致病原因。由此，颈肋被认为是胸廓出口综合征的第1 病因，而 Paget（1875 年）认为腋动脉或锁骨下动脉血栓是此病症的第2 病因。1903 年，Bramwell 描述了第1 肋也是此疾患的另一重要病因。1910 年，Murphy 实施了第1 肋切除术。20 世纪，第1 肋被认为是神经血管卡压中的一个重要病因。Peet 于 1956 年首先将其称为胸廓出口综合征。1958 年，Rob 和 Standover 建议采用胸廓出口卡压综合征这个称号。虽此病名缺少描述性，但能反映了此病症的发展特性和解剖特点。

三、解剖和病生理

胸廓形似"洞穴"，头端出口即称为"胸廓出口"，其外侧缘是第1 肋，内侧缘是椎体、食道和气管，前缘是胸锁关节1（图1）。胸廓出口区域处解剖结构包括前中斜角肌、臂丛神经根干部分、膈神经、胸长神经、肩胛背神经、星状神经节、锁骨下动静脉、胸导管和斜角肌淋巴结、肺尖等。其中，臂丛神经和锁骨下动脉"挤"在前中斜角肌和第1肋之间组成的狭窄三角形空间内，一起行向远端（图2）。后与锁骨下静脉汇合，经第1肋与锁骨之间的肋锁间隙（costoclavicular space）和胸小肌与喙突之间的胸小肌下间隙（subpectoral minor space），最后进入相对"宽松"的腋窝（图3）。

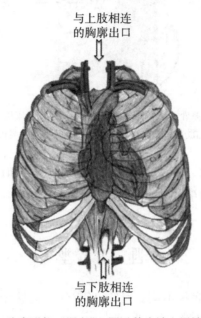

图1　胸廓形似"洞穴"，图示其头端和尾端出口

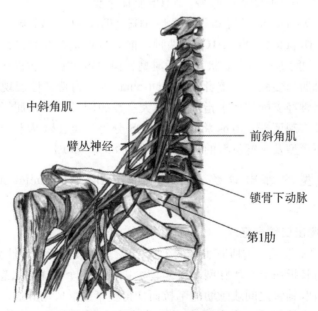

图2　图示前、中斜角肌和第1肋之间组成狭小的三角形间隙，
锁骨下动脉和臂丛神经自这一间隙走行至远端

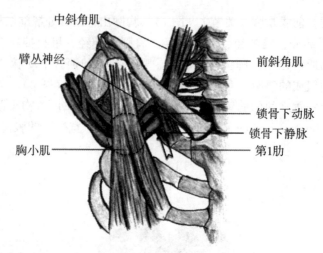

图3 除前中斜角肌间隙外,图中显示了另外两个容易造成压迫的区域:空心箭头处为第1肋和锁骨之间的肋锁间隙,虚线圆处为胸小肌与喙突间形成的胸小肌下间隙

在上述三个狭窄空间内,各种原因都会造成臂丛神经和锁骨下动静脉受压,并引起相应症状,统称为胸廓出口综合征(thoracic outlet syndrome, TOS)。其中,斜角肌三角区内神经血管受压最常见。

四、分　型

根据受压结构和引起症状不同,可将 TOS 分为血管型 TOS(vascularized thoracic outlet syndrome, VTOS)和神经型 TOS(neurogenic thoracic outlet syndrome, NTOS)两种。VTOS 进一步分为动脉型和静脉型。NTOS 临床常见(95%以上),也是斜角肌区压迫的最常见类型,Wilbourne 又将其分为真性 TOS(True TOS, TTOS)和非特异性(或有争议的)TOS(Disputed TOS, DTOS)两种。前者特点是存在骨性结构异常,包括第 7 颈椎横突过长、颈肋等;临床症状、体征典型,但只占少数。病程久者,特别是下干受压的,可见手部肌肉萎缩,严重者以 Gilliatt-Sumner 手为特征性表现(正中神经支配的大鱼际萎缩,尺神经支配的环小指麻木)。大多数病例(85%)属于后者,只有一些主观症状而无其他客观证据。Roos 将神经型 TOS 分为三类,臂丛上干型、下干型和全臂丛型。其中,下干型及全臂丛型的占发患者数的 85%~90%。

(一)血管型胸廓出口综合征(vascularized thoracic outlet syndrome, VTOS)

1. 动脉型胸廓出口综合征

动脉型 TOS 并不常见,占所有患者的 1%~2%。多数患者有骨性异常,例如颈肋、异常的第 1 肋或有骨折病史。动脉型 TOS 可能会以危及整个肢体的状态出现。锁骨下动脉可因受压于肋骨和锁骨之间或颈肋的牵拉而变得狭窄或形成动脉瘤。此外,血管可出现穿孔、闭塞或是血栓形成。患者可出现指端溃疡、雷诺现象、疼痛和跛行。动脉型 TOS 患者往往无疼痛,可有病史提示间断性发作的完全或部分动脉闭塞。运动活动时の上肢伸直和过度外展体位可诱发症状。其他病因包括锁骨骨折不愈合或畸形愈合、创伤性胸锁关节半脱位和肋骨骨折。

2. 静脉型胸廓出口综合征

静脉型TOS较动脉型稍多，占所有病例的2%～3%。患者可突然起病，用力活动后诱发血栓形成（佩格特-施克罗特综合征，Paget-Schroetter syndrome）；更为少见者，血栓发生于休息时，在上肢较长时间处于不舒适体位后。以上病理过程造成了间断性静脉受压，或突发事件前的间断性受压。随着时间推移，在肩部、胸壁或乳房部可形成大的静脉侧支。

（二）神经型胸廓出口综合征（neurogenic thoracic outlet syndrome，NTOS）

神经源性症状主要由压迫臂丛神经引起，较血管受压的症状常见。绝大多数患者有客观的慢性神经压迫的体征（比如小鱼际萎缩、握力减小以及感觉障碍），常常在C8～T1分布区。由于神经型TOS缺少客观体征，所以在诊断上存在着争议。尽管该类型占所有病例的90%，但其诊断往往建立在患者的主诉及各项物理检查上。由于临床表现复杂，与多种神经卡压征（如腕管、肘、腕尺管等）及运动性疾病、颈椎病等症状混淆，因此，一种检查方法无法满足需要。皮肤痛域试验及两点辨别试验可用于中、晚期患者的诊断，而症状激发试验是最主要的早期诊断方法。包括Adson试验、Wright试验、Moslege试验、Roos试验、锁骨上压迫试验和肋锁挤压试验等。

对神经型TOS，特别是非特异性TOS的辅助诊断，目前尚无客观的诊断指标。颈肋，第7颈椎横突过长及第1肋的X线、CT等改变并不常见。Sanders统计TOS松解术的患者中，颈肋的出现率为5%～9%。对大多数无解剖异常的TOS患者作影像学检查的意义是有限的。但如有阳性结果，可帮助确立诊断，因此，对TOS的可疑患者行常规影像学检查还是十分必要的。

五、诊　断

患者手及上肢酸痛、麻木、乏力及肌萎缩，并有下述情况之一者，均可考虑存在胸廓出口综合征：①前臂内侧皮神经有明确的感觉障碍；②臂丛神经下干的运动、感觉障碍；③锁骨下动脉或静脉有受压现象（脉搏改变或静脉曲张）；④颈椎平片可见颈肋或第7颈肋横突过长；⑤特殊试验阳性者；⑥肌电图检查尺神经传导速度减慢。

临床诱发试验检查可增加血管神经的压迫症状，是主要的早起诊断方法，包括Adson试验、Wright试验、Moslege试验、Roos试验、锁骨上压迫试验、肋锁挤压试验等。一般认为最可靠的是Roos试验，即患者双上臂抬起，前臂屈曲90度，肩外展外旋，交替握拳与松开，若3 min内一侧产生疼痛或不适而被迫下垂为阳性。Gillard认为Adson试验最有诊断价值，他发现在TOS患者中Adson试验的阳性率达85%。单一试验均存在大量的假阳性和假阴性，联合几种试验可明显降低假阳性率。

斜角肌滞试验：用利多卡因进行前斜角肌诊断性注射，但最好在超声引导下完成。作为物理治疗的辅助疗法，对于能触及斜角肌痉挛的患者，可以在斜角肌注射长效麻醉剂和皮质激素。如果注射是有效的，则诊断价值很高；如果没有作用，也不能由此来判断诊断。

六、影像学检查

颈椎或胸部平片应作为初始检查的一部分。这一点尤为重要，因为很多颈肋在 MRI 会被漏掉。根据体检结果来决定其他肢体的平片也是合理的。对于神经型 TOS，进行 CT 检查或侵袭性血管造影是没有根据的。非侵袭性检查不一定合理，虽可发现轻度异常，但这些改变常常由软组织异常所致。

CDU 检查可发现动脉和静脉系统中的狭窄、血栓或血流异常；在诊断 TOS 患者血管异常中，其敏感性为 92%，特异性为 95%。血管造影术仍然是动脉型 TOS 检查的"金标准"，除了能将动脉解剖看得最为清楚之外，急性情况下还可行治疗性溶栓。但血管造影仅适用于查体提示有急性血管异常的情况。

CT 和 MRI 是一种敏感且无侵害性的方法，对 TOS 的确诊有一定的帮助。

七、神经电生理的检查

电生理检查在 TOS 的早期无特殊价值，可能会出现 F 波延长，其他常无异常发现。体感诱发电位（SSEPs）被认为是一种更为敏感的检查手段。Machleder 等报道 74% 的 TOS 患者 SSEPs 有异常发现。但 Yilmaz 等研究发现 SSEPs 对 TOS 的诊断无用。因此，对有临床症状或临床上诊断为 TOS 的患者，该检查的阳性结果只能证实诊断，阴性结果却不能排除诊断。

八、鉴别诊断

（一）颈椎病

多见于 40 岁以上男性，疼痛多以颈肩部为主。较少伴有小鱼际肌肉萎缩，没有血管受压体征。颈椎 X 线及 MRI 检查有助于确诊

（二）脊髓空洞症

多见于 20~30 岁，男性多见。感觉障碍呈分离现象（痛觉消失，触觉存在），严重者可出现肌萎缩及腱反射消失。上肢虽有自主神经功能紊乱，但无血管受压体征。MRI 对鉴别此病症具有重要价值。

九、治　疗

（一）保守治疗

如患者症状轻，无显著神经受压的客观体征也无血管受压而引起指端缺血或肢体明

显肿胀的 TOS 患者，应首选保守治疗。保守治疗目标是增加胸廓出口处的空间，恢复颈肩部肌肉的平衡，逐渐消除对神经血管的压迫。可分三个步骤：第一，通过体态的训练，纠正患者的不良姿势，避免长时间的伏案工作，用橡皮带悬吊上肢，抬高肩关节，睡眠时调节好枕头的高度，颈部可用软项圈加以保护。第二，通过各种手法放松斜角肌、肩部及胸部的肌肉，增加锁骨和第 1 肋骨的活动范围。第三，进行生理性功能锻炼，以增加斜角肌和肩胛带肌的力量、正常的活动范围和长度。通过以上治疗，大约 60% 患者的症状可以完全缓解，90% 的患者颈肩胛区不适可改善。

局部痛点封闭注射，湿热敷和经皮电刺激，非类固醇类药物治疗，可用于临时性镇痛和解痉，消除肌肉及筋膜的疼痛扳机点，增加患者对锻炼的依从性，而不能作为主要的治疗手段。若在疾病的早期阶段，保守治疗可使症状得到迅速改善。Nakatsuchi 在对 86 例保守治疗的 TOS 患者中，肢体远端症状消失或改善的约占 80%，而近端症状减轻者仅 65%，其原因尚不清楚。

保守治疗虽然是一种行之有效的方法，但需要做出周密的计划，遵守循序渐进的原则，避免负荷过重，造成协同肌的损伤，导致新的肌肉失衡。症状改善后，注意保护性措施，预防症状的再复发。

（二）手术治疗

TOS 在外科手术治疗中存在着很大的争议。由于采取的手术方法不同，患者的选择不同，其手术治愈率各家报道也不尽一致。手术适应证是适用于压迫臂丛神经或血管，经保守治疗仍有症状的患者，感觉或运动功能的病史大于 3 个月并持续存在或进一步加重，尺神经或正中神经传导速度明显延长。其他适应证还包括：血管造影显示锁骨下动脉和静脉明显狭窄受阻者；局部剧痛或静脉受压症状明显者。

手术原则是解除对血管神经束的骨性压迫，切除第 1 肋骨全长，解除压迫因素使臂丛和锁骨下动脉下移而不产生畸形并发症。

1. 手术治疗的方法回顾

1861 年，Coote 采用颈肋切除的方法来治疗这种疾患。1908 年，Murphy 完成了第 1 肋切除术。1927 年，Adson 和 Coffey 报道了前斜角肌综合征的诊断手法，并推荐斜角肌切开术作为手术治疗方案。20 世纪 60 年代，多种第 1 肋切除的手术入路逐渐被报道。Clagett（1961）采用后入路，Falconer（1962）应用前入路，而 Roos（1966）介绍的经腋路第 1 肋切除术也是目前应用最广泛的手术方法。Mackinnon 倾向于采用经锁骨上入路，因为不仅便于松解斜角肌，而且切除第 1 肋时可以清楚地暴露臂丛神经下干和 C8、T1 神经根，使其得到有效的保护，过长的 C7 横突也可以方便的切除。而 Emesto 则认为经腋或锁骨上第 1 肋切除时往往不能彻底切除，因此，他们设计了经腋入路的基础上联合肩胛后小切口，不但可以避免损伤胸廓出口处的其他重要结构，亦可完成切除第 1 肋。

2. 手术方法：锁骨上入路切除斜角肌和第 1 肋

体位及麻醉：仰卧位，双腔气管插管，全身麻醉下操作。垫起患侧肩胛下区，头部向对侧倾斜，尽量"展开"锁骨上区域，使臂丛结构"浅置"，以利手术操作。

显露神经、血管：在锁骨上 2 cm 处做平行锁骨横切口，自斜方肌锁骨部止点前缘至胸锁乳突肌锁骨止点中央区域，长度 8～10 cm（图 4A）。切开皮肤皮下及颈阔肌，分离保护颈丛皮支。切开并掀起胸锁乳突肌部分止点，分离锁骨上窝脂肪垫，游离并保护颈外静脉。显露肩胛舌骨肌，向锁骨侧牵拉。寻找颈横动静脉，此血管深方即为臂丛神经根干部。分离 C5～T1 神经根，橡皮条保护；在臂丛下干附近，分离保护锁骨下动脉。锁骨下动脉绕过前斜角肌后走行于锁骨后方。

前中斜角肌切除：向内侧牵开胸锁乳突肌外侧缘，显露深方的前斜角肌及其第 1 肋止点。分离保护位于肌肉表面内侧缘的膈神经；分离肌肉止点处深方的锁骨下动脉（图 4B）。切断并掀起肌肉止点，切除 2/3 肌腹部分，显露锁骨下动脉起始部（图 4C）。然后将臂丛牵向前方，显露后方的中斜角肌（图 4D）。于肌腹近端内侧游离胸长神经，分离并保护；显露中斜角肌在第 1 肋止点，切开并掀起止点，切除部分肌腹。

第 1 肋切除：牵起臂丛神经及锁骨下动脉，显露下方的第 1 肋（图 4E）。嘱麻醉师患侧瘪肺，剥离第 1 肋下方骨膜。使用椎板钳，咬除大部分第 1 肋（图 4F）（颈椎侧，至横突水平；胸骨侧，尽量咬除足够长度）。第 1 肋切除后，即可显露下方的胸膜顶（图 4G）。嘱麻醉师吹气鼓肺，仔细观察有无气泡。如果存在气胸风险，建议放置胸腔引流。

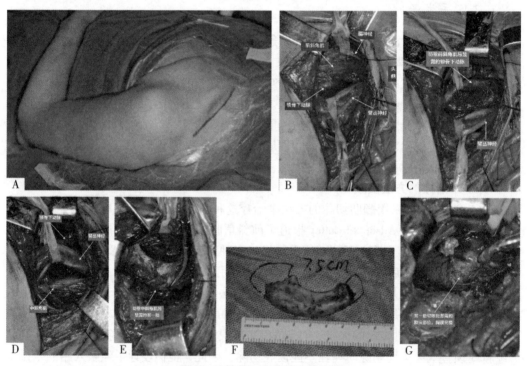

图 4　经锁骨上入路切除第 1 肋

A. 手术切口：在锁骨上 2 cm 处做平行锁骨横切口，自斜方肌锁骨部止点前缘至胸锁乳突肌锁骨止点中央区域，长度 8～10 cm；B. 显露臂丛神经、前斜角肌、膈神经和前斜角肌；C. 切除前斜角肌后，显露锁骨下动脉起始部；D. 向前内侧牵起臂丛神经，显露后方的中斜角肌；E. 切除中斜角肌以后，显露第 1 肋；F. 术中切除的第 1 肋；G. 切除第 1 肋后，即露出下方的肺尖和胸膜顶笔者于2009—2014年间共治疗12例患者，男4例，女8例。年龄15～53岁，平均32岁。左侧8例，右侧4例。症状以上肢沉重，肩周不适为主；7例患者伴发前臂和手部感觉异常；2例患者手部内在肌萎缩；2例患者颜面部感觉异常；1例首发症状为心前区不适。平均病程59个月。

3. 疗效

所有患者均采用单一锁骨上入路，探查松解臂丛神经和锁骨下动脉起点，切除前、中斜角肌大部、切除第1肋的术式；没有同时松解胸小肌下间隙等。伤口顺利愈合，没有血肿、气胸、淋巴漏、感染等并发症。

术后第2天症状改善11例。1例患者术后臂丛神经麻痹，经激素冲击治疗1周，口服甲钴胺，术后2个月，功能恢复。术后随访至少24个月。症状完全缓解5例；明显改善5例，有改善1例。采用QuickDASH评估术后上肢功能：中位数23；其中，工作单元中位数30；运动单元中位数25。较术前平均改善31。

在本组患者中，2例患者症状复发；1例为18岁女性，病程4年，首发症状为胸闷、心前区疼痛。也因此先后在心内科、神经内科、呼吸科就诊并治疗，但均无明显效果。手术后症状完全缓解，但半年后症状部分复发；再次手术，症状缓解，但半年后再次出现症状。之后随访7年，症状仍间断发作。另外1例48岁女性，术前病程15年。术后症状缓解，3个月后复发，第2次手术松解臂丛神经周围瘢痕，并切除增生的第1肋残端，症状缓解。3个月后再次复发，第3次手术松解；后失访。

4. 结论

单一锁骨上入路治疗胸廓出口综合征，一个手术入路可同时显露臂丛神经，锁骨下动脉，切除前中斜角肌和第1肋，效果较为肯定。

5. 展望

机器人辅助下的第1肋切除术治疗胸口出口综合征已逐渐应用在临床中。早在1998年，Martine等就开始使用机器人辅助内窥镜经腋路行第1肋切除术，笔者指出除了内窥镜有更好的视野外，使用机器人辅助可以更精确的处理该区域复杂的结构。Gregor等（2018）通过达芬奇机器人辅助系统并结合3D影像技术，经腋路更加全面地观察第一肋，并通过改进的机器人平台的可操作性，完成了难以显露和处理的胸腔出口所有重要结构。在他们报道的7例患者中，共行8侧第1肋切除，平均手术时间为108 min，住院时间2 d。术后无并发症且取得了满意的疗效。这种方法不仅克服了经腋路，锁骨上及下入路的局限性，并且在第1肋切除过程中，机器人辅助方法具有微创的优点，结合3D的可视性和改进仪器的可操控性，均获得了非常好的效果。这也为今后治疗胸口出口综合征奠定了理论和实践的基础。

上肢周围神经沙漏样狭窄性疾病的临床研究及展望

王 阳　路来金

吉林大学第一医院手足外科

一、背景介绍及历史回顾

周围神经麻痹性疾病大多为创伤性或卡压性损伤所致，少数病例亦可由炎症或代谢性疾病引起。但是，有一类特殊的病例无明确外伤史，患者经历一个急性发作的疼痛，随后症状迅速进展，出现神经麻痹，引起肢体功能障碍，在手术探查中发现病变神经明显狭窄，但却找不到任何与狭窄有关的外在卡压组织结构。由于此类疾病不同于创伤性或卡压性神经损伤，而具有其特殊的临床表现，临床上我们将其归于同一类疾病，根据病变神经的形态改变，我们将这类疾病称之为周围神经沙漏样狭窄性疾病（hourglass-like constriction）。

沙漏样狭窄所致的周围神经自发性麻痹由日本学者 ABE 等[1]于 1966 年最先报道并描述；1976 年 Englert[2]报告了 1 例骨间前神经自发性麻痹，并首次使用"沙漏样狭窄"作为描述。在国内由孔令震等[3]于 1985 年首先报告，并描述为骨间后神经"线扎样"狭窄。之后国内外学者相继报道了桡神经、正中神经、骨间后神经、骨间前神经、肌皮神经、腋神经的狭窄[4-15]。但由于发病率低，我们对这类疾病的认识仍然是基于散发的个案报道。

这类沙漏样狭窄所致的神经自发性麻痹性疾病的病因至今不明，学者多以临床表现和病变神经的形态来对其进行命名和描述，故而命名多冠以"非创伤性""自发性""原发性""不明原因[16-23]"等，并根据病变神经的形态称其为"沙漏样""腊肠样""束带样""线扎样""扭转样"狭窄[3,14,16,18,22-29]。虽其提法不尽相同，但神经病变的形态特点较一致：神经明显狭窄，呈束状缢痕，神经外膜连续性可存在，但神经束大多明显狭窄或断裂（表 1）。

表1 国内外学者对沙漏样狭窄性神经疾病有代表性的命名及描述

年份	命名	病变描述	作者	发表刊物
1985	前臂骨间背神经麻痹	"线扎样"狭窄	孔令震、吴妙华、陈克俊[3]	《中华外科学杂志》
1988	Isolated paralysis	"hourglass-like" constriction	Hirayama T, et al[9]	J Bone Joint Surg
1996	Non-traumatic paralysis	"hourglass-like" constriction	Hashizume H, et al[17]	J Bone Joint Surg
2000	Multiple constrictions	"hourglass-like" constriction	Yamamoto S, et al[4]	J Hand Surg (Am)
2001	非创伤性桡神经麻痹	多段"束带样"病变	潘勇卫、王澍寰、韦加宁[28]	《中华外科学杂志》
2001	Simultaneous paralysis	"hourglass-like" constriction	Omura T, et al[13]	J Hand Surg
2004	不明原因神经卡压	"腊肠样"扭转	林浩东、彭峰、陈德松[23]	《复旦大学学报》
2004	桡神经深支自发性断裂	明显凹痕	宫旭、路来金、于家傲[19]	《中华显微外科杂志》
2005	非创伤性神经束扭转	扭转样狭窄	丁晓衍、赵冰、程国良[29]	《中华手外科杂志》
2007	桡神经深支自发性断裂	束状瘢痕	郭雅娣、路来金、张志新[20]	《实用手外科杂志》
2009	原发性神经沙漏样狭窄	沙漏样狭窄	田光磊、王澍寰、王俊宇[22]	《实用手外科杂志》
2010	非创伤性神经扭转	沙漏样、腊肠样	顾玉东[42]	《中华手外科杂志》
2019	Spontaneous peripheral nerve palsy	"hourglass-like" constriction	Wang Y, et al[27]	J Neurosurgery

随着学者对这类疾病的认识不断深入，为了更好地解释沙漏样神经狭窄发生的病因，不同的发病机制假说相继被提出。但目前仍然没有一种假说能完美的解释这类疾病所有的临床特点。正是由于病因不明，在临床上对这类疾病的命名和诊断都较为纷繁，治疗方法的选择更是缺乏统一的共识和权威的指南，在大多数情况下治疗方案的制定都是基于医师个体化的经验。因此，对于周围神经沙漏样狭窄性疾病的研究是广大学者所共同关心的领域，也是临床上提高对此类疾病诊疗水平的重要途径，对周围神经病学的发展有重要意义。

二、临床资料回顾

在这里，我们回顾性地综述了2007—2020年间在吉林大学第一医院手足外科进行治疗的27例（29条神经）由沙漏样狭窄导致的自发性神经麻痹患者。27例患者全部符合如下纳入标准：①排除创伤性麻痹；②受累神经支配的肌肉完全麻痹，根据英国医学研究委员会（The British Medical Research Council，MRC）的肌力标准为0级；③肌电图显示失神经电位，没有自发运动单位电位（voluntary motor unit potentials，MUPs）和混合肌肉动作电位（compound muscle action potentials，CMAPs）；④进行了探查手术，探查证实神经上存在沙漏样狭窄，然而，狭窄与外在卡压结构无关。

（一）受累神经分布

患者包括17例男性和10例女性，男女比为1.7∶1.0，手术时的平均年龄为35（16～61）岁。在27例患者中有29条神经受累，9例病变累及桡神经主干（RN），10例累及骨间后神经（PIN），7例累及正中神经主干（MN），3例累及骨间前神经（AIN）。其中，4例累及右侧神经，25例累及左侧神经。我们遇到1例患者存在双侧上肢多神经同时麻痹，左上肢的桡神经和正中神经受累，右上肢的骨间前神经受累。

（二）临床表现

在27例患者中有6例（22.2%）在发病之前存在可能的易感因素和前驱事件。这些事件包括：1例患者存在感冒样症状，1例患者存在患肢疲劳性活动史，2例患者存在上肢压迫病史，1例患者存在臂丛神经炎病史，1例患者存在带状疱疹病史。在27例患者中有18例（66.7%）起病初期经历了一个急性发作、中至重度的肢体疼痛。疼痛之后随即出现手部的功能障碍。疼痛期平均为16.2（3～45）d。从疼痛到麻痹的时间平均为20（0～180）d。通常情况下，疼痛的部位反映了受累神经情况。9例骨间后神经受累的患者主诉前臂及肘关节外侧区域疼痛，4例桡神经受累的患者出现上臂外侧区域疼痛，5例骨间前神经或正中神经受累的患者出现肘部及上臂的内侧区域疼痛。所有患者病情最终进展至完全麻痹。神经查体显示受累神经支配肌肉的肌力减弱至0级（图1）。患肢深部腱反射正常，病理反射阴性。

在29条神经中有16条狭窄病灶位于混合神经主干内。其中，9例桡神经麻痹中有6例存在虎口区的感觉障碍，3例虎口区感觉正常；7例正中神经麻痹中有2例存在桡侧3个半手指感觉障碍，5例手指感觉查体正常。

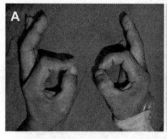 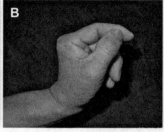 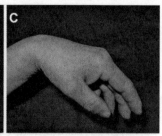

图 1 不同神经受累的典型体征

A. 典型的骨间前神经和正中神经受累的症状是拇长屈肌和示指屈指深肌麻痹，导致患者不能屈曲拇指指骨间关节和示指远侧指骨间关节，因此左手拇指和示指不能做"O"型的动作；B. 典型的骨间后神经受累的症状是伸指、伸拇肌（伸指总肌和拇长伸肌）和拇长展肌麻痹，导致垂指、垂拇畸形。C. 显示了桡神经麻痹时的垂指、垂拇、垂腕畸形

（三）电生理检查

所有 27 例患者的 29 条神经均进行了电生理检查。针形电极肌电图（needle electromyogram，EMG）检查显示损伤神经所支配的肌肉严重失神经改变，受累肌肉没有 MUPs。对神经狭窄的近端进行电刺激没有诱发目标肌肉的收缩。神经传导研究（nerve conduction velocity studies，NCS）显示运动神经传导速度（motor nerve conduction velocity，MNCV）没有通过狭窄段病灶，没有记录到肌肉的 CMAPs。

当混合神经受累时同时进行感觉神经传导功能检测（sensory conduction studies，SCV）。在 9 例桡神经主干受累的患者中，有 3 例无虎口区感觉功能障碍，6 例存在不同程度的虎口区感觉减退。但在这 6 例中，有 3 例虽然支配肌肉的 CMAPs 波幅消失，但是，感觉神经传导速度（sensory nerve conduction velocity，SNCV）和感觉神经动作电位（sensory nerve action potential，SNAPs）却在正常范围内。

（四）影像学检查

在 27 例患者中有 6 例接受了术前超声检查。结果显示高分辨率超声成像技术可以获得形象化的神经沙漏样狭窄图像。术前超声成像在预测神经病变方面非常可靠。术前超声检查对狭窄病变数目、部位和狭窄程度的测量结果与术中的探查结果高度一致（图 2）。

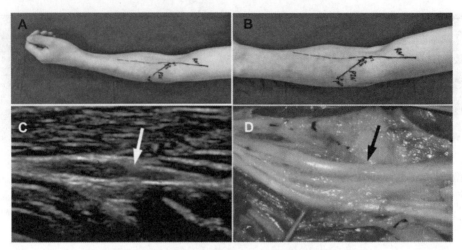

图2 沙漏样狭窄的术前超声成像与术中探查所见
A、B. 术前对神经走行区域进行超声检查。术前超声检查对狭窄病变数目、部位和狭窄程度的测量结果；C. 与术中探查结果；D. 高度一致

（五）病变神经的形态

27例患者的29条受累神经均接受了手术治疗。从麻痹发作到手术的平均时间为59.2 d。这些神经包括9例桡神经，10例骨间后神经，3例骨间前神经，7例正中神经。

手术探查显示神经外观上呈不同程度的水肿，僵硬，在神经干上没有明确的卡压。肉眼评估往往显示在神经外膜上呈轻度的凹陷（图3A），对这一区域进行神经外膜松解后却显示出明显的神经束损伤，表现为神经束僵硬、扭转和沙漏样狭窄（图3B）。狭窄的数目和严重程度各异。病变严重时，沙漏样的神经束狭窄非常明显，神经束几乎完全中断；当病变程度相对较轻时，在受累神经上只是发现了轻度的狭窄凹陷。

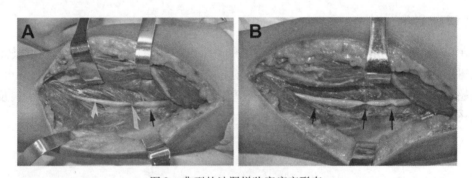

图3 典型的沙漏样狭窄病变形态
A. 神经外膜常呈轻度的凹陷；B. 对凹陷区域进行神经外膜松解后往往发现明显的神经束僵硬、扭转和沙漏样狭窄

在我们的病例中，几乎所有的狭窄病灶都位于肘关节水平或者肘关节远、近端数个厘米的范围内。值得注意的是，7例病变位于肘上正中神经主干内，但沙漏样狭窄病灶仅累及正中神经主干内的骨间前神经束，而与其相邻的、更加粗大的正中神经束支则不

受影响（图4B）。沙漏样狭窄可以是单发的，也可以是多发的，可以发现典型的"串珠样"改变（图4）。在29条神经中有20条神经（69%）同时存在2处或更多的狭窄病灶，平均每根受累神经上存在2.38处狭窄（2处至5处狭窄）。

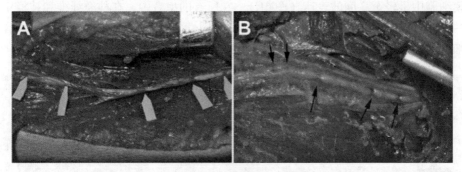

图4 多发性沙漏样狭窄典型的"串珠样"改变
A. 在桡神经主干上存在多发的沙漏样狭窄病灶（5处）；B. 在正中神经主干内的骨间前神经束上存在多发的沙漏样狭窄病灶（5处）

（六）手术方式的选择

手术治疗的方式包括神经束膜松解、狭窄病变切除后进行神经吻合或神经移植。手术方式的选择根据术前肌电图的检查结果和术中探查神经的狭窄程度进行综合评估。根据文献的分类标准[26,30]，通过狭窄病灶处神经直径与正常神经直径的比值来评估神经狭窄的程度：病灶直径≤1/4定义为重度狭窄；病灶直径≥3/4定义为轻度狭窄；介于1/4和3/4之间定义为中度狭窄（图5）。

对于重度狭窄，如果狭窄的病变非常严重，在术中通过显微镜观察发现狭窄部位已经没有神经束连续，则将狭窄的病灶切除，再行神经外膜缝合；如果术中评估发现神经束膜连续，则进行精细的神经束内部松解。

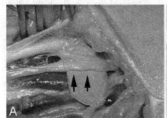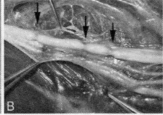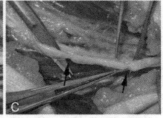

图5 沙漏样狭窄的分度
A. 轻度狭窄：狭窄病灶的神经直径≥正常神经直径的3/4；B. 中度狭窄：狭窄病灶的神经直径介于正常神经直径的1/4和3/4之间；C. 重度狭窄：狭窄病灶的神经直径≤正常神经直径的1/4

（七）病理学检查

在29例病变神经中，有12例重度狭窄通过病灶切除和神经缝接的方式进行治疗。在其中的7例神经中，将切除的病灶送检病理检查。HE染色显示神经显著的水肿，玻璃样或黏液样变性,在狭窄的部位,神经纤维缺失并被结缔组织替代。对神经纤维蛋白和髓鞘碱性蛋白的免疫染色显示神经纤维的数量明显减少(图6A),同时合并有髓神经纤维的脱髓鞘改变(图6B)。人类白细胞DR(HLA-DR)抗原在髓鞘、许旺细胞和神经束膜细胞中呈轻至高度的表达(图6C)。在所有的患者中,在神经纤维和神经束内部均观察到了不同程度的炎性细胞浸润,由CD8阳性T淋巴细胞(图6D),CD4阳性T淋巴细胞(图6E)和CD68阳性单核巨噬细胞组成(图6F)。

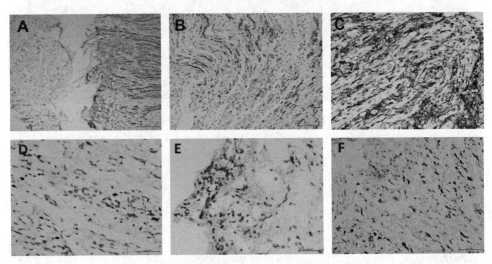

图6 沙漏样狭窄病灶的病理检查

A. 在狭窄的部位神经纤维连续性中断;B. 有髓神经纤维出现脱髓鞘现象;C. 在髓鞘和神经束膜细胞内部可见不同程度的人类白细胞DR(HLA-DR)抗原表达。在神经纤维和神经束内部观察到了CD8阳性T淋巴细胞;D. CD4阳性T淋巴细胞;E. 和CD68阳性单核巨噬细胞;F. 浸润

(八)术后随访及远期疗效评估

27例患者中有21例(23条神经)在术后完成了一个平均为期29.6个月的随访(3~114个月)。4例患者(4条神经,均为重度狭窄,3例采用病灶切除+神经缝接的方式治疗,1例采用束膜松解的方式治疗)失随访;2例患者因随访期过短而未参与统计(1例轻度狭窄,1例中度狭窄,均采用神经束膜松解的方式治疗)。所有完成随访的患者中平均术后4.0个月肌力开始恢复(2周~12个月),平均7.2个月肌力恢复至最终状态(3~14个月)。

在29条神经中,有16条神经属于重度狭窄(55.2%),8根属于中度狭窄(27.6%),5根属于轻度狭窄(17.2%)。在16根重度狭窄的神经中,有4条神经失随访,12条神经完成了最终的随访。在这12例重度狭窄的神经中,3例通过神经束膜松解的方式进行治疗(3例均获得良好的恢复),9例通过神经缝接进行治疗(6例获得良好的恢复,3例不完全恢复)。对于重度狭窄,神经束膜松解的有效率为100%(3/3),神经缝接的有效率为66.7%(6/9)(图7A~7C)。

所有5例轻度狭窄和8例中度狭窄的神经都完成了最终的随访。对这些轻度至中度的狭窄进行神经束膜松解手术,所有的神经均获得了至少4级的肌力,并在受累肌群中记录到了 CMAPs 和 MUPs。对于轻度至中度狭窄，神经束膜松解的有效率接近 100%（13/13）（图 7D～7F）。

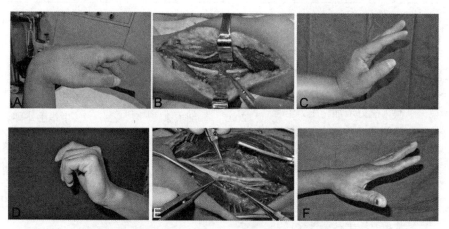

图 7　沙漏样狭窄性疾病的术后随访及远期疗效评估

A. 重度桡神经狭窄导致支配肌肉完全麻痹；B. 将狭窄病灶切除再进行神经吻合；C. 患者术后 12 个月获得了至少 4 级的肌力；D. 中度骨间后神经狭窄导致支配的肌肉完全麻痹；E. 进行神经束膜松解手术；F. 患者术后 6 个月获得了完全的恢复

三、有争议的问题

（一）关于病因的争论

随着人们对周围神经疾病研究的不断深入，对于沙漏样狭窄病因和发病机制的认识亦不断加深，新的观点和假说不断涌现，如外在结构压迫学说、关节重复运动学说、神经束扭转移位学说、炎性反应学说等相继被提出（表2）。

表 2　国内外学者对沙漏样狭窄发病机制提出的具有代表性的学说

主要学说	发病机制	提出年份	代表作者	发表刊物
外在结构压迫学说	外在结构压迫所致，只是太过细微难于被术者发现，在术中分离神经时将致压物一同切开，因而未发现外在卡压结构	1990	陈德松，等[31]	《中华外科杂志》
关节重复运动学说	肘部及前臂反复旋转运动，加上旋后肌肌支的牵拉，使得桡神经来回滚动受牵拉，引发桡神经自发性狭窄并伴扭转	1975	Comtet JJ, et al[33]	Rev Chir Orthop Reparatrice Appar Mot
		1988	Hirayama T, et al[34]	J Bone Joint Surg
		1995	Kotani H, et al[35]	J Hand Surg
		2002	Vastamaki M, et al[32]	Scand J Plast Reconstr Surg Hand Surg

续表2

主要学说	发病机制	提出年份	代表作者	发表刊物
神经水肿伴扭转移位学说	桡神经内各神经束组有自旋移位，是自发性麻痹的易发因素，肘关节反复屈伸以及前臂反复扭转导致神经水肿，神经外膜或束膜内压力增加，压力沿神经外膜或束膜传递受阻，最终加重了神经的旋转，导致断裂	1995 2001 2003 2005 2007 2007	钟世镇，徐传达[36] 潘勇卫，等[28] Yasunaga H, et al[18] 顾玉东[37] 肖强，等[39] 郭雅娣，等[20]	《显微外科解剖学基础》 《中华外科杂志》 J Hand Surg (Am) 《中华手外科杂志》 《中华手外科杂志》 《实用手外科杂志》
炎性反应学说	病毒感染或自身免疫性疾患所致的单发性神经炎引起神经水肿，神经粘连、纤维化、瘢痕形成，最终引起神经狭窄，导致桡神经功能麻痹	1999 2000 2001 2004 2006	陈德松[41] Yamamoto S, et al[4] Omura T, et al[13] 林浩东，等[23] 洪建军，等[40]	《周围神经卡压性疾病》 J Hand Surg (Am) J Hand Surg (Am) 《复旦学报（医学版）》 《实用手外科杂志》
遗传性压迫易感性神经病学说	一种罕见的常染色体显性遗传性周围神经病，由于染色体17P11.2区域内1个1.5 Mbp的DNA片段缺失，导致编码周围神经髓鞘蛋白22（PMP 22）的基因缺失，引起PMP 22表达减少，最终引起周围神经髓鞘发育不良，易受外界压迫而致病	2010	顾玉东[42]	《中华手外科杂志》

1. 外在结构压迫学说

到目前为止，在有关桡神经和骨间后神经沙漏样狭窄的病例报告中，病变大多分布于桡神经穿臂外侧肌间隔至Frohse弓近侧的桡管区域；在骨间前神经和正中神经狭窄的病例中，病变多位于旋前圆肌腱弓的近侧[22]。沙漏样狭窄大多发生在神经较易受到卡压的部位，因此，有学者推测沙漏样狭窄的病因也许与神经卡压性疾病相同，只是卡压结构太过微细，难于被术者发现而已[31]。但目前大多数报道都明确指出，术中没有发现外在卡压结构。

2. 关节重复运动学说

文献报道和我们的病例回顾显示，沙漏样狭窄病灶大多累及肘关节附近的神经段，因此，有学者认为关节重复运动可能是病因之一[32-35]。肘关节在日常活动中对神经造成反复牵拉、挤压，久而久之导致神经扭转，并最终形成沙漏样狭窄。

3. 神经水肿伴扭转移位学说

众所周知，人体中周围神经由许多神经束组构成并呈螺旋状走行。钟世镇等[36]在其解剖学专著中指出，桡神经和正中神经内的神经束组具有内旋位移，即沿神经干长轴向内螺旋扭转。顾玉东[37]认为人体周围神经是螺旋样结构的代表。值得注意的是，在我们的病例中也观察到这一有趣的发现，在狭窄病灶的两端，神经束大多表现出不同程度的内旋扭转。2003 年，Lundbong[38]针对沙漏样狭窄时出现的"扭转"现象发表了评论文章，提出发病机制可能与神经束膜的屏障结构有关。肘关节反复屈伸及前臂反复扭转导致神经水肿，神经外膜或束膜内压力增加，压力沿神经外膜或束膜传递受阻，最终加重了神经的旋转导致狭窄[18,28,29,30,36]。因此，有学者认为沙漏样狭窄与神经水肿和神经螺旋样结构有关[18,29,37]。

4. 炎性反应学说

文献报道和我们的病理研究结果显示，在狭窄病灶部位，分散于神经纤维和神经束内部有大量的炎性细胞浸润。因此，有学者认为其发病机制与炎性反应有关[4,13,23,40,41]。其可能的发病机制是：神经发生炎性反应，导致神经束膜内水肿，局部瘢痕组织形成，最终形成神经狭窄。

5. 遗传性压迫易感性神经病学说

2010 年，顾玉东院士发表评论认为过去"原因不明"的周围神经狭窄性疾病其本质是一种遗传性压迫易感性周围神经病（hereditary neuropathy with liability to pressure palsies，HNPP），又称腊肠样神经病，是周围神经承受压力基因缺失所致[42]。此病由学者 De Jong 于 1947 年首先报道，并以疾病的临床特点为其命名[43]。HNPP 是一种较为罕见的常染色体显性遗传性周围神经病，呈家族性、复发性、多神经病变。临床表现为青少年起病，肢体受轻微牵拉、压迫后反复出现受累神经支配区域的麻木和肌无力。自 20 世纪 70 年代，Behse 等[44]首次在 HNPP 患者的腓肠神经活检标本中观察到神经纤维节段性脱髓鞘所形成的腊肠样结构以来，国外学者对此病的报道逐渐增多，因为，此结构是 HNPP 最典型的特征性病理改变，故此病又称腊肠样神经病。从疾病命名的角度，HNPP 似乎很好地解释了过去原因不明的神经麻痹，且两者具有颇多的相似特征。但无论是在临床表现、电生理、神经病理，还是在家族遗传学上其二者都有一定差异，而且国内外报道的有关周围神经沙漏样狭窄的病例均缺乏针对 HNPP 的基因诊断。因此，笔者认为此两种疾病是否为同一类疾病尚需进一步研究确认。

综上可见，国内外学者对沙漏样狭窄的发病机制做了大量研究，提出了众多假设和学说，但最终依然是众说纷纭，莫衷一是，目前尚没有任何一种学说能合理的解释此类疾病所有的临床表现。例如，外在结构压迫学说很难解释在单一神经上多发沙漏样狭窄的情况；关节重复运动学说以及神经水肿伴扭转移位学说很难解释在混合神经主干内出现单一神经束受累的情况；遗传性压迫易感性神经病虽然与沙漏样狭窄性疾病有一些相似的特点，但无论是在临床表现、电生理、神经病理，还是在家族遗传学上其二者都有一定差异。

（二）关于治疗的争论

对沙漏样狭窄性疾病治疗的报道较为纷繁，文献中从非手术治疗到手术治疗，如神经松解、病变神经切除+神经缝接或移植、肌腱移位功能重建等，种类繁多，没有定论，但大多宣称效果良好。大多数学者还是认为手术治疗为宜，手术方法依病况而定[45]。从现有的情况看，在病因不明的情况下，很难统一治疗方法[22]。

2014年，潘勇卫等回顾了42例上肢周围神经沙漏样狭窄导致的自发性麻痹患者[25]，对其中的31例患者进行了平均为期48个月的术后随访。对16例病变行神经松解术，其中15例恢复良好，1例不完全恢复；对13例病变行神经吻合术，其中10例恢复良好，3例不完全恢复；对7例病变行神经移植术，其中4例恢复良好，3例不完全恢复。认为沙漏样狭窄性病变的临床表现与神经痛性肌萎缩的临床表现相似，组织化学分析显示病因可能与免疫因素有关。单纯神经束膜松解的效果优于神经缝合术和神经移植术。对于周围神经沙漏样狭窄性病变，手术治疗的意义尚不能确定。对于严重的病变手术也许是有利的，但在一些情况下手术治疗很可能是不必要的。

2011年，日本学者Ochi等[30]发表论文，对12例自发性神经麻痹的患者进行保守治疗，有2/3的患者在3个月之内自行恢复，对于保守治疗1个月无恢复迹象的患者，一部分行神经束膜松解手术治疗，一部分继续行保守治疗，发现手术治疗的有效率显著高于保守治疗。因此，其得出结论手术治疗是有意义的。

2014年，上海华山医院虞聪等回顾了41例骨间后神经沙漏样狭窄导致的自发性麻痹病例[26]，17例患者接受保守治疗，其中10例在3个月之内得到良好恢复，3例在3～9个月内得到良好的恢复，有4例在30个月后仍恢复较差，保守治疗的总体有效率为76.5%；24例患者接受手术治疗，20例恢复良好，手术治疗有效率为83.3%。其中8例轻度至中度狭窄的病例，通过神经束膜松解术得到了良好的效果；16例重度狭窄的病例中，2例行神经束膜松解术，恢复效果差，14例行神经缝接或神经移植术，其中12例恢复良好。由此得出结论，手术治疗比保守治疗更为有效，推荐对于保守治疗3个月无效的患者，应选择手术治疗，对于轻度至中度狭窄推荐神经束膜松解术，对于重度狭窄推荐神经缝接或神经移植术。

2003年，Nagano[45]对22例经保守治疗3个月无恢复迹象的患者行神经束膜松解手术。经过超过24个月的随访，神经束膜松解后肌力的恢复程度明显优于保守治疗。22例患者中有21例行神经束膜松解术，获得了良好的效果。因此，其认为神经束膜松解是值得推荐的术式，而神经移植术是不必要的。

四、我们的体会

（一）关于发病机制的探讨

通过我们对29例上肢周围神经沙漏样狭窄病例的临床研究，我们认为沙漏样狭窄的形成是多种因素共同作用的结果。狭窄性病变的发生分为炎性水肿和扭转狭窄两个阶段。各种原因（如自身免疫反应、病毒感染等）引起的炎性反应是发病的始动因素：炎性反应导致了神经束组的水肿、局部粘连和神经束的硬度增加，使得神经对弯曲力的适应性下降（图8A）。在此基础上，关节活动对神经造成的牵拉和扭转是发病的加重因素：当肘关节屈伸及前臂旋转时，对水肿僵硬的神经造成反复的牵拉及扭转，在两个水肿病灶之间的部位容易形成锐利的转折，进而形成沙漏样狭窄（图8B）。

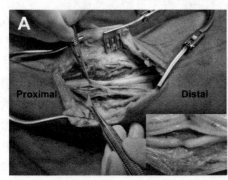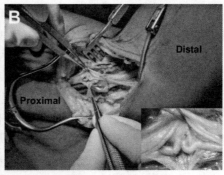

图 8　沙漏样狭窄性疾病的发病机制

A. 炎性反应导致了神经束组的水肿、局部粘连和神经束的硬度增加，使得神经对弯曲力的适应性下降；B. 当术中被动屈曲肘关节时，对水肿僵硬的神经造成牵拉及扭转，在两个水肿病灶之间的部位容易形成锐利的转折，进而形成沙漏样狭窄

（二）关于治疗的探讨

1. 手术时机的选择

在发病的早期，神经病变仅表现为水肿、僵硬，尚没有形成狭窄时，我们推荐保守治疗，可行患肢制动、营养神经、对症支持治疗等。随着病程的进展，当病变发展为扭转狭窄时，我们推荐手术治疗。按照以往治疗闭合性神经损伤的经验，在损伤3个月之后仍无明显恢复迹象，即可进行神经探查手术。但对于周围神经沙漏样狭窄性疾病，基于其特有的病变特点和临床表现，我们建议通过术前查体和相关影像学检查，只要能够明确沙漏样狭窄性病灶已经形成，应尽早行手术治疗。对神经狭窄病灶进行即时有效的松解和修复，可以明显缩短神经恢复的时间并改善神经恢复的程度。

2. 手术方法的选择

手术方式的选择与狭窄程度有关：对于轻至中度狭窄，狭窄的神经段有神经束连续，推荐神经束膜松解手术；对于重度狭窄，术中可行显微镜下观察，如狭窄的神经段尚有神经束连续，可行神经束膜松解；如无神经束连续，推荐行狭窄病灶切除联合神经缝接。

但是需要指出的是，在我们27例患者（29条神经）中有18例（62.1%）以疼痛为首发症状。疼痛持续短时间后随即出现所支配肌肉的完全性麻痹。疼痛期平均为16.2（3～45）d，从疼痛到麻痹的时间平均为20（0～180）d。我们推测疼痛期对应于神经的炎性水肿阶段，而肌肉麻痹的出现往往暗示了神经狭窄病灶的形成。较短的疼痛期以及快速进展的病程提示这类疾病保守治疗的窗口期通常很短暂，大多数患者就诊时狭窄病灶已经形成，往往需要及时的手术干预。

（三）关于运动神经易感性

通过我们对29例沙漏样狭窄病例的回顾性分析，发现了一个有趣而令人费解的现象——沙漏样病变大多累及混合神经主干内的运动神经束，导致所支配肌肉的完全麻痹，但感觉神经功能却不受影响，即所谓的"感觉-运动分离"现象。

在29例中，有9例病变位于桡神经主干内，有3例虎口区感觉正常，仅有6例存在不同程度的虎口感觉障碍，但在这6例中有3例桡神经深支所支配的肌肉CMAP消失，而桡神经浅支的SNCV和SNAPs却正常。相似的现象还出现在7例正中神经主干病变的患者中，在这7例病例中沙漏样狭窄几乎全部都位于肘上正中神经主干内的骨间前神经束（图4B、图8）。这暗示了运动神经对沙漏样狭窄性病变似乎具有更高的易感性。这种现象在其他卡压性或创伤性神经损伤中是几乎不可能出现的。目前，尚没有一种病因学假说能合理地解释这种运动神经易感性。我们推测其发病机制可能与某些嗜运动神经的病毒感染有关，例如众所周知的脊髓灰质炎病毒只特异性的感染脊髓前角运动神经元。

五、未来展望

通常认为沙漏样狭窄所致的周围神经自发性麻痹性疾病是一类罕见的病变，但随着手外科医疗工作者对此类疾病认识的不断提高，临床诊疗水平随之提高，相关的文献报道和学术交流也逐渐增加。

循证医学（evidence-based medicine，EBM），意为"遵循证据的医学"，是一种积极寻求和应用最佳证据来指导临床实践的医学。循证医学的兴起标志着医学实践的决策已经由传统的临床经验型进入到遵循科学原则的阶段。循证医学的本质是按照可靠的证据，做出正确的诊断和治疗决策。证据则是循证医学的基石，循证医学中的证据主要指临床研究结果及文献。根据其来源的科学性和可靠性分为五级，由高到低依次为：大样本多中心随机对照实验（randomized controlled trial，RCT）或收集这些RCT所作的系统评价或Meta分析；单个大样本随机对照实验；设有对照组的临床试验；无对照组的系列研究；专家意见、描述性研究和病案报告。

但遗憾的是，由于这类疾病的发病率低，使得大样本临床试验难以实现。同时，对于随机对照实验，在患者随机入组前需要根据病情进行同质化分层，这就需要建立一套有效的诊断及评估标准，但由于此类疾病在诊断上的困难，增加了开展随机对照实验的难度。由此可见，由于缺乏足够循证医学证据的支持，在未来的一段时间内关于此类疾病的争论还会继续。以循证医学理念为指导，进行高等级临床研究，不断完善循证医学证据是未来该领域研究的主要方向。此外，对沙漏样神经狭窄发病机制的基础研究也是未来研究的另一个主要方向，尤其是对神经生物力学、神经显微三维结构和神经病毒学的研究，有望解释这类特殊神经病变的成因。相信随着研究不断的加深，我们正在逐步接近问题的答案。

参 考 文 献

[1] ABE T, HOSHIKO M, SHINOHARA N, et al. Isolated paralysis of the deep branch of the radial nerve thought to be the entrapment neuropathy (in Japanese) [J]. Rinsho

Seikei Geka, 1966, 1: 617-621.

[2] ENGLERT HM. Partial fascicular median nerve atrophy of unknown origin [J]. Handchirurgie, 1976, 8 (1): 61-62.

[3] 孔令震, 吴妙华, 陈克俊. 前臂骨间背侧神经麻痹13例报告 [J]. 中华外科杂志, 1985, 23 (6): 327-329.

[4] YAMAMOTO S, NAGANO A, MIKAMI Y, et al. Multiple constrictions of the radial nerve without external compression [J]. Journal of Hand Surgery (American Volume), 2000, 25 (1): 134-137.

[5] FERNANDEZ E, RICNZO A D, MARCHCSC E, et al. Radial nerve palsy caused by spontaneously occurring nerve torsion [J]. Journal of Neurosurgery, 2001, 94 (4): 627-629.

[6] HIROSHI Y, TATSUHIRO S, KEISUKE O, et al. Fascicular torsion in the median nerve within the distal third of the upper arm: Three cases of nontraumatic anterior interosseous nerve palsy [J]. Journal of Hand Surgery (American Volume), 2003, 28 (2): 206-211.

[7] HASHIZUME H, INOUE H, NAGASHIMA K, et al. Posterior interossseous nerve paralysis related to focal radial nerve constriction secondary to vasculitis [J]. Journal of Hand Surgery (American Volume) (British and European Volume), 1993, 18 (6): 757-760.

[8] UMEHARA F, YOSHINO S, ARIMURA Y, et al. Posterior intersseous nerve syndrome with hourglasslike fascicular constriction of the nerve [J]. Journal of the Neurological Sciences, 2003, 215 (1-2): 111-113.

[9] HIRAYAMA T, TAKEMIISU Y. Isolated paralysis of the descending branch of the posterior interosseous nerve. Report of a case [J]. Journal of Bone and Joint Surgery (American Volume), 1988, 70 (9): 1402-1403.

[10] YAMAMOTO S, NAGANO A, MIKAMI Y, et al. Fascicular constriction in the anterior interosseous nerve and other motor braches of the median nerve [J]. Muscle and Nerve, 1999, 22 (4): 547-548.

[11] HAUSSMANN P, KENDEL K. Oligofascicular median nerve compression syndrome [J]. Handchirurgie, 1981, 13 (3-4): 268-271.

[12] HAUSSMANN P. Intratruncal fascicular compression of the anterior interosseous nerve [J]. Handchirurgie Mikrochirurgie Plastische Chirurgie, 1982, 14 (3): 183-185.

[13] OMURA T, NAGANO A, MURAT H, et al. Simultaneous anteior and posterior interosseous nerve paralysis with several hourglass-like fascicular constrictions in both nerves [J]. Journal of Hand Surgery (American Volume), 2001, 26A (6): 1088-1092.

[14] 薛云皓, 田光磊, 潘勇卫, 等. 肌皮神经沙漏样狭窄 [J]. 中华骨科杂志, 2009, 29 (1): 72-73.

[15] OBERLIN C, SHAFI M, DIVERRES J P, et al. Hourglass-like constriction of the ax-

illary nerve: report of two patients [J]. Journal of Hand Surgery (American Volume), 2006, 31A (7): 1100 – 1104.

[16] PAN Y W, TIAN G L, WEI J N, et al. Nontraumatic paralysis of the radial nerve with multiple constrictions [J]. Journal of Hand Surgery (American Volume), 2003, 28 (2): 199 – 205.

[17] HASHIZUME H, NISHIDA K, NANBA Y, et al. Non-traumatic paralysis of the posterior interosseous nerve [J]. Journal of Bone and Joint Surgery (British Volume), 1996, 78 (5): 771 – 776.

[18] YASUNAGA H, SHIROISHI T, OHTA K, et al. Fascicular torsion in the median nerve within the distal third of the upper arm: Three cases of nontraumatic anterior interosseous nerve palsy [J]. Journal of Hand Surgery (American Volume), 2003, 28 (2): 206 – 211.

[19] 宫旭, 路来金, 于家傲. 肘部桡神经深支自发断裂19例临床分析 [J]. 中华显微外科杂志, 2004, 27 (2): 128.

[20] 郭雅娣, 路来金, 张志新. 桡神经深支自发性断裂的研究进展 [J]. 实用手外科杂志, 2007, 21 (2): 100 – 102.

[21] 郭雅娣, 路来金, 张志新. 桡神经深支自发性断裂的解剖学研究 [J]. 中国临床解剖学杂志, 2007, 25 (5): 493 – 495.

[22] 田光磊, 王澍寰, 王凌宇. 原发性上肢周围神经沙漏样狭窄 [J]. 实用手外科杂志, 2009, 23 (1): 24 – 25; 90 – 91.

[23] 林浩东, 彭峰, 陈德松. 不明原因的上臂桡神经卡压 [J]. 复旦学报（医学版）, 2004, 31 (6): 643 – 644.

[24] 杜心如, 陈文君, 杜瑞勇. 桡神经双处沙漏样狭窄二例 [J]. 中华手外科杂志, 2009, 25 (6): 387.

[25] PAN Y, WANG S, ZHENG D, et al. Hourglass-like constrictions of peripheral nerve in the upper extremity: a clinical review and pathological study [J]. Neurosurgery, 2014, 75 (1): 10 – 22.

[26] WU P, YANG J Y, CHEN L, et al. Surgical and conservative treatments of complete spontaneous posterior interosseous nerve palsy with hourglass-like fascicular constrictions: a retrospective study of 41 cases [J]. Neurosurgery, 2014, 75 (3): 250 – 257.

[27] WANG Y, LIU T, SONG L S, et al. Spontaneous peripheral nerve palsy with hourglass-like fascicular constriction in the upper extremity [J]. Journal of Neurosurgery, 2019, 131 (6): 1876 – 1886.

[28] 潘勇卫, 王澍寰, 韦加宁. 非创伤性桡神经麻痹伴神经多段束带样病变 [J]. 中华外科杂志, 2001, 39 (4): 285 – 287.

[29] 丁小珩, 赵冰, 程国良. 上肢神经非创伤性神经束扭转 [J]. 中华手外科杂志, 2005, 21 (4): 195 – 196.

[30] OCHI K, HORIUCHI Y, TAZAKI K, et al. Surgical treatment of spontaneous posteri-

or interosseous nerve palsy: a retrospective study of 50 cases [J]. Journal of Bone and Joint Surgery (British Volume), 2011, 93 (2): 217-222.

[31] 陈德松,顾玉东,张高孟,等. 后骨间神经卡压综合征25例临床分析 [J]. 中华外科杂志, 1990, 28 (8): 457-459.

[32] VASTAMAKI M. Prompt interfascicular neurolysis for the successful treatment of hourglass-like fascicular nerve compression [J]. Scandinavian Journal of Plastic and Reconstructive Surgery and Hand Surgery, 2002, 36 (2): 122-124.

[33] COMTET J J, CHAMBAUD D. "Spontaneous" paralysis of the posterior interosseous nerve by unusual lesions [J]. Revue de Chirurgie Orthopédique et Réparatrice de l Appareil Moteur, 1975, 61 (6): 533-541.

[34] HIRAYAMA T, TAKEMIISU Y. Isolated paralysis of the descending branch of the posterior interosseous nerve. Report of a case [J]. Journal of Bone and Joint Surgery (American Volume), 1988, 70 (9): 1402-1403.

[35] KOTANI H, MIKI T, SENZOKU F, et al. Posterior interosseous nerve paralysis with multiple constriction [J]. Journal of Hand Surgery (American Volume), 1995, 20 (1): 15-17.

[36] 钟世镇,徐达传. 显微外科解剖学基础 [M]. 北京:科学出版社, 1995.

[37] 顾玉东. 非创伤性神经束扭转的机制探讨 [J]. 中华手外科杂志, 2005, 21 (4): 193-194.

[38] LUNDBORG G. Commentary: hourglass-like fascicular nerve compressions [J]. Journal of Hand Surgery (American Volume), 2003, 28 (2): 212-214.

[39] 肖强,郭云财,张基仁,等. 桡神经非创伤性麻痹的临床研究与解剖学基础 [J]. 中华手外科杂志, 2007, 23 (3): 157-158.

[40] 洪建军,高伟阳,陈星隆,等. 手术治疗骨间前、后神经病毒性神经炎 [J]. 实用手外科杂志, 2006, 20 (2): 76-77.

[41] 陈德松. 周围神经卡压性疾病 [M]. 上海:上海医科大学出版社, 1999.

[42] 顾玉东. 沙漏样腊肠样非创伤性神经扭转病变的新认识——压迫易感性遗传性神经病 [J]. 中华手外科杂志, 2010, 26 (3): 129.

[43] 刘焯霖,梁秀龄,张成. 神经遗传病学 [M]. 北京:人民卫生出版社, 2002.

[44] BEHSE F, BUCHTHAL F, CARLSEN F, et al. Hereditary neuropathy with liability to pressure palsies. Hereditary neuropathy with liability to pressure palsies [J]. Brain, 1972, 95 (4): 777-794.

[45] NAGANO A. Spontaneous anterior interosseous nerve palsy [J]. Journal of Bone and Joint Surgery (British Volume), 2003, 85 (3): 313-318.

胸廓上口肿瘤的治疗

李文军　王树锋　陈山林

北京积水潭医院手外科

胸廓上口是指由第1肋骨、锁骨、第1胸椎和下位颈椎以及胸骨等骨性结构围成的连接胸腔和颈部通道的简称。这个通道是人体对上肢和头颈部重要组织结构保护的骨性支架。由于此部位的组织来源复杂、涉及结构大都是维持生命和肢体活动的重要器官，再加上此部位是涉及头颈外科、脊柱科、手外科、胸外科等多学科的交界部位，处于所谓的"三不管"地带，一旦有肿瘤发生，处理极为困难，需要多学科协作，手术风险极大，如何提高胸廓上口部位肿瘤的疗效一直以来都是临床的难点之一。

一、应用解剖

胸廓上口部位解剖复杂多样，详尽的知识储备是肿瘤能否完整、安全切除的重要保障。此部位是由多块骨结构围成的骨性通道，其内穿行营养上肢和头部血供的动脉、静脉、淋巴以及支配肢体和心脏、肺、内脏器官活动的神经等重要器官。其中，骨性结构组成该通道的支架结构，包括第1肋骨、胸骨、第1胸椎椎体、下位颈椎椎体以及锁骨。

此出口中穿行的动脉系统是由主动脉弓凸侧发出的三大分支及其分支构成，三大分支分别是从右向左为头臂干、左侧颈总动脉和左侧锁骨下动脉。头臂干是一短粗动脉干，向右上方斜行至右胸锁关节后方发出右颈总动脉和右锁骨下动脉。此通道肿瘤涉及的最常见的血管是锁骨下动脉及其分支，此动脉从前中斜角肌间隙之间向外走形，是上肢血供的最重要来源。锁骨下动脉从胸锁关节后方向外至颈根部，呈弓状经胸膜顶前方，穿行斜角肌间隙至第1肋外缘延续为腋动脉。一般来讲，从胸锁关节至锁骨中点下缘的连线为该动脉的体表投影，由于此动脉是弧形向下向外从锁骨下走形，此线的最高点距离锁骨上缘约1.5 cm是锁骨下动脉的最高点，因此，临床上可以从锁骨上窝处向第1肋方向压迫来止血。为了方便记忆和术中准确辨认分支，锁骨下动脉在胸廓上口部位以前斜角肌为界分为3个部分，其中斜角肌内侧的分支为第1段包括椎动脉、胸廓内动脉以及靠近斜角肌内侧缘发出的甲状颈干。椎动脉发出后向上穿过第6至第1颈椎横突孔，经枕骨大孔入颅腔，左右椎动脉汇合成1条基底动脉，供应大脑的血供。胸廓内动脉在椎动脉起始部位的相对侧发起，向下入胸腔，延第1至第6肋软骨后面下降后分为腹壁上动脉和肌膈动脉两个终支。甲状颈干在椎动脉的外侧发出，然后迅即分为数支，包括甲状腺下动脉，向内上方走行，横过颈动脉鞘后方，支甲状腺侧叶下段，分支营养甲状腺、咽和食管、喉和气管；颈横动脉发出颈浅动脉和肩胛上动脉，其向外下走行，经冈上窝和冈下窝，分支营养冈上下肌。第二段是从斜角肌后方发出的分支，包括肋颈干，发出颈深动脉、肋间上动脉和肩胛背动脉。斜角肌外侧锁骨下动脉的第三段无分支发出。从第1肋的外侧缘至大圆肌下缘为锁骨下动脉延续为腋动脉，其以胸小肌为界也分为3段，第一段的分支为胸上动脉；第二段为胸肩峰动脉，在胸小肌上缘发出，穿出缩胸筋膜分为数支至三角肌、胸大肌、胸小肌和肩关节；胸外侧动脉，延胸小肌下缘走形，分布到前锯肌、胸大肌和乳房。第三段为肩胛下动脉和旋肱前、后动脉，其中肩胛下动脉分为胸背动脉和旋肩胛动脉，前者支配背阔肌和前锯肌，后者穿三边孔至冈下窝，营养附近的各个肌肉并与肩胛上动脉相交通。这些分支是肩关节动脉网的重要组成部分，是临床腋动脉损伤后上肢及手部代偿供血的主要来源。

此通道中穿行的静脉系统是与动脉系统相伴行且同名，不同的是其从前斜角肌浅层走形，容易在分离中撕裂出血，造成术中分离困难。此外，由于此处静脉管腔粗大，压力大、离上腔静脉近，静脉撕裂后易出现空气栓塞情况，需引起临床注意。

此通道中穿行的脉管系统还包括重要的上肢淋巴回流管道，即收纳上肢、乳房和腹壁上部等处的淋巴管，其输出管汇成锁骨下干后，左侧锁骨下干注入胸导管最终汇入左静脉角，右侧锁骨下干注入右淋巴管最后汇入右静脉角。此处淋巴管的损伤会导致乳糜漏，如果术中发现淋巴管断裂可以在显微镜放大后直接缝合，或双极电凝烧灼，乳糜漏大多数经过压迫和少食油脂食物自愈。

此通道中穿行的重要的神经结构包括颈丛浅支，即支配颈部皮肤的感觉神经和深支，即支配膈肌的膈神经、支配上肢活动的臂丛神经、支配内脏活动的迷走神经、支配斜方肌的副神经等。颈丛浅支从胸锁乳突肌后缘中点附近穿出，位置表浅，术中需要保护，另外颈丛浅支极易与副神经混淆，临床需要鉴别。颈丛深支膈神经支配膈肌功能，先在前斜角肌上端的最外侧，然后沿着该肌表面下降至其内侧，在锁骨下动脉、静脉之间经胸廓上口进入胸腔，此部位肿瘤手术中膈神经是定位标记也是需要保护的重要结构之一，损伤后会出现同侧膈肌麻痹。臂丛神经是支配上肢感觉活动的枢纽，由C5～C8、T1神经根前支组成，先合成上、中、下三个干，每个干在锁骨上方或后方分为前、后股，其中上中干前股合成外侧束，下干前股自成内侧束，三个后股合成后束，三束分别从内、外、后三面包围腋动脉，此部位的肿瘤常会直接压迫或直接起源于锁骨上或锁骨后的臂丛神经出现渐进性的上肢功能障碍。迷走神经为混合性神经，是行程最长、分布范围最广的脑神经，其以根丝自橄榄后沟后部出脑，经颈静脉孔出颅，在颈部位于颈动脉鞘内，在颈内静脉与颈内动脉或颈总动脉之间的后方下行到达颈部，此处左、右迷走神经的行程略有差异，左侧迷走神经在颈总动脉与左锁骨下动脉间，越过主动脉弓前方走形，而右迷走神经在锁骨下动脉前方延气管右侧下行，此神经分支较多，其中颈部有喉上神经、颈心支、耳支、咽支；胸部的分支有喉返神经，其中右侧喉返神经是右侧迷走神经在经过右侧锁骨下动脉前方处发出，并勾绕此动脉返回颈部，而左喉返神经在左侧迷走神经经过主动脉弓前方处发出，并绕主动脉弓下方，返回颈部。在颈部两侧的喉返神经均上行于气管和食管之间的沟内，单侧神经损伤会出现神经嘶哑，若两侧同时损伤，可以引起呼吸困难，甚至窒息。

副神经是第 11 对颅神经,由颅根和脊髓根组成,但副神经在颈静脉孔出颅后完全是脊髓根所形成,其胸锁乳突肌入肌点一般位于乳突下方 (41.4±9.8) mm,伴随枕动脉的肌支进入肌门,然后斜行向外下走行,约在该肌后缘中上 1/3 分交界处,在筋膜深面穿出,斜行越过二腹肌后腹及颈内静脉,经颈后三角支配到斜方肌。

二、流行病学

由于肿瘤起源的组织结构复杂多样和部位多学科交界的特点,胸廓上口部位肿瘤的发生率并不明确,文献中报道的此部位最常见的涉及臂丛神经的肿瘤约占周围神经肿瘤发病的 30%～45%,其中良性占 91.61%,主要以许旺细胞瘤为主,占 83.22%,神经纤维瘤占 8.39%,以及其他诸如脂肪瘤、骨化性肌炎、成肌细胞瘤、海绵状血管瘤、血管瘤、淋巴管瘤、神经节细胞瘤、错构瘤等少见肿瘤的发生;恶性占 8.39%,其中恶性周围神经鞘瘤占 5.59%,恶性颗粒细胞瘤 1.40%,滑膜肉瘤 0.70%。此外,还有硬纤维瘤,是一种交界性肿瘤,是单克隆的成纤维细胞增生为特点的侵袭性肿瘤,极易复发,但不发生转移,可以多发,每年正常人群的发病率为 5～6 人/百万,发病高峰年龄在 30～40 岁。胸廓上口肿瘤也有转移瘤的发生,根据北京积水潭医院超声诊断科的报道 30 例涉及臂丛神经转移瘤中,乳腺癌 26 例,食管癌 1 例,低分化泌尿系统肿瘤 1 例,滑膜肉瘤 1 例,肺腺癌 1 例,9 例累及锁骨根干部,16 例累及束支部。肿瘤转移至原发癌发现时间平均为 7.8 年。

三、诊断与鉴别诊断

此部位肿瘤的准确诊断是精准治疗的前提,需要结合详细的病史,根据临床症状、体格检查、辅助检查、术前病理等来综合分析得出。由于锁骨上窝的凹陷,大多数肿瘤是以无意中触摸到颈部肿块为首诊主诉就诊的,大约占就诊原因的 90.21%;此外,伴有肢体麻木或感觉异常占 47.55%,疼痛或局部触痛占 36.36%,运动功能障碍占 8.39%,也有约 1.40% 的患者无明显症状。临床病史中要询问有无既往肿瘤的发生,以排除转移瘤可能。辅助检查需要全面,包括增强 CT、臂丛神经增强 MRI、全身骨扫描甚或 PETCT、超声检查、血管造影以尽可能精准确认肿瘤可能的边界以及侵及的组织结构、是否有转移等与预后相关的信息,有条件可以采用 3D 打印技术打印肿瘤及周围组织,有利于手术的有的放矢,才能获得足够的肿瘤边界,以尽可能完整、干净地切除肿瘤。要强调术前病理的重要性,尤其大且边界不清的肿块,病理的初步结果是术中肿瘤切除入路选择和确认边界的决定因素。病理获得方式有两种,切开活检和超声引导下的穿刺活检,为了尽可能避免获取病理组织过程中肿瘤细胞的污染,推荐术前超声引导下的穿刺病理活检,超声引导的优点在于除了能更清楚获得肿块实质部位的病理组织之外,还可以充分保护周围重要的神经和血管组织,能积极预防可能的并发症的发生,但缺点是病理组织块获取量小,且需要超声诊断科医生有操作资质,还要有很好的抢救条件,最好有临床医生伴随才能更安全。

四、术前准备及麻醉评估的重要性

由于此部位涉及维持生命和肢体功能的重要器官,术前需要根据病史、临床症状体征和辅助检查以及病理报告综合分析得出的诊断和手术可能切除的范围以及涉及的组织器官进行充分预判,并评估心肺功能以及其他器官功能情况,做多学科的会诊,包括麻醉科、胸外科、头颈外科、肿瘤内科等,制定合理的手术方案和可能的预案,以降低手术风险,在保证充分切除肿瘤的基础上,最大程度保留功能和减少并发症的发生。术前做脑血管造影以评估双侧椎动脉及颈动脉情况,为术中出现椎动脉损伤难以修复时的血管结扎做准备。由于此部位位于胸膜顶,有的肿瘤甚至会突入胸腔,切除时需要将肺萎陷,甚或需要将胸骨劈开,因此双腔管插管麻醉是必要的,而且术中是否会涉及上腔静脉也要考虑到,如果涉及就要开通两路中心静脉,尤其是下腔静脉置管,以免药物不能从颈部和上肢进入血液循环,危及生命。由于手术时间长、术中出血多,需要术前充足备血或术前患者自身献血。此外,由于肿瘤性质的不可预测性,术前需要和患者及家属充分沟通,尤其是预后,比如上肢活动,尤其是手部功能的影响,这个可以通过病房中有臂丛损伤的患者来示范,让患者和家属得到可靠的对称性信息,以方便患者和家属做出合适的决定,特别是涉及臂丛下干的良性巨大肿瘤,在不能保留手部功能时,更应该慎之又慎。如果是恶性肿瘤,由于这个特殊的部位,很难保证肿瘤切除的边界是根治性或扩大的切除,术后的综合治疗就变得更为重要。另外,术中是否需要切取神经或血管移植来修复神经缺损以及重建上肢血供也需要术前提前准备。

五、手术技术和术后护理

患者大多采用平卧、肩部垫高、头后仰侧偏体位,同侧肢体和对侧肩颈部都消毒,手部也在消毒范围内,颈部术手野需要用护皮膜封闭边缘。如果需要神经和静脉移植,对侧下肢也需要备好消毒铺巾。一般来讲,胸廓上口以锁骨下动脉为定位标记分为3个区域,即前面、中间和后面三个空间部位,可以选择前入路或后入路来进行肿瘤切除,但文献报道的大多数切口的选择都是将胸廓上口作为一个整体来设计,显得没有针对性。de Perrot 等将此通道分为 5 个区域,按照不痛区域设计切口,有很好的借鉴意义,一区为前外侧区域,特指位于胸骨柄外侧缘和前斜角肌之间锁骨下静脉的前外侧区域,这个区域的组织结构包括第 1 肋骨和锁骨下静脉,这个部位的肿瘤需要打开肋锁间隙来显露锁骨下静脉;二区为前中区域,是锁骨下静脉的内侧区域,包括第 1 肋骨中部上方的锁骨下动脉;三区为后上区,是锁骨下动脉上方延伸至 T1 椎体,包括第 1 肋的后部,这个部位的肿瘤可以侵及椎动脉或涉及 T1 椎体以及胸肋关节、椎间孔、臂丛神经、膈神经;4 区为后下区,肿物延伸到椎体和 5 区外下区,肿物延伸到腋部和中斜角肌部位。临床上遇到的大多数患者是涉及神经臂丛神经、锁骨下动脉、斜角肌和椎体的二、三区以及五区,采用的切口可以是常规的臂丛神经探查切口联合锁骨截骨或胸骨截骨,这样可以充分显露锁骨下静脉和动脉及膈神经、臂丛等重要组织,以方便切除肿物。术后除了根据是否涉及血管神经的修复和锁骨或胸骨截骨来确定是否需要肢体固定之外,还需要监测生命体征并抗炎、补液治疗，必要时可以在ICU待稳定后再回普通病房治疗。

六、并发症及处理

  详细的术前计划和预案制定以及多学科的协作是预防并发症的关键，但由于胸廓上口部位涉及的组织结构功能复杂的特点，术中依然会有意外出现，最容易出现的术中静脉出血大多数情况是血管壁的撕裂，出现后要沉着冷静，先用手指压迫止血，然后逐步分清楚解剖关系后采用缝扎或电凝止血。显露肿瘤时最好是遵循外科的基本原则：即从正常解剖结构开始，将需要保护的重要结构显露清楚并用醒目的条带牵拉保护，比如膈神经、锁骨下动静脉、臂丛的根干部、颈血管鞘等，这样做的好处在于不仅可以防止出现血管损伤后不知所措盲目钳夹导致这些结构的不可逆损伤，还可以在出现大出血时间断阻断大动脉血流，以利于止血操作。椎动脉的损伤是非常危险的，一旦破裂，由于血管压力大，除了会出现喷射性出血之外，还可能造成脑部供血障碍，造成术者的极度恐慌，此时切记一定不要慌乱、不盲目钳夹，在告知麻醉师监控脑血流情况的同时，用手指压迫止血，助手吸引器吸血，逐步分离，并咬开横突孔，找到断端，缝合裂口；如果是完全断裂有缺损，建议移植修复，修复困难的，如果术前的脑血管造影无明显基底动脉问题，也可以结扎，这也说明充分的术前准备工作再怎么强调都不过分。术后乳糜漏的形成是因为术中了颈部的淋巴导管，术中最好多用双极电凝，术后出现乳糜漏可以通过局部压迫和少食油脂食物的措施，大多能自愈。缝合切口前一定注意彻底止血并放置引流管以防止急性或慢性血肿形成。此外，关闭切口前要求麻醉师肺部通气以确认是否有胸膜的破裂，如果有破裂需要缝合，必要时放置胸腔闭式引流。

七、综合治疗

  由于此部位的特殊性，除非是良性、非侵袭性肿瘤，恶性肿瘤和侵袭性肿瘤是很少能做到根治切除的肿瘤边界的，因此，针对性地采用一些综合治疗就显得尤为重要。这就需要与肿瘤内科密切协作，但目前为止针对性软组织恶性肿瘤的综合治疗措施仍需要进一步的深入研究，以期获取更好的特殊疗效。对于交界性肿瘤硬纤维瘤来讲，最近的国际共识是：如果手术的并发症非常低，手术可以作为首选，比如肿瘤可以做到R0（肿瘤镜下边界大于1mm）边界的根治性切除，尤其是像腹部的硬纤维瘤，如果手术会造成美容和功能的障碍，R1（肿瘤镜下边界小于1mm）边界切除也是可以接受的，但如果可以预测到肿瘤镜检边界是阳性的，那就应该首选手术之外的其他治疗。此外，如果能确保R1边界切除，目前并没有足够的证据推荐围术期再进行放疗或再次手术，尽管联合治疗后局部复发的风险似乎有降低，但单纯手术与手术加围术期的放疗结果并没有统计学差异；如果肿瘤不能选择手术，在化疗无效或没有合适的化疗药物时，中等剂量的放疗对大多数病患者能提供局部的控制。

  总之，胸廓上口肿瘤以良性居多，但原发恶性、交界性以及转移性肿瘤也时有发生。此部位肿瘤由于涉及组织结构多样、空间狭小、功能复杂且大多是维持生命及肢体功能的重要器官,再加上手术的难度大、风险高,而且恶性肿瘤和交界性肿瘤并不能保证 R1 边界切除,因此,临床上要认识到手术的局限性和不确定性,要将肿瘤思维贯穿整个治疗过程,强调多学科的协作,强调综合治疗。

参 考 文 献

[1] DENG H Y, LI Z H, WANG Z Q, et al. Small cervical incision facilitates minimally invasive resection of non-invasive thoracic inlet tumor [J]. Journal of Thoracic Disease, 2016, 8 (10): 2931 - 2935.

[2] JIA X, YANG J, CHEN L, et al. Primary brachial plexus tumors: clinical experiences of 143 cases [J]. Clinical Neurology and Neurosurgery, 2016, 148: 91 - 95.

[3] BINDER D K, SMITH J S, BARBARO N M. Primary brachial plexus tumors: imaging, surgical, and pathological findings in 25 patients [J]. Neurosurgical Focus, 2004, 16 (5): E11.

[4] GO M H, KIM S H, CHO K H. Brachial plexus tumors in a consecutive series of twenty one patients [J]. Journal of Korean Neurosurgical Society, 2012, 52 (2): 138 - 143.

[5] DESMOID TUMOR WORKING GROUP. The management of desmoid tumors: A joint global consensus-based guideline approach for adult and paediatric patients [J]. European Journal of Cancer, 2020, 127: 96 - 107.

[6] 郭稳, 陈涛, 王丹丹, 等. 臂丛神经转移性肿瘤的超声诊断价值 [J]. 中国超声医学杂志, 2019, 35 (8): 742 - 744.

[7] DE PERROT M, RAMPERSAUD R. Surgical approaches to apical thoracic malignancies [J]. Journal of Thoracic and Cardiovascular Surgery, 2012, 144 (1): 72 - 80.

[8] 郭世绂. 临床骨科解剖学 [M]. 天津: 天津科学技术出版社, 1988.

[9] NETTER F H. 奈特人体解剖学图谱 [M]. 张卫光, 译. 北京: 人民卫生出版社, 2015.

内窥镜辅助下肘管综合征手术治疗

王 欣 丁文全

宁波市第六医院手外科

肘管综合征（cubital tunnel syndrome）是常见的周围神经卡压性疾病之一，其发病率仅次于腕管综合征。手术治疗是肘管综合征的主要治疗方法。肘管综合征手术治疗方法较多，目前意见尚未统一。手术目的在于解除尺神经所受的卡压并预防术后产生新的卡压。随着人们对其认识的不断深入，形成多种手术方法。笔者从2008年起运用内窥镜辅助下尺神经松解术治疗肘管综合征患者200余例，临床实践证实此项术式安全、有效、操作简单。

一、相关应用解剖及病因

狭义的肘管指的是尺侧腕屈肌的肱骨头和尺骨头之间的管道基底为肘内侧副韧带，顶为与内上髁沟纤维腱膜性结构相延续的纤维带（称为Osborne韧带/三角韧带/弓状韧带/肱尺弓）。肘管是骨纤维性鞘管，肘管内压力与年龄成正相关，与尺神经病变严重程度、疾病持续时间、运动神经传导速度有明显关系，屈曲位压力明显高于伸直位压力。肘管内有占位性病变，如增生的骨赘（图1）、异位骨化块、游离体、肿瘤、囊肿（图2）、血管瘤、尺神经变异等，更易引发肘管综合征。广义的肘管综合征包含狭义的肘管及另外四处常见卡压位点的尺神经卡压：①Struthers弓是一种肌筋膜带，位于内上髁近侧8 cm，宽1.5～2.0 cm，斜行从尺神经表面经过。其前界为内侧肌间隔，外界为三头

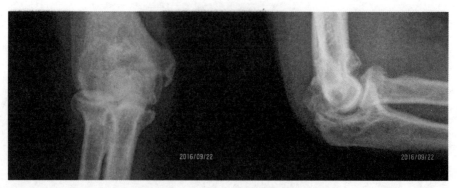

图1 肘管内增生的骨赘

肌内侧头来的深部纤维，可对尺神经造成卡压。②不出现Struthers弓时，内侧肌间隔可造成卡压（常见于尺神经向前脱位和手术前置时没有充分切除内侧肌间隔）。有时，健身者肥大的肱三头肌内侧头常压迫尺神经而引发摩擦性尺神经炎。③内上髁附近，临床多见因儿时肱骨外侧髁骨骺损伤或髁上骨折而引发肘外翻畸形导致尺神经受压（图3）。④尺神经穿过尺侧屈腕肌两头之间，继而穿过前臂屈肌与旋前圆肌腱膜深层时可受到压迫。

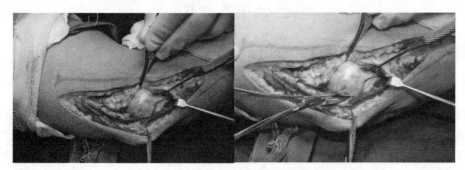

图2　肘管内囊肿卡压尺神经

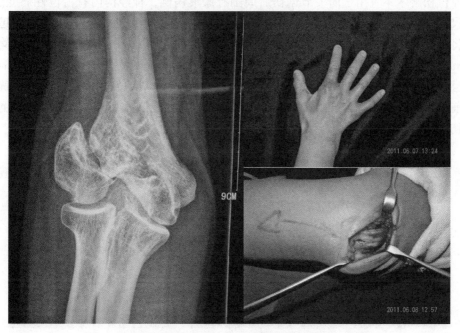

图3　肱骨外侧髁骨折而引发肘外翻畸形导致尺神经受压

二、病理过程及分级

肘管综合征早期导致神经内水肿，中晚期外膜增厚，束间结缔组织增生。随着神经卡压程度的进行性加重和时间的延长，有髓神经纤维出现瓦勒氏变性（Wallerian degeneration），束间形成粘连及永久性瘢痕。

1950年，McGowan将肘管综合征分为三级。

Ⅰ型：轻微症状，偶有麻木、水肿，无肌力改变；

Ⅱ型：持续麻木，感觉迟钝，轻微肌力减退与肌萎缩；

Ⅲ型：持续感觉症状，明显肌力减退与萎缩。

中度与重度的区别在于肌肉无力与萎缩的程度。

三、手术治疗

肘管综合征常用术式有如下几种。

（一）原位减压术（图4）

即将尺神经的肘管支持带切开，彻底切除肘管内所有粘连、压迫性组织，向远端游离直到尺侧屈腕肌的肌支，解除尺神经压迫。此术式创伤小、并发症较少且疗效可靠。对于下列病情最适用：病程短仅感觉异常或伴有轻度肌肉萎缩，术中仅见粘连或筋膜压迫且神经本身正常，松解后屈肘时神经既无张力又无滑脱，软组织肿物压迫而无肘部畸形。原位松解术不宜用于肘关节创伤后周围有瘢痕病例，神经沟内有占位性病变病例，以及尺神经半脱位病例。1922年，Farqhuar Buzzard首先介绍原位松解减压术。起初指的是将神经穿尺侧腕屈肌两头之间的部分（后称为肘管）减压。这种手术仅涉及切除Osborne韧带，在所有手术方法中，并发症最少。Fillppi等[1]认为，单纯松解术是一种有效且损伤最小的手术方式。Nabhan等[2]通过66例手术对比发现，采用原位松解术和皮下前置术治疗肘管综合征临床疗效没有明显差异，故建议没有肘关节畸形的病例宜采用损伤较小的原位松解术。

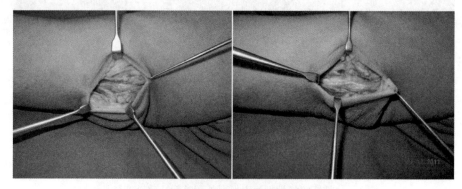

图4 尺神经原位减压术

对于是否进行束间松解，笔者认为取决于下列几个方面：①明显手内在肌萎缩；②术中尺神经局限性狭窄；③触摸质地坚韧；④神经内肿块（图5）。

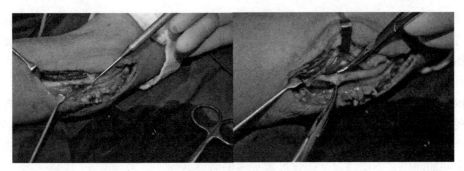

图5 神经内肿块

（二）肱骨内上髁切除术

即将尺侧腕屈肌起点向前后分离，从内侧副韧带深处切除肱骨内上髁，并可切除内侧肌间隔。Morgan 认为，此术式避免了屈肌瘢痕的形成和肘关节运动对尺神经的拉伸，具有不干扰尺神经及其分支、疼痛少、恢复快等优点；但易导致前臂屈肌力量减弱、关节不稳、复发等并发症。Amako 等[3] 提出，尺神经原位松解同时行肱骨内上髁微小切除，并发症少，疗效好，应避免做大块肱骨内上髁切除。Muermans 等[4] 认为，部分肱骨内上髁切除术对轻中度肘管综合征病例疗效可靠。Efstathopoulos 等[5] 对 80 例分析认为，小部分肱骨内上髁切除是一种安全可靠的方法，并减少了肘内翻不稳和易复发等并发症的发生。

（三）尺神经前置术

目前，应用较多并取得良好效果的还是将尺神经前置及以某种适当方式加以固定。尺神经前置术有皮下、深筋膜瓣下、肌内和肌下前置。

1. 皮下前置术（图6）

目前应用最为广泛，技术要求不高，较高的成功率。可在肘关节骨折、脱位复位手术及关节置换手术的同时做尺神经皮下前置术；切除神经瘤后做神经前置缝接术；习惯做肌肉下前置的医生对于年龄大、肘关节炎骨赘多、糖尿病、皮下脂肪厚的患者也偏向做皮下前置术。Curtis 于 1858 年首次提出尺神经皮下前置术，随后关于如何固定前置后尺神经的报道相继出现。1980 年，Eaton 等运用筋膜悬吊前置的尺神经，支持者认为此

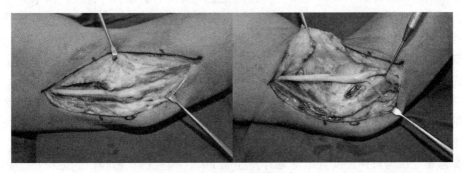

图6 尺神经皮下前置术

术式没有损伤肌肉，可以尽早活动肘关节，以防止尺神经粘连及其周围组织瘢痕形成，反对者认为对尺神经最远端的卡压处减压不够。尺神经皮下前置后因位置表浅易反复受到损伤，尤其是皮下脂肪少、活动多的患者更易受损。

2. 肌内前置术（图7）

1918 年，Adson 首先提出，于旋前圆肌上设计 5 mm 深的浅沟，将尺神经游离其内并用浅筋膜覆盖。1928 年，Platt 进行了推广。Platt 认为将神经置于皮下是欠周全的，建议将神经置于屈曲旋前肌群的沟槽内。此后有动物实验支持这一观点，认为此法神经肌肉之间的间隙并不比肌肉下前置形成更多的瘢痕。

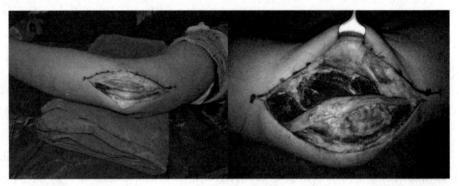

图7　尺神经肌内前置术

1989 年，Kleinman 等[6]详细描述了手术方法，大宗病例报道有非常满意的疗效。他们认为肌肉内前置较肌肉下前置剥离的范围小，更应予以提倡。尽管他们报道的效果很好，肌肉内前置目前仍是三种前置方法中最有争议的一种。尽管支持者声明该手术不会造成过多的瘢痕，但其他人认为瘢痕形成仍然是术后最常见的并发症。而且，置于肌肉内的神经是与肌肉纤维方向上是成角的，有造成牵拉的可能。

3. 肌下前置术

Learmonth 于 1942 年描述了尺神经肌下前置术，把尺神经从肘管内游离后，将前臂屈肌总腱距起点 1 cm 处切断，尺神经前置于此肌肉深面、正中神经旁，之后缝合修复切断的屈肌总腱。该术式既将尺神经从肘管减压，又把尺神经安置在无瘢痕的组织床上，并有肌肉组织保护。术后需要固定肘关节于屈曲 45°至少 2～3 周，以利于肌肉愈合。故在术后预防神经粘连及肘关节功能恢复上不及皮下前置术。优点：所有 5 个有可能卡压处均可减压；将神经置于非瘢痕的解剖间隙内；有效减低牵拉张力；外面有屈曲旋前肌群的保护，不易受外伤，对运动员尤其有益。禁忌证：肘部骨关节炎，骨折脱位后关节严重变形。缺点：手术复杂，剥离范围广，瘢痕形成较多。术后屈肘位固定易引起关节挛缩。

Gervasio 等[7]通过对 70 例严重肘管综合征的手术比较，得出肌下前置术与原位松解术在疗效上没有统计学差别。Davis 等[8]通过临床分析认为，经验丰富的手术医师行尺神经肌下前置术治疗肘管综合征安全有效。

虞聪等[9]认为尺神经前置术常见并发症如下：①前置的尺神经回到原位；②固定前置的神经筋膜条形成新的卡压；③远近端神经呈锐角走行形成扭曲；④神经在新的通道

产生瘢痕；⑤损伤尺侧腕屈肌的运动支；⑥新的神经床血运差；⑦神经内损伤，神经周围纤维化；⑧神经伴随血管损伤致神经缺血；⑨由于固定导致肘关节挛缩。

四、内窥镜辅助下肘管综合征手术治疗

内窥镜下尺神经松解术具有切口小、组织损伤少、术后活动早的优点，既能达到彻底松解，又能避免瘢痕形成和肘关节不稳，是一种创伤小、疗效可靠的治疗手段。此项技术由 Tsai 等[10] 率先开展，获得 87% 优良率。Tsai 介绍通过关节镜可以观察到尺神经的卡压点不局限于肘管，从上到下依次是：Struthers 弓、内侧肌间隔、Osborne 韧带、FCU 筋膜、指深屈肌、旋前肌腱膜。

笔者从 2008 年起运用内窥镜辅助下尺神经松解术治疗肘管综合征患者 200 余例，临床实践证实此项术式安全、有效、操作简单。近期的一项对 23 例患者的回顾性研究，病例收集时间为 2015 年 2 月—2016 年 1 月，随访时间：24～36 个月，病情分级采用 Dellon classification，疗效分析采用 Modified Bishop rating system，随访优良率为 87%（表1）。

表1　23 例患者的回顾性研究资料

Bishop 评分	Dellon Ⅰ型 (n=3)	Dellon Ⅱ型 (n=12)	Dellon Ⅲ型 (n=8)	占总比例百分比 (n=23)
优	3	9	4	69.60%
良		2	2	17.40%
中		1	1	8.70%
差			1	4.30%

（一）手术步骤

使用臂丛阻滞麻醉，于肱骨内上髁与耻骨鹰嘴间肘管行纵行切口，切开肘管韧带，分离尺神经，沿着切口向近端尺神经上腱膜组织进行钝性分离，采用扩张器打开隧道，插入内窥镜，使用剪刀剪开神经上腱膜组织，探钩游离尺神经，松解其周围组织与神经外膜。通过钝剥器分离松解范围可达肘上、肘下 10 cm。在内窥镜辅助松解尺神经后，再次检查尺神经在肘管 5 处可能卡压位点无卡压后，采用曲安奈德对尺神经进行外膜下局部封闭注射，充分止血后，缝合切口（必要时放置负压引流管 1 根），伤口辅料包扎，石膏托外固定肘部，屈肘 60° 左右（图 8～18）。

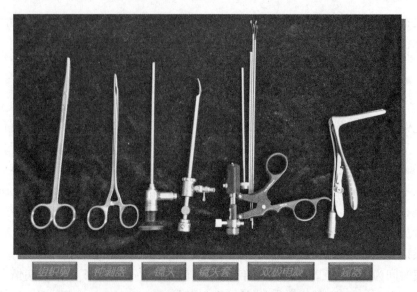

图 8　内窥镜辅助下尺神经松解术手术器械

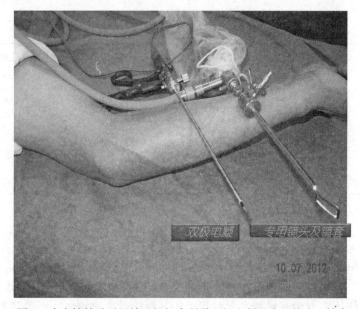

图 9　内窥镜辅助下尺神经松解术所需双极电凝及专用镜头、镜套

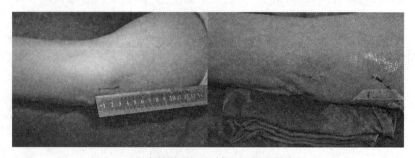

图 10　内窥镜辅助下尺神经松解术手术切口

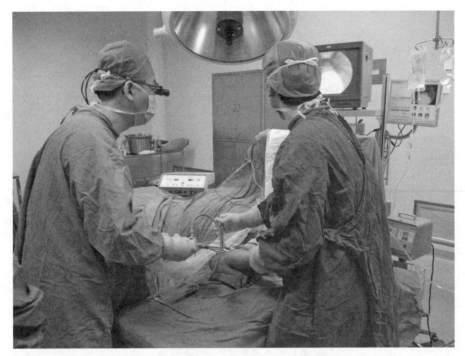

图11 术者与助手术中站位：术者站在患者腋侧，正对内窥镜显示器；助手站在患者肩侧

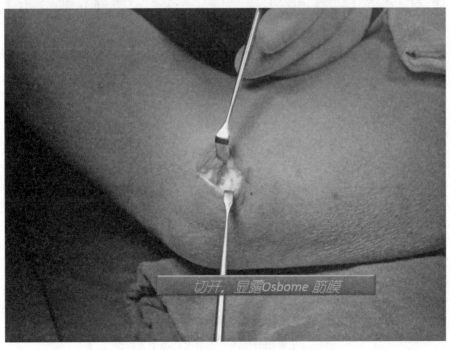

图12 手术步骤：切开，显露 Osbome 筋膜

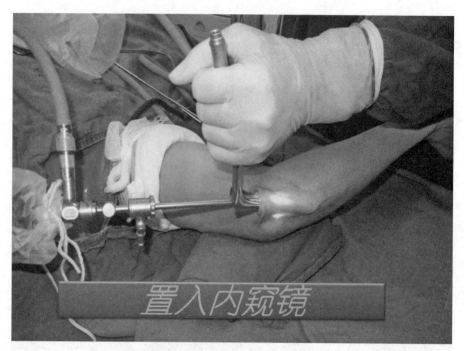

图 13　手术步骤：置入内窥镜

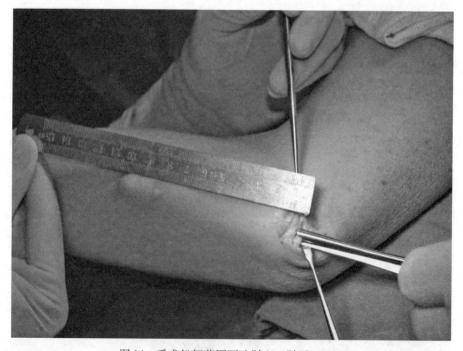

图 14　手术松解范围可达肘上、肘下 10 cm

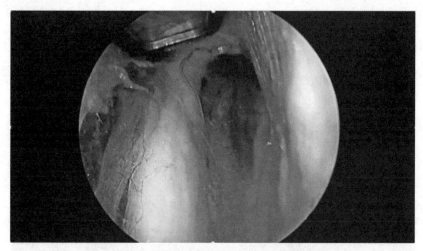

图 15　镜下清晰显示尺神经及其上营养血管

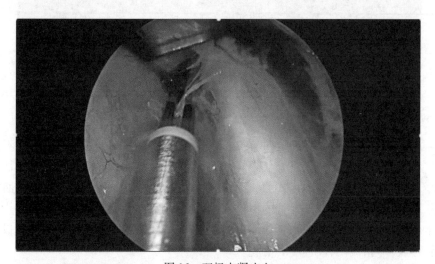

图 16　双极电凝止血

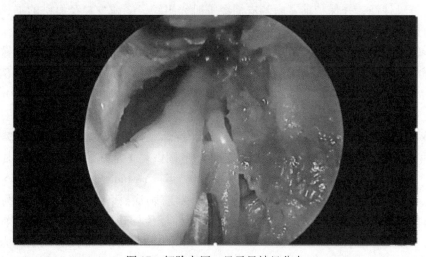

图 17　解除卡压，显示尺神经分支

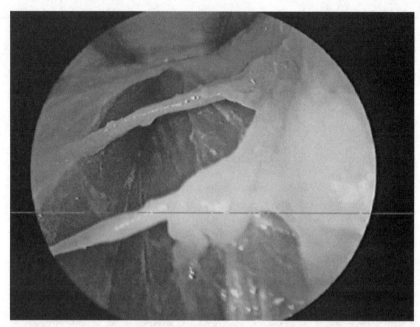

图 18　尺神经分支显示清晰,能有效减少神经损伤

(二) 本术式的特点

本术式切口是沿肘管作 1～2 cm 直切口,可避开前臂内侧皮神经的走行不易引起损伤。在直视下切开肘管,可充分显露尺侧腕屈肌二头之间的筋膜。在直视下切开尺神经向深部下降的狭窄入口是本术式的关键操作。尺神经的伴行血管在其后方,肌支从尺神经侧方发出;腕关节镜的外套管的沟槽向上,紧贴尺神经上方,因此,可防止损伤尺神经的伴行血管和分支。术中术者伸屈患者肘关节,如有尺神经滑脱可延长切口,改做尺神经前置数,同时解决尺神经的滑脱。

内镜辅助下尺神经松解优点[11-13]:①能充分显露尺神经,暴露神经长度较长。②有效松解尺神经,并保护前臂内侧皮神经等毗邻组织。③减少神经血供的损伤。④术式操作简单,瘢痕小,疗效确切。

内镜辅助下尺神经松解术最早研究来自于 1995 年 Tsu-Min Tsai 发表的内窥镜辅助下肘管松解的论文[14],他于 1993 年进行尸体研究和 26 例患者操作,无复发病例。1999 年,Tsu-Min Tsai 发表内窥镜辅助下肘管松解文章[10],76 例患者 85 肘,随访结果优 42%,良 45%,一般 11%,差 2%,无严重并发症,3 肘复发,认为该技术安全、可靠。2006 年,Hoffmannde 等[15]发表文章介绍其内镜下肘管原位松解细节。95% 患者手术当天症状改善,90% 患者术后 2 d 肘关节活动范围恢复正常(剩余 1 周内恢复正常),优良率 93.5%,其中重度患者优良率 89%。2009 年,Yoshida 等[16]的研究,35 例肘管综合征患者采用内镜辅助下手术,63% 的病例术前刺痛感消失。92% 的病例疼痛和 89% 的病例感觉障碍恢复正常,77% 的病例运动神经传导速度改善。16 例术前小指展肌肌力为 0、1、2 级,8 例恢复至 MMT 4 或 5。18 例中 7 例第 1 骨间背侧肌肌力恢复到 MMT 4 或 5,无并发症出现。2009 年,Watts 等[17]以患者主导的疗效评价对照研究。15

例开放松解手术和 19 例内镜下松解手术。结论：内窥镜下手术与开放手术效果相当，患者满意度近似，内窥镜下手术并发症少。2012 年，Dützmann 等[18]进行的对照研究，55 例开放松解手术和 59 例内镜下松解手术，得出结论：两组手术长期随访效果无差异，短期随访效果内镜组优于开放组。2016 年，Meta 分析比较开放松解与镜下松解，425 例开放手术，556 例镜下手术。结果：开放手术优良率 79.8%，并发症 12%，再次手术 2.8%[19]。镜下手术优良率 81.8%，并发症 9%，再次手术 1.6%。2016 年、2020 年两项 Meta 分析提示镜下手术与开放手术同样有效，术后并发症发生率相似，镜下松解是治疗肘管综合征的可靠方案[20-21]。2018 年，Spies 等[22]进行的对照研究，51 名内窥镜手术患者平均随访 82 个月，*patient-rated outcome parameters* 优良率 78%，镜下手术与开放手术同样有效，术后并发症更少。2018 年，Krejčí 等[23]对 45 名患者进行随机前瞻性对照研究，镜下 22 人，开放 23 人，Bishop 优良率 90%～96%，得出结论：两种方法结果满意度近似，镜下松解在减少瘢痕疼痛、瘢痕美学方面潜在优势。2019 年，Lucchina 等[24]超声随访镜下与开放松解术后尺神经截面积变化，镜下松解截面积缩减程度较开放手术好。两点辨别觉镜下较开放手术恢复好。

对于术后复发的研究，2010 年，Cobb 等[25]研究内窥镜下肘管松解复发率。复发定义：术后症状缓解，术后 3 个月以后症状重复出现。随访 104 例内镜下手术患者，1 例出现复发（0.96%），同期文献报道开放手术复发率 12.22%。

手术注意事项：避免损伤尺神经、前臂内侧皮神经、彻底止血。

禁忌证：肘管内占位引起的肘管综合征，如囊肿等；明显骨结构异常引起的肘管综合征，如肘外翻，骨质增生压迫。

内窥镜镜视下作尺神经松解术治疗肘管综合征，皮肤切口小，组织创伤轻，松解范围长，术后能早日恢复日常工作；方法简单，并且操作方便，效果好，是值得推广的安全有效的、治疗肘管综合征的微创手术方法。

参 考 文 献

[1] FILLPPI R, FARAG S, REISCH R, et al. Cubital tunnel syndrome. Treatment by decompression without transposition of ulnar nerve [J]. Minimally Invasive Neurosurgery, 2002, 45 (3): 164 – 168.

[2] NABHAN A, AHLHELM F, KELM J, et al. Simple decompression or subcutaneous anterior transposition of the ulnar nerve for cubital tunnel syndrome [J]. Journal of Hand Surgery (European Volume), 2005, 30 (5): 521 – 524.

[3] AMAKO M, NEMOTO K, KAWAGUCHI M, et al. Comparison between partial and minimal medial epicondylectomy combined with decompression for the treatment of cubital tunnel syndrome [J]. Journal of Hand Surgery (American Volume), 2000, 25 (6): 1043 – 1050.

[4] MUERMANS S, SMET L D. Partial medial epicondylectomy for cubital tunnel syndrome: Outcome and complications [J]. Journal of Shoulder and Elbow Surgery, 2002, 11 (3): 248 – 252.

[5] EFSTATHOPOULOS D G, THEMISTOCLEOUS G S, PAPAGELOPOULOS P J, et al. Outcome of partial medial epicondylectomy for cubital tunnel syndrome [J]. Clinical Orthopaedics and Related Research, 2006, 443: 134-139.

[6] KLEINMAN W B, BISHOP A T. Anterior intramuscular transposition of the ulnar nerve [J]. Journal of Hand Surgery (American Volume), 1989, 14 (6): 972-979.

[7] GERVASIO O, GAMBARDELLA G, ZACCONE C, et al. Simple decompression versus anterior submuscular transposition of the ulnar nerve in severe cubital tunnel syndrome: a prospective randomized study [J]. Neurosurgery, 2005, 56 (1): 108-117.

[8] DAVIS G A, BULLUSS K J. Submuscular transposition of the ulnar nerve: review of safety, efficacy and correlation with neurophysiological outcome [J]. Journal of Clinical Neuroscience, 2005, 12 (5): 524-528.

[9] 虞聪, 顾玉东. 对中重度肘管综合征治疗方式的探讨 [J]. 中华手外科杂志, 2000, 16 (3): 156-158.

[10] TSAI T. Cubital tunnel release with endoscopic assistance: results of a new technique [J]. Journal of Hand Surgery, 1999, 24 (1): 21-29.

[11] KARTHIK K, NANDA R, STOREY S, et al. Severe ulnar nerve entrapment at the elbow: functional outcome after minimally invasive in situ decompression [J]. Journal of Hand Surgery (European Volume), 2012, 37 (2): 115-122.

[12] KONISHIIKE T, NISHIDA K, OZAWA M, et al. Anterior transposition of the ulnar nerve with endoscopic assistance [J]. Journal of Hand Surgery (European Volume), 2011, 36 (2): 126-129.

[13] LEQUINT T, NAITO K, AWADA T, et al. Ulnar nerve transposition using a mini-invasive approach: Case series of 30 patients [J]. Journal of Hand Surgery (European Volume), 2013, 38 (5): 468-473.

[14] TSURUTA T, SYED A, TSAI T M. A new operative technique: cubital tunnel decompression with endoscopic assistance [J]. Hand Clinics, 1995, 11 (1): 71-80.

[15] HOFFMANN R, SIEMIONOW M. The endoscopic management of cubital tunnel syndrome [J]. Journal of Hand Surgery (European Volume), 2006, 31 (1): 23-29.

[16] YOSHIDA A, OKUTSU I, HAMANAKA I. Endoscopic anatomical nerve observation and minimally invasive management of cubital tunnel syndrome [J]. Journal of Hand Surgery (European Volume), 2009, 34 (1): 115-120.

[17] WATTS A C, BAIN G I. Patient-rated outcome of ulnar nerve decompression: a comparison of endoscopic and open in situ decompression [J]. Journal of Hand Surgery (American Volume), 2009, 34 (8): 1492-1498.

[18] DÜTZMANN S, MARTIN K D, SOBOTTKA S, et al. Open vs retractor-endoscopic in situ decompression of the ulnar nerve in cubital tunnel syndrome [J]. Neurosurgery, 2013, 72 (4): 605-616.

[19] ALDEKHAYEL S, GOVSHIEVICH A, LEE J, et al. Endoscopic versus open cubital tunnel release [J]. Hand (N Y), 2016, 11 (1): 36-44.

[20] REN Y M, ZHOU X H, QIAO H Y, et al. Open versus endoscopic in situ decompression in cubital tunnel syndrome: A systematic review and meta-analysis [J]. International Journal of Surgery, 2016, 35: 104-110.

[21] BYVALTSEV V A, STEPANOV I A, KERIMBAYEV T T. A systematic review and meta-analysis comparing open versus endoscopic in situ decompression for the treatment of cubital tunnel syndrome [J]. Acta Neurologica Belgica, 2020, 120 (1): 1-8.

[22] SPIES C K, SCHÄFER M, LANGER M F, et al. Functional outcome after endoscopic assisted release of the ulnar nerve for cubital tunnel syndrome: mid-to-long term results [J]. International Orthopaedics, 2018, 42 (6): 1331-1337.

[23] KREJČÍ T, VEČEŘA Z, KREJČÍ O, et al. Comparing endoscopic and open decompression of the ulnar nerve in cubital tunnel syndrome: a prospective randomized study [J]. Acta Neurochirurgica, 2018, 160 (10): 2011-2017.

[24] LUCCHINA S, FUSETTI C, GUIDI M. Sonographic follow-up of patients with cubital tunnel syndrome undergoing in situ open neurolysis or endoscopic release: the spectre study [J]. Hand, 2019: 1558944719857816.

[25] COBB T K, STERBANK P T, LEMKE J H. Endoscopic cubital tunnel recurrence rates [J]. Hand, 2010, 5 (2): 179-183.

肘管综合征术式选择与手术要点

丛 锐

西安空军军医大学第一附属医院手外科

  肘管综合征是上肢仅次于腕管综合征的第二大常见神经卡压综合征，年发病率约为20.9例/10万人，其中男性大约25.0例/10万人，女性大约19.0例/10万人，男性高发；肥胖者、糖尿病患者和患甲状腺疾病者的发病率也较高[1]。肘部的骨性关节炎、陈旧骨折畸形愈合、肘外翻、肘部囊肿、尺神经反复滑脱、内上髁肥大等因素，都会造成肘部尺神经行走管道的狭窄，在肘关节屈伸时对尺神经造成牵拉或摩擦，磨损尺神经，形成肘管综合征。从机理上说，尺神经的卡压分静态卡压和动态卡压；所谓的静态卡压是指肘部的纤维束、骨增生、脱位、囊肿等占位病变对尺神经产生的直接压迫，而动态卡压是指在已有静态卡压基础上，由于肘关节屈伸产生尺神经滑动，导致尺神经压迫的进一步加重。Mahan等[2]研究发现，正常肘关节屈伸情况下，尺神经在关节区有20%拉伸应变，非关节区是10%，关节区神经向远端滑移距离是1.2 cm；当尺神经静态卡压固定后，肘关节屈伸时这种拉伸应变将急剧上升到50%以上，叠加效应使尺神经卡压进一步加重；这种效应就好比用锯子锯木头，只把锯子放到木头上是不会锯断木头的，当锯子反复活动（肘关节屈伸），就很容易把木头锯断的道理类似。

  目前，肘管综合征的手术方式主要有三种：原位减压术、内上髁切除术、肌下/肌间/皮下前移术。如果以一辆轿车在山间道路上行驶遇到塌方，一块大石头挡住了道路，轿车如何通过来比作手术的话，三种术式分别对应的是：不考虑移动大石头的问题，把余下的道路适当清理拓宽通过，就是原位松解术；如果把大石头彻底推下山清除，恢复道路通行，就是内上髁切除术；这条路不适合走了，另外开辟一条新道路通过，就是神经前移术。这三种术式从机理上看，都解决了尺神经静态卡压问题（车都通过了），但是只有内上髁切除术和尺神经前移手术同时还解决了动态卡压问题（走捷径或搬开大石头），因此，三种术式因为原理不同，所针对的手术适应证也不同，在手术设计时要根据患者具体发病情况采用不同的手术方式。研究表明，尺神经在肘部有5处可能的卡压部位，手术中必须注意解除，分别是Osborne筋膜、肱骨内上髁、Struthers腱弓、尺侧屈腕肌入口、屈肌总腱膜，其中Osborne筋膜、肱骨内上髁、Struthers腱弓是造成尺神经受压的主要原因素，尺侧屈腕肌入口、屈肌总腱膜是做尺神经前移手术才容易出现的潜在卡压点，这5处卡压点分布在肘关节以肱骨内上髁为中心上下7 cm，总长大约14 cm的范围内。因此，无论采用何种术式，从解除尺神经压迫角度讲，要达到这个松解范围。手术的切口长度，没有一个具体标准，不熟练的医生，建议大切口，显露清晰；对于训练良好的熟练医生，在更小的切口范围内完成卡压的解除，或者两个小切口完成，都是可以接受的；在这方面，未来腔镜系统应该有更好的发展潜力。

下面谈谈三种术式的特点：

第一种术式是原位松解术，因为不牵涉到尺神经的前移，所以主要解除 Osborne 筋膜、Struthers 腱弓这些软组织因素，对尺神经产生的压迫；采用这一术式时，要具体分析产生卡压的原因是什么，做到定位精确，定点解除压迫；Krogue 等[3]报道了 231 例原位减压病例，44 例进行了翻修，翻修率 19%，翻修病例和适应证选择不当有直接关系，因此，提出采用原位减压术，要严格适应证，有骨折史和尺神经卡压非常严重的病例要尽量避免这种术式；Song 等[4]报告了 39 例原位减压病例效果良好，只有 1 例因为症状持续加重而再次手术前移尺神经。因此，尺神经原位减压手术只要规范了合适的手术适应证，就可以取得良好的手术效果。一般来说，年轻患者用得多一些，肘部骨性关节炎患者要避免这个术式。

第二种术式是肘部肱骨内上髁切除术，这是很有价值的术式，但国内手外科医生对它了解比较少。肱骨内上髁切除术可以全方位对肘部尺神经压迫进行减压，并且把对神经供血血管、肘关节稳定性、尺神经的肘关节支的影响降到最小；为了避免内上髁切除可能产生的并发症，Kim 等[5]发现内上髁部分切除同样可以取得好的结果；一般比较瘦的人、皮下脂肪薄、糖尿病等有血管病变的患者、肘部骨性关节炎增生不是很重，骨赘易于清除的患者、尺神经滑脱患者，采用这种术式比较好。需要注意的是，对上述适应证的判断非常重要，这要取决于医生的经验和手术技巧，因为这些因素处理不当，很容易成为复发的因素，这也是很多医生不喜欢采用这个术式的原因，他们选择直接移位尺神经，避开这些因素。

第三种术式是尺神经减压移位术，这个术式我国手外科医生经常使用，但由于对这一术式的设计原理理解不深刻，临床出现很多问题，在这一最不需要翻修的术式下，产生了很多的需要翻修病例。尺神经减压移位术的适应证主要是：肘部骨性关节炎患者，尤其是肘关节有大量的骨赘增生，不容易彻底去除，或去除后很容易再出现；还有肘部有占位性病变，比如说肘部骨性关节炎所产生的囊肿、局部肿瘤等；肘外翻明显的患者，由于肘外翻，对尺神经产生了比较大的张力，进行神经移位可以解除这样的因素；肘关节陈旧性损伤，畸形愈合的患者，陈旧性骨折造成了尺神经通路上问题，将尺神经从这里面松解出来，重建一条新的一些道路可以有效地防止它的复发。还有其他顾虑等也可以采用这个术式，比如说对复发不容易接受的患者，正确采用这一术式，可以最大限度地避免复发。关于尺神经前置手术，我们西京医院手外科归纳了下述 7 条需要引起注意的手术技术要点。

（1）显露并保护前臂内侧皮神经：手术切口跨越前臂内侧皮神经的走行范围，且神经多位于皮下脂肪深层该神经在肘关节内上髁上下 6 cm 的范围内分出 1～3 支，近端分支在肱骨内上髁上平均 1.8 cm，远端分支在肱骨内上髁下平均 3.1 cm。

（2）显露尺神经，解除 5 个潜在的卡压点压迫；Osborne 筋膜、肱骨内上髁、Struthers 腱弓的切开一般医生不会遗漏，尺侧屈腕肌入口在肱骨内上髁下 1.5 cm 左右的位置，有的医生虽然对这一解剖结构不是很熟悉，但是顺着尺神经向下松解的过程中，往往也就切开了，不容易遗漏；屈肌总腱膜是一层致密的白色半透明纤维隔，从肘部延伸到前臂中段，越靠近段越致密，是很容易遗漏的解剖结构。正确的技术要点是，屈肌总腱膜切开范围不能少于7 cm，并且在尺神经前移测试时，尺神经尺侧腕屈肌肌支的游离长度要有3 cm长，才能保障前移后这一肌支不会过度牵拉。

（3）在肘上切除内侧肌间隔：这一操作很简单，但很多医生容易遗漏。

（4）保护尺神经供血动、静脉，前置尺神经：这一操作的技术要点是，要将尺神经，连同带供血血管的筋膜一并前移，筋膜中没有血管分布的地方可以剪开。

（5）制作前臂屈肌表面肌膜瓣。

（6）尺侧腕屈肌起点"Z"字延长，尺神经在该部位是肌下移位。

（7）移位后尺神经一定要在屈伸肘关节下测试，不能有折曲、成角、局部压迫。

以上是我们在做尺神经前移术时的主要技术心得，我们发现，对于不经常做这个手术的医生，手术切口的偏小、偏后、偏上等很多的因素都容易造成尺神经未能充分松解前移，产生医源性的尺神经卡压，导致术后症状加重，所以在尺神经前置过程当中，盲目的前移，比不前移更加可怕。因此，一个医生如果没有接受良好的培训，进行尺神经的前移手术，事实上风险是非常大的；我曾接诊过1例基层医院手术的肘管综合征患者，术后出现了严重的区域性神经病理性疼痛，严重影响生活、做家务，根本不能工作，睡眠质量极差，长时间的折磨使她出现精神症状，成为了周围人眼中的怪人，所以对于肘管综合征手术，要高度重视手术细节的把握，周围神经手术属于软组织手术，术后都会和周围组织产生瘢痕粘连，影响再次手术显露，最终影响手术效果，所以务必一次手术成功。

综上所述，肘管综合征是我们手外科临床上常见的疾病，手术治疗时，要掌握不同术式的原理和适应证，在不同术式之间，扬长避短，兴利除弊，精准解除压迫，恢复神经功能。关于手术切口，不熟练的医生可以先做大切口，熟练以后可以进行小切口手术，只要把压迫所有因素去除，防范形成新的医源性卡压，都会取得好的手术效果。

最后，我们建议肘管综合征手术要由有丰富经验的医生做手术，要有50台的手术经历后主刀，才可保证手术质量。第二就是要由手术技术好的医生来进行操作，因为这类型的手术，如果一旦留下后患，第二次手术就会面对很多困难。第三就是要严格把握手术适应证，做到精准治疗。

参 考 文 献

[1] LATINOVIC R, GULLIFORD M C, HUGHES R A. Incidence of common compressive neuropathies in primary care [J]. Journal of Neurology Neurosurgery and Psychiatry, 2006, 77 (2): 263-265.

[2] MAHAN M A, VAZ K M, WEINGARTEN D, et al. Altered ulnar nerve kinematic behavior in a cadaver model of entrapment [J]. Neurosurgery, 2015, 76 (6): 747-755.

[3] KROGUE J D, ALEEM A W, OSEI D A, et al. Predictors of surgical revision after in situ decompression of the ulnar nerve [J]. Journal of Shoulder and Elbow Surgery, 2015, 24 (4): 634-639.

[4] SONG J W, WALJEE J F, BURNS P B, et al. An outcome study for ulnar neuropathy at the elbow: A multicenter study by the surgery for ulnar nerve (SUN) study group [J]. Neurosurgery, 2013, 72 (6): 971-981.

[5] KIM K W, LEE H J, RHEE S H, et al. Minimal epicondylectomy improves neurologic deficits in moderate to severe cubital tunnel syndrome [J]. Clinical Orthopaedics and Related Research, 2012, 470 (5): 1405-1413.

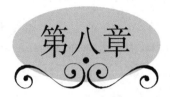

第八章

显微外科科研与杂志导读

临床医生在"医工结合研究课题"中对需求与边界的把控

刘小林　闫立伟

中山大学附属第一医院、广东省软组织生物制造工程实验室
广东省周围神经组织工程技术研究中心

"不管黑猫白猫,能捉老鼠的就是好猫",这句话非常适合用于作为"医工结合型研究课题"的指导思想。临床医生最关心的是如何为患者解决病痛,并不是专注于什么技术、什么装备和什么材料。当然,这些也不是临床医生的特长。近30年来,随着再生医学成为未来医学发展战略方向的大背景下,组织工程这门学科应运而生,并迅速被临床医生青睐。社会各界投入了大量的人力和物力,在各方面也颇有建树。然而,在嗷嗷待哺的临床面前,这些似乎还是解不了"近渴"的"远水"。这一问题使学术界意识到临床转化的重要性与迫切性,故呼唤"转化"的声音日益增加,并开始落实于规则的制定策略中。

"没有创新的研究等于瞎搞!没有转化的研究等于白搞!——摘自诺贝尔奖评选主席的话。""医工结合性质的临床转化研究"是一个团队工程,为了不瞎搞、白搞,我认为,"把控需求边界"是我们临床医生在这个团队内的作用。怎么样去理解"把控需求边界"这个名词?为了解决临床中面临的某一问题,理工类技术在生物医用材料领域的重要性毋庸置疑,到具体问题时需求涉及多团队的有效合作。这个时候如果没有提出准确的目标,那么整个团队将无法集中力量,犹如一盘散沙。为此,临床医生在此团队中的作用应主要理解为:根据各种临床因素和医生本身的临床经验、医学知识背景,在请教并获得简单的计算机技术、现代工艺与材料技术的特点和限制性知识后,确定解决问题的技术路线和采用的技术水平,找出其最大公约数,确定所需解决的临床问题的层次与适应范围,形成可持续改进的1.0版本。从这个意义讲,是需求提出者,技术边界把控者。整个团队紧紧围绕需求,不达目的不罢休!当然,副产品为顺手之劳,不是目的,不要喧宾夺主。这个时候需要通俗易懂的沟通方式将所需解决的临床问题所蕴含的医学原理告诉工科研究同伴。并准确评估工科研究同伴提供的技术路线与技术参数的可行性与解决问题的实际程度。

临床医生在"医工结合型研究课题"中具有不可取代的优势:①能准确理解临床问题的实质(医学背景知识与临床经验);②能准确评估所解决临床问题的意义;③能客观把握非技术内涵的人文及社会对解决此问题的技术途径的可接受程度(经济、成本);④是否能达到解决临床问题的要求把握准确;⑤在解决这一临床问题的创新逻辑

思维中对技术路线的选择,临床医生的感觉也很重要;⑥解决某一临床问题的可转化产品的市场与学术效益也只有临床医生的评估最为客观。当然,因为没有从事工程类研究的经验,临床医生的劣势也必然会凸显出来,如:①并不清楚现代计算机技术、工程技术、材料技术的发展水平、思维逻辑、难度与成本评估,尤其在中国式医学教育背景下的医生;②临床医生无法想象也无法提出究竟应该使用何种技术手段来达到解决所需临床问题的目的,唯一的可能性是与团队内其他专业技术人员讨论分析来了解所可能的采用技术手段是否能解决的所需解决的临床问题,从这个意义上来说,临床医生只能确定技术的边界;③临床医生更无可能去直接参与有关计算机技术、工程技术、材料学领域的技术路线的实施,准确地说,其作用主要在于问题的提出以及问题解决与否的评估。当然,其中间技术过程是否符合生物医学的规律也只是提出建议的。

我们临床医生还需要认识到:医学背景知识与经验的局限性、现代医学知识体系的局限性和生命科学奥秘与探索的无止境性。根据多年在"医工结合型研究课题"中的经验,我们总结了《周围神经缺损修复材料的生物制造与临床评估》一书。其中"工程解剖学"和"工程生理学"系统学科的提出,充分说明了我们医生在"把控需求边界"中的重要性和生命科学的复杂性。任何复制生命现象的努力注定都会十分艰难的。我们应该"时刻不忘 100 分不可能!60 分才是目标!临床问题的解决,多数情况下,需多少代人前赴后继的努力!"。

为了从分数说明医生在"医工结合型研究课题"中"把控需求边界"的重要性,我们以"生物制造神经缺损修复材料"的医工结合型研究课题为例,试图解释边界把控意义。

临床问题的提出:我国周围神经损伤及功能障碍患者数量接近 2 000 万,每年递增 200 万例,患者治疗费用及对家庭、社会造成的间接损失,累计达数百亿元[1]。目前治疗长段周围神经损伤的金标准依然是自体神经移植,但不可避免会造成供体神经支配区域的损伤和取材区的手术瘢痕,因此,迫切需求合适的人工神经替代。本课题组前期已开发出具有保留部分天然神经细胞外基质(extracellular matrix,ECM)三维微结构的同种异体去细胞神经移植物"神桥™",并在临床上修复神经缺损取得了一定的效果[3]。但对于长段缺损的修复仍然面临挑战。分析其原因主要包含:①保留了适合于神经再生的宏观与微纳结构,但大多促进神经再生的营养成分被除去(血供、营养因子等);②力学支撑作用在粗大长段神经缺损修复中不足;③不能精确匹配等。

医工结合型研究课题的总体思路:需要解决临床长段周围神经缺损修复难题,达到结构/功能双重仿生,营造神经再生微环境促进神经有效再生和使用先进的生物 3D 打印技术。其中需要计算机科学技术"模拟出多级结构仿生神经数字化模型",材料科学技术"合成出促神经再生特定功能生物墨水"和机械工程科学技术"构建可以实现打印的 3D 生物打印机"的多学科交叉融合,缺一不可。以上研究内容看似容易,却难以实现。主要的原因就是缺少对边界的把控,计算机科学专注于高精度模型的建立,材料科学专注于新型墨水的研发和机械工程科学专注于高端装备的组建。而现实就是无法解决临床问题,"远水"成为永远的"远水"。此时,临床医生的"把控需求边界"尤为重要,要在"医工结合型研究课题"中保持清晰的思路,以解决临床问题为出发点。

到具体的技术路线实施过程中，我们临床医生如何把控边界。以我们课题为例，"结构与神经再生微环境的双重仿生制造"成为新一代神经缺损修复材料的主要研究方向（图1）。根据"工程解剖学"和"工程生理学"系统概念和神桥修复长段缺损的不足点，我们在"可供3D打印的仿生周围神经移植物数学模型"研究上首要思考的问题就是：如何认识周围神经的内部结构？结构仿生的基础是什么？神经的微结构究竟有什么特点，使之能产生上述所描述的纷繁复杂的临床现象？计算机与数学科学的技术支持是实现周围神经结构分析与3D打印数学模型建立的必要基础。那么，下游生物制造技术限制与计算机数据分析的最大公约数在哪？周围神经微结构的研究，既要为下游现代生物制造提供方向又要迁就现有技术水准的限制。

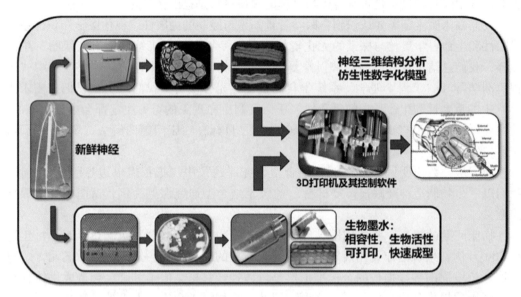

图1　整体技术路线

经典的周围结构基础技术主要来源于局部解剖学和组织学。但仅停留在肉眼水平，即便是组织学方法到了非肉眼的细胞水平，但也是静态的、固定的、失真的。感谢前辈们将这些零散的观察和积累形成构效理论体系，并通过一系列的图示来使其直观化。然而这些研究为孤立的断面，缺乏连续性，根据二维图像来想象其空间关系或结构，具有较大的主观性。更无法为我们今天的生物制造提供结构学模板（非工程解剖学的数据）。近年来，新兴医学影像学技术microCT/MR的新进展为探索软组织微结构高精度成像带来了突破性的新思路。尽管如此，对于周围神经内部微结构的三维成像都面临着低对比度的问题。本团队前期开发一套应用"碘剂联合冷冻干燥法"预处理周围神经标本，获取高精度/高对比度的二维microCT图像，并通过自主研发的"ResNetH3D-Unet Deep-learning network"算法快速地分割和重建（图2）。该处理周围神经获取神经束三维拓扑结构的方法在2018年获得美国发明专利授权。申请人前期同样通过添加对比剂的方式，应用microMR快速地获取神经束的三维拓扑结构。

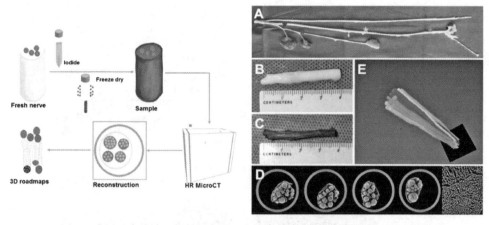

图 2　碘剂联合冷冻干燥（IFD）法获取高精度/高对比度的 MicroCT 图像

如何应用周围神经高精度的三维重建数据？可否成为进行 3D 打印的驱动指令（图 3）？根据现有的 3D 打印技术条件，我们的答案是不能的！临床医生不应仅仅满足于计算机所带来的酷炫的可视化效果，也不应误入钻研软件、钻研算法的偏路。随时反思应用计算机技术所要解决的科学问题是什么？这就是临床医生在"医工结合型研究课题"中"把控需求边界"的重要性。

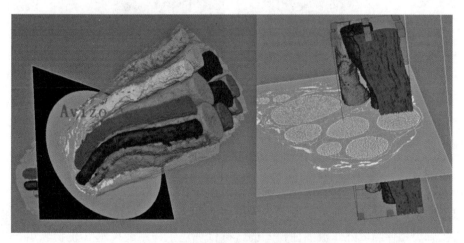

图 3　周围神经束三维重建数字化模型

然而，我们可以在获取周围神经内部三维结构信息的基础上，进行工程解剖学分区（图 4）。这样的划分将更有利于下一步仿生结构的设计，以便区分其与解剖学定义的区别和体现出我们研究微结构与功能之间存在的关系。这种结构单元的提取，在现有生物制造技术限制前提下，生物制造所需提取的周围神经微结构特征浮现（图 5）。

根据周围神经微结构特征，提出周围神经再生修复的理论假设："水流灌注"学说，此学说有可能揭示周围神经再生纤维的方向控制与神经微结构的相关性。"水流灌注"学说同时可能解释我们临床中常见的一些困惑，端侧吻合的可能性？转位重塑的结构基础？框架结构与神经再生与成熟的重要关联性？小间隙与再生室概念的关系？再生

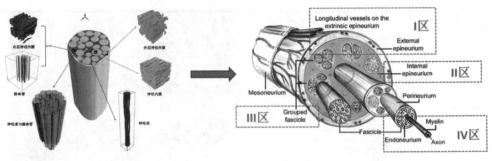

图 4　周围神经工程解剖学分区

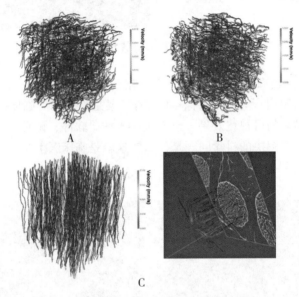

图 5　神经内膜 3 个方向上的渗透性（permeability）
A. X 轴的渗透性；B. Y 轴的渗透性；C. Z 轴的渗透性，说明神经内膜具有高连通性和轴向定向流动的特征

轴芽放大性倍增效应的构效可能性？神经缺损修复材料结构构成的理论依据？

以上的发现，使我们研究的困惑可能出现了突破。含有神经微结构特征元素和符合神经再生轴突延伸与成熟水流灌注模式的，符合现代生物制造技术（生物软组织 3D 打印）技术限制条件的，可形成软组织 3D 打印驱动指令的数学模型已初步成功。现代的生物制造技术无法复制我们研究的结构，所以，我们只能提取结构间的规律和有特征性的参数来进行大致上的仿生制造。根据仿生生物制造的需要和其功能分布的特征，我们提出了对神经进行功能分区和分别进行制造组合的建议。对三维重建的分析和观察，我们发现周围神经内部结构具有三大特点：①高孔隙率；②低液体阻力；③低密度。我们在根据结构特点和神经再生的规律，推测周围神经再生有可能是遵循一种水流灌注模式，因而形成了周围神经再生"水流灌注"理论假说体系。

在本研究中临床医生应起到的作用：①明确研究方向：周围神经结构研究及 3D 打印数学模型构建；②专业知识准确判定深度学习分割模型中不同区域的图像分割；③在周围神经微结构分析方法确立的前提下进行科学的实验分组；④在海量实验数据中提

取、总结规律;⑤同下游生物制造进行拟合,迁就现有技术局限性的同时体现研究的科学性与创新性;⑥多学科交叉融合是高质量科学研究的必须;⑦临床医生的优势在于准确提出技术需求,提供高质量原始数据,同时对临床问题的解决与否具有话语权;⑧掌握必要的交流语言,有利于高效率明确需求;⑨始终以科学问题为导向,明确研究目的,不盲目追求理解技术细节,不盲目追求刺激的视觉效果,充分发挥专业学科的优势,临床医生要把握技术的需求边界。

本文的最后寄语:①沉醉于所希望解决的临床问题,不一定要追风赶热点,要耐得住寂寞,由简单到复杂,持续努力,有志者事竟成。②短期效益(或许为无奈)与科研的潜规则,为临床转化研究负面能量。也不能怨天尤人,或许这也是成本。③一个合成团队项目,必须在实践中形成灵魂人物,学术研究讨论可百花齐放,但拍板决策不能众说纷纭;灵魂人物不但需要学术上的微观洞察力,更需要宏观的责任能力和团队利益链平衡能力!

参 考 文 献

[1] RAY W Z, MACKINNON S E. Management of nerve gaps: Autografts, allografts, nerve transfers, and end-to-side neurorrhaphy [J]. Experimental Neurology, 2010, 223 (1): 77-85.

[2] CHEN S, DU Z, ZOU J, et al. Promoting neurite growth and Schwann cell migration by harnessing decellularized nerve matrix onto nanofibrous guidance [J]. ACS Applied Materials & Interfaces, 2019, 11 (19): 17167-17176.

[3] LI L, YANG JT, QIN BG, et al. Analysis of human acellular nerve allograft combined with contralateral C7 nerve root transfer for restoration of shoulder abduction and elbow flexion in brachial plexus injury: a mean 4-year follow-up [J]. Journal of Neurosurgery, 2019, 26: 1-11.

[4] QI J, WANG WY, ZHONG YC, et al. Three-dimensional visualization of the functional fascicular groups of a long-segment peripheral nerve [J]. Neural Regeneration Research, 2018, 13 (8): 1465-1470.

[5] YAN LW, GUO YZ, QI J, et al. Lodine and freeze-drying enhanced high-resolution MicroCT imaging for reconstructing 3D intraneural topography of human peripheral nerve fascicles [J]. Journal of Neuroscience Methods, 2017, 287: 58-67.

[6] YAN LW, LIU SL, QI J, et al. Three-dimensional reconstruction of internal fascicles and microvascular structures of human peripheral nerves [J]. Communications in Numerical Methods in Engineering, 2019, 35 (10): e3245.1-e3245.13.

[7] YAO Z, YAN L W, WANG T, et al. A rapid micro-magnetic resonance imaging scanning for three-dimensional reconstruction of peripheral nerve fascicles [J]. Neural Regeneration Research, 2018, 13 (11): 1953-1960.

临床医生成功申报科学基金的几个要点

邹学农[1]　陈珺[1]　邹立津[2]

1. 中山大学附属第一医院骨科、广东省骨科学重点实验室
2. 南昌大学一附院烧伤科

临床医生如何在繁忙的临床工作之余，通过系统地总结各自专业领域的临床实践经验，发现所关注的重要疾病有哪些需要迫切解决的瓶颈，结合自己的研究基础成功申报各级科学基金，提升自己的科学研究水平，以期为临床实践中的疑难问题找出解决方法。下面简要介绍如何成功申报科学基金的几个要点。

一、选题新颖是关键

首先，作为临床医生无论是哪个临床专业领域，选题一定要选择是一个该专业领域关注的重要疾病，从自己对临床专业领域的理解着手，对本专业保持足够的兴趣，在临床实践中对未知事物充满着好奇心和灵感，从而发现目前有什么尚未解决、且需要迫切解决的重要临床问题。其次，查找近 1～2 年的最新文献（IF＞10 分），也可以适当放宽年限，大量阅读文献，结合自己的研究基础，全面了解该疾病有哪些需要迫切解决的瓶颈、研究方向和前沿热点。最后，确定选题的研究意义以及可能的应用前景。

科研选题的策略：注重临床日常工作，有些看似平常的细节或者现象，潜藏着急需我们去探索与发现的内在规律，临床医生也需要遵循科研选题的一般策略。灵感的来源是多元的，临床实践、文献资料、学术会议等都有可能获得选题灵感的机会。例如：①从临床实践问题中选；②从学科交叉发展中选；③从学科特点中选；④从研究成果延伸中选；⑤从项目来源中选；⑥从文献资料中选。

科研选题的原则：科研选题就是选择、确定和形成所要研究和解决的具体"科技问题"，是整个科研工作带有方向性的关键决策，寻找潜在的且有价值和必要去研究或开发的待认识客体及对象事物，从战略上选择科学研究的主攻方向。包括以下四方面：①创新性原则，创新是科学研究的灵魂，课题本身必须具有新颖性、先进性，其学术水平应有所提高，以推动某一学科向前发展，即价值原则；②需要性原则，选题方向应尽量选择意义重大或迫切需要解决的关键问题立题，要面向实际，着眼于社会需要，讲求社会效益；③可行性原则，指我们对自己选出的课题能否如期完成的把握程度。科学研究允许失败，也不可能没有失败，但列入计划的课题失败了，这个科研计划不仅失去了意义，而且会带来不应有的浪费和损失；④合理性原则是指选题不但具有实用价值，确

实可行,而且还要看课题本身是否合理,即科学原则。具体来讲,选题应注重:①实际贡献原则——解决科学或技术问题;②多方合作原则——跨学科、跨行业合作;③越做越宽原则——避免越做越窄的方向;④可行可及原则——科学可行和现实可及;⑤持之以恒原则——坚持长期稳定的方向。

示例:重要临床问题。

腰椎间盘退变性疾病是下腰痛的主要原因,在现代社会极为常见,80%的人一生中曾经历过下腰痛,是成人劳动力丧失的第三位原因。全球每年有570多万人被诊断患有此病,其中以45～64岁之间发病率最高(4.6/100人),且随年龄增长有明显上升的趋势,造成了沉重的社会负担。我国人口众多老龄化逐年增加,重视此病的研究将具有十分重要的经济和战略意义。

腰椎间盘退变性疾病根本病理基础是椎间盘退变及其继发脊髓、神经根损害。临床上主要采取保守治疗如理疗、按摩、牵引、口服止痛药物等,但疗效不确切。止痛药常伴随消化道不良反应,甚至导致心血管并发症。10%～20%的患者需手术摘除退变的髓核,由于无可靠的修复技术,常继发脊柱不稳、椎管狭窄、退行性小关节炎等病变。脊柱融合可维持脊柱节段稳定性,但可发生植入物失败、供骨区并发症,以及相邻节段椎间盘退变。人工椎间盘置换虽近期效果较好[1-3],而长期结果并不肯定[4-5]。上述治疗仅以减轻症状为目的,无法恢复和保持椎间关节的正常结构与生理功能,从而不能从根本上阻止或逆转椎间盘退变。因此,寻求阻止或逆转椎间盘退变的病理进程、促进椎间盘再生的治疗方法,以恢复脊柱结构和生理完整性,具有重要的学术价值和临床意义。

二、重要的科学问题

科学问题的提出与描述:在阅读文献的基础上,充分理解国内外学者对该重要临床问题的研究现状以及今后的发展趋势。因此,从所选题中面临的临床问题出发,立足于自身团队研究已取得的成果,总结、肯定他人和自己的前期研究成果,同时符合当前国内外先进的科研发展方向,凝练出所选题中的重要科学问题,以及解决这一问题的科学和临床意义。与此同时,从科学问题的来由出发,全面分析本项目拟解决的关键科学问题需要突破的重点或技术难点。也即结合他人的研究成果和自己的研究基础,描述重要科学问题中哪几个方面需要重点突破及其创新性,并提出合理的解决方法和手段与研究思路。

示例:拟解决关键科学问题的重点或难点。

传统的手术治疗可导致脊柱生物力学和结构紊乱,人工椎间盘髓核假体能有效恢复正常椎间盘的生物力学功能。但目前临床所用髓核假体材料不那么理想,难以维持长期疗效。

设计可注射性原位交联人工髓核仿生材料并赋予高生物响应特性,既可补充退变椎间盘内的细胞数量,又能恢复椎间盘粘弹性功能,还能调节椎间盘基质代谢平衡,是本项目拟解决的首要的关键问题。

首先,设计髓核组织类似成分的人工髓核材料,如细胞外基质大分子透明质酸与Ⅱ

型胶原，这些分子不仅具有良好的生物相容性，可直接替代退变髓核组织，同时又对椎间盘细胞有一定的生物学作用。

其次，将人工髓核材料结合椎间盘基质合成代谢的因子如生长因子，可促进退变椎间盘的修复。但由于生长因子半衰期较短，难以维持长期效果，制备纳米颗粒缓释生长因子可能将解决实际应用的问题。

最后，将人工髓核材料结合椎间盘髓核细胞，最简便的方法就是直接补充椎间盘细胞，但髓核细胞的数量有限，难以大规模临床应用。骨髓 MSCs 是一种具有多向分化潜能的干细胞，可以根据所处的环境而向某个方向分化，如果将 MSCs 移植到髓核中，使 MSCs 具有髓核细胞的表型，即可改变退变椎间盘的生物学性质。

因此，如何调控 MSCs 向髓核细胞分化并接近髓核细胞表型，确定 MSCs 向髓核细胞分化的最佳微环境条件，鉴定 MSCs 向髓核细胞表型的特异性标记蛋白，是本项目需要解决的主要问题。

三、合理的科学假说

科学假说（hypothesis）是科学工作者根据已知的科学事实和科学理论，将认识从已知推向未知，对研究的自然现象及其规律性提出的假定性说明和推测，是科学发展的一种重要形式。作为科学假说有一个必要条件，那就是原则上的可检验性，即可以立足于已有的科学知识和科学事实，通过现象之间的因果关系、事物的内部结构推断出来的起源和演化的规律可以被检测与证实。因此，科学事实是从文献中引述的证据和自己的研究基础，通过充分举证和逻辑推理提出科学假说，给出支持回答科学问题的理由。十分重要的是如何将关键节点进行串联，通过逻辑推理让故事显得顺理成章，如果关键节点的实验数据不足，一定要补完全，这时候预实验的结果也就必不可少了，这样才可认为这是个合理的科学假说，显示出与别人做该工作的不同之处。当已经推出了合理的科学假说，就可以结合科学前沿热点和先进的技术方法提出研究思路，从而说明项目该如何做。

示例：合理的科学假说。

在组织病理学上，椎间盘退变主要表现为椎间盘细胞数量的减少和细胞基质成分的降解。因此，我们希望研制具有高生物响应特性的可注射性人工髓核，通过原位交联移植方法来解决这些问题。将人工髓核材料结合包封生长因子的纳米颗粒和（或）MSCs 共同移植；或者结合转基因技术和干细胞移植技术，构建含有 HIF-1α 和 TIMP-1 基因的非病毒载体纳米颗粒转染 MSCs，合成高表达 HIF-1α 和 TIMP-1 的 MSCs，并将转基因 MSCs 与人工髓核材料共同移植，发挥 HIF-1α 促进 MSCs 向髓核细胞分化及其表型和 TIMP-1 抑制基质降解作用，从而补充退变椎间盘内的细胞数量，既可恢复椎间盘粘弹性功能，又能调节椎间盘基质代谢平衡，有希望在一定程度上缓解甚或逆转椎间盘组织的退变，为临床应用开辟新的治疗途径。

可降解的生物相容性大分子聚合物，如含有胶原、透明质酸等细胞基质材料由于其良好的生物相容性，被认为是理想的新型人工髓核材料。胶原是细胞之间连接的支架，透明质酸的存在可以作为蛋白多糖附着点，使蛋白多糖的沉积增加，并有足够大的孔隙率允许种子细胞的生长。利用猪椎间盘摘除模型，比较明胶海绵、铂丝、骨水泥与组织粘胶 4 种非细胞材料的移植，显示明胶海绵较后 3 种材料能更好地维持椎间盘的完整性[6]。可注射性透明质酸衍生替代物 HYAFF（R）复合自体 MSCs 在猪椎间盘摘除的模型中构建了组织工程髓核[7]。人类椎间盘细胞在猪小肠黏膜下层脱细胞基质上培养 3 个月后，椎间盘细胞可在脱细胞基质支架上增殖与基质合成[8]。我们在预试验中收集及分离小型猪的自体骨髓 MSCs 基质细胞并进行荧光标记，复合透明质酸多糖基水凝胶后，经皮穿刺注入退变的椎间盘髓核内，3 个月后磁共振成像首次在大动物体内证实了 MSCs 复合透明质酸多糖基水凝胶局部应用可停止椎间盘退变的进展过程（图 1）。同时发现荧光标记的 MSCs 在退变的椎间盘内 3 个月后，荧光激光共聚焦显微镜检查显示，MSCs 在退变的椎间盘髓核组织中呈岛状生长，近似正常髓核细胞分布，在大动物体内获得了 MSCs 髓核样细胞分化的直接证据（图 2）。

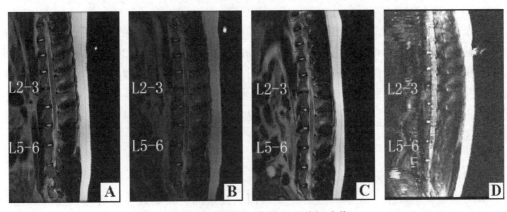

图 1 小型猪椎间盘模型磁共振成像

A. 术前磁共振 T2WI 成像显示腰 2～3 椎间盘原发性退变；B. 磁共振 T2WI 成像显示术后 3 个月损伤节段腰 3～4、腰 4～5 与腰 5～6 椎间盘髓核变小、信号减弱，发生损伤性退变；C. 磁共振 T2WI 成像和 D. 磁共振扩散成像（ADC 图）均显示椎间盘损伤性退变节段腰 3～4 和腰 4～5 自体 MSCs 复合透明质酸多糖基水凝胶移植 3 个月后，椎间盘髓核增大、信号增强，椎间盘部分再生；未注射骨髓基质细胞对照节段腰 5～6 椎间盘髓核大小与信号无恢复表现

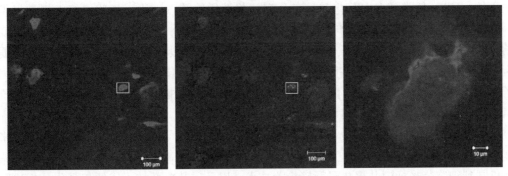

图 2 细胞膜荧光标记的 MSCs 在退变的小型猪椎间盘髓核内 3 个月后激光共聚焦显微镜照相。左图团块显示 PKH26 红色荧光染料细胞膜标记的细胞呈岛状分布；中图团块显示细胞核 DAPI 染色呈阳性，位于相应的细胞团内，其他区域很少细胞核分布；右图显示外源性 MSCs 在髓核内呈岛状分布，细胞膜标记、细胞核染色，在体内分化为髓核样细胞

由上所述可以看出，透明质酸多糖基水凝胶是很有希望用来制备人工髓核的新型仿生材料。因此，进一步优化体内原位交联反应条件、生物力学特性、生物相容性以及生物响应特性，有望研制成具有高生物响应特性的可注射性体内原位交联人工髓核。因此，本项目提出"高生物响应人工髓核与原位交联移植方法可精确调控MSCs向髓核细胞分化及表型"的科学假说，为椎间盘退变的再生修复提供新的方法。

基于以上研究进展和我们的研究工作基础，本项目的研究思路是：将以如何诱导MSCs在椎间盘内向髓核细胞分化并使细胞表型更加接近髓核细胞为研究切入点，对MSCs进行直接基因修饰或者在材料中结合生长因子，赋予人工髓核材料的高生物响应特性，从而精确调控MSCs使其具有髓核细胞的表型。

四、是否具有可行性

首先需要有充分的立论依据，也就是前面所说的项目是建立在对前期研究成果和国内外大量文献的分析和推理的基础上，从而确保了立论依据充分和扎实。提供坚实的研究基础和可靠的预实验结果，是项目具有可行性的必备要素。合理的实验设计和成熟的技术条件，是项目达到预期目标的可靠保障。更为重要的是，需要组织一个结构合理的创新团队，临床医生申请者一定要加入技术人员及研究生（3～4人），来保障能够顺利完成这个项目。

示例：可行性分析。

椎间盘退变的发生、发展的过程是缓慢而又复杂的，其病理生理机理目前尚未完全清楚。椎间盘细胞是高度分化的细胞，细胞的分裂极不活跃。椎间盘组织基本处于无血运状态，其细胞的营养主要途径来自渗透作用。目前，国内外干细胞治疗与组织工程在椎间盘再生的研究尚处在起步阶段，许多问题有待于深入研究。椎间盘组织工程的支架材料研究主要集中在可降解的生物相容性大分子聚合物，如含有胶原、透明质酸、壳聚糖等细胞基质材料成分的可注射性水凝胶。胶原是细胞之间连接的支架，透明质酸的存在可以作为蛋白多糖附着点，使蛋白多糖的沉积增加，有足够大的孔隙率允许种子细胞的生长。MSCs凭借其多向分化和易于分离培养扩增等特点，为干细胞组织工程学提供一个很好的细胞来源以及药物筛选与基因转染的细胞平台。基因治疗是目前椎间盘退变治疗的一个研究热点，病毒载体介导的基因治疗离真正投入临床应用还有很长的路要走，但非病毒载体介导的转基因技术成熟让人们看到了希望的曙光。同时，结合生长因子和低氧条件促使MSCs向软骨分化的技术已经成熟，在椎间盘组织工程中已具实用价值。因此，具备了完成本项目所需的理论基础和实验技术。

项目申请人通过中丹（麦）政府间科技合作项目开展了相关的研究工作，近2年来建立了纤维环穿刺法椎间盘退变的家猪与小型猪模型，从MSCs的分离和增殖分化的调控机制到细胞荧光标记共聚焦显微镜检测技术，以及磁共振新技术成像与量化分析追踪评价的椎间盘退变与再生，建立了一套完整的方法和测试平台。已经掌握了开展本项目所要求的MSCs分离、分化调控及髓核样细胞分化标志基因表达测定方法，以及组织工程与生物材料三维培养的相关技术与方法，可以运用这些技术与方法开展创新性工作。

同时，以国家中药现代化工程技术研究中心的研究条件作为协作平台，建立了相关复方中药现代化提取、分离、纯化与鉴定方法与技术，以及一整套中药药效成分/部位的干细胞筛选平台。因此，课题组已有扎实的工作基础。

本课题组成员学历、年龄结构与专业搭配合理，主要成员均具博士、硕士学位，有较为扎实的理论基础和熟练的操作技能。课题组成员之间跨学科、跨专业的合作研究已经在校内外、国内外开展相关研究工作，为进一步的研究工作积累了人才和技术力量。

中山大学附属第一医院骨科研究所与医院中心实验室具备了开展本项目所需要的细胞培养、组织学与组织形态学、分子生物学与生物力学检测全套设备，以及所需动物和实验条件；磁共振中心拥有国际上最为先进的磁共振扫描设备与技术力量。

中山大学动物实验中心可提供标准的实验动物和完善的动物实验条件（实验动物环境设施 SPF 级证书号：粤检证字 2003B006）。

中山大学化学与化工学院无机化学与材料研究所生物无机化学研究室具有生物大分子材料的设计与纳米颗粒制备的相关技术和设备条件，保证实验的顺利进行。

中山大学生命科学学院"广东省药用功能基因研究重点实验室"具备基因转染、分子克隆、分子杂交、大规模 DNA 测序等基因分析技术与蛋白质纯化技术平台，拥有国内最先进的计算机 SGI2400 生物信息学研究平台，以及动物生理药理和药物筛选平台等大型设备，将对项目所需的分子基因与生物信息技术起支撑作用。

五、自主创新是核心

我国基础研究正处于创新发展的新阶段，各级科学基金着力源头创新，提升自主创新能力。从尊重和保护科学家的敏感和创造精神出发，把握科学前沿，紧密结合经济社会发展的战略需求和临床需求，需求牵引更为凸显，科学、技术、工程相互渗透，着力突破瓶颈，推动学科交叉融通。自主创新包括原始创新、集成创新和引进吸收再创新等三种主要形式，可以是在理论、方法、技术等方面的创新。

科技创新是原创性科学研究和技术创新的总称，是一项艰巨的工作，需要付出创造性的劳动。原创性科学研究是研究者未借鉴已有的思路、理论、方法，而是靠自己思考与灵感，开辟新的研究领域、以新的视角来重新认识已知事物，进而创立新概念、新理论、新原理、新定律、新方法。从实践来看，许多所谓的科技创新缺乏科学的理论方法与正确的创新理念指导，致使其本身就带有很大的随机性与偶然性，缺乏必然性因素，结果是创新效率低下，"核心技术"的创造能力难以提升。因此，科技创新能力培养对于增强民族自主创新能力有着深远的社会意义，而科学基金项目对培养研究者的科技创新能力至关重要。

示例：本项目的特色与创新之处。

本项目的特色之处在于：本项目是跨学科、跨专业的研究项目，将现代医学先进技术与传统医学有机结合，将干细胞技术与中药现代化筛选技术平台结合，开展仿生材料制备，利用组织工程和基因工程技术、人类疾病的动物模型和磁共振成像新技术，促进 MSCs 向髓核细胞分化与髓核细胞表型鉴定。将人工髓核材料赋予高生物响应特性，既可恢复椎间盘粘弹性功能，又能激活椎间盘细胞，调节椎间盘基质代谢平衡，缓解甚或逆转椎间盘的退变，重建退变的椎间盘。开展椎体终板下微循环的重建研究，为中药有效成分联合 MSCs 治疗椎间盘退变开辟新途径，开拓创新中药防治退变性椎间盘疾病的治疗新思路。

本项目的创新之处在于：设计高生物响应特性的可注射性体内原位交联人工髓核仿生材料，既可复合生长因子和（或）MSCs（转基因或未转基因）增加细胞数量，又能恢复椎间盘粘弹性功能，还可调节椎间盘基质代谢平衡；同时探索外源性 VEGF、内源性 VEGF 以及中药药效活性成分激活椎体骨髓内 EPCs 向血管内皮细胞分化的可能性，从而希望找到重建椎体终板下微循环、阻止或逆转椎间盘退变病理进程的关键解决办法。

六、准确理解科学问题属性

科学基金的资助导向基于以下四类科学问题属性：A. 鼓励探索、突出原创；B. 聚焦前沿、独辟蹊径；C. 需求牵引、突破瓶颈；D. 共性导向、交叉融通。"鼓励探索、突出原创"是指科学问题源于科研人员的灵感和新思想，且具有鲜明的首创性特征，旨在通过自由探索产出从无到有的原创性成果。"聚焦前沿、独辟蹊径"是指科学问题源于世界科技前沿的热点、难点和新兴领域，且具有鲜明的引领性或开创性特征，旨在通过独辟蹊径取得开拓性成果，引领或拓展科学前沿。"需求牵引、突破瓶颈"是指科学问题源于国家重大需求和经济主战场，且具有鲜明的需求导向、问题导向和目标导向特征，旨在通过解决技术瓶颈背后的核心科学问题，促使基础研究成果走向应用。"共性导向、交叉融通"是指科学问题源于多学科领域交叉的共性难题，具有鲜明的学科交叉特征，旨在通过交叉研究产出重大科学突破，促进分科知识融通发展为知识体系（http://www.nsfc.gov.cn/nsfc/cen/xmzn/2019xmzn/ggjc.html）。

对于所申报的科学基金项目，需要准确理解和把握四类科学问题属性的具体内涵，对应相应的科学问题属性阐述相关的科学问题，侧重点有所不同。对于属性 A. 鼓励探索、突出原创，应主要突出和把握研究工作是否具有原始创新性，以及所提出的科学问题的重要性。探索新的研究领域、以新的视角提出新观点（包括新概念、新思想、新理论等）、新方法、新发现和新假说的科学研究活动。对于属性 B. 聚焦前沿、独辟蹊径，首先关注拟研究科学问题的重要性和前沿性，着重把握研究思想的独特性与预期研究成果的潜在引领性。对于属性 C. 需求牵引、突破瓶颈，关注研究工作的应用性特征，着重把握是否可以提出技术瓶颈背后的基础科学问题，以及所提研究方案的创新性和可行性。对于属性 D. 共性导向、交叉融通，着重理解研究工作的多学科交叉特征和共性科学问题，以及把握跨学科研究对推动研究范式和学科方向发展的影响。

示例：A. 鼓励探索、突出原创。

请阐明选择该科学问题属性的理由（800 字以内）：

我国对骨移植材料的临床需求量巨大，但金属、有机高分子等应用于骨修复的材料均难以与宿主组织间达到真正的"生物性融合"。近年来认为创伤后骨修复的微环境包括低氧、氧化和力学微环境，尤其是材料植入后，材料本身与机体相互作用对骨修复起着关键作用。随着对生物材料的合成、修饰和递送技术的发展，尤其是通过信号控制设计使其成为细胞获取信息的模板应用于骨修复，使得开发和应用生物活性骨修复材料已成为骨移植材料研究的前沿热点。但迄今为止，骨修复材料在骨形成过程中与机体相互作用的关键调控机理尚不完全清楚。若要实现有目的的、可控的骨组织再生修复，就必须阐明这一过程中材料与宿主相互作用的生物学机制。2009 年，本团队发现不同骨移入材料影响机体成骨微环境，诱导 PGS-2、IFGBP-2、VEGF 等趋化因子表达的不同模式决定迁移至材料的骨形成细胞膜内成骨或软骨内成骨的命运。2014 年，本团队发现 miRNAs、甲基化等表观遗传学参与调节骨再生修复微环境的细胞应激与稳态过程。2018 年、2019 年先后报道了低氧应激、氧化应激条件下，miRNAs、组蛋白去乙酰化及 DNA 甲基化介导 MSCs 成骨分化的表观调控机制。在国家自然科学基金重点项目支持下，在国际上率先提出表观遗传学机制是生物材料与机体相互作用的重要调节方式，阐述表观遗传学以 Ras-Mek-Erk 为核心的介导代谢-免疫-分化的互作网络，决定细胞增殖、分化命运，为本项目精准调控细胞外微环境新型骨修复材料的设计制备提供了坚实的理论基础。同时通过"973"项目的开展，在复合材料层区化设计及生物适配机制研究上已具备了完善的科研人才队伍和扎实的材料设计基础。本项目拟结合以上机制，通过生物玻璃、纳米脂质体颗粒和自修复水凝胶的多层次负载，设计自修复智能响应材料，实现靶向骨修复过程时空特性的精准可控调节。本项目是创新理念和前沿研究的结合，项目的成功推进将真正突破生物学的原创性探索。

七、摘要通用模板借鉴

所选题方向的研究背景……是……领域的……问题，本项目组前期研究发现……，或…问题尚待解决，结合……进展，提出…… 假说，拟用……方法（手段）进行……研究，探索/证明……问题，对阐明……机制/揭示……规律有重要意义，为……奠定基础/提供……思路。

示例：摘要。

骨移植材料在骨形成过程中与机体间相互作用十分复杂，而传统骨移植材料由于活性不足难以满足临床需求。一些文献和前期证据表明，骨移植早期表观遗传学机制参与了调节细胞应激与免疫应答的早期分子事件。生信分析显示作为细胞早期分子事件通过甲基化进行染色质重塑，经 Ras 通路级联放大引起 Mek-Erk 信号通路的调节。因此推测，由骨移植材料介导的细胞表面受体识别，将细胞外信号应答与细胞内能量代谢和分化调节相联系，通过免疫-代谢-分化互作的表观遗传调控网络，从而调节决定细胞命运的早期分子事件。项目将从材料介导的可控调节宿主免疫-代谢-分化模式角度出发，针对有效负载细胞应激与免疫应答的表观遗传调控相关 RNA、蛋白，设计制备可原位注射的生物活性玻璃水凝胶及高强度双网络水凝胶，从细胞-分子-整体层面探讨生物活性骨移植材料在骨形成过程中与机体互作的表观遗传学机制，为生物活性骨移植材料的设计制备提供理论依据。

八、临床医生的科学思维

临床医生开展由问题驱动的科学研究工作之前,申报科学基金项目必须先回答以下四个方面的问题。

(1) 为什么要做?——立项依据和研究意义。

(2) 想要做什么?——研究目标和具体研究内容。

(3) 该如何去做?——研究思路和具体实施方案。

(4) 为什么能做?——研究工作基础和已具备的科研能力与实验条件。

要很好地回答这四个方面的问题,临床医生需要受到严格的临床和科研训练,培养良好的科学思维方式(图3)。

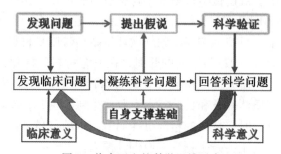

图3 临床医生的科学思维示意

综上所述,作为临床医生在实际工作中需要保持一颗好奇心,不盲从所谓的权威观点,养成批判性思考的好习惯,对尚未解决的临床问题敢于质疑,可能就找到了科学研究的切入点。而且,定期阅读本专业的最新文献,这样就能从日常工作中发现的难点问题着手,开展力所能及的科学研究工作;而科学研究过程中所得到的结果又可能提供解决临床问题的新方法和手段,从而使临床与科研相互融合、共同促进临床医学的发展,更好地为患者服务。

参 考 文 献

[1] Cinotti G, David T, Postacchini F. Results of disc prosthesis after a minimum follow-up period of 2years [J]. Spine (Phila Pa 1976), 1996, 21 (8): 995 – 1000. DOI: 10. 1097/00007632 – 199604150 – 00015. PMID: 8726204.

[2] Delamarter RB, Fribourg DM, Kanim LE, et al. ProDisc artificial total lumbar disc replacement: introduction and early results from the United States clinical trial [J]. Spine (Phila Pa 1976), 2003, 28 (20): S167 – S175. DOI: 10. 1097/01. BRS. 0000092220. 66650. 2B. PMID: 14560188.

[3] McAfee PC, Fedder IL, Saiedy S, et al. SB Charité disc replacement: report of 60 prospective randomized cases in a US center [J]. J Spinal Disord Tech, 2003, 16 (4):

424-433. DOI: 10.1097/00024720-200308000-00016. PMID: 12902960.

[4] Lemaire JP, Skalli W, Lavaste F, et al. Intervertebral disc prosthesis. Results and prospects for the year 2000 [J]. Clin Orthop Relat Res, 1997, (337): 64-76. DOI: 10.1097/00003086-199704000-00009. PMID: 9137178.

[5] Putzier M, Funk JF, Schneider SV, et al. Charité total disc replacement - clinical and radiographical results after an average follow-up of 17 years [J]. Eur Spine J, 2006, 15 (2): 183-195. DOI: 10.1007/s00586-005-1022-3. Epub 2005 Oct 28. PMID: 16254716; PMCID: PMC3489410.

[6] Wang YH, Kuo TF, Wang JL. The implantation of non-cell-based materials to prevent the recurrent disc herniation: an in vivo porcine model using quantitative discomanometry examination [J]. Eur Spine J, 2007, 16 (7): 1021-1027. DOI: 10.1007/s00586-007-0306-1. Epub 2007 Jan 25. PMID: 17252217; PMCID: PMC2219663.

[7] Revell PA, Damien E, Di Silvio L, et al. Tissue engineered intervertebral disc repair in the pig using injectable polymers [J]. J Mater Sci Mater Med, 2007, 18 (2): 303-308. DOI: 10.1007/s10856-006-0693-6. PMID: 17323162.

[8] Le Visage C, Yang SH, Kadakia L, et al. Small intestinal submucosa as a potential bioscaffold for intervertebral disc regeneration [J]. Spine (Phila Pa 1976), 2006, 31 (21): 2423-2430; discussion 2431. DOI: 10.1097/01.brs.0000238684.04792.eb. PMID: 17023850.

关于医学论文摘要、关键词、量和单位及参考文献应用中存在的一些问题

汪华侨

《中华显微外科杂志》编辑部

一篇完整的医学论文包括题目（title）、作者（authors）、摘要（abstract）、关键词（key words）、正文（iMRAD，即引言、方法、结果和讨论）、致谢（acknowledgements）、参考文献（references）和补充资料（supplementary material）。摘要是论文的重要组成部分，参考文献的引用和量与单位的使用在论文撰写中存在诸多问题。本文针对近年来编辑工作中这部分出现的一些问题作些分析和纠正，给撰稿者一点建议，以提高论文的写作水平，提高刊用率，也能减少杂志的编校差错率（国家《报纸期刊质量管理规定》要求不超过万分之二，图书出版物的差错率要求不超过万分之一）。

一、摘　要

摘要的定义：以提供文献内容梗概为目的，不加评论和补充解释，简明、确切地记叙文献重要内容的短文，它是一篇论文的微型化，是对科研论著高度的提炼和概括，是论文的重要组成部分。摘要一般刊载在正文之前，或发表在医学杂志摘要栏内和纯医学文献杂志上。摘要是论文内容基本思想的缩影，既作为论文的简要介绍，又便于文摘、索引、杂志等二次出版物适当转载。因此，论文摘要的质量高低，直接影响着论文的被检索率和被引频次。

摘要是论文的组成部分，其内容应包括与论文本身一样多的情报信息，反映文章全貌，需要高度浓缩和提炼，以达到概括论文的主要内容，提供读者确定是否需要阅读全文，或仅用较少的时间阅读摘要后，便能确切了解全文的主要内容和结果，吸取他想知道的内容。因此，书写摘要要求简短扼要，引人入胜，以使其吸引读者手不释卷，有想一口气看完全文方才休的作用。

《中华显微外科杂志》要求所有类文稿均需撰写中文摘要：临床研究、基础研究、应用解剖、临床与实验论著类文稿用四要素格式，包括"目的""方法""结果""结论"（400～500字）；临床体会、病例报告、综述、述评、专论、评论、临床教程等类文稿需提供简要的叙述性摘要（100～200字）。摘要后接关键词、基金项目、DOI编号。强调的是，摘要结果项内容应有主要数据。

临床研究、基础研究、应用解剖、综述类文稿需撰写英文摘要，其要表述的项目原

则上与中文摘要一致。包括：主标题、副标题、作者、作者单位、作者同等贡献说明、作者工作地址变更说明、通信作者、摘要、关键词（Key words）、基金项目（Fund program）等。

英文作者和作者单位与中文摘要一致，均不做删减。英文作者单位与作者一一对应。英文作者不使用缩略名（如 Jiang YM），而采用全称（如 Jiang Yemen）。

摘要有两个特性：独立性（stand on its own）和自明性（self-contained）。摘要内容应强调研究有何新的、重要的发现以及研究观察；要求完整、准确和简练，其本身应是一篇完整的短文，在多数情况下可以不依附论文而独立存在，能够独立使用，即使不看全文也能明白论文的目的、方法、结果和结论，使读者从文摘索引杂志或其他来源读到摘要而一时又无法获得全文时，也可得到确切的概念、明确的论点和精确的数据。

摘要的字数一般中文 400～500 字，英文摘要则相对具体些要，400 个实词左右。要保留全文中的基本信息。摘要中不用图、表等，只用标准科学命名、术语和惯用的缩写和符号。摘要应是在正文成稿之后才动笔撰写，要精心琢磨写出自己研究工作成果的独特之处，不要写成与论文的前言或结论部分语句完全雷同或仅是全文的简单删减。应特别注意的是摘要内容要限于正文之内，不应将正文内没有的东西写进去。摘要内不能引述文献资料。不常用的缩略语、术语及某些符号等均应避免，或采用别的方法叙述清楚。

为了便于进行国际间的学术交流和计算机检索的需要，本刊论著文章所附的中、英文摘要，采用国际通用的结构式摘要。它包括"四要素"即目的、方法、结果和结论四部分内容，连续排列，列小标题，并与后述内容空一字（不用冒号"："）。英文摘要与中文摘要内容相对应。现将撰写要求分述如下：

目的（objective）：简要概括提出研究的目的、说明提出问题的缘由、表明研究的范围和重要性或解决什么问题等，务必言简意赅。

方法（methods）：应简要说明是前瞻性研究还是回顾性分析或是实验研究等基本方式，使用的材料和方法，如何分组；病例数、样本大小及对照的设置，研究范围及精确程度；数据如何取得和统计学分析方法。一些众所周知的方法和手术操作规程应该从简。

结果（results）：简要列出本研究经统计学处理的主要数据表达结果内容，其置信值和显著性检验的准确值。如病例数少可不用百分数表示，表达要尽量量化，避免出现如满意、正确、好等一些主观词语。对研究中的新发现要具体准确叙述且说明其价值及局限。

结论（conclusion）：实验研究主要是理论性结论，简要说明经验证、论证取得的正确观点，其理论价值或应用价值，是否可推荐和推广等；临床论文主要涉及疗效：是治愈、显效、好转、缓解还是无效死亡，有效率、良好率或死亡率等是多少，应用价值及经验教训，以及假设、启发、建议、预测等。不需过多主观叙述和做不必要的强调。

写结构式摘要要求作者应多花工夫，像对待全文一样。我们发现许多论文作者投寄本刊所写的摘要大多未达到上述"四要素"要求，有的只是照抄结论，内容和语句完全一样；或是只笼统写出做了哪些实验，用了什么方法观察到哪些现象，而没有具体的明确结论和数据，看不出研究成果的独特之处，这样的摘要不得要领，读后无法形成清晰深刻的印象，不能向读者提供新的知识，因此不符合摘要写作的要求。

摘要撰写中的"六不要"：一是不要使用主观情感的词汇。为确保简洁而充分地表述论文的 IMRAD，摘要中可适当强调研究中的创新和重要之处，但不要使用评价性语言，如理想、最好、好（optimistic，nice，kind），摘要尽量包括论文中的主要论点和重要细节（重要的论证或数据）。二是注意用好名词缩略语。三是不要出现参考文献、图表。四是不要把细节问题写得过多。五是不要机械重复文章题目中已经说明的信息或者简单地对题目进行注解，而应在摘要中补充题目中没有提到的必要信息。六是不要夸大结论。

本刊要求作者重视和加强摘要的书写，既可大大提高论文的质量和水平，又能有助于同行间的学术交流，更是吸引编辑、审稿专家的一个重要环节。

在英文摘要内容前需附英文文题、作者姓名（全列出）及作者单位和邮政编码及国别。

二、关 键 词

医学论文的中、英文摘要均应标注"关键词"（key words）。关键词是用来表达论文主题内容的词或词组，既表达一篇论文的重要信息，也是论文的重要检索点，是情报信息检索系统存入存储器，以供读者快速进行计算机检索文献资料、让读者掌握本论文的主旨以及学术杂志与国际接轨的需要。它是用来表达文章主题内容的词或词组，既表达一篇文章的重要信息，也是一篇文章的重要检索点。信息浓度高的关键词需由 2～5 个词或词组构成，对读者可以起到一目了然的作用。因此，宜将论文中起关键作用、最能说明问题、代表论文内容特征或最有意义的词选出来作为关键词。

关键词一般直接从文章的文题和正文中抽取，并要求保持它在文章中的自然字面形式，能确切反映文字的主题内容。它不考虑文法上的结构，不一定表达一个完整的意思，仅仅将一个或数个关键词简单组合，每一关键词可以作为检索论文的信息。它要在审读文题、摘要、前言、结论、图表的基础上，对论文主题进行分析后，再选定出反映特征、通用性和规范性强的词汇及词组。主要从《汉语主题词表》《医学主题词树状结构表》《医学主题词注释字顺表》和最新版美国国立医学图书馆编辑的 *Index Medicus* 中医学主题词表（MeSH）所列的词、《显微外科学名词》（科学出版社，2016）查找。对于那些反映新技术、新学科而未被采用的新的名词术语，亦可由非规范的自由词标出，列在关键词的最后。注意不要将关键词写成一句句的短语。多个关键词之间用分号";"隔开。如："带血管神经蒂的下前锯肌肌皮瓣移植 17 例"一文，就可选"肌皮瓣；移植；下前锯肌"作为关键词。英文关键词一定要与中文关键词一致，英文关键词的首个字母要大写。强调的是，摘要后关键词的选择关键在于真正是关键词，如选词不当，将影响检索效果。

三、量和单位

1. 书写

按新版国家标准 GB 3100—3102-93《量和单位》中规定,不论正文用什么字体,单位符号用正体小写字母印刷,如毫米 mm,等;来源于人名的单位符号的首字母用大写,如瓦特 W,等。量的符号一般为单个拉丁字母或希腊字母,仅少数的符号由两个字母构成,不论正文用什么字体,量的符号必须用斜体字母印刷,如力的符号 F,压力的符号 p,等,只有 pH 是例外,采用正体。

2. 数值(量值)范围等的表示

数值范围号为波纹号"~",一字线"—"也是数值范围号,但易与减号"-"和化学键"-"混淆,不宜使用;

参量与其差的单位相同时,单位可以只解一次,如 15.2 mm ± 0.2 mm 可以解作 (15.2 ± 0.2) mm,但不得写作 15.2 ± 0.2 mm;

附带单位的量值相乘表示面积或体积时,每个量值的单位均应一一写出。如皮瓣面积 5×4 cm 或 5×4 cm^2 均为错误的书写方法,正确的为 5 cm×4 cm。

3. 单位使用的常见错误

①使用中文符号:GB 3100-93 明确规定,单位使用中文符号仅限于小学、初中教科书和普通书刊中。因此,"天、小时、分钟、秒、克、米、厘米、毫米、转/分"等应分别用单位的国际符号"d、h、min、s、g、m、cm、mm、r/min";组合单位的中文符号与单位符号不应同时使用,如克/m^2、r/分钟等的正确表示方法为 g/m^2、r/min。②对单位符号进行修饰:单位国际符号是全世界通用的计量语言,如随意加以修饰,便失去了其国际性和通用性。如在组合单位插入数字"g/100 mL",应改为"g/dL"或"10^{-2} g/mL"或"10 g/L"。③两个以上单位构成的组合单位,表示方法一般为:mg/(kg·d) 或 $mg·kg^{-1}·d^{-1}$,不能写作 mg/kg/d。④单位斜杠前后要么都是字母,要么都是汉字,如,"800 mg/次"应为"每次 800 mg"。⑤不要使用已废弃的单位,如"分子量为 585kD",应改为"相对分子质量为 585 000 或 585×10^3"。在数值与单位符号间应留适当的空隙(一般为 0.5~1 个阿拉伯数字字距为宜)。

四、参考文献

参考文献(也称引文)是医学论文的重要组成部分,其在医学论文中占有重要地位:一是提供论文的科学依据和历史背景;二是提示作者是在前人研究基础上的提高发展与创新所在。对于一篇论文而言,正确著录的参考文献更体现了作者的科学态度;正确引用并适当选择参考文献有利于审稿专家准确地从论文中识别、检索,获取有价值的信息,提高论文发表的可能性。如果作者对文献在论文中的作用不够重视,胡乱堆砌或随意引用,会造成审稿专家认为其治学不严谨而严重影响论文的认可度。作者要明确各杂志对参考文献的要求,这可查询拟投稿期刊的读者须知(杂志稿约、投稿须知)(刊载在杂志每卷的第 1 期)或认真阅读现刊。引用参考文献要注意引用哪些参考文献?引用多少文献？所有引用是否都准确？文内标注定位是否正确？

1. 格式

按照国际 GB 7714—87 采用顺序编码制著录，依照其在正文中出现的先后顺序用阿拉伯数字加方括号标出。

2. 刊名缩写规则

根据国际标准化组织（1974）颁布的《国际期刊刊名用语缩写表 – ISO/833》标准，刊名缩写规则主要有：①刊名只有一个词的不用缩写，如 *Microsurgery*、*Neuroscience*、*Transplantation*、*Nature* 等刊都不用缩写。②刊名有两个词以上时的均要用缩写。缩写的单词大多采用减少音节的方法：一般保持词根并在辅音后、母音前切断，如 *Plastic Reconstruction Surgery* 缩写为 *Plast Reconstr Surg*。但也有例外，如 Japanese 以往缩写为 Jap，现改为 JPN。③刊名中的冠词、介词、连接词等虚词一律从略，如英文 The、of，德文 Der、Die、Das，法文的 Le、La。④刊名中频繁使用的单词，可缩写成开头的一个字母，并用大写。如 Journal 可缩写成 J。⑤对有些刊物在不同国家都为同一名称，应在缩写刊名后加出版地或国别。如英国生理学杂志 *Journal of Physiology* 和法国生理学杂志 *Jornal de Physiologie*，应分别缩写为 *J Physiol*（*London*）和 *J Physiol*（*Paris*）。⑥缩写刊名的每个单词的第 1 个字母均应大写。带人名的刊名，人名不应缩写。⑦涉及"……学"时的刊名缩写常略去 – ogy、– ics 字尾，如 Physiology、Pediatrics 简略为 Physiol、Pediatr 等。

3. 参考文献量和参考文献语种

①单篇论文平均参考文献数：国内医学期刊为 9.1 篇，美国收录论文的平均参考文献数为 23.69 篇。原因有二：篇幅有限，不得不限制数量；二是反映作者获得和利用文献的能力。②中文文献所占比例偏高，英文参考文献比例偏低，其他语种如日文、俄文、德文等更低。因此，建议作者撰写论文前尽量多查阅国内外文献，提高论文的科学性，增加刊用的可能性。要合理搭配国内外文献。参考文献语种分析可评价作者群体的语种结构和使用国外资料的能力，评价期刊的新颖性和创新性。

4. 普赖斯指数

指参考文献中 5 年内文献引用量与总参考文献量之比，是反映载文新颖性的重要评价指标之一。建议作者要尽量引用最近的、关键的参考文献（指那些与论文的研究内容直接相关的、得到广泛认可的、能引领本领域发展的、有影响力的论文）；尤其应注意查阅近 2～3 年内的文献，应占论文文献引用量的 50% 左右。

5. 参考文献类型和自引率

主要为期刊文献，但有 2 个问题值得重视：一是图书文献仍占不小比例，在医学知识更新周期日趋缩短的今天，图书文献传递的信息从科研角度看，价值往往有限，且有过时之嫌，不宜过多引用；二是学术会议上报告的未公开正式发表的论文摘要引用要少。一项科研工作完成至写成论文，正式发表需半年至 1 年多时间，许多作者在写成论文前常以摘要形式在国内、外学术会议上报告，力争首报权。因此，如注意引用这方面文献可增加创新性和新颖性。

自引率：包括期刊自引率和作者自引率。在学术论文质量评估体系中，被引用率和影响因子是很重要的指标，增加自引率，可提高期刊的影响因子。单篇论文平均自引率：国内约为 7.1%，国外约为 20.0%。因此，作者有必要提高自引率，因为作者自引率也反映作者目前所做的工作与以前的研究关系是否密切、研究方向明确和稳定性怎样。

被引频次是指一种期刊被其他期刊引用的频次，其与被引用率关系密切。被引频次高低可显示期刊的影响力和在同类期刊中的地位和作用。

6. 参考文献的分布

全文中引言、方法、结果、讨论中都可引用参考文献，尤其注意引言中要占一定份额，这部分需引述前人的研究结果和观点作为自己工作的前提，以此来阐述研究的宗旨、意义等。

7. 参考文献标注要避免出现的问题

撰写论文时，作者要秉承求真务实的学术态度，根据原文认真核对，保证每篇文献都经过认真阅读、细心筛选，对论文有较高的参考价值。仅靠参考文献不能决定论文是否可发表，但文献引用失当就意味着准备不充分，并会削弱发表的可能性。要避免出现的问题：一是文中引用内容和文后标注的参考文献不对应；二是非必要引用或过度集中引用；三是漏标重要参考文献；四是文内参考文献先后次序混乱，直接引用、间接引用标注不规范；五是引用不规范，直接引用和间接引用都不能复制他文的内容，而是必须用自己的语言来表述引文中的相关内容并加以标注；六是过度引用或恶意引用，出现版权问题，学术论文中参考文献要"适当引用"，引用别人的观点、方法等，要作文献引用，引用别人的图表除了需作文献引用外，还需要征求作者和杂志的同意。

写好学术文章英文摘要
(A good English abstract)

冷 柏

《中华显微外科杂志》编辑部

高端中文期刊,一般会要求学术文章带有英文摘要。《中华显微外科杂志》要求研究、论著等方面的文章提供英文摘要,对英文摘要的字数要求为 800～1000 实词。这个字数要求比 SCI 期刊对文章摘要所要求(250～350 实词)的宽松很多,作者有很好的机会把英文摘要写细写好。

学术文章英文摘要包括:英文题目,作者署名,通讯地址,摘要主体和关键词这几个部分。下面逐项介绍写作技巧以及注意事项。

一、使用英文编辑软件(use English word processor)

首先,撰写英文摘要(以及英文文章),请务必使用英文文字编辑软件撰写英文文章。这是重中之重。

撰写英文摘要,应当使用 Microsoft Word 这样的英文编辑软件来编写英文摘要。然而,绝大多数人忽视了这个关键、有时会导致退稿的问题。人们习惯了使用 WPS 这个中文编辑软件,顺手就用 WPS 这个中文编辑软件把英文也写了,从而给自己造成了麻烦。

使用 WPS 文字编辑软件编辑英文,有致命的缺陷:WPS 与 Word 并不是 100% 兼容,而且作者非常容易不经意的就使用了中文符号。使用 WPS 编辑的英文文章,在纯英文编辑软件(如 Word)中打开时,一定会出现以下的问题:英文单词之间的空格被"吞掉",造成大量连字;因使用中文符号而造成乱码。比如 <36.8% 这个数据,使用 WPS 产生的文件在英文系统电脑上打开,会出现类似这样的乱码:♠▋36.8 ╲fl。一篇文章出现诸多乱码,编辑的心情一定很糟糕:赶快退稿。

二、英文标题(the title)

文章标题是一篇文章的招牌:文章的标题非常重要。一个好的标题,能让读者第一眼就能看到文章的重点、亮点、创新点。文章的标题务必做到简洁醒目:把能够表现文章最重要的那个词放在前面。避免让读者第一眼看到的是一些没啥意义的字词,诸如:

"A case study in…"，"A clinical report of…"，等等。

文章标题务必简洁扼要，做到无废字。使用电报语言书写，无必要按照完整句子结构来写。比如只用关键词，动词可以省略或不用考虑动词时态。

举例：中文题目"双手十指断指成功再植一例报告"。

例1. 好英文标题：Successful Ten-digit Replantation：A Case Report

"成功十指再植一例报告"。"成功"二字可抓眼球，"双手"按冗词舍掉。保留"成功，十根手指，再植，一例报告"几个关键词。

例2. 较好英文标题：Successful Ten-digit Replantation of Two Hands：A Case Report

标题中的"双手"属冗词。

例3. 差英文标题1：A Case of Successful Replantation for Ten Amputated Fingers

标题把"A Case"放在最前面，欠妥。有"Successful"，抢眼球并使标题气势大多了。"ten fingers"属严重英文错误。

例4. 差英文标题2：A Case of Replantation of Ten Severed Fingers of Both Hands

标题不单把"A Case"放在最前，出现严重英文错误，而且抢眼球的"成功"二字也给舍掉了。

题外话：在英文，手指和拇指使用不同的单词表示。一双手有8 fingers and 2 thumbs（8个手指，2个拇指）。对一只手的5个手指作总称时，可用 five digits；总称双手十指时，可用 ten digits。

三、作者署名（authors）

1. 谁是作者（the authors）

国际医学期刊编辑委员会（ICMJE）对文章作者资格有明确规定：

（1）课题构思与设计、资料分析和解释者。

（2）文稿写作或对重要学术内容作重大修改者。

（3）参与最后定稿，并同意投稿者。

作为作者，a. 上述三项条件应全部具备；b. 所有作者共同决定排名次序；c. 所有署名作者对论文全部内容负责。

2. 谁是第一作者，谁是通讯作者（first author and corresponding author）

第一作者：指的是文章执笔人或主要撰写者。提醒：非执笔者切勿掺和。

共同第一作者：指的是对文章写作中与第一作者具同等贡献者。

通讯作者 ：是文章所述研究具有相同贡献者。通讯作者不一定是文章执笔人。

3. 谁不是作者（not an author）

不是文章撰稿者，对研究没有实质性贡献者。

比如：实验室技术员、外文翻译、师母/师公、饭堂大叔/阿姨、外卖小哥、快递员、实验室清洁工、司机、保安、男/女朋友、美容美发师……

4. 勿蹭专家名气（no unrelated fames）

千万不要把不符合作者身份的专家名字加入作者名单里。这样做的后果很可能导致学术不端或者退稿。

四、使用公务邮箱（use business/official email address）

1. 什么是公务邮箱（A business/official email）

提交给期刊的文章通讯作者的邮箱，尽量使用公务邮箱。不要使用满大街什么人都能随便注册一个的那种社会邮箱。

公务电子邮箱的特征是：邮箱地址的尾缀是"私有"属性。比如专属于医院或机构域名的邮箱：zhangsan@abc-hospital.com，zhangsan@abc-university.com

公务邮箱拥有自己专用的电子邮件服务器，具有很高的安全性和隐私性。使用公务邮箱可以增加投稿者的可信度，令编辑认定作者来自一个正式医疗单位或学术机构，对作者的身份放心。国外几乎所有机构都有信息安全规定：不得通过本单位箱向社会邮箱发送信息。如果一个杂志社禁止向社会邮箱发送信息，作者使用社会邮箱投稿，拒稿是大概率事件。

在互联网非常发达的今天，几乎每个单位和机构都拥有属于本单位或本机构的专用互联网域名。单位 IT 主管在本单位的专用域名之下开通几百个公务邮箱配发给本单位员工使用，并不是一件难事。

2. 什么是社会邮箱（a public domain email）

人人都可以在互联网企业提供的免费电邮服务器上注册一个电子邮箱，属于社会邮箱。qq、163、126、google、gmail、yahoo、hotmail 等冠以互联网企业域名的邮箱，属于社会电子邮箱。下面这些统统属于社会邮箱：

zhangsan@163.com；zhangsan@126.com；zhangsan@qq.com；zhangsan@gamil.com；zhangsan@yahoo.com；zhangsan@hotmail.com

社会邮箱是由互联网企业面向全社会提供的免费电子邮件服务。社会上任何人都可以在该互联网企业的域名下免费注册一个属于自己的免费邮箱。提供免费邮箱服务的互联网企业管理员和程序员可以随时进入任何邮箱浏览查看信息。社会邮箱毫无信息安全与隐私可言。使用毫无信息安全的社会邮箱投稿，审稿人会对作者产生不大信任的感觉："鬼才知道这个投稿人是不是所声称的某某医院/大学的人。"在看到投稿者没有使用公务邮箱的那一刻，投稿人已经失掉了审稿人的信任分，掉了价。所以，使用不要钱的社会邮箱，会令审稿者"很不顺眼"，接受稿件的意向大大降低。

题外话。目前，很多单位和机构对员工使用社会邮箱进行公务通讯，放任且毫不在意的现象很普遍。大多数中文期刊对投稿人使用社会邮箱也很麻木，不大在意。这是国内互联网信息交流的一个特色。

强烈建议作者们使用公务邮箱。这样对作者只有好处，没有坏处。

五、摘要主体（abstract）

一般而言，应当在完成文章正文的撰写之后，再回过头来撰写摘要。这样可以仔细推敲正文中的关键和重要部分和数据。使摘要内容既充实，又不失简练与重点突出。

1. 必须注意事项（key notes）

严格按照期刊要求撰写。撰写英文摘要之前，必须认真阅读学术期刊对英文摘要的要求。

要求。首先明确摘要格式要求。《中华显微外科杂志》对英文摘要要求是：结构型摘要，包括目的、方法、结果和结论。

字数限定。务必严格按照字数限定撰写摘要。一般 SCI 期刊限定在 250～350 实词。《中华显微外科杂志》对英文摘要的字数限定为 800～1000 实词。中文期刊增加英文摘要的字数，有利于无法阅读中文的外国读者通过阅读英文摘要获得更多文章信息。

用客观词，勿个人化。英文摘要中要使用中性词，客观词，客观主语。一定要避免使用第一人称，避免使用主观性字词。要使用客观词，客观主语。比如：

不要用：We consider …（我们认为……），
　　　　Our study …（我们的研究……）

要使用：It, there is / there are, … 等客观主语，例：
　　　　This study shows …（本研究表明……）
　　　　In comparison with …, it is considered …
　　　　（通过与……的对比，认为……）

自明性和独立性。摘要必须要有自明性和独立性。让读者读了摘要之后对文章/研究的目的、过程、结果与结论有一个明确的大致了解。很多情况下，研究者通过阅读摘要来筛选文章。只有通过阅读摘要并对摘要所述内容产生浓厚兴趣，读者才会去检索并阅读整篇文章。所以说，摘要是一篇文章的"引子"。摘要的质量，直接关系到是否能使读者对阅读文章全文产生兴趣。

重点发现和创新。尽管摘要有严格字数限定，但作者务必在摘要中把研究发现和创新明确提出来。发现和创新点，可以引导读者去阅读文章全文，引用文章。

未表勿言。摘要的撰写需要对文章做高度概括和总结。但是，也容易引起该概括性语言超出文章正文所阐述的范围，亦即正文中根本没有提到的内容，出现在摘要中。这一点在撰写摘要时务必多加注意：摘要中千万不能出现文章正文中没有提到的内容。

2. 目的（objective）

目的是一个摘要的开场白，用最简单的语言把文章或研究的主旨说清楚。以 1～2 句话概括清楚介绍本文章的目的。切记不要照抄或原文重复文章题目。可以在题目的基础上略加展开说明基于什么理由或发现而开展本研究，以及本研究的目的是什么，预期什么样的结果和发现。但不要过度展开说。

3. 方法（methods）

重点放在方法上，材料次之。简单概述患者数、年龄范围和性别结构。重点在试验步骤和方法。若有对现有方法的改进、新方法、新术式等，请务必强调说明。

4. 结果（results）

概括提炼，依逻辑流描述/总结研究数据。提供原始数据，但要简练。不要单单给出统计结果，尽量给出具有意义、重要的原始数据。但是考虑字数限制，不能给出太多原始数据。这就需要作者的智慧去决定数据的取舍了。

5. 结论（conclusion）

结论要求尽可能的简练。一般来说以 1～2 句作总结。这一两句话非常关键，必须旗帜鲜明，直接明了，切忌含蓄。记得加上一句展望句。展望句是对本研究和文章的一种肯定，可以加重引起其他研究者的注意，也是作为进一步实验/研究申请经费的一个引子。下面是两个常用展望句的例子：

展望句例一：Further studies are required/necessary to investigate …
（对……的进一步研究很有必要）

展望句例二：Further multi-centre studies are required/necessary to …
（对……的进一步多中心研究很有必要）

6. 关键词

摘要主体之后，需要列出文章正文的关键词（Key words）。列出 3～5 个关键词即可，不可过多罗列。

综上所述，一定要在撰写全文后再整理文章的摘要。依以上要点，反复推敲、精心组织摘要内容，使之简单扼要但又不失全面归纳文章所述内容，就能写出一个好的英文摘要。

《中华显微外科杂志》
2020年第1期导读

常湘珍

《中华显微外科杂志》编辑部

从2020年第1期开始，我们新增了四个栏目：分别是世界显微外科大师、中国显微外科先驱、显微外科大师访谈录和海外速递。每一年的第1期会有一个卷首语，由杂志的总编辑执笔撰写，回顾上一年的工作，并对新一年的工作作出指导和展望。

首先看第1篇，卷首语，题目是"传承 创新 团结 合作 国际化——《中华显微外科杂志》2020年新使命"。我们从今年开始，就已经按照这五个宗旨来开展工作了。

传承：新增了世界显微外科大师、中国显微外科先驱这两个栏目，第1期刊登了Buncke教授和陈中伟院士。第二就是我们将编撰《中国显微外科中英文文献目录索引》，要收集三部分的内容：①1960—1985年中文的有关显微外科基础研究、临床应用的相关文献（中文文献增设英文标注）；②1986年至今中文的有关显微外科基础研究、临床应用的文献；③中国学者的显微外科英文文献。第三是我们将编撰《中华显微外科杂志历届编委画册》，准备2021年出版。目前是收集资料阶段。

创新：杂志将依托显微外科优势医院开展《中华显微外科杂志》传承与创新论坛。论坛的内容包括：①设立科技论文系列讲座；②推出《中华显微外科杂志》最新一期导读制度；③鼓励中青年骨干（包括编委、通讯编委）撰写述评或者教程；④举办区域性和全国性青年医生的病例报告竞赛、创新病例（论文）竞赛。

团结、合作：我们要组织编委和作者参加国际学术交流，深化与国际同行的合作。今年，杂志将加强与中华医学会显微外科学分会、SICOT以及骨显微外科专业委员会等学术组织的合作，联合培养国际显微外科学者。

国际化：我们杂志的论文要增加符合国际惯例的中英文摘要（从今年第1期开始，卷首语、综述都增加了中英文摘要），同时，文章后面的参考文献，中文参考文献增加了英文标注。

这个是专家述评，是顾立强教授亲自约稿、张敬良教授撰写，题目是努力追求创面修复的"泳裤供区"理念。泳裤供区是指下腹部、臀部、腹股沟部、大腿近端（特殊的还有足底），即泳裤可以覆盖到的区域。他写到，一是患者需求的提高，二是有技术的支撑，三是大家的共识，将关注供区隐蔽性、美观性的选择提升到更加重要的地位，并使得这一理念真正能够在临床上达成共识成为可能。

下面是"小腿与足缺损显微修复"专栏，有 5 篇文章。

第 1 篇，题目是"三种不同形式的小腿内侧岛状皮瓣临床应用分析"。比较胫后动脉中下 1/3 穿支皮瓣、隐神经营养血管皮瓣及胫后动脉－隐神经双套血供皮瓣在内踝及小腿中下段创面中的临床疗效。从手术方法、皮瓣成活、皮瓣的外形质地及肿胀度、患者的满意度及踝关节功能 AOFAS 评分进行研究。结论是：①三种皮瓣均能较好修复内踝及小腿下段软组织缺损；②术中应根据穿支是否存在及穿支的粗细决定是否携带隐神经；③如果动脉穿支可靠，使用胫后动脉穿支皮瓣在血运及外观上更满意；④而对于较大面积的创面，胫后动脉穿支及隐神经营养血管的双套血供皮瓣更安全。

第 2 篇，"胫后动脉穿支联合隐神经营养血管筋膜蒂皮瓣修复足底内侧创面的临床应用"。修复 13 例，术后随访 6～12 个月。结论是：胫后动脉穿支皮瓣携带隐神经和大隐静脉可使皮瓣成活更可靠，可以重建皮瓣的保护性感觉。

第 3 篇，"以前支为蒂的逆行跗外侧动脉穿支皮瓣修复前足软组织缺损"。皮瓣修复 9 例，供区植皮。术后随访 3～18 个月，皮瓣质地良好，感觉部分恢复。

第 4 篇，"腓动脉外踝前终末穿支降支蒂岛状皮瓣修复中前足软组织缺损"。应用腓动脉外踝前终末穿支的降支与踝关节及跗骨窦周围血管网的吻合，皮瓣旋转点可低至跗骨窦附近。

第 5 篇，"胫前动脉踝上穿支皮瓣修复足踝部软组织缺损 19 例"。术后门诊随访 2～16 个月，患者对外观表示满意，踝关节功能良好。

指缺损显微修复专栏，有 3 篇文章。

第 1 篇是"静脉皮瓣与桡动脉掌浅支皮瓣修复伴动脉缺损手指创面的疗效对比"。采用 SPSS 17.0 对两种皮瓣进行比较。结论是：伴有动脉缺损的手指小面积创面，两种皮瓣修复均可获得较高的成活率。依据感觉恢复首选桡动脉掌浅支皮瓣；依据操作难易程度，静脉皮瓣操作相对容易。

第 2 篇是"带掌长肌腱的桡动脉掌浅支皮瓣修复手指复合组织缺损"。术后随访 4～18 个月，患指外形及功能、感觉均恢复较好。

第 3 篇是"股前外侧 KISS 皮瓣修复多个手指背侧软组织缺损"。修复了 7 例，其中累及 3 个手指的 1 例，4 个手指的 6 例。一期将多指并指后用股前外侧 KISS 皮瓣修复，供区直接缝合关闭；二期手术分指，同时皮瓣修薄整形。

临床研究有 3 篇文章。

第 1 篇：是比较神经松解与神经移植这两种方法，治疗 Narakas Ⅱ 型产瘫传导性神经瘤的治疗效果。单纯神经松解的方法：是切除神经瘤后松解臂丛周围粘连的瘢痕，必要时可以切开部分神经外膜来充分松解。神经移植：是切除神经瘤，显露正常的神经乳头，然后取患侧的桡神经浅支或腓肠神经等作为移植神经。作者对 32 例 Ⅱ 型产瘫患儿的临床资料进行了一个回顾性研究，用统计学方法对两种方法进行对比。结论是神经移植术对 Ⅱ 型产瘫传导性神经瘤的疗效更显著。

第 2 篇，是一篇口腔颌面外科的文章。15 例舌癌，予以全舌或近全舌切除后的组织缺损创面用股前外侧组织瓣修复。

第 3 篇，是用 Flow-through 嵌合股前外侧穿支皮瓣来修复四肢的 Gustillo ⅢC 型损伤。用皮瓣加筋膜瓣修复，皮瓣覆盖肘部的掌侧创面，筋膜瓣覆盖肘部背侧的创面，筋膜上游离植皮。

应用解剖是在 Micro-CT 扫描下，舟月骨间韧带的显微解剖学研究。

这个实验的目的：是通过 Micro-CT 结合三维重建软件，来研究舟月骨间韧带的解剖形态以及韧带内血供的分布情况，并从解剖学的角度来探讨，临床上舟月骨间韧带损伤对其血供的影响。

文章的结论是：舟月骨间韧带的掌背侧早期的、轻度的损伤有一定的自我修复能力，而近端的损伤则比较难修复；韧带掌侧与背侧的损伤对舟骨和月骨的血供会产生一定的影响。

实验论著是用一种新型的光敏黏合剂联合泊洛沙姆行血管吻合的实验研究。实验是将 20 只家兔，随机分为两组各 10 只。分别用黏合剂血管吻合法和传统缝线法来吻合兔的颈动脉。记录两组血管的吻合时间，在术后 6 周行影像学及组织学检查，并进行统计学的分析。黏合剂是作者自己配制的。文章最后的结论是：黏合剂法行小血管吻合具有可行性，比传统的缝线吻合法具有一定的高效性和优越性。

最后一篇是综述。是探讨微血管夹对血管损伤的相关研究进展。综述从微血管夹引起的血管损伤的角度出发，总结了血管损伤的评估方法、血管夹的特性和血管损伤的关系、血管损伤后的修复以及微血管夹的研究进展这四个方面，并根据目前的研究现状进行了展望。

下面这个是世界显微外科大师 Buncke 教授的简介。Buncke 教授：1922 年出生于加拿大，在美国缅因州长大。1954 年，在康奈尔大学医学院开始了他的整形外科生涯，从那时候开始，他对断肢再植产生了兴趣。1957 年，对蚕丝进行金属化处理，开发了首款直径 30～50 μm 的显微外科手术针线。1964 年，报告了显微外科里程碑的手术——兔耳再植术，这是医学史上第一次完成直径小于 1 mm 的血管吻合，Buncke 教授因此被尊称为"显微外科之父"。1966 年，他首次完成猴拇指移位再植。1969 年，又成功完成大网膜移植。1973 年，他带领第一批美国再植显微外科代表团来华访问。朱家恺教授也撰写了他与 Buncke 教授的一些过往。1973 年，Buncke 教授来华访问的第一站就是广州，当时是朱教授参与接待。1982 年，朱教授去美国学习，也是首先与 Buncke 教授取得联系，在他的帮助下，在 Buncke 教授的 Davies 医院学习和交流，在研究室做淋巴管静脉移植实验，同时可以参观手术，获益匪浅。

这个是 Buncke 教授的儿子撰写的有关他父亲的一些短史。写了 Buncke 教授是如何从零开始，利用蚕丝和尼龙金属化来研发显微外科手术的工具，以及为了修复 1 mm 的血管，在自家车库改造的实验室中进行兔的断耳再植，经过 57 次尝试，终于取得了成功，从而为器官和组织再植和微血管移植打开了新世界的大门。Buncke 教授也是美国历史上第一个将𧿹趾移植到拇指的人。同时，他也提到，Buncke 教授与中国显微外科医生之间的交流和互相学习。

这个是中国显微外科先驱，陈中伟院士的简介。陈中伟教授：1963 年 1 月，首次为一名右手完全离断的患者施行断腕再植手术取得成功，为世界医学史上首例报道。1973 年，成功开展了带血管、神经的游离胸大肌移位再植重建前臂严重的缺血性屈肌挛缩，为世界首例。1977 年 7 月，在世界上首次采用带血管蒂的游离腓骨移植治疗先天性胫骨假关节。1978 年，在荷兰鹿特丹召开的国际手外科联合会上，联合会主席称他为

"断肢再植之父"。1980年当选为中国科学院学部委员。1986年，被选为第三世界科学院院士。1996年，他与上海交通大学合作，发明"再造手指控制的电子假手"，为国际首创。陈中伟院士是本刊第1～4届副总编辑、第5届名誉总编。

这个是日本奈良大学手显微外科的Tamai教授写的一篇文章。他写到，1966年，第一次听说陈中伟的名字。自己写的一篇文章当时引用了陈教授于1963年发表在《中华医学杂志》上的断手再植的文章。1979年8月，在南斯拉夫手外科研讨会上，他第一次见到陈中伟教授。

海外速递栏目，是摘译国外近期刊登的显微外科专业的基础或者临床类文章的摘要，这一篇文章就是发表Science上，目的是让读者了解国际上显微外科发展的新动向。目前是科里的翻译小组成员在协助我们编辑部做这个工作。

最后一篇是个综述。陈氏标准的内容：推荐在手术1年后进行断肢再植的功能评价，根据术后的工作能力、关节活动度、感觉恢复情况、肌力恢复情况四个指标分为优、良、可、差四个等级。陈氏标准已被美国手外科协会所认可，在近年来的国内外文献报道中，经常用于评价断肢再植术后的功能。2000年，中华医学会手外科学会在陈氏标准的基础上，从关节活动度、肌力、感觉恢复、外形、后遗症状与工作能力6方面制定了一套的功能评定使用标准，在国内应用的较为广泛。

本篇综述认为：目前国内外关于断肢再植术后功能评价的研究不多，主要作为病例汇报和随访的结果进行报道，使用的评价方法差异性大，尚未形成统一的评价标准，难以进行文献之间的比较和分析。这篇综述总结近年来的相关文献，认为陈中伟院士提出的陈氏标准具有临床可行性。

《中华显微外科杂志》 2020 年第 2 期导读

杨俐敏

《中华显微外科杂志》编辑部

《中华显微外科杂志》2020 年第 2 期，总共刊文 26 篇。其中有"新型冠状病毒肺炎防治"（7 篇）和"穿支皮瓣"（3 篇）两个专栏，以及临床研究（3 篇）、基础研究（1 篇）、实验论著（1 篇）、临床论著（8 篇）、综述（2 篇）和教程（1 篇）等栏目，另外，还有"世界显微外科大师""中国显微外科先驱"和"显微外科大师访谈录"等。

这期在组稿初期不巧遭遇疫情爆发。随着组稿的进行，疫情也在不断加重并迅速在全国蔓延，防疫抗疫的形势越来越严峻。越来越多的城市和医务工作者投身到抗疫中去，医院的日常工作也受到极大的影响。为了给广大的显微外科同行以指导，编辑部临时决定增加"新型冠状病毒肺炎防治"专栏，由主编顾立强教授牵头，向广大抗疫一线的医护人员约稿，尤其是身处疫情中心、抗疫任务最重的武汉的医护人员约稿，并组织专家撰写《新型冠状病毒肺炎疫情期间开展显微外科手术专家共识》（以下简称《专家共识》）。在编辑部、专家组和全体编委们的共同努力下，经过两个多月的组织准备、讨论和修订，《专家共识》初稿在第十届编委会微信群中公示 1 周，征询大家意见，再经专家组讨论、修改，与其他的 6 篇专栏文章一起，报中华医学会备案和审批之后，最终得以顺利发表。这个"肺炎防治"专栏共有 7 篇文章，除《专家共识》之外，还有 1 篇科室规范化诊治、1 篇护理管理措施、1 篇医护人员在疫情中的角色转化与作用，以及 3 篇疫情期间的断指再植病例报道，内容涵盖了显微外科病区防疫、抗疫的方方面面，给全国的显微外科医护人员以很好的指导，激励了战胜疫情的信心和决心。"肺炎防治"专栏的顺利发表，体现了杂志的社会责任感，同时也是对杂志时效性、准确性及快速反应的考验。

第二期的第 2 个专栏，是"穿支皮瓣"专栏。穿支皮瓣在临床越来越多的应用，皮瓣的形式越来越多，适应证越来越广，覆盖范围越来越广泛，治疗效果也越来越好。相应的，这类文章的发表要求也越来越高。这就要求在写作过程中，要更加突出重点，明确指出创新点，或者皮瓣有改良，或者创面较复杂，或者修复方式有改进，等等。同时，要有自己真实的体会，能给读者切实的启发。

本期的临床研究有 3 篇文章。1 篇是带蒂骨膜瓣联合自体髂骨移植治疗胫骨骨不连,其优势在于股骨内侧髁中有大量的成骨细胞,带蒂骨膜瓣有丰富的血液供应,促进骨折的愈合,且手术操作难度低。1 篇是采用带血管的自体第 2 足趾的跖趾关节或趾骨间关节移植治疗手指关节炎,将受区(手指)废弃的关节或者自体髂骨移植来修复供区,在治疗手指关节炎的同时也保留了足趾的长度,减少了供区损伤,临床效果好。第 3 篇是一种新材料的应用,即将猪小肠黏膜下层脱细胞修复补片来修复手部的软组织缺损。以往这种材料主要应用于修复腹膜缺损,这里属于新材料的创新性应用,扩展了材料的适应证,也减轻了供区损害,临床效果好。

本期的基础研究是一个对细胞生物学特性的实验研究,将人体骨肉瘤 U2OS 细胞转染后测量 LOC730101 的表达水平,测定转染后细胞的增殖活性和细胞周期分布,结果表明下调 LOC730101 可抑制骨肉瘤 U2OS 细胞的增殖、侵袭和迁移,推测作用机制可能与抑制 Wnt/ β-catenin 信号通路有关。

本期的世界显微外科大师,是介绍日本的玉井进(Susumu Tamai)教授。他出生于医学世家,师从奈良医科大学的翁吉由高教授,主攻显微外科,在断指再植、复合组织移植等方面做出极大的贡献,并为日本和世界培养了大量的显微外科医生。

中国显微外科先驱,本期介绍的是上海的杨东岳教授。杨教授于 1966 年成功实施了世界第 1 例游离第 2 足趾移植再造拇指,1973 年世界第 2 例吻合血管的皮瓣移植术,1977 年进行了世界首例带神经、血管的异体关节移植……为世界和中国显微外科做出极大的贡献。

第二期的显微外科大师访谈录,采访的是侯春林教授。采访期间,顾立强教授一行还去到"中国手"发明者、本刊第 1~4 届编委于仲嘉教授的家中拜访。大师们的真知灼见,激励后辈不断进取。

第二期的最后,还刊登了全国显微外科医护人员援鄂抗疫英雄榜,实名表扬全国 100 余位奔赴湖北支援抗疫的显微外科医护人员,向他们致敬!并号召全国的医护人员尤其是显微外科医护人员学习他们的大爱精神和无私奉献精神,在各自的工作岗位上做出一番成就!

《中华显微外科杂志》 2020 年第 3 期导读

常湘珍

《中华显微外科杂志》编辑部

第 3 期刊登文章 25 篇。本期的重点文章是侯春林教授撰写的述评《中国学者对世界显微外科的一些贡献》和徐永清教授在回眸发展专栏撰写的《云南省显微外科的发展历程》。

首先介绍侯春林教授撰写的这篇述评。他写到，几十年来，一代代中国显微外科学者，为世界显微外科的发展，做出了杰出的创新性贡献，使中国显微外科一直处于世界的前列。侯教授的这篇述评写得非常详细，参考文献就有 114 条。所以，文章非常具有参考和学习价值，在征得侯教授的同意之后，我们请科里的翻译小组将全文翻译成英文，并请英文编辑冷柏教授修改把关。

侯教授从再植外科领域、再造外科领域、组织修复领域和周围神经领域这四个方面详细阐述了中国显微外科学者所做出的工作。他写到，1960 年屠开元教授、王志先教授分别在世界上首次开展了断肢再植的动物实验。1963 年，陈中伟院士成功实施世界首例断肢再植，开创了显微外科的新纪元。1966 年，杨东岳教授实施了世界首例第 2 足趾移植再造拇指，1973 年又首创腹股沟游离皮瓣（世界第 2 例），开创了中国再造外科和皮瓣外科的发展。1970 年，顾玉东在国际上首创膈神经移位术，推动了臂丛外科的发展。因此，侯教授写这篇述评的目的，就是回顾历史，展望未来，希望年青的一代能继承老一辈的事业，继续推动我国显微外科的发展。

本期刊登的回眸发展栏目刊登的是徐永清教授撰写的云南省显微外科的发展历程。徐教授详细介绍了云南省显微外科的历史，从 20 世纪 60 年代初的探索与起步阶段、70 年代末至 80 年代的巩固与发展、再到 90 年代至今的成熟与精进；工作开展从断肢再植到手指再造、从普通皮瓣到穿支皮瓣，以及介绍了学科发展大事记、历年来获得的成绩和云南省显微外科学会建设等。可以看出，云南省显微外科的发展在徐永清教授的带领下取得了快速的进步。

从 2014 年开始，我们杂志已经开展了"回眸 发展"这个专栏，全面介绍我国各省市的显微外科发展历程、重要人物和重要事件等，目的就是感怀前辈、激励后学。2014 年我们刊登了广东省显微外科的发展历程，2015 年刊登了河南省、辽宁省和全军显微外科的发展。

下面看几篇临床研究的文章。第一篇，大腿远端穿支蒂螺旋桨皮瓣修复膝关节周围创面 72 例。作者应用股外侧远端穿支蒂螺旋桨皮瓣、膝降动脉穿支蒂螺旋桨皮瓣和腘窝直接动脉穿支蒂螺旋桨皮瓣这 3 种皮瓣来修复膝关节周围的创面，总结了 72 例病例的术后远期随访情况。术后随访 3～72 个月，总体优良率是 73%。

下面这篇是"改良腓肠神经营养血管筋膜蒂穿支皮瓣切取方式的应用"。改良之处体现在以下四个方面：①采用"Z"字形皮肤切口代替传统的直切口；②将来自腓动脉的穿支血管纳入皮瓣蒂部；③皮瓣长轴沿腓肠神经走行设计；④采用接力皮瓣的方式闭合供区，避免植皮。

这一篇是"邻指指掌侧固有动脉桥式转移重建多段离断指体远端血供"。方法是，对 7 例手指 3 段离断的指体行再植术时，因为中段指体较短且挫伤严重，近端指掌侧固有动脉吻合后动力无法穿过中段为远段供血，于是将中段动脉吻合后，用邻指指掌侧固有动脉桥式转移的方式与远段指体动脉做吻合提供供血，血管蒂部植皮或将皮肤缝合成皮管。术后 3.5～6.0 个月进行分指。

这篇是"吻合掌侧静脉的游离第 2 足趾趾腹皮瓣修复手指指腹缺损"。作者写到，此方法的优点是手足属于同源器官，皮瓣外形饱满、逼真、有螺纹；足趾皮瓣切取简单；术后皮瓣不臃肿；术中不需要改变体位；供区创面可以直接缝合，不影响美观及穿鞋。这篇文章典型病例的照片比较有特点，每一步手术过程都有一张示意图，让读者可以一目了然，所以这篇文章虽然没有很多的新意，但能看出作者的态度是很端正的。

下面看看世界显微外科大师专栏，本期介绍的是克莱因特教授。1960 年，他开始在路易斯维尔大学附属医院全职做临床手外科工作。当时，医院同僚们的评论大多是负面的。而他发表的文章也遭到了各界同仁的差评。但是，他并没有因此而放弃。1962 年，他为 1 例大拇指完全失去血供的患者，成功吻合了指动脉，挽救了患者的拇指，这是第 1 例报道的手指血管修复病例。1973 年，他以美国再植医学代表团的身份到访中国，从此开始了与中国显微外科医生的交流和互相学习。1975 年，他完成了第 1 例带血供的干骺端转位手术。1977 年，第 1 例双上肢再植手术又取得成功。因此，他在文章的结语中说："十年前，我以为我们显微外科医生已经触及了技术发展的顶峰，然而，显微外科技术不曾停下脚步，我们也会继续不断在新的领域发展新技术，解决新的临床问题！"

本期刊登的中国显微外科先驱是山东省立医院的王志先教授。1950 年，王志先教授创建了山东省第 1 个骨科，在我国最早开展动物肢体再植与移植实验。1958 年，他首先用血管缝合器行血管吻合进行了狗头移植，存活了 48 h。1960 年年初，在 1 例狗腿自体移植再植获得成功，再植肢体长期存活。同年接着进行了狗腿异体移植实验，术后移植的肢体血运良好，但受体狗在术后第 8 天死亡。1960 年，《山东医刊》第 8 期刊登了狗腿再植的相关文献。1997 年，程国良教授的《手指再植与再造》一书中，提到了王志先教授做狗腿断肢再植实验一事。2008 年，朱家恺教授主编的经典著作《显微外科学》，也把这段历史写进书中。所以，正如侯春林教授前面的那篇述评所写，王志先教授与屠开元教授一样，都是我国断肢再植研究的先驱者。

我们每一期会刊登 2 个编委单位的科室和人物介绍，展示编委所在科室的发展以及优秀人员的风采。本期刊登的是武汉大学中南医院创伤与显微骨科和宝鸡市第三人民医院骨科。

《中华显微外科杂志》
2020年第4期导读

杨俐敏

《中华显微外科杂志》编辑部

《中华显微外科杂志》2020年第4期，一共刊登文章26篇，其中述评1篇，临床研究7篇，基础研究和实验论著各1篇，临床论著10篇，显微外科护理1篇，临床体会和病例报告各2篇，综述1篇。另外，还有"世界显微外科大师""中国显微外科先驱"和"显微外科大师访谈录"等栏目。这也是我们杂志每期的栏目和每个栏目文章的一个大致的比例。

我们杂志的部分栏目的文章要求有英文摘要，本期里有述评、临床研究、基础研究和综述这几类，共10篇。

举办论坛的目的是"传承与创新"。传承的前提之一是梳理历史。以史为鉴，可以知更替。本期的第1篇文章即推出芮永军教授的"股前外侧皮瓣在中国的研究进展"，就是一篇梳理历史的文章。

这篇文章从应用解剖领域的节点、穿支定位领域的发展、临床应用进展及其衍生皮瓣形成、对供区保护的改进这4个方面介绍了股前外侧皮瓣在中国的研究进展，其中第三部分又分了11个小点对其进行重点阐述，对股前外侧皮瓣的发展脉络做了系统、全面的梳理，能够帮助读者更好的理解和临床应用股前外侧穿支皮瓣。

为了配合中国显微外科和《中华显微外科杂志》的国际化，也为了更好地将中国显微外科推向全世界，这篇文章也是由我们杂志的翻译小组全文翻译成英文。

第四期临床研究的第1篇文章，是特殊形式穿支皮瓣在临床的应用，是ALTP与分叶皮瓣和嵌合皮瓣的组合，将分叶皮瓣和嵌合皮瓣两种形式组合到同一块皮瓣上，修复四肢复杂的创面缺损，临床效果好。提高了手术效率，也更好地保护了供区。这篇文章除了方法新颖、技术好之外，亮点还有它的图，除了在术中将皮瓣的组合方式清晰地展示出来，并且绘有示意图，十分清晰地展示了组织瓣的几种组合方式，便于读者理解手术，也有助于在临床的推广应用。目前国内的医学期刊上越来越重视示意图，建议大家在投稿的时候，有能力的话，也尽量附上示意图，这对于文章是加分项，对于作者来说，也是个厘清思路的过程，能相互促进。

临床研究的第2篇是一篇临床方法的对比研究。在修复手和足部创面时，共采用了4种皮瓣，文章将这4种皮瓣的手术操作和术后效果进行了对比，总结出了4种皮瓣各自的适应证和优、缺点，临床有很好的参考价值。这种临床对比性的文章是相对比较难写的一类，它的难点首先在病例的选择上。从研究科学性来说，要力争在人数、年龄、性别、创伤程度、基础疾病等方面，每组之间要无明显差别。尤其是在回顾性分析的时候，考虑的因素需要很全面。但是，从临床实际来说，限制条件多了，能入选的病例数就会少。两者是互相制约的关系。要解决这个矛盾，只能通过增加病例总数，也就是增加住院患者基数，这对于医院的实力以及影响力等方面，有很高的要求。难点的其次是在文章的书写上，要将几个组的内容分别描述清楚，同时还要简洁明了、重点突出，这对于作者的写作水平，也有很高的要求。

这里举两个例子。一个是组别的名称。当情况复杂的时候，很多作者喜欢用A组、B组、C组这样分。可以理解，因为这对于作者是十分方便的。但对于读者来说，组别名称看不出分组的特点，在读到后面内容的时候，忘了前面说这组是什么情况，又要翻到前面看一下，造成了阅读上的不便。所以，我们杂志一般要求，组别名称要有自明性，要让作者一眼能从组名中看出组与组之间的区别，比如这篇文章，分组的依据是应用皮瓣的不同，各组的名称虽然很长，但在任何地方都是一目了然。细节方面体现了写作功底。

还有就是，这类文章的写作讲究呼应，目的写研究临床效果，结论就要写效果如何，前面写了什么方法，后面就要写这个方法具体有什么结果。如果有分组，还要分组写这个方法的结果。这篇文章在方法部分，分别写了4种皮瓣的具体方法，典型病例是4个分别对应4种皮瓣，图片也是4种皮瓣各一套，很工整。

第四期的第3篇临床研究，总结了作者在援藏期间遇到的12例15指的断指再植的经验和教训。技术本身难度不大，亮点和特点是手术在高原地区进行。文章的讨论也是围绕这一特点进行，详细而且真实的记录和分析了再植失败的原因。这些内容，可以给读者信息和参考。其实，并不是只有好的结果、阳性结果才能够发文章，真实记录和思考失败，从失败中总结经验，也是有参考价值的。文章的真实性，是一切研究的基础。

本期的第4篇临床研究，技术亮点是在修薄股前外侧穿支皮瓣的以后，在移植皮瓣时将皮瓣远侧的穿支血管与皮瓣内容自身血管蒂的1条分支进行吻合，以内增压的方式加强了皮瓣远端的血供，术后皮瓣远端没有坏死，效果好。在文章的讨论部分，作者也提出自己的看法和意见。

临床研究的第5篇是一篇偏向学术的研究文章。皮瓣技术在临床越来越多的应用，技术也越来越成熟，但血管危象仍然时有发生。作者将医院的1049例皮瓣手术后的64例发生血管危象的患者的临床资料进行了统计分析，得出的结果是，与血管危象的抢救结果存在显著相关性的全身性因素是吸烟，手术局部因素有组织瓣类型、危象发生时间、发生危象的间隔时间和引起危象的原因等4个方面。这篇文章的研究方法和写作等方面，值得好好的研读。

本期临床研究的第6篇文章，作者是我们杂志正在进行的《文献索引》编纂组的青年志愿者。这篇文章研究的是以腹壁下血管为蒂的脐旁皮瓣，文中是用来修复骨盆区域较大面积的软组织缺损。文中采用的手术方式并不是很新，而且手术本身也有一些缺点，比如创伤大、术中需要变换体位等，但是作为一种可供选择的术式，也有临床价值。研究所选的病例，有 2 例是因为合并有腹部外伤或手术史，在方法中详细地说明了皮瓣的情况，在讨论中也提出了自己的见解，是一个比较有价值的研究。

临床研究的最后一篇，文章的亮点是远期随访，15 例皮瓣，随访时间最短 3 年，最长 6 年。众所周知，临床的随访工作很困难，尤其显微外科患者的流动性很大，失访率很高。不过也正是因为如此，所以随访很重要。我们编辑部主任汪华侨教授也在很多会议上强调了随访的重要性。我们也很高兴地看到，随访工作在临床上越来越受到重视。

实验论著的这篇文章，是一篇很有意思的文章，内容很简单，即是显微技术训练时常用的鸡翅血管缝合，作者将其数据化、理论化。这篇文章的亮点并不是方法的创新，也不是写作的完美，而是作者的思考，在日常的工作和训练中，发现和提炼亮点。罗丹说："生活中不是缺少美，而是缺少发现美的眼光。"这在科学研究中也是适用的。这篇文章也体现了我们杂志的办刊宗旨：鼓励创新，鼓励思考，鼓励发现。

临床论著的第 1 篇文章，其研究方法是将患者腹部或者大腿内侧的脂肪取出，在体外进行处理，制成脂肪微粒，移植覆盖创面，再用 VSD 敷料覆盖，之后在新鲜肉芽组织上进行植皮或者换药。这篇文章在审稿期间，编辑部内部是有一些争议的。从治疗方法来说，乳化后液态的脂肪微粒，如何能覆盖创面并与周围皮肤齐平？从临床研究的科学性来说，没有完整的分组，细胞的成活也没有进行证实，等等。编辑部也对这些问题与作者和通信作者进行了沟通，喻爱喜教授也耐心地进行了解答。编辑部经过讨论之后，也认同喻教授的观点，"这是一类小样本临床探索研究，没有严格设置随机对照及治疗机制的详细阐述，但作为一种新的创面治疗方法介绍给同道，希望更多人关注、应用或提出不同意见"。引起思考，欢迎讨论，不排斥争议，这也是我们杂志希望达到的目的。

临床论著的第 2 篇，是采用手掌皮下口袋包埋法来治疗儿童的手指末节离断伤。这是一种比较方便而且有效的治疗方法，对于儿童患者来说，操作简单，创伤小。作者也对该方法的优点、缺点和适应证等方面做了总结，值得推广和借鉴。

关于显微外科的发展，目前多认为显微外科未来走向是"显微镜革命""3D 打印技术""5G 技术""手术机器人""远程显微外科手术"等方面，本期的病例报告第 1 篇，是采用 5G 远程操控电磁导航手术机器人完成的右膝关节前交叉韧带重建的临床报道，这个研究结合了 5G 技术、手术机器人、远程手术等前沿技术，是很有意义、很有价值的一种探索。

本期的世界显微大师栏目，是介绍英国的 Cobbett 教授，他对显微吻合技术和血管吻合器有相当的研究。

中国显微外科先驱栏目，则是介绍上海的屠开元教授。屠教授在困难的年代，解决了减张吻合、套管技术血管吻合和术后消肿等技术难题，为中国显微外科的起步和发展，以及人才培养方面，做出了重大的贡献。

"显微外科大师访谈录"刊登了朱家恺教授的访谈。朱校长是我国显微外科奠基人之一、中山大学附属第一医院显微外科学科创始人与第一代带头人，也是我们《中华显微外科杂志》的创始人之一，是杂志第 1~5 届的主编。为我们杂志、中山大学附属第一医院以及中国显微外科的发展，做出了不可磨灭的贡献。

本期还记录了今年已经圆满举行的 3 次传承与发展论坛的会议纪要，记录了论坛的主要内容和探讨的主题，其中前面两次的会议纪要之后，还有主编顾教授对论坛的一些想法和总结，欢迎大家阅读和学习。

《中华显微外科杂志》2020年第5期导读

常湘珍

《中华显微外科杂志》编辑部

本期的重点文章是专家共识：腹壁下动脉穿支皮瓣专家共识和专论：拇指及手指的全形再造。有两个专栏：特殊形式穿支皮瓣和拇指和手指再造。

目前腹壁下动脉穿支皮瓣（DIEPF）具有血管恒定、直径粗，可切取的组织量大，供区隐蔽，损伤小和可直接闭合等优点，已成为乳房重建或整形的首选皮瓣，广泛应用于乳房再造。经改良与发展也较多应用于头颈部、躯干和四肢等部位创面的修复和器官再造，是几个最常用的穿支皮瓣之一。然而，有关DIEPF的应用方面有些观点不一，亟待一份专家指导意见。中华医学会显微外科分会和《中华显微外科杂志》编辑部组织专家讨论在DIEPF的应用解剖、适应证、应用设计类型、手术方法、优点和缺点、术后主要并发症及预防措施及术后的护理与康复形成专家共识。

王增涛教授撰写的拇指及手指的全形再造，从"拇手指全形再造"概念的提出、组合再造与修饰性再造、国内拇指及手指全形再造的发展、拇指及手指全形再造的基本手术方法、拇指及手指全形再造的局限性与未来展望这五个方面介绍我国拇、手指全形再造发展情况和常用的基本术式及对未来的展望。

"特殊形式穿支皮瓣"专栏有3篇文章，分别为任高宏撰写的《股前外侧嵌合穿支皮瓣修复下肢复杂软组织缺损》，宋达疆撰写的《联体双侧血管蒂腹壁下动脉穿支皮瓣在乳房重建的应用》和江吉勇撰写的《削薄股前外侧穿支皮瓣修复手部外伤术后瘢痕挛缩畸形12例》。作者分别应用特殊形式穿支皮瓣修复下肢软组织缺损、乳房重建、手部外伤术后瘢痕挛缩畸形修复，取得了良好的疗效。

"拇指和手指再造"专栏也有3篇文章，分别为谭琪撰写的《改良踇甲瓣组合部分第2足趾游离移植全形再造拇指》，许林撰写的《CTA技术辅助第1趾蹠动脉分型在拇指再造中的应用》和黄威撰写的《3D打印技术在手指缺损全形再造中的应用》。得出的结论是：部分第2足趾瓦合踇甲瓣移植再造拇指缺损的手术方式能够有效地改善足趾外观；通过CTA技术可获得第1趾蹠动脉的高质量三维图像，术前可评估供区血管情况，为供区手术规划设计提供依据，为进一步研究在拇指再造术中降低供区致残率提供参考；3D打印技术辅助下的手指全形再造，术中切取组织更精准，不仅提高了再造手指的美观度，同时也避免了不必要的创伤，提高了患者的满意度。

临床研究有2篇文章，李贤海撰写的《带胫前动脉穿支的腓动脉穿支皮瓣修复前中足背创面》，作者得出的结论是：以胫前动脉穿支联合腓动脉穿支供血的双血供岛状皮瓣血供可靠，修复范围大，可修复距离远，选择合适的患者修复前中足背组织缺损可获得良好的效果。莫凡撰写的"臂丛神经多节段损伤24例的临床分析"，对神经粘连及受压行瘢痕切除、神经外膜松解，创伤性神经瘤均予以切除直至显露正常的神经乳头，再行神经修复重建术。取患侧桡神经浅支、腓肠神经、尺神经等为移植神经，在手术显微镜下行电缆式神经移植桥接神经缺损。作者认为，考虑多节段损伤的患者，应尽早手术，分节段探查臂丛神经才能选择正确的治疗方案。

本期刊登的基础研究是祝孟海撰写的《大鼠骨骼肌去细胞基质水凝胶联合骨骼肌干细胞对骨骼肌缺损的修复作用》。采用5种方法将大鼠骨骼肌脱细胞，使用HE染色、DAPI染色评估骨骼肌脱细胞情况，选出最优策略制成水凝胶。采用苏木精-伊红（HE）染色、Masson染色、扫描电镜（SEM）等对水凝胶的结构、成分进行分析；然后将骨骼肌干细胞植入包被有水凝胶的培养皿，用MTT检测细胞生长情况。构建大鼠骨骼肌缺损动物模型，用HE染色检测骨骼肌生长、免疫荧光检测Pax7和MyoD的表达情况，电刺激对各组大鼠骨骼肌组织修复后功能进行评估。使用t检验和单因素方差分析（ANOVA）进行数据分析。结果发现大鼠骨骼肌缺损实验表明大鼠骨骼肌干细胞联合水凝胶治疗组比其他治疗组有更好的效果。结论是骨骼肌去细胞外基质水凝胶有较好的生物学性能，联合干细胞有望能成为一种修复骨骼肌缺损的有效方法。

应用解剖栏目是王晓峰撰写的《胸背动脉穿支皮瓣的显微解剖及临床应用》。作者先期对10例胸背标本，用红色乳胶灌注腋动脉，解剖并观察统计胸背动脉穿支数量、血管直径情况等指标，之后对52例伴有骨质、伸肌腱外露的手部软组织缺损病例采用胸背动脉穿支皮瓣修复，对入组病例进行门诊随访观察临床疗效。结论是胸背动脉穿支皮瓣切取皮瓣厚度薄，供区隐蔽，直接缝合后遗留瘢痕不明显，对供区的功能及美观影响小，是非常理想的供区。

实验论著是代志鹏撰写的《重组人碱性成纤维细胞生长因子对骨髓间充质干细胞增殖和细胞周期的影响》。收集6例因股骨颈骨折行全髋关节置换术的患者骨髓，运用密度梯度离心法分离培养hBMSCs，流式细胞术分析评估其纯度。选第3代细胞进行实验，实验组用含10 ng/mL bFGF的F12培养基培养，对照组用F12培养基常规培养；CCK8检测hBMSCs增殖能力并制作细胞生长曲线图；实验组bFGF连续处理72 h后进行β半乳糖苷酶染色检测其衰老状况，PI染色结合流式细胞术测定细胞周期；Real-time PCR检测干性基因Nanog、细胞周期相关基因CyclinD1、CDK2和CDK4的相对表达量；数据采用非配对t检验或者ANOVA（SNK）进行分析。结论是bFGF上调干性基因和细胞周期相关基因的表达，促进细胞增殖和细胞周期进展，延缓细胞衰老，且不改变细胞的免疫表型。

本期的综述是石恩献撰写的《腹股沟皮瓣的研究进展》。从腹股沟皮瓣的历史发展、腹股沟皮瓣供区特点、腹股沟穿支皮瓣、腹股沟皮瓣的衍生皮瓣及展望这五个方面对腹股沟皮瓣的发展进行了详细阐述。

本期刊登的显微外科大师是澳大利亚的伯纳德·奥布莱恩（Bernard O'Brien）。他于1967年在圣文森特医院开始研究显微外科吻合术，并最早报道了这项技术。1972年，他随美国代表团访问中国，中国的一些工作给了他很大的启发。同年，他设立了一项持续至今的奖学金以培训整形外科医生的临床显微手术及研究。他发表了 300 多篇文章及著作，组织了墨尔本的主要会议，是国际外科协会手外科分会协的首任主席和主要创始人之一，也是 IRSM 的主席。他的临床以及研究的文章包括了淋巴水肿和血管扩张性疾病等当时并不火热的领域，可见他对显微外科的兴趣十分多样。

本期的中国显微外科先驱刊登了崔之义教授。1950 年，他为解决大血管创伤的治疗问题，大胆设想用国产丝绸试剂人造血管，以代替进口人造纤维血管。在动物实验的基础上，1957 年他主持研制中国独创的真丝人造血管并应用于临床，获得成功。"真丝人造血管——实验研究和临床应用"一文在罗马第 20 届国际外科学会议上宣读，引起国际外科学界的浓厚兴趣和赞赏。20 世纪 60 年代初，崔之义教授开始显微外科、断肢再植领域的研究探索。他从 1961 年开始进行外径 5.0 mm 以下小血管吻合和移植术的研究，发表了一系列的研究成果。在此基础上，崔之义教授等在 1964 年应用小血管吻合和移植的技术，成功救治了 4 例严重血管创伤的患者，成功地挽救了肢体。1964 年 2 月 22 日，崔之义教授等在中山医院救治了 1 例被火车车轮压伤导致右上臂完全离断的工人。断臂再植术后 16 个月的随访结果显示肢体完全存活，功能恢复较好。

本期的显微外科大师访谈录是刊登了刘均墀教授。刘均墀教授，1935 年 11 月出生于广东顺德。1958 年进入中山医学院医疗系就读，1964 年本科毕业后参加农村工作一年，1965 年 8 月在中山医学院附属第一医院任住院医生，从事外科医疗工作，1971 年加入中国共产党，1978 年开始开展显微外科专业工作，《中华显微外科杂志》创始人之一。1980 年任主治医生，开展小器官移植、小血管吻合实验研究及吻合血管的显微外科手术的临床研究。刘均墀教授师从黄承达教授，在非常简陋的条件下从事小血管吻合训练，很早便能缝合直径 0.3 mm 的小血管，开展了吻合血管的腹股沟皮瓣移植、吻合血管的腓骨移植等当时尖端的技术。同年，加入新成立的中山大学附属第一医院显微外科，默默耕耘，淡泊名利，亲手制作改良显微镊子、自动拉钩、血管扩张器、微血管夹等手术器材。1978 年，与朱家恺、于国中、庞水发一起创办《显微外科》内部通讯（《中华显微外科杂志》的前身），为我国显微外科事业的发展做出了重要贡献。

本期刊登了中国显微外科传承与创新论坛（4）～（9）的会议纪要。

《中华显微外科杂志》
2020年第6期导读

杨俐敏

《中华显微外科杂志》编辑部

2020年第6期，也是今年的最后一期，总共刊文也是26篇。其中有专论（1篇）和"股前外侧穿支皮瓣"（5篇）专栏，以及临床研究（3篇）、应用解剖（1篇）、实验论著（1篇）、临床论著（13篇）、显微外科护理（1篇）和病例报告（1篇）等栏目，另外，继续刊登"世界显微外科大师""中国显微外科先驱"和"显微外科大师访谈录"等栏目。

传承于前五期，第六期的第1篇也是梳理历史的专论，主要内容是介绍小腿穿支皮瓣在中国的应用和进展情况。文章分为两个部分，第一部分"小腿穿支皮瓣的术前定位和数字化三维重建技术应用"主要介绍穿支定位的传统技术各自的优、缺点和数字化三维重建技术的开展情况，第二部分"小腿穿支皮瓣的临床应用"，分别介绍了以8条源动脉形成的穿支皮瓣的临床应用情况和研究进展，对其优点和缺点也有总结和说明，是对小腿穿支皮瓣的一个很好的总结和概括。这篇文章也在第六期同期发表全英文版本。

股前外侧穿支皮瓣是临床应用的热点皮瓣，安全性好，成功率高，许多医院许多科室都有开展。其研究越来越深入，应用形式也越来越多。第六期的"股前外侧穿支皮瓣"专栏的5篇文章，作者单位分别是中南大学湘雅医院、苏州大学附属瑞华医院、广东省惠州市第六人民医院、中国人民解放军联勤保障部队第920医院和郑州大学人民医院，应用股前外侧穿支皮瓣的形式分别为双侧皮瓣组合移植、Flow-through皮瓣、削薄皮瓣、与足底内侧皮瓣串联和多叶连体皮瓣，涵盖了特殊形式的穿支皮瓣常见的几种类型，都用来修复四肢部位的软组织缺损。将5篇文章集合成专栏，希望能加深读者对该皮瓣的认识，推广其在临床的广泛应用。

第六期"临床研究"栏目，共有3篇文章。第1篇是《全髋关节置换术中用部分臀大肌重建臀中肌的临床观察》，在全髋关节置换术中，暴露臀中肌时或者在行髋关节复位时，臀中肌的肌腱会从止点处撕脱或断裂，若臀中肌和肌腱完整性良好，可以直接缝合，但若患者同时有臀中肌发育不良或者肌纤维病变，不能缝合，则分离部分臀大肌缝合于大转子顶部和股外肌肌腱附着位置，以重建臀中肌功能。术后功能恢复良好。临床上这部分患者较为少见，此种方法是在特殊情况下的处理方式，效果较好。

承接于本刊2020年第一期张敬良教授的1篇述评：努力追求创面修复的"泳裤供

区"理念,本期"临床研究"栏目的第 2 篇,是在"泳裤供区"理念指导下切取旋髂浅动脉穿支皮瓣,修复四肢软组织缺损创面。术后随访 8~16 个月,受区皮瓣外形和质地良好,供区可完全被遮挡,隐蔽性好。随着"关爱供区"理念的提出和越来越受到重视,"泳裤供区"也随之重新回到人们的视线中来。而随着国家经济水平和人们的生活水平的提高,外表的整洁和美观越来越受到重视,隐蔽性好的皮瓣供区也必将在临床得到更多更广泛的应用。

"临床论著"栏目的第 3 篇文章,是一篇临床资料的 Meta 分析。随着国家经济水平的提高,越来越多的医疗器械进入临床,逐渐取代了一些技术要求高的手工操作,血管吻合器就是其中之一。目前在一些大型的医疗机构里,头颈部的组织瓣游离移植,其血管吻合时采用血管吻合器已是常规操作,获得了良好的治疗效果,也减轻了医生的工作压力。作者搜集了 1962—2020 年的相关文献,将其资料进行 Meta 分析,结果提示使用微血管吻合器可以大大缩短静脉和动脉的吻合时间,显著降低静脉端端吻合后的血栓发生率,对动脉吻合后的血栓发生率无影响。

"应用解剖"栏目的研究,是解剖观察旋股外侧动脉升支的分支——肌骨膜髂骨支的走行和分布。以这条动脉为蒂切取肌骨膜髂骨瓣,治疗早中期股骨头坏死具有良好的效果,但未有文献进行详尽的解剖描述。作者在解剖和测量后,以耻骨结节为原点建立坐标轴,将此动脉进行定位描述,并提出建议。作为知识储备,这篇文章值得阅读。

本期的"实验论著"栏目,刊登的是一篇研究大鼠股骨牵张成骨的动物模型的文章。使用动物模型是现代生物医学研究中的一个极为重要的实验方法和手段,有助于更方便、更有效地认识人类疾病的发生、发展规律和研究防治措施。本期的这篇研究,满足了动物模型设计的相似性、重复性、可靠性、可控性等原则,用大鼠替代以往牵张成骨研究采用的山羊、比格犬和大耳兔等动物模型,操作更简单易行,也更加的经济。

本期"世界显微大师"栏目,介绍的是出生于德国的美国教授 Malt。Malt 教授于 1962 年成功完成了世界第 1 例完全离断的肢体再植,开启了新的外科领域,并逐渐形成许多新的分支。Malt 教授也在胃肠外科和普通外科领域做出了杰出的贡献,也为世界培养了一大批的优秀显微外科医生。

"中国显微外科先驱"栏目,介绍北京积水潭医院的王澍寰院士。王院士是新中国第一批显微外科专家,从医生涯中不仅致力于显微技术的研究和提高,还完善了病例资料的保留和保管方式,并改变传统的穿针纫线方式为将缝线夹在缝针针尾,大大减少了缝合时对血管的损伤,提高了缝合质量。老一辈的钻研精神,值得我们学习。

第六期还刊登了第 10 场和第 11 场"传承与创新论坛"的会议纪要以及总编辑心语,欢迎大家阅读了解。在深圳龙岗骨科医院举行的第 10 场论坛期间,编辑部封静采访了青岛 401 医院的程国良教授。程教授讲述了他从事手外科、显微外科的心路历程,同时充分肯定和赞扬了中青年显微外科医生做出的努力和成绩。

作为杂志的传统,本期的最后刊登有 2020 年第 43 卷的文题索引,集合、整理了本刊全年刊登的所有文章,对杂志一年的工作也是个总结。

感谢大家对杂志的支持!也希望大家继续支持!始终支持!谢谢!

后　记

顾立强

（一）

好事多磨，2020中国显微外科传承与创新论坛，克服疫情干扰，终于在2020年7月4日在广东顺德和平外科医院拉开了帷幕。第一个专题"腹股沟皮瓣"论坛经过专家同道们的不懈努力，圆满达到预期目的，可喜可贺！一天会期，我自己也沉浸在激动兴奋之中，聆听、学习、思考、分析、提问、讨论，这里乐意与您分享收获、心得：

（1）腹股沟皮瓣是最早应用于临床的游离皮瓣供区，虽因其轴心血管解剖走行变异多且口径小、吻合难度大，但近十年显微外科技术的不断提高与患者对供区美观性需求的日益增强，更符合供区损伤小且隐蔽的皮瓣修复原则，可切取皮瓣面积大，值得进一步研究拓展。

（2）腹股沟皮瓣游离移植历史发展经多方考证得以明确：1972年McGregor和Jackson首先提出含旋髂浅血管的腹股沟皮瓣，1973年澳大利亚Taylor和Daniel、中国杨东岳等、日本Harii等在互不知情下相继成功开展临床腹股沟皮瓣游离移植修复创面手术，开创了组织移植、皮瓣外科历史。

（3）腹股沟皮瓣优点多多，但因腹股沟区是人体自身解剖薄弱处之一，作为皮瓣供区切取后，是否对人体生理机能造成损害？如何避免？需要多中心、长期随访研究得以明确。

（4）腹股沟皮瓣一个明显缺点是皮瓣支配神经问题，不宜用作感觉皮瓣供区。能否先在实验室开展动物实验研究，探索感觉神经预构及影响因素，以解决皮瓣感觉支配；在鼠、犬、猴等研究成功后，再回到临床，指导实践。

（5）腹股沟皮瓣青年医师病例报告竞赛精彩纷呈，但也有提高、优化空间，其中之一就是随访、标准化功能评价，相信《显微外科功能评价》（中华医学会显微外科学分会青年委员会、《中华显微外科杂志》）的编撰会带来益处。

（6）中国显微外科传承与创新论坛深受协办单位欢迎、重视，广东和迈集团甚至利用短短的一个多月时间，编辑、出版了16K百余页内部刊物《和迈医刊》，以期鼓励集团旗下四家医院青年医生提高学术素质，增进学术交流，多出人才，多出成果。对此，我要感谢2020中国显微外科传承与创新论坛支持方——广东和迈集团，感谢谢振荣董事长，感谢支持《中华显微外科杂志》、支持中国显微外科。

（7）专题论坛初次实现了网上同步视频直播，据说有7000多人关注中国显微外科传承与创新论坛，对此我要感谢各位线上、线下专家同道们，感谢骨科在线，期望越办越好。

（2020 - 07 - 05，于广州）

（二）

借中国显微外科传承与创新论坛（2）协办单位中南大学湘雅医院唐举玉教授的宝地，7月10日晚临时在长沙召开《中国显微外科中英文文献索引》第一次编委会，编委会顾问侯春林，编委刘小林、张长青、徐永清、徐达传、芮永军、唐举玉、章一新、朱庆棠、汪华侨、顾立强出席，编委张世民、崔树森、蔡志刚、王增涛、唐茂林因故请假。与会编委们充分肯定了编撰《中国显微外科中英文文献索引》的必要性与紧迫性。实际上，自2020年1月起，徐达传等编委们与我多次反复微信邮件商讨、面聊修改，共同制定了《中国显微外科中英文文献索引》编撰目的（全面、系统梳理中国显微外科发展进程中，中国学者在每个时间段发表的中英文文献，尤其是1960—1985年；向国际同行传递每个时间段中国的显微外科工作信息，克服以往因为中文语言、中文杂志现刊、中文数据库检索等造成的障碍，为善意引导国际友人客观、公正认识中国学者对世界显微外科的贡献提供坚实基础）、存在问题及其相应对策，即：如何选择合适的中文期刊及其文献？如何选用中文期刊论文数据库（中文期刊论文检索系统）？如何确定中国显微外科中英文文献索引主题词？如何对中国显微外科中文文献作相应的英文标识？本《文献索引》最核心的内容：一是收录1960年至今有关显微外科基础研究、临床应用等重要的中文文献，对应原本期刊纸质版，摘录或标注原文的所有作者英文名、英文题目、杂志名称（杂志汉语拼音名+杂志英文缩写名）、出版时间（年，1973年以前到年月）、卷期、起止页；作者英文名采用通用汉语拼音，"姓"拼音均用大写字母，"名"拼音首个字母用大写，余小写；中文杂志用 MEDLINE 英文标注惯例；中文文献目录索引范例4种。目前，中山大学附属第一医院工作小组已完成1960—1985年中国显微外科中文文献及其相应英文标注。二是收录1960年至今中国学者显微外科英文文献（目录索引范例10种）。三是收集整理世界显微外科原创性和对中国显微外科发展有极大推动作用的英文、法文、德文、日文、俄文、西班牙文等文种文献，以及其他文献资料。自2020年4月起，中华医学会显微外科学分会委员、《中华显微外科杂志》编委积极推荐优秀青年才俊加盟《文献索引》青年编委志愿者。第一届编委会委员们审查、通过了《中国显微外科中英文文献索引》青年编委会委员名单，他们是：余欣、郑灿镔、杨建涛、谢哲（法语）、张滋洋（德语）、武竞衡、蒋子平、陈洁、潘丁、刘彦希、钱运、吕晓鸣、冯少清、朱磊、张帆、付华（日语）、韩昕光（俄语）、郑磊（德语）、胡锦莹（西班牙语）、赵钎、陈超、黄广涛。7月12日上午，在《中国显微外科中英文文献索引》主编助理杨建涛副教授的组织下，召开了青年编委会第一次网上视频工作会议，传达了《中国显微外科中英文文献索引》组委会第一次会议（7月10日）精神，通报了《文献索引》目录索引工作的背景、目的及各青年编委任务分配等内容。来自国内17个著名高校附属医院与三甲医院、医疗集团的22位青年编委开展了热烈的网上交流，制订了初步的工作计划，商定了每月一次的网上视频交流活动。我相信，在以侯春林教授等为顾问、以刘小林教授等 15 位编委会委员的领导下，在裴国献教授等数十位资深咨询专家的指导下，有 22 位青年编委的直接参与，加上中山大学附属第一医院等单位工作小组积极努力，定能在 2021 年第四季度中华医学会全国显微外科学术大会前完成出版。谢谢大家！

（2020 - 07 - 12，于广州）

（三）

金秋九月，收获季节。2020 年 9 月 5 日，中国显微外科传承与创新论坛（7）严重肢体创伤救治专题，暨中山大学附属第一医院第十届严重肢体创伤救治研讨会、国际骨科与创伤学会（SICOT）网络研讨会，如期顺利举行，这也是"2020 中国显微外科传承与创新论坛"国际第一站。严重肢体创伤危及肢体存活，甚至威胁生命，及时、规范救治对于提高保肢成功率、减少并发症和降低致残率有重要意义。中山大学附属第一医院自 1964 年成功实施世界首例断腿再植以来（Huang CT, Li PH, Kong GT. Successful restoration of a traumatic amputated leg. Chin Med J, 1965, 84（10）: 641 - 645.），一直致力于严重创伤救治研究。借鉴断肢再植的启示，确定了抢救生命、积极保肢 - 果断截肢、防治感染并发症、后期功能重建、恢复功能的治疗原则，总结了中山大学附属第一医院严重肢体创伤综合保肢与功能重建技术——"一个中心（血管 - 血供）、二个阶段（早期保存活 + 后期组织重建）、四个重点［伤情评估（中山大学附属第一医院开放性骨折软组织损伤缺损分型，即改良 Gustilo 分型）＋清创彻底 - 预防感染 + 血管重建 + 骨折稳定（以外固定为主）］、八项技术（暂时性血管灌流、预防性肢体骨筋膜室切开、NPWT 创面一期覆盖、一期 Flow-through 皮瓣、一期健侧血管转位患肢原位寄养、二期功能性肌肉移植重建、二期复合组织移植重建、二期骨延长 - 骨搬运重建）十六字字诀"。自 2009 年举办首届严重肢体创伤救治研讨会，延续至今。第十届主题是"严重肢体创伤早期救治"，国内外众多知名专家围绕相关热点问题展开研讨，内容涵盖严重肢体创伤的评估与急救、伤口清创、肢体血液循环的重建、骨折固定及创面修复策略等。来自国内显微外科优势单位的 8 位青年学者进行了严重肢体创伤救治特色病例/创新病例竞赛。与会专家们还讨论了"严重开放性肢体创伤早期救治专家共识（初稿）"。

中国显微外科传承与创新系列论坛的目的之一，就是要发挥编委们在国际学术组织兼职的优势，尝试与国外同行进行国际视频会议，探索研讨国际间显微外科合作、交流的新形式。今天，中国显微外科的老朋友、美国手外科协会（ASSH）前主席 Neil F. Jones 教授网上连线做了 30 min 学术讲座（Decision making in the treatment of the mangled hand），又一次与中国同道们分享他的经验，阐述了十大相关问题，强调要注重肢体创伤救治的效益比。此站论坛会议期间，还同步直播了 2 h SICOT Webinar 严重肢体创伤早期救治研讨会。来自美国、德国、罗马尼亚、意大利、埃及、日本、中国等 10 余位专家学者围绕 Salvaging a mangled extremity（SAME）: the emergency management protocol，交流、分享了在严重肢体创伤救治方面的经验。在此，我要代表《中华显微外科杂志》、代表中华医学会显微外科学分会，感谢 SICOT Microsurgery Committee 骨显微委员会，感谢朱庆棠主席精心组织、策划、实施，感谢各国讲师热情付出、分享、赐稿。此次中国显微外科传承与创新论坛，为践行国际间合作，为《中华显微外科杂志》创造条件国际化迈出了第一步。我们将进一步动员、依靠广大编委同仁，继续努力，做好国际化"人、财、物"储备，深入开展与显微外科英文杂志 J Reconstr Microsurg、Microsurgery、J Hand Microsurg 等交换、交流、合作，待各方面条件成熟、时机合适时，筹备创办一本有中国特色、具国际视野的临床显微外科英文杂志 Clinical Microsurgery：Review & Case Report，真正为中国显微外科走向世界、融入国际学术大家庭做出实质性贡献。

中国显微外科终身成就奖获得者侯春林教授点评：在新冠疫情影响下此次线上线下论坛具有国内一流水准，达到国际学术交流较高水平；勉励大家积极传承创新，为中国显微外科走向世界多作努力！谢谢各位线上线下嘉宾、同道，谢谢台前幕后朋友！

(2020 - 09 - 05 夜，于广州)

（四）

2020 年 10 月 10 日，中国显微外科传承与创新论坛（10）趾 - 指动脉手指再造专题，在深圳市龙岗区骨科医院（深圳大学附属骨科医院）召开。三位中国显微外科杰出贡献奖获得者——程国良、徐达传、刘小林教授出席、指导，给论坛添彩不少。尤其是老前辈程国良教授，中国显微外科泰斗级人物，断指再植、拇手指再造的引领者，趾 - 指动脉吻合 - 修饰性手指再造的倡导者，虽八十高龄，但精神矍铄、思维敏捷，无论学术讲座、传业授道、点评小结，依然还是 20 年前的风采。他不顾疲劳，坚持一整天学术活动，其间还接受《中华显微外科杂志》"显微外科大师访谈录"专栏的访谈，给显微外科从业者树立了做人做事的典范。榜样的力量是无穷的，必将激励我们努力学习、奋发工作、传承创新、团结合作，为中国显微外科走向世界、融入国际学术大家庭，做出应有的贡献。

中国显微外科传承与创新论坛已举办 10 站，各站青年医师病例报告竞赛、优秀创新病例报告精彩纷呈，"十指并双前臂离断再植成功随访六年""双手十指缺损再造四指""全手五指脱套八组织瓣移植修复重建""双手缺损帕金森患者再造二指"……，一例例具有世界级显微外科水平的优秀病例，在各显微外科优势单位学术带头人的指导下，由年青的一代担当重任，精心设计、完美实施，很好诠释了"传承、创新"，基本达到了"切实提高青年医生显微外科理论与技术水平，扩大杂志品牌影响力""发现新人、培育骨干、壮大队伍、造福人民"的初衷。

2020 中国显微外科传承与创新论坛青年医师病例报告总决赛，于 2020 年 12 月 26 日（周六）在广州市白云国际会议中心举行，由广州和平骨科医院协办，科创医疗集团提供现场直播支持。总决赛分两轮进行。第一轮各参赛选手（各分站优胜奖前三名获得者、优秀创新病例报告者，且年龄在 38 周岁以下）以视频形式参赛（限时 3 min），选出前 15 名优胜者进入第二轮现场竞赛（病例报告限时 4 min，回答问题 2 min）。总决赛设一等奖 2 名、二等奖 5 名、三等奖 8 名；优胜奖若干名。总决赛一、二等奖病例报告将优先刊登于 2021 年《中华显微外科杂志》，获奖者优先纳入下一届杂志特约青年编委候选人。

我坚信在中华医学会显微外科学分会带领下，把握《中华显微外科杂志》正确舆论导向，全国显微外科人团结一心，辛勤耕耘，传承创新，经过若干年中国显微外科传承与创新论坛，定能为中国显微外科事业可持续发展奠定良好基础。

（2020 - 10 - 11，于广州）

（五）

中国显微外科传承与创新论坛（11）颅颌面显微修复重建专题，2020 年 10 月 17 日在北京大学口腔医院顺利召开，这是一次多学科、跨专业、高水平显微外科高峰论坛。由北大口腔医院蔡志刚教授、解放军总医院韩岩教授任论坛主席、北大口腔医院彭歆教授任执行主席。本次论坛邀请了 30 余名国内知名显微外科专家，分享他们在颌面显微外科、整形显微外科、骨科、手外科、显微外科等领域的宝贵经验，尤其是集结了多数中国颅颌面显微外科界顶尖精英。老前辈王兴教授（中华口腔医学会名誉会长）殷切希望年青的一代传承创新，多学科显微技术交流合作、碰触火花，临床协作，造福人民。郭传瑸、韩岩、张陈平、张益、唐举玉、孙坚、李劲松、蒋灿华、刘元波、章一新、穆蘭、陈爱民、朱庆棠、王炜、蔡志刚、韩正学、李文军、孙长伏、廖贵清、彭歆、魏建华、张雷、汪华侨等教授作了精彩报告，以颅颌面修复与重建为重点，集中展现近年来颅颌面及相关领域临床与基础研究新进展。

我与头颈颅颌面外科医生结缘，始于 20 年前我协助耳鼻喉科先后成功完成 3 例完全性断耳显微再植。以后协助中山大学附属一院口腔颌面外科完成了数十例显微修复重建手术。2014 年，中山大学附属一院显微创伤手外科承办中国康复医学会修复重建外科专业委员会第 19 次全国学术交流大会（广州，2014 年 9 月 18—20 日）期间，结识了多位国内一流头颈颅颌面显微外科大师，汲取了同行们宝贵的经验与智慧，开拓了修复重建的视野。近 5 年在欧洲、美洲、亚洲多次国际学术会议上，聆听北京、上海、广州等地学者的演讲，领略中国颅颌面显微外科医生的风采。此次中国显微外科传承与创新论坛（11）颅颌面显微修复重建专题，突出传承创新，更是被颅颌面大师们的创举所折服，充分感受到了创新性高科技技术与相关学科相结合给临床（包括显微外科）带来的魅力。我作为中华医学会显微外科学分会主任委员，愿意为颅颌面显微修复重建的发展出力，在组织层面上积极协助"颅颌面显微学组"的筹备，在学术交流平台上分会与《中华显微外科杂志》要主动创造条件、提供方便，支持颅颌面与显微各专业的技术交叉合作、学术交流，发现、培养青年医师，传播、弘扬显微理念与成果，共同推动中国显微外科事业的发展，造福人民。

（2020 - 10 - 17 夜，北京）

（六）

　　《中华显微外科杂志》秉承"传承、创新、团结、合作、国际化"新使命，开展系列专题论坛，各站均设青年医师病例报告竞赛环节。今天，全国11站44位优胜奖青年才俊（另有3位因故缺席）汇聚羊城白云国际会议中心，角逐"2020中国显微外科传承与创新论坛"青年医师病例报告总决赛桂冠。评审团由15位《中华显微外科杂志》2020年优秀编委（杂志Top15审稿人）组成，他们是：刘小林（主席）、徐永清、喻爱喜、唐举玉、徐达传、张世民、徐雷、陈亮、高伟阳、侯建玺、黄东、宋涛、刘刚义、汪华侨、朱庆棠。总决赛分两轮进行。第一轮以视频形式参赛（限时3 min），前15名进入第二轮现场竞赛（病例报告限时4 min，回答问题2 min）（网上同步直播）；评审团对每个病例报告围绕病例资料收集、手术设计、随访、病例总结、时间控制、整体印象等方面各自打分、综合评分（去除一个最高分、一个最低分，计平均分为选手最终得分）、现场公布，最终决出一等奖2名、二等奖5名、三等奖8名、特别纪念奖7名、优胜奖22名。

　　中南大学湘雅医院俞芳、中山大学附属一院杨建涛荣获一等奖；郑州仁济医院董其强、西安凤城医院张忠、宁波第六医院尹善青、郑州联勤九八八医院张凯、苏州大学附属瑞华医院刘胜哲荣获二等奖。恭喜恭喜！按比赛规则，总决赛一、二等奖病例报告将优先刊登于2021年《中华显微外科杂志》，获奖者优先纳入下一届《中华显微外科杂志》特约编委候选人。祝贺他们在各自单位学术带头人的指导下，传承创新、敢担重任，诊治了一例例高难度伤病疾患，完成了具有国际水准的显微修复重建手术。从他们身上，看到了显微外科事业的未来希望。学术是根，团结是魂，弘扬显微，不惧艰难，后继有人，可喜可贺！

　　中国显微外科在老一辈带领下曾取得辉煌成果，对世界显微外科的发展做出巨大贡献。显微外科的昨天、今天告诉我们，明天的显微外科应抓住机遇、与时俱进、继续创新、再创辉煌（侯春林语）；要培养敬业精神、高度责任感，勇于挑战高难度手术，青出于蓝而胜于蓝，进一步发展与提高我国显微外科（程国良语）；要把专业的东西做实、做深、讲透，培养发掘一批新人，增加一线医生的曝光度、知名度、影响力，长江后浪推前浪（刘小林语）。发现新人、培育骨干、壮大队伍、造福人民，坚持传承、鼓励创新，搭建学术交流新平台，《中华显微外科杂志》愿为中国显微外科事业可持续发展出力，为中国显微外科走向世界、融入世界学术大家庭添彩。报告大家一个喜讯：在2020年12月17日，中国科协发布了《世界期刊影响力指数WJCI期刊名录》——《中华显微外科杂志》在"外科学综合"学科入选的8种中文期刊中排第2位。我们一定会再接再厉，不断进步！

　　衷心感谢参加2020中国显微外科传承与创新论坛青年医师病例报告总决赛的各位选手，感谢各位评委，感谢总决赛协办单位广州和平骨科医院，感谢科创医疗集团提供现场直播支持。随着青年医师病例报告总决赛落下帷幕，《中国显微外科传承与创新论坛2020》（顾立强、谢振荣主编）定稿（80万字、800余幅图）并顺利、按时交付中山大学出版社（拟于2021年7月出版），"2020中国显微外科传承与创新论坛"也画下了圆满句号。在此，我要再次感谢"2020中国显微外科传承与创新论坛"合作主办方——骨科在线，感谢支持方——中华医学会显微外科学分会、广东和迈集团，感谢全国12家协办单位，感谢参与线上、线下授课研讨的中外各位前辈、专家、同道，感谢各位台前幕后默默付出的同事，感谢各位线上线下关注、支持、参与2020中国显微外科传承与创新论坛的朋友，谢谢！让我们"2021中国显微外科传承与创新论坛"再相聚！

（2020-12-26夜，于广州）

（七）

2020年年初，新冠病毒肺炎与我们不期而遇。一年来新冠病毒肆虐全球，严重干扰着人们的生活与工作。疫情突发，世界乱了，"国际交流"停了，只有中国应对正确。在党和国家的坚强领导下，中国人民团结一心，医务人员逆向而行，打赢了抗疫阻击战，人民生活富足、社会经济繁荣，充分体现了社会主义国家优越性。但正常学术活动大受影响。新时代新情况下，中国显微外科如何发展？《中华显微外科杂志》如何作为？

《中华显微外科杂志》编辑部克服疫情带来的重重困难，一是在2020年第43卷第2期组织"新型冠状病毒肺炎防治专栏"，刊发"中华医学会显微外科学分会新型冠状病毒肺炎疫情期间开展显微外科手术专家共识（中英文双语）"，取得了很好的指导作用；二是在遵照中华医学会学术会议管理相关规定以及按国内新冠疫情的防控要求下，联合中华医学会显微外科学分会、骨科在线、广东和迈集团和12家协办单位举办"2020中国显微外科传承与创新论坛"。为谋划显微外科进一步普及与提高的举措，《中华显微外科杂志》坚持传承，鼓励创新，搭建学术交流新平台，重点打造显微外科学术交流的新品牌；着力培养致力于显微外科一线工作的中、青年骨干，发现新人、培育骨干、壮大队伍、造福人民；积极参与国内外学术交流，加强与国际同行的合作；为创办有中国特色的国际化杂志不懈努力。为中国显微外科事业可持续发展出力，为中国显微外科走向世界、融入世界学术大家庭添彩。

2020年12月17日，中国科协发布了《世界期刊影响力指数WJCI期刊名录》——《中华显微外科杂志》在"外科学综合"学科入选的8种中文期刊中排第2位。今后，《中华显微外科杂志》一定会再接再厉、不断进步，优先刊登显微外科临床原创性成果（包括病例个案，中英文双语），优先刊登显微外科相关领域国家级基金有关临床研究与临床基础研究论文，自觉践行党和国家指示"把中国科研成果首先写在祖国大地上"，为鼓励显微外科从业人员勇攀科研高峰提供学术舆论阵地。

（2021-01-04，于广州）

12场论坛图片

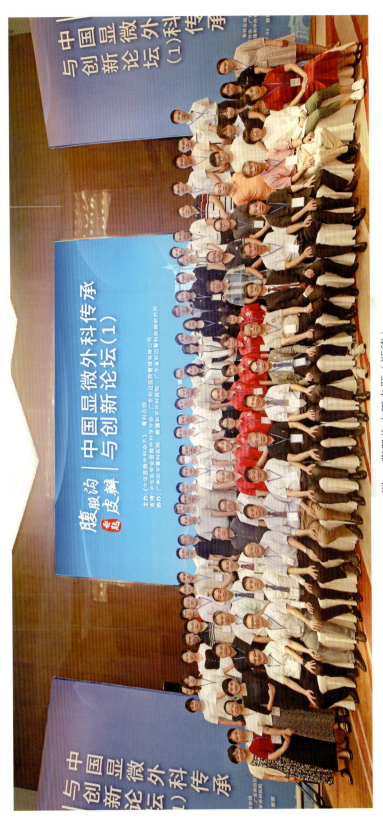

图1 腹股沟皮瓣专题（顺德）

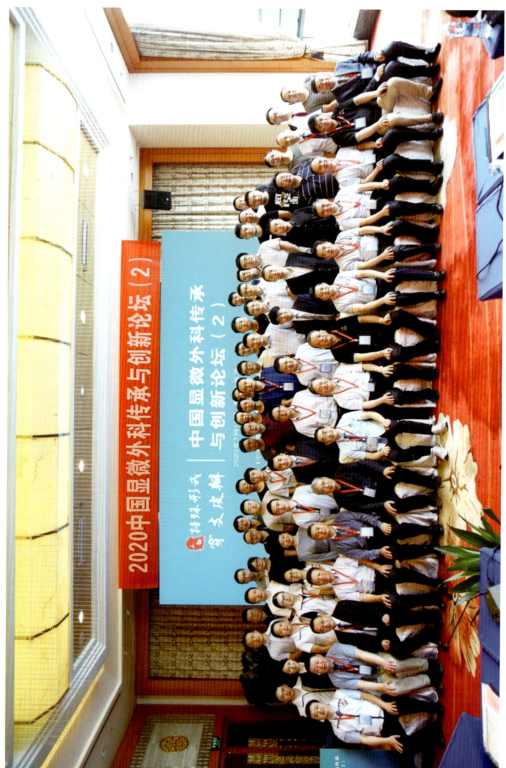

图2 特殊形式穿支皮瓣专题（长沙）

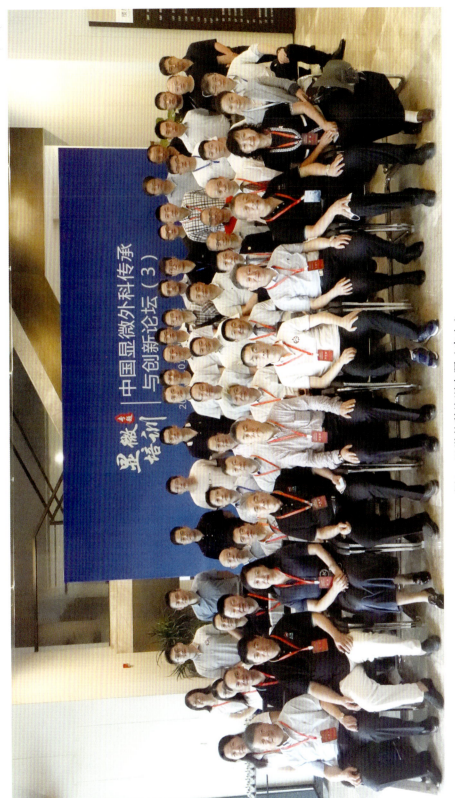

图3 显微外科培训专题(舟山)

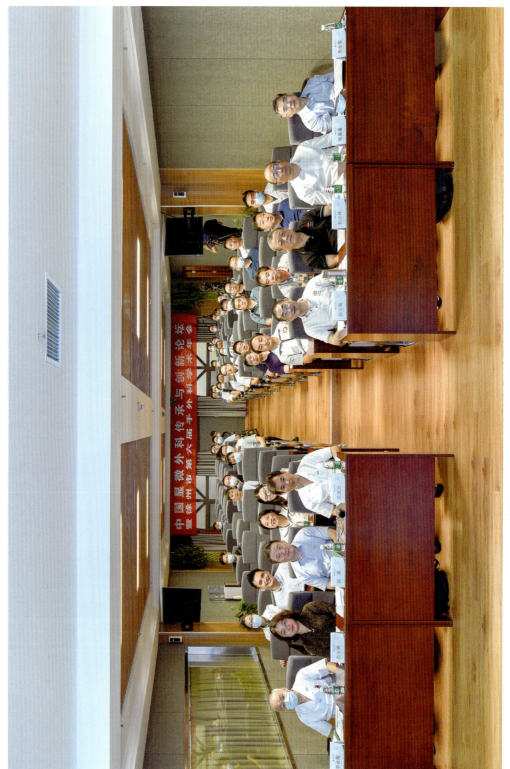

图 4 骨不连骨缺损的显微治疗专题（徐州）

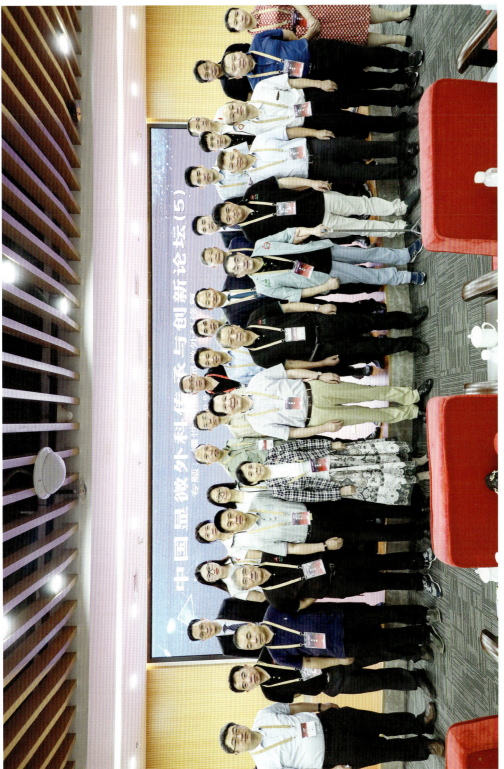

图5 慢性创面的显微治疗专题(郑州)

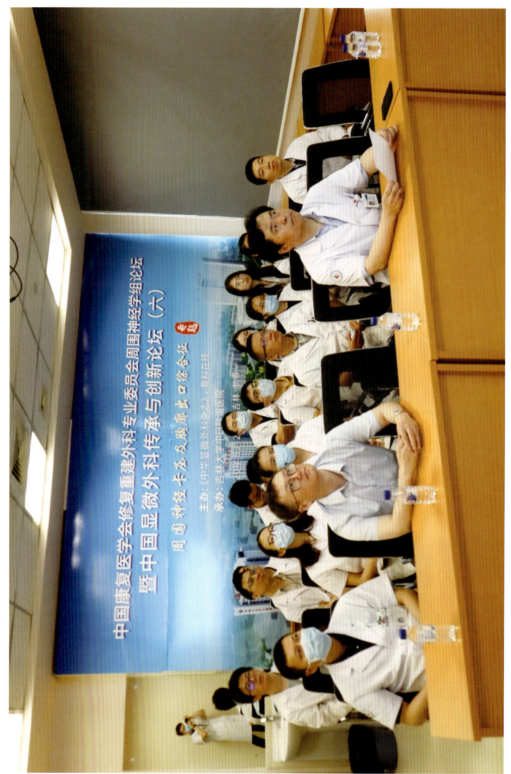

图6a 胸廓出口综合征专题（长春）

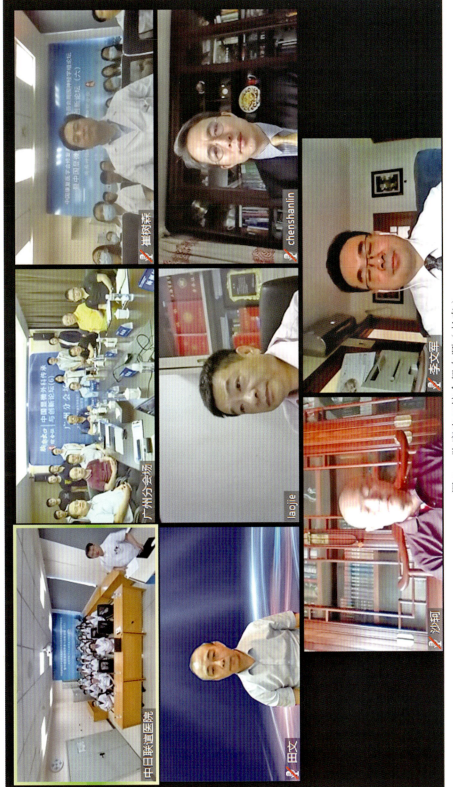

图6b 胸廓出口综合征专题（长春）

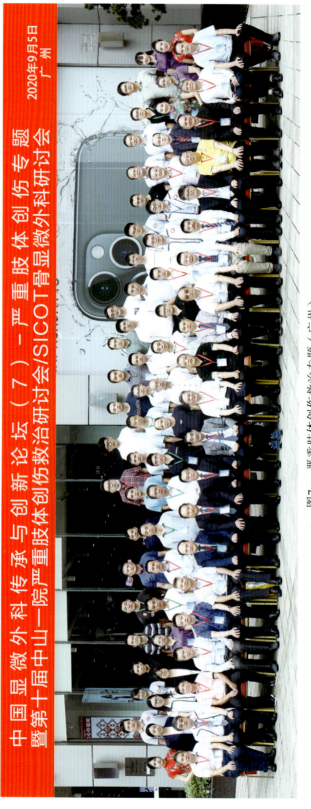

图7a 严重肢体创伤救治专题（广州）

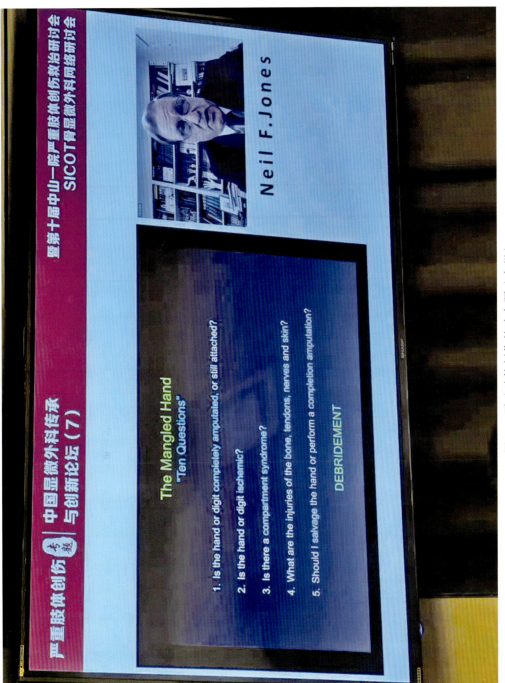

图7b 严重肢体创伤救治专题(广州)

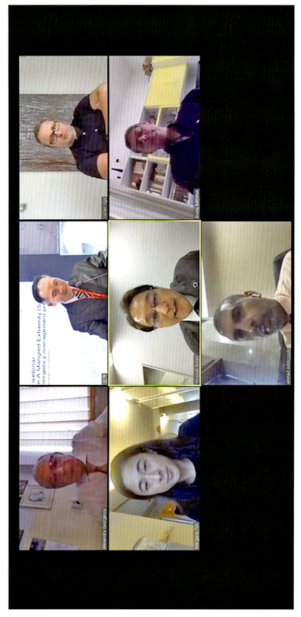
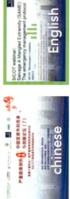

图7c 严重肢体创伤救治专题(广州)

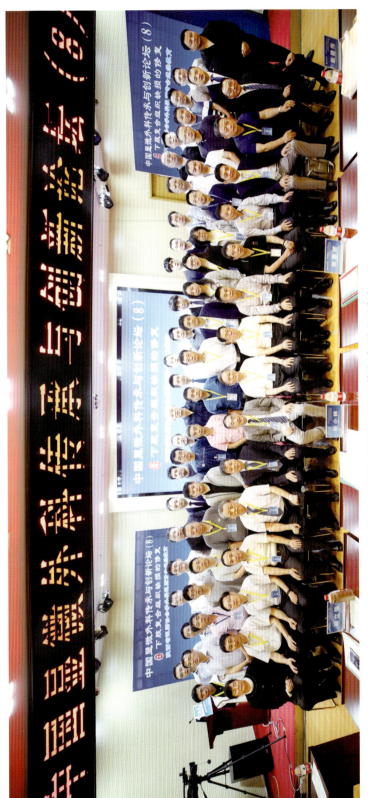

图8 下肢复合组织缺损的修复专题（西安）

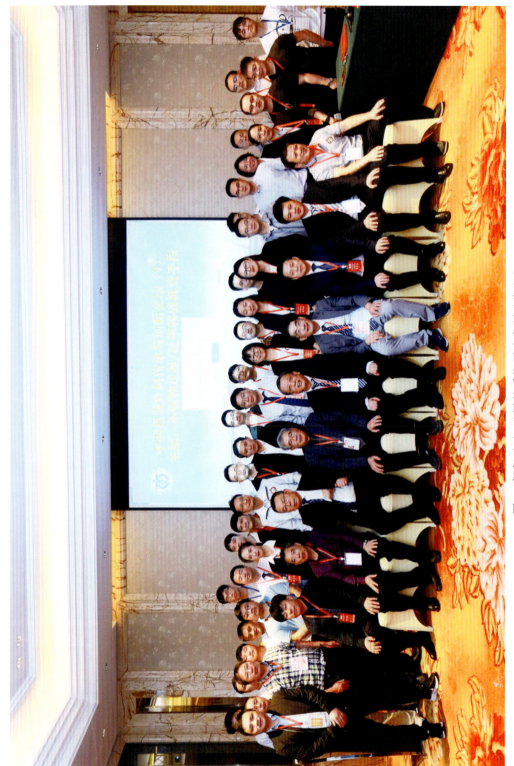

图9 保留足趾-趾甲的手指再造专题（衡阳）

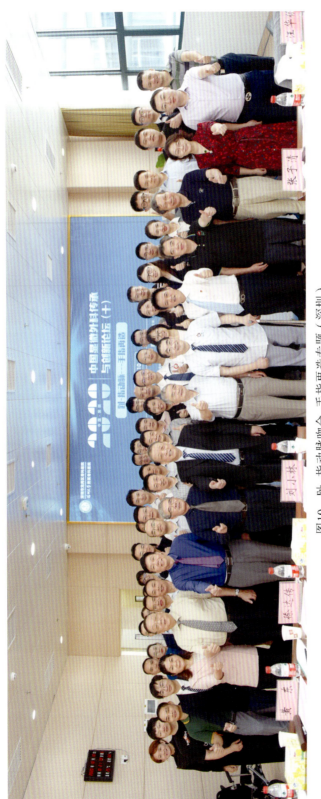

图10 趾-指动脉吻合-手指再造专题（深圳）

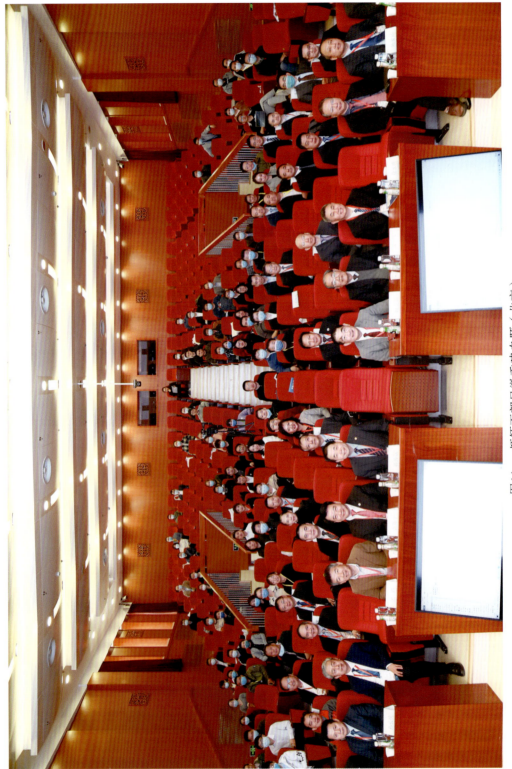

图11a 颅颌面部显微重建专题（北京）

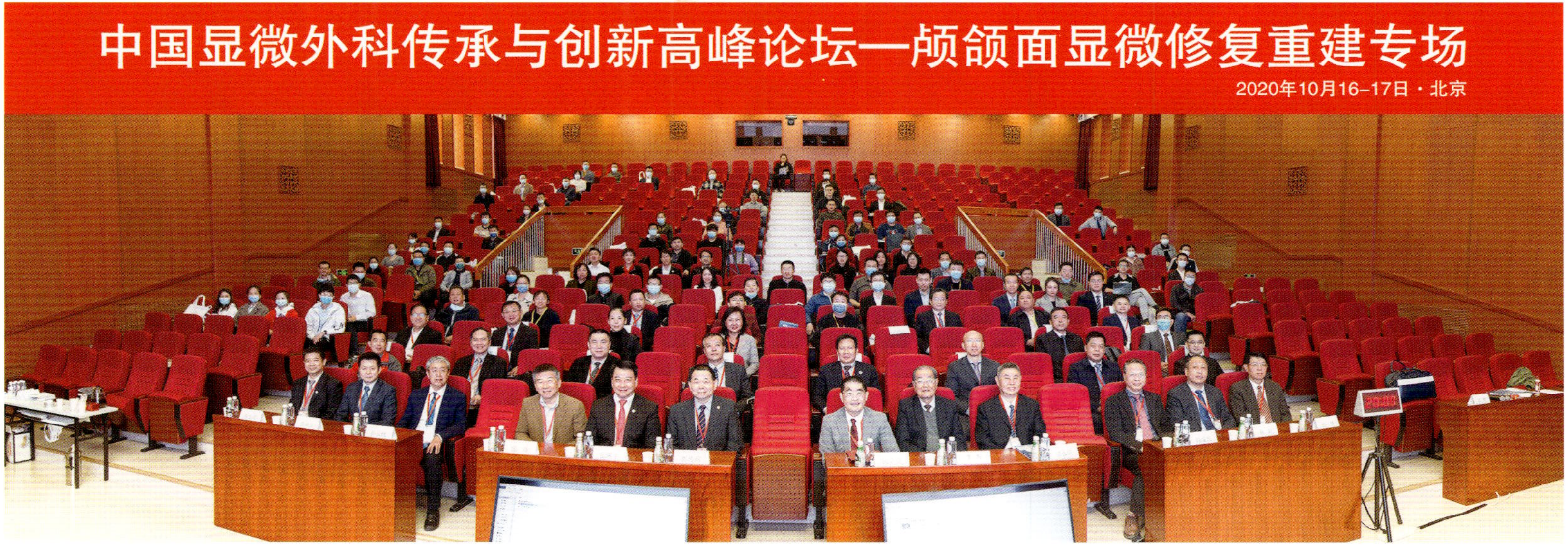

图11b 颅颌面部显微重建专题（北京）

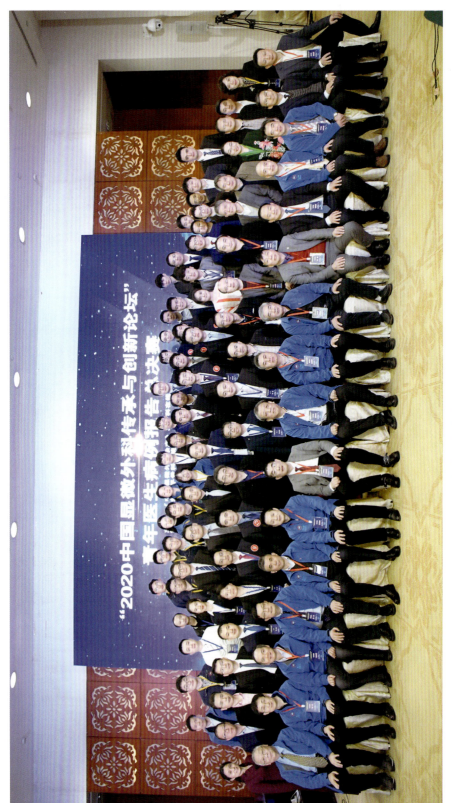

图12 青年医生病例报告总决赛（广州）